Histoire du MÉDECIN

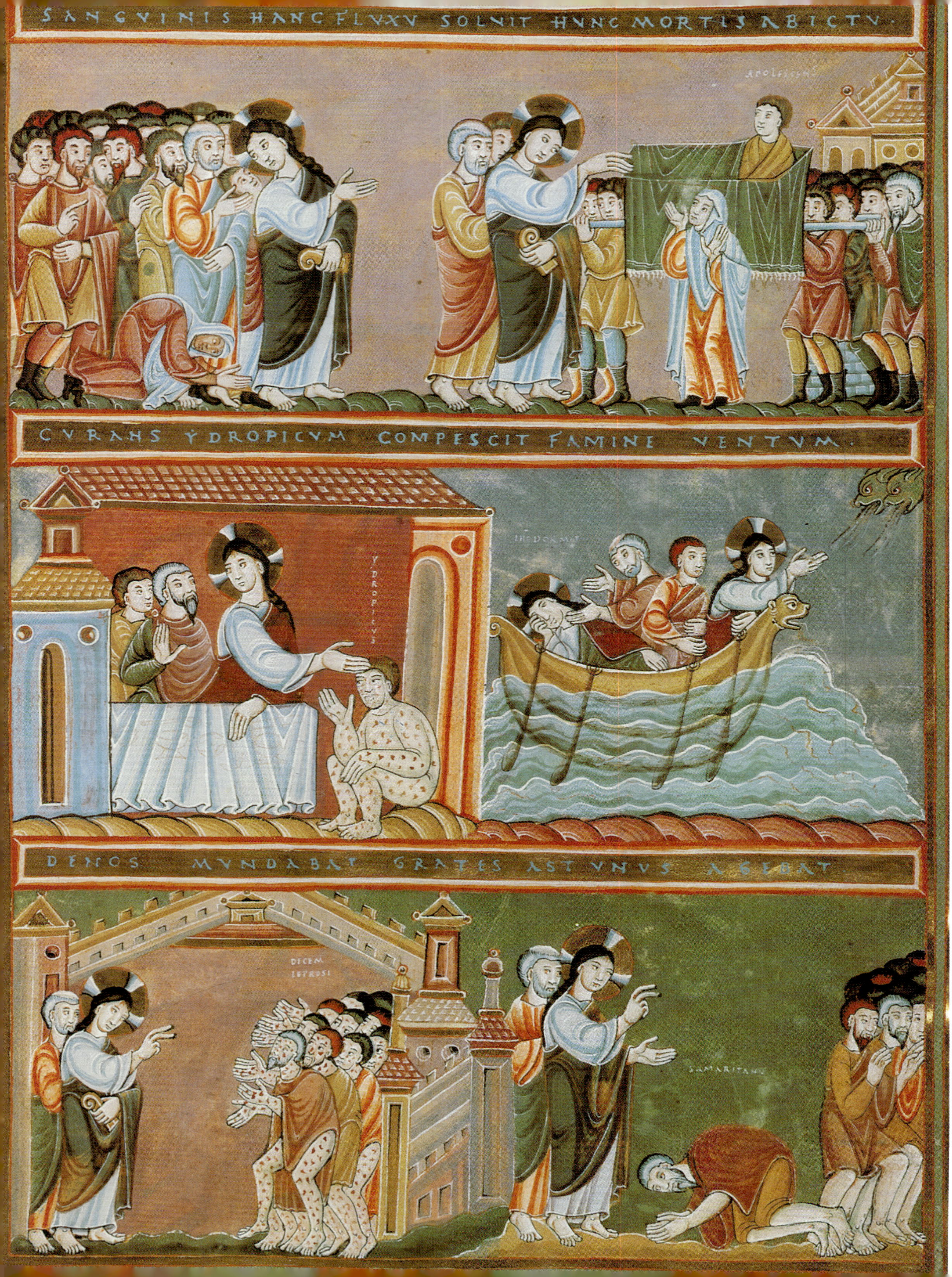

Le Christ soignant l
1020-1030, miniatu
Codex Aureus Eptern
Nuremberg, German
Nationalmuseum.

Histoire du
MÉDECIN

SOUS LA DIRECTION DE LOUIS CALLEBAT

Professeur à l'Université de Caen

AVEC LA COLLABORATION DE

V. Barras, O. Faure, D. Jacquart, G. Keil, M. L. López Terrada,

P. Morel, Ph. Mudry, J. Pigeaud, V. L. Salavert Fabiani

Flammarion

Sommaire

Avant-propos 6

CHAPITRE 1
Les noms du médecin Louis Callebat 9

CHAPITRE 2
Le médecin dans l'Antiquité grecque et romaine Philippe Mudry 21

Introduction 21
Les soldats-médecins d'Homère 24
Les philosophes-médecins : la parole qui guérit 27
Le médecin hippocratique 29
Un médecin du signe, de la parole et du temps 30
La déontologie du médecin hippocratique : mythe et réalité 32
La formation du médecin : les écoles médicales 36
Le médecin public 39
Le *medicus amicus* et la médecine de masse 41
Le médecin alexandrin entre spéculation et empirisme 44
Le médecin anatomiste 46
Chirurgiens et spécialistes 51
Les médecins grecs à Rome 54

CHAPITRE 3
Le médecin au Moyen Âge 59

I. LE MÉDECIN DANS L'OCCIDENT MÉDIÉVAL Danièle Jacquart 59
L'alliance des lettres et de la charité 60
Le modèle du praticien théoricien 65
Le médecin universitaire dans la société médiévale 72
De multiples concurrences 81

II. LE MÉTIER DE CHIRURGIEN AU MOYEN ÂGE Gundolf Keil 89
La position spéciale de la chirurgie et la rivalité entre chirurgien et médecin 89
La transmission d'un savoir chirurgical et le développement d'une littérature spécialisée 92
Le chirurgien, ses instruments et ses techniques 101
Statut social et professionnel 106
Le chirurgien médiéval : tradition et modernisme 109

CHAPITRE 4
Le médecin de la Renaissance à l'aube des Lumières Maria Luz López Terrada et Vicente L. Salavert Fabiani 111

La formation du médecin 112
L'université 114
L'organisation des études universitaires 117
La formation du chirurgien 121
L'organisation professionnelle des médecins 123
La pratique médicale 150

CHAPITRE 5

Le médecin au XVIIIe siècle Jackie Pigeaud 165

La culture d'un médecin 168
La confusion 172
La théorie et la pratique 176
La conformité des Anciens et des Modernes. Importance de Barker 180
La solitude du médecin 184
Les maladies. Quelles maladies ? 185
Médecine agissante, ou médecine expectante ? 187
L'avancement lent de la médecine 188
Défendre la médecine 191
La question de la nosographie. Le problème du cas. Subsumer sous un concept 191
La pharmacopée. Quels remèdes ? 192
Nouvelles actions thérapeutiques 194
La question de la douleur 202
Le retour des grands systèmes. John Brown 203
L'enseignement de la médecine. Importance capitale de la Révolution 204
Médecine vétérinaire 206
Conclusion 207

CHAPITRE 6

Le médecin au XIXe siècle 209

I. LE MÉDECIN : DE LA FIN DU XVIIIe SIÈCLE AUX ANNÉES 1880 Olivier Faure 209
De la vocation à l'installation 210
La pratique entre science et commerce 222
De l'individuel au collectif 232

II. ÊTRE MÉDECIN ALIÉNISTE AU XIXe SIÈCLE Pierre Morel 243
La grande misère des insensés 243
Les précurseurs 245
Naissance de l'aliéniste 246
Le traitement moral 248
L'ordre asilaire 250
L'échec d'un système 253
Théoriser la folie 254
L'école française 255
L'école allemande 256
Sociétés savantes et revues professionnelles 258
Le problème de l'enfance 260
L'aliéniste et la médecine légale 261
Les risques du métier 263
Perspectives nouvelles 265
Grandeurs et servitudes 266

CHAPITRE 7

Le médecin de 1880 à la fin du XXe siècle Vincent Barras 269

Structures et formation professionnelles 271
Doctrines médicales et pratique : la reconnaissances d'un savoir médical commun 281
Ouvertures, résistances et monopoles 285
La spécialisation 293
Éthique 303
Quel devenir pour le médecin du XXIe siècle ? 304

NOTES 308

BIBLIOGRAPHIE 313

INDEX 317

Avant-propos

LOUIS CALLEBAT

Cette histoire du médecin embrasse plus de deux millénaires de civilisation occidentale. C'est dire qu'elle ne prétend pas à l'exhaustivité. C'est dire aussi qu'elle ne saurait proposer la figure abstraitement figée d'un médecin type. Elle est nourrie de la réalité, vivante et multiple, d'hommes et de femmes qui, pour des motifs très divers et dans des environnements extrêmement différenciés de société, de pensée, de croyances, ont choisi, sinon toujours de guérir, du moins de traiter la maladie dans des cadres et selon des normes (scientifiques, techniques, morales) progressivement élaborés et fixés.

Car, plus certainement que celle de toute autre profession, l'histoire du médecin est celle d'abord de la longue et difficile conquête d'une personnalité professionnelle, lente à dégager sa spécificité et son indépendance : en regard, sans doute, de corps de praticiens « artisans », à la fois concurrents et, pour une part au moins, assez tôt individualisés – cas singulièrement des chirurgiens ; par rapport, surtout, à la masse confuse, très sollicitée et active, de ceux qu'Ambroise Paré décrit comme « les sorciers, enchanteurs, devins, magiciens, charmeurs, empoisonneurs, exorciseurs qui se vantent de guérir plusieurs maladies : ce qu'ils font, ajoute Ambroise Paré, par les machinations, fraudes, erreurs, fureurs, ruses et puissance des diables » (*Œuvres*, Paris 18852, p. LIV).

Il fut, de fait, longtemps difficile, pour une part importante de la population européenne, d'établir une différence nette entre médecins « légitimes » et guérisseurs de tous types. Imposer la reconnaissance d'une personnalité spécifique de médecin impliquait sans doute l'élaboration d'un statut social déterminé, la maîtrise d'un savoir, une compétence pratique, mais relevait aussi, au sein d'états donnés de civilisation, de facteurs psychologiques souvent irrationnels. L'histoire des dénominations du médecin est, comme nous le verrons dans le premier chapitre de ce livre, significative à cet égard, qui reflète, dans ses variantes et variations, à la fois l'histoire même de la médecine, de son essor, de ses avatars, et la volonté personnelle continûment manifestée par le médecin de faire reconnaître *objectivement* par autrui son savoir, sa compétence, sa respectabilité spécifiques.

Il n'est guère d'image du médecin cependant qui, dans tout le cours de l'histoire, se révèle authentiquement objective, aussi personnalisé qu'apparaisse son profil ou particularisé son statut. L'imagerie populaire a pu ainsi promouvoir le type du « bon docteur », figure emblématique de romans, personnage exemplaire. Elle a aussi très largement développé le thème satirique, orchestré par la littérature, du médecin ignare, grotesque ou cupide. Peintres, graveurs, dessinateurs ont, pour leur part, saisi avec une acuité particulière cette diversité de perceptions subjectives. C'est un grand morceau de bravoure que propose Matout, au Salon de 1853 : *Ambroise Paré faisant pour la première fois la ligature des artères après une amputation*. Mais ce sont les traits les plus burlesques du médecin que trace une riche iconographie satirique (celle, par exemple, des illustrateurs des éditions originales de Molière), dans une représentation parfois fantasmagorique, dévalorisant l'acte médical : telle la gravure de Hogarth, *The four Stages of Cruelty*, scène de dissection où un chien dévore les entrailles que dévide le médecin !

La Bruyère soulignait ces contradictions quand il notait dans *Les Caractères* (14, 65) : « Tant que les hommes pourront mourir et qu'ils aimeront à vivre, le médecin sera raillé et bien payé. » Si cette raillerie relève, inconsciemment peut-être, d'un rite apotropaïque visant à conjurer la mort, sans doute trahit-elle aussi la déception – ou la peur d'être déçu – en regard d'une immense attente : celle de qualités exceptionnelles de compétence, de probité, de dévouement chez celui dont peuvent dépendre l'harmonie physique et mentale de l'homme, et sa vie même.

Si elle est donc l'histoire d'une formation, d'une maîtrise scientifique, d'un statut professionnel, d'une dépendance ou indépendance à l'égard de structures administratives et politiques, l'histoire du médecin est aussi, plus que dans tout autre métier, celle d'une relation humaine. « À science égale, le médecin est plus efficace s'il est un ami », observait Celse (*De medicina*, préface 3). Hippocrate, avant lui, disait du médecin : « Le médecin voit des spectacles effrayants, touche des choses répugnantes et, à l'occasion des malheurs d'autrui, en reçoit aussi la peine. » (*De Ventis* 1.)

De cette peine, le médecin s'est lourdement chargé au cours des siècles, et son histoire, si elle est marquée par diverses défaillances, l'est aussi par le combat incessant et souvent victorieux contre la souffrance et la maladie – cela malgré les multiples obstacles de contraintes administratives et politiques, l'obscurantisme de quelques doctes et l'incompréhension, souvent aussi, et les préjugés de ses patients mêmes.

Conforté par un remarquable essor de la recherche scientifique, sans doute le travail du médecin n'a-t-il jamais été aussi efficace qu'aujourd'hui. La perception du médecin – sa disponibilité, sa relation à l'argent, sa compétence même – reste cependant objet de contradictions.

En un temps de profonde évolution des mentalités et des pratiques, où le médecin, affrontant des problèmes complexes (économiques, sociologiques, éthiques), se sent fréquemment isolé, incompris, mais où peut être également perçu le besoin d'un nouvel humanisme, cette histoire du médecin n'est pas seulement une histoire de son passé. Rédigé par des praticiens et par des spécialistes de l'histoire des sciences et des techniques, première étude sur le médecin occidental conduite depuis l'Antiquité gréco-romaine jusqu'à la fin du XXe siècle, l'ouvrage que nous présentons vise d'abord à cerner plus précisément la genèse et l'évolution d'une profession fondamentale. Mais il devrait également permettre de mieux comprendre les problèmes et les doutes présents, de réfléchir aussi sur ce que peut être, ou sera, le médecin du XXIe siècle.

lěčbcb

leech

ēkeis

leech

MÉDECIN

*med

lāhhi,

leech

τρος

leech

ιατρός

CHAPITRE I

Les noms du médecin

Louis Callebat

Aux origines des littératures occidentales, huit siècles environ avant notre ère, les poèmes homériques identifient et désignent déjà par une dénomination spécifique « celui qui traite médicalement une maladie ». La langue épique connaît deux formes, dérivées du verbe ἰᾶσθαι, « soigner », « guérir » : ἰητήρ et ἰητρός, de fréquence à peu près égale. La première de ces formes, ἰητήρ, apparaît appliquée à « celui qui a la fonction de guérir », que cette fonction soit ou non exercée. La dénomination est laudative. Elle renvoie à une représentation de la médecine conçue comme un art divin : elle se trouve essentiellement utilisée pour un dieu guérisseur ou pour un homme qui aurait spécialement reçu des dieux le don de guérir. La seconde forme, ἰητρός (ἰατρός, en attique), identifie plus précisément le « praticien », celui qui exerce l'art de la médecine, celui, noteront également les textes hippocratiques, qui « sait », par opposition au « profane[1] », et qui, comme tout homme du métier, doit maîtriser son art[2]. La forme ἰατρός, qui constituera le nom grec usuel du médecin, s'est maintenue en grec moderne qu'il s'agisse de parler du médecin ou de s'adresser directement à lui[3].

C'est par le verbe *medeor*, spécialisé dès l'origine dans la langue médicale, qu'a été communément exprimée en latin la notion de « porter remède à », « donner des soins », le praticien lui-même étant désigné par *medicus* (attesté depuis Plaute, au IIe siècle ap. J.-C., et connu par des centaines d'occurrences), plus rarement par le participe substantivé *medens*, dont Lucrèce fournit, au Ier siècle av. J.-C., un des tout premiers exemples[4].

La racine **med*, qui constitue la base de ces mots, implique – à travers ses différentes formes – la notion d'une pensée qui règle, ordonne, modère. L'acception médicale de *medeor* ne fait ainsi que spécifier la valeur sémantique, plus large, de **med :* « prendre avec autorité et réflexion des mesures d'ordre, appliquer à une situation troublée un plan médité[5]. »

Identifiable en deux points extrêmes de l'aire indo-européenne, comme l'établit la concordance observée entre le latin *medeor*, *medicus* et l'avestique *vīmad*[6], cette acception technique implique en fait, à un stade très ancien de la civilisation indo-européenne, l'ébauche au moins d'une réflexion sur le traitement des maladies et la définition du médecin, non comme sorcier, mais comme homme de pensée. Les classifications de l'*Avesta* confortent cette théorie, qui différencient les procédés de curation en fonction de trois espèces : la « médecine du couteau », la « médecine des charmes » et la « médecine des plantes[7] ». En relation avec cette dernière classification, et laissant supposer que la plus ancienne médecine indo-iranienne aurait été la médecine des simples, une forme particulière du nom du médecin est donnée par le sanskrit *bhiṣaj* qui semble avoir plus précisément désigné « celui qui soigne par les plantes[8] ».

C'est par l'association d'un élément différenciateur (adjectif, substantif...) au terme générique, grec ou latin, désignant le médecin (ἰατρός, *medicus*) qu'ont été tôt spécifiées un certain nombre de spécialisations médicales. Dès le Ve siècle av. J.-C., l'historien grec Hérodote distingue ainsi des « spécialistes » tels que « celui qui soigne les yeux » (ἰατρὸς ὀφθαλμῶν), « celui qui soigne les dents[9] » (ἰατρὸς ὀδόντων). Un même type d'unité complexe apparaît également utilisé pour un statut particulier de médecin : les δημόσιοι ἰατροί, par exemple, de l'Égypte romaine[10].
Ce type de désignation particularisée est commun en latin. Il est établi en fonction soit d'une classification sociale (par exemple, *medicus militum*[11] ou *medicus castrensis*[12] pour le médecin militaire, *medicus domus Caesaris*[13] ou *medicus domus Augustae*[14] pour le médecin du palais), soit de la spécialisation médicale même (*ocularius medicus*[15], « médecin qui soigne les yeux », *medicus peritus herbarum*[16], « médecin spécialiste des plantes »), soit encore des conditions particulières, à la fois médicales et sociales, dans lesquelles un praticien exerce son métier : *medicus clinicus*[17] désigne ainsi le médecin qui se déplace auprès des malades alités. *Clinicus* est également attesté seul dans cet emploi, suivant un processus commun d'évolution linguistique réduisant l'unité sémantique au seul élément différenciateur[18]. Le même mot a été également appliqué au malade alité[19].

Telle est, entre autres exemples de ce processus, la forme de désignation latine du « chirurgien » par Pline l'Ancien : *uulnerarius*[20], forme concurrencée victorieusement par *chirurgus* (dénomination grecque χειρούργος) qui identifie d'abord « celui qui travaille de ses mains[21] », puis plus précisément le « chirurgien[22] », acception fixée dans le vocabulaire médical latin ; le profil idéal du *chirurgus* est défini dans le *De medicina* de Celse (une des trois grandes sommes de la médecine antique avec le Corpus hippocratique et l'œuvre de Galien) comme celui d'un « homme jeune, de sang-froid, ayant la main ferme, l'œil vif et clair[23] ».

C'est encore par l'association à *medicus* d'un terme différenciateur qu'est identifié en latin « celui qui soigne les animaux » : *medicus iumentarius*[24], *medicus ueterinarius*[25]. L'unité de désignation complexe peut être réduite, comme dans les cas précités, à l'élément différenciateur *ueterinarius*[26] (de même, en français, « vétérinaire » pour « médecin vétérinaire »).

Plusieurs exemples sont par ailleurs attestés de formes grecques et latines appliquées à une « femme qui donne des soins » ; le grec connaît ἰατρὸς γυνή (ou ἡ ἰατρὸς) : « femme médecin », ἰάτρια, ἰατρίνη[27] ; le latin, *medica* (déjà chez Lucilius, vers 150 av. J.-C.). Les soins donnés sont ceux d'une sage-femme[28], mais les activités évoquées semblent avoir intéressé, plus largement, aussi les « maladies des femmes »... dont l'hystérie est alors rattachée – et pour longtemps encore – à la « fureur de l'utérus ». « J'ai vu pour ma part, écrit Galien, bien des femmes hystériques, c'est le nom qu'elles se donnent elles-mêmes et que leur ont donné antérieurement les ἰατρίναι[29]. »

Au regard des deux dénominations fondamentales du médecin ancien que sont ἰατρὸς en grec et *medicus* en latin, d'autres formes de désignation sont sans doute attestées, dont certaines même peuvent être retrouvées – comme emprunts savants surtout – dans les langues modernes. Ainsi du grec θεραπευτής, de fréquence très limitée dans son acception médicale par rapport à ἰατρὸς[30] – bien qu'à partir d'Hippocrate le verbe θεραπεύειν ait fortement concurrencé ἰᾶσθαι et ἰατρεύειν[31] – et dont les avatars modernes (le français « thérapeute ») participent de l'histoire à la fois des croyances (moines thérapeutes) et de la médecine – de sa « troisième partie » plus précisément, selon Ambroise Paré[32], celles qu'il nomme « curative ». À l'exception d'autre part de *medens*, les formations en **med* autres que *medicus* sont d'emploi surtout occasionnel en latin : ainsi pour *medelator*[33], pour *medicator*[34], mais ce dernier terme se retrouve au XVIe siècle sous la forme « médicateur », avec une connotation, il est vrai, dépréciative (i.e. « celui qui pratique la médecine en ignorant[35] »), et, au XIXe siècle, comme adjectif de sens figuré désignant « ce qui a rapport à la guérison, à la réparation des désordres… de l'économie[36] ».

Un terme de formation grecque, adopté en latin, devait connaître cependant une fortune particulière aux plans à la fois historique et linguistique : le composé ἀρχιατρός (en latin, *archiatros*, *archiatrus*, *archiater*).

Participant d'un type de formation dont le thème ἀρχ (ἀρχε, ἀρχι) exprime, en de nombreux exemples, une notion de supériorité – au sens notamment de « qui commande » –, le composé ἀρχιάτρος à la fois implique la notion de haute compétence (saint Jérôme définit l'*archiatros* comme celui qui, en regard des autres *medici*, « possède la maîtrise parfaite de son art[37] »), et constitua, à partir surtout, semble-t-il, de Constantin, le titre officiel de premier médecin de l'empereur[38]. Le terme est cependant attesté en grec, dès avant l'ère chrétienne, dans deux inscriptions : la première (à Délos) mentionne un certain Kratéros, médecin particulier du roi Antiochus ; la seconde, l'archiatre Papias, médecin particulier de Mithridate[39]. Et c'est comme archiatre qu'est déjà identifié, à Rome, le médecin de l'empereur Néron, Andromaque. Si l'Antiquité connut, à une époque tardive, différents types d'archiatres, et notamment, à côté des premiers médecins du palais (*archiatri palatini*), des *archiatri populares*, responsables de l'assistance médicale dans les grands secteurs (« régions ») de Rome, l'ensemble de ces médecins constitua un corps respecté, honoré de titres (tels ceux de *comites primi* ou *secundi ordinis*), de privilèges et avantages[40] (y compris financiers).

Terme à la fois institutionnalisé et valorisé (comme l'illustre son acception figurée à propos, par exemple, de saint Martin : *pius archiatros*, « le bon guérisseur[41] »), *archiatros* connut une remarquable survie en gallo-roman et dans les langues germaniques.

Dans le domaine gallo-roman, cette dénomination, d'abord attestée sous la forme gréco-latine puis par la transcription directe « archiatre », fut essentiellement appliquée, dès l'époque mérovingienne, au médecin personnel d'un prince et, singulièrement, au « premier médecin du roi[42] ». L'appellation « archiatre » s'est maintenue en France, dans son acception officielle et notamment associée au qualificatif de « comte », jusque sous le règne, semble-t-il, de Louis XVI – c'est le titre encore donné à Joseph Lieutaud, à Joseph-Marie de Lassonne, à Louis-Guillaume Lemonnier. Une forte connotation laudative restait attachée à ce terme savant, fût-ce dans une référence ironique, telle que celle de Diderot, « émerveillé de la distinction subtile d'un fameux archiatre [...] entre l'assassinat positif et l'assassinat négatif[43] ». Le mot fut cependant très tôt concurrencé, dans son caractère strictement officiel, par le titre de « premier médecin du roi » – déjà revendiqué en 1371 par Gervais Chrétien, médecin de Charles V, et accordé à Régnault Fréron par le roi Charles VI, dans une lettre patente de 1391 –, titre de plus large audience, sans doute, et qui formait une des trois composantes de la structure lexicale spécialisée identifiant respectivement, dans la hiérarchie médicale de la Cour : le « premier médecin » du roi ; le « médecin ordinaire » (appelé, en cas d'indisponibilité, à suppléer le « premier médecin ») ; le « médecin par quartier » (qui assurait un service tous les trois mois périodiquement à la Cour).

Au XIXe siècle, le titre d'« archiatre », disparu en France[44], est encore utilisé dans les pays scandinaves pour désigner le « médecin du roi », mais c'est dans les langues germaniques que peut être identifiée la survivance la plus remarquable d'*archiatros*. Conséquence vraisemblable de la connotation laudative attachée au mot, et suivant un procédé de dénomination mélioratif particulièrement accusé dans l'histoire des désignations du médecin, c'est en effet d'*archiatros* qu'est issu le nom usuel du médecin en allemand, *arzt*, d'abord attesté au Moyen Âge sous les formes *arzat* et *arzet*[45].

Dans les langues romanes, où *archiatros* ne fut maintenu que comme transcription savante, de signification spécialisée restreinte, c'est à partir du latin *medicus* que fut couramment identifié « celui qui traite les malades ».

Le Moyen Âge connut ainsi un premier groupe de dénominations du médecin issues de l'évolution phonétique vivante de *medicus* et particularisées en de nombreuses variations dialectales, telles que *mege, meje, meige, meide, miege, miede, mie, mee :*

« Lors me fait Madame sentir
Un mal dont je ne puis guarir
Ne ja n'en aurai mee[46]. »

« Alexandre fist venir devant soi tous les meges
de l'ost par lui curer, mais il n'avait miege
surien ne gres qui seust dire l'archaison
de sa maladie[47]. »

Attestées depuis au moins la fin du XIIe siècle (les premières occurrences connues de *mie* apparaissent vers 1173, en Flandre, dans le Hainaut, en Wallonie ; celles de *meje*, vers 1190, à Metz) et essentiellement utilisées entre le XIIe siècle et le XIVe, ces dénominations se retrouvent encore au XVIIIe : le *Dictionnaire étymologique* (1750) de Ménage note que l'on appelle « mege » celui qui « remet les membres disloqués ». Le mot a effectivement été utilisé également pour désigner un chirurgien avec, cependant, une connotation souvent dépréciative : « Ceux qui exerçoyent ces cruautez, écrit Loys Guyon[48], n'estoient pas chirurgiens, mais paysans ignares qu'on appelle en ce pays *meges de bœuf.* »

Également apparue dès le XIIe siècle et appliquée à la fois au médecin et au chirurgien, est la forme en r : « mire » (*myre*, *mirre*, *mirrhe*, *miere*). Plus particulièrement développée, à ses origines, au nord-ouest du domaine galloroman, elle a connu un large essor dans des emplois le plus souvent mélioratifs : « Les mires sont gens de grant estat et de grand salaire », note une ordonnance royale du 3 octobre 1372, et il n'est pas rare que le mire soit connu comme « bon », « sage » (ainsi chez Marie de France[49] : « bons mires li baillerai », « sages mires aveit mandez »), voire comme « souverain », au moins dans l'expression d'un souhait. Marot[50] écrit :

« Ainsi navré je contemple et remire
Où je pourrais trouver souverain myre. »

Au demeurant, c'est Dieu lui-même qui, par excellence, incarne le « souverain mire », la figure du Christ médecin constituant, plus particulièrement, l'image emblématique et forte d'une médecine médiévale associant intimement corps et âme, maladie et péché : « Que Jesu Crist li seit de tuz ses pechiez mire », lit-on dans la *Vie de saint Thomas* (W. 4295). La référence, explicite ou implicite, ainsi établie au « mire esperital », la possibilité de rapprochements populaires avec des termes mélioratifs, tels que « miracle » (*miraculum*) ou « mirable » (*mirabilis*), ont vraisemblablement conforté le succès de cette dénomination au Moyen Âge. Elle est encore attestée au XVIIe siècle : « Un vieux myre de mes amis, sçachant le déplaisir que j'avois de la perte de Calidon, me vint trouver pour avec ses sages propos me consoler en cette cuisante affliction » (Honoré d'Urfé, *Astrée*, II, 1). Mais elle est déjà perçue au XVIe siècle comme un mot ancien ; Ronsard, qui l'utilise dans ses *Odes* (« O des mires le roy. A Bacchus et a toy sert le don de jeunesse »), ajoute cette note marginale : « *mires*, médecins, vieil mot françois. »

Plusieurs formes, également issues de *medicus* (*medica*) sont par ailleurs connues au féminin, à propos d'une femme médecin. « Mégeresse » ou « fame mégeresse » en ancien français (XIIIe siècle[51]), *metga* ou *femna metga* en ancien provençal (XVIe siècle), *medica* en italien (XIVe siècle[52]), *miresse* identifiant en ancien et moyen français la femme du mire ou celle qui fournit une assistance médicale :

> « Je suis de tout gouverneresse
> Et de tous mals je suis miresse[53]. »

La forme *mire* elle-même a parfois été utilisée au féminin, dans une acception surtout figurée : « Ha puciele, [...] Dex le vous mire. De cest mal m'avés esté mire, Ki tenu m'a longtemps si fort. » (*Roman de la Violette*)

Longtemps dominant, le terme « mire » devait cependant s'effacer progressivement en français devant un dérivé savant, « médecin », nom vraisemblablement reconstruit à partir du verbe « médeciner » (bien attesté dès le XIIe siècle), sur le modèle des couples (*miege/megier*, *juge/juger*). Il fut d'abord connu sous différentes formes avec e ou i intérieur : *medicin/medecin* en ancien picard, *medici/medeci* en ancien provençal, *medicin/medecin* en moyen français, à partir du XIVe siècle[54].

« Et ainsi s'en vont à leur fin, écrit Eustache Deschamps (v. 1346-v. 1407), par trop mangier et boire vin. Et ceuls sont cause de leur mort. Et quand ils voient qu'ilz ont tort, a donc mandent les médecins, qui les vuident comme poucins par sirops et par leurs cristeres. »

« Mire » et « médecin » coexistèrent jusqu'à la fin du XVe siècle au moins, chacun de ces deux termes individualisant peut-être, par une spécialisation sémantique spécifique, un statut social particulier : différenciation entre le « mire », laïc de la petite bourgeoisie, aux connaissances surtout empiriques, et le « médecin », clerc exempt de la taille, ayant reçu une formation plus théorique[55]. Au regard du terme « mire », sans doute de valeur communément positive, mais nécessairement associé à des pratiques traditionnelles anciennes, voire à des recettes médicales populaires, la consécration du mot « médecin » répondit certainement au besoin d'identifier par une dénomination nouvelle et valorisante une conception « moderne » du praticien. Le vaste réseau des dérivés de *medicina* avec lesquels entrait en relation cette nouvelle dénomination, le rapport ainsi établi avec une source latine qui dénotait l'ensemble des pratiques médicales (*medicina*), et non plus seulement le médecin lui-même (*medicus*), confortèrent vraisemblablement cette consécration.

Une des conséquences de cet élargissement sémantique fut que le terme « médecin » tendit à privilégier la référence à une fonction complexe (connaissance et traitement des maladies) plus qu'à personnaliser un profil particulier de praticien[56].

Les différents champs d'activité furent tôt spécifiés par l'addition au terme générique d'un élément différenciateur renvoyant à un statut professionnel et social, à des compétences et à des pratiques de plus en plus diversifiées avec le temps : depuis les « médecins consultants » (appelés en consultation, mais ne donnant pas ordinairement de soins), au XVIIe siècle, jusqu'aux « médecins hospitaliers », « médecins scolaires » ou « médecins de la Sécurité sociale », en passant par les « médecins par quartier » (médecins officiels de l'État, au XVIIIe siècle), les « médecins traitants » et les « médecins légistes »...

Utilisé seul ou associé à un élément différenciateur, le terme « médecin » est resté vivant jusqu'à notre époque. C'est en fait dans un très grand nombre de langues que peut être constatée la diffusion, souvent durable, des dérivés de *medicus :* en italien, tout d'abord, où, dès avant 1250, *medico* est appliqué à une personne habilitée à soigner les maladies et avant 1294, chez Guittone d'Arezzo, dans une acception abstraite à celui qui soulage l'esprit, qui console. Le mot est fréquemment associé par ailleurs à un adjectif déterminant : *medico condotto* (« médecin de quartier », « de campagne »), *medico fiscale* (« médecin contrôleur »), *medico primario* (« médecin-chef », dénominations complexes qui spécifient un statut, une fonction... mais le *medico da cavalli* (« médecin de cheval ») est celui qui prescrit un traitement trop énergique. En espagnol, si les noms usuels du médecin sont, au Moyen Âge, *fisico* et *mege*[57], emprunté au catalan, *medico* s'impose dans la langue à partir au moins du XVIe siècle : les premiers exemples connus du mot figurent dans des dictionnaires du XVe siècle[58], puis chez les auteurs au XVIe, mais l'usage de cette dénomination est certainement antérieur[59]. *Medico* est également resté en portugais, et c'est par le dérivé *medic* que le roumain désigne encore le médecin.

Plusieurs formes dérivées de *medicus* sont par ailleurs attestées dans la langue anglaise, dont l'emploi vivant n'a guère survécu cependant au-delà de la seconde moitié du XVIIe siècle : *mediciner*, terme d'origine savante, aujourd'hui archaïque, ayant servi comme titre de professeur de médecine au King's College d'Aberdeen ; *medicine* appliqué au « médecin » dans le moyen anglais tardif, jusqu'au milieu du XVIIe siècle ; *medic (k)*, synonyme rare de *physician*[60], mais désignant en argot un étudiant en médecine (XVIIe siècle) ; *medico* est également appliqué en argot, ou par plaisanterie, à un praticien ou à un étudiant. *Medicaster* enfin, populaire au milieu du XVIIIe siècle, aujourd'hui rare et dépréciatif, est un emprunt aux langues romanes, sans doute à l'italien où cette dénomination est d'abord attestée – le français connaît « médicastre », d'emploi récent (XIXe siècle ; *medicastrie* est cependant cité dès 1560), mais très rare aujourd'hui et vieilli ; l'espagnol a *medicastro*, renvoyant notamment à un « rebouteux ».

Alors que, sous l'influence de l'italien, le basque a désigné le médecin par *mediku* (et *miriku*) et que la forme latine même est, à la fin du XVIIe siècle, encore bien attestée dans le domaine hongrois, les langues slaves offrent une illustration complémentaire de la très large expansion connue en Occident par *medicus* et ses dérivés : *medyk* est employé en polonais, à partir du XVIe siècle, et cette dénomination se retrouve en tchèque, où elle identifie à la fois l'étudiant en médecine et le médecin ; en slovaque, à côté de *medikus*, vieilli et péjoratif ; en russe, dès le XVIIIe siècle, comme emprunt au polonais ; en bulgare, à partir du XVIIIe siècle, sous l'influence du russe, ou comme dérivé direct du latin ; en ukrainien ; en biélo-russe...

La très large diffusion des dérivés de *medicus* n'imposa pas cependant, comme ce fut le cas pour une autre dénomination professionnelle, celle de l'architecte, un type d'appellation dominant, en expansion continue.

S'ils furent bien connus des langues slaves, voire y furent maintenus jusqu'à l'époque contemporaine, les dérivés de *medicus* n'y constituent ainsi qu'une des très nombreuses formes de dénomination du médecin. Les traductions les plus anciennes, des Xe-XIIe siècles, rédigées en vieux slave, attestent notamment, parmi les premières désignations relevées du médecin, deux termes : *balii* et *vračь* dont l'étymologie renvoie au sens de « exorciseur », « conjurateur », impliquant une relation ancienne liant, dans cette aire linguistique – et sociologique – médecine et magie (*balii* paraît être d'origine morave, *vračь* d'origine slave du Sud, passé en russe par le slavon[61]). Un troisième terme, *icělitelь*, dérive de *icěliti* (*cěliti*), « cicatriser », et de *cělь*, « entier ». *Balii, (i) cěliti* et leurs dérivés ont disparu, mais *vračь* s'est maintenu en russe, en ukrainien, en russe blanc et, exceptionnellement, en slovène. Dans les langues slaves du Sud, le mot identifie encore le « magicien », le « prophète »... mais aussi le pharmacien.

Différentes autres appellations sont attestées dans les langues slaves, telles que *padar, pader* en slovène et en croate (dérivés du haut moyen allemand *badaere*), *ekim ekimdžija* en macédonien (d'après le turc *hekim* et l'arabe *haqim*). Mais ce sont les formes à thème **lek* qui ont occupé une place hautement privilégiée. Utilisé aujourd'hui dans la presque totalité des langues slaves, bien que vieilli en russe, **lekarb* (*lekarz* en polonais, *lékarb* en russe) figure dès le XIVe siècle dans de nombreux textes polonais et tchèques, mais d'après le vieux russe du XIe siècle, *lěčbcb*, identifiant le médecin – l'emploi du verbe *lěčiti*, « soigner », et de ses dérivés étant certainement antérieur.

Hors des langues slaves les formations de ce type ont également été largement attestées dans l'ensemble du groupe germanique ou y constituent encore une dénomination usuelle du médecin : on trouve *lēkeis* en gothique, *lāhhi* et *lāchi* en vieux haut allemand, *laege* en norvégien et en danois (*laéknir* en vieux norvégien, *laeki* en vieux danois), *läkare* en suédois (*läkir* en moyen suédois). Et c'est sur une période de plusieurs centaines d'années – entre le XIIe et le XVIe siècle (mais jusqu'au XIXe siècle comme survivance) – que le mot *leech* (ou ses variantes *leche, lache, lieche, leach*) a identifié le médecin dans le domaine anglo-saxon. L'ensemble des mots de cette famille est à rattacher aux verbes de même thème dénotant l'action de « soigner » (*läka* en suédois, *laēnian* en anglo-saxon, *laege* en danois...), mais une étymologie, probablement populaire, a rapproché *leech* de la dénomination homonyme de la sangsue – une auxiliaire médicale longtemps prisée !

Concurrent victorieux de *leech* dans le domaine anglo-saxon, le terme *physician* participe d'un type plus nettement marqué et spécialisé de définition du médecin, qui privilégie la référence à la maîtrise des questions scientifiques plus sans doute qu'à une compétence pratique.

La désignation du médecin comme « physicien », actualisée sous différentes graphies *(fisicien, fisician, fusicien, fulsien...)*, est attestée dès le XIe siècle dans le domaine gallo-roman, par la forme *physicus*, elle-même issue du grec φυσικός : l'épitaphe d'un médecin du Bec, en Normandie, désigne à cette époque le défunt comme *physicus*[62] et, dès le début du XIIe siècle, le mot *fusicien* est attesté dans *Le Roman de Rou et des ducs de Normandie*[63] (1170-1183). Désignation courante du médecin en espagnol, entre le XIIIe et le XVe siècle, sous la forme *fisico* – d'abord connue en italien dans cette acception –, ce type de dénomination fut aussi d'un très large emploi en ancien et en moyen français, puis dans le français de l'âge de l'imprimerie et de la Renaissance, jusqu'à la fin du XVIe siècle. Ceux que nous nommons « médecins, écrit alors Étienne Pasquier[64], estoient par nos anciens appellez physiciens ».

Participant, dans son essor, de l'émergence d'un rapport nouveau entre médecine et science, théorie et pratique (évolution dans laquelle l'enseignement théorique développé au XIIe siècle par l'école de Salerne exerça une action particulièrement importante), l'identification du médecin comme « physicien » impliquait en fait une valorisation intellectuelle, sinon une définition nouvelle, de son art. Le « physicien » était celui d'abord, en effet, dont le traitement de la maladie pouvait être fondé, non seulement sur une pratique empirique, mais aussi sur la connaissance des lois et particularités de la nature : « Physique, écrit au XIIIe siècle Brunet Latin[65], par cui nos savons la nature des choses. » Et Claude Fauchet note en 1581[66] : « Comment se fut-il demeslé des arguments d'un médecin *bon physicien* qui lui eust montré *par raisons naturelles* que tous sourds de naissance sont muets. » Appliqué à Galien qui, écrit Gace de la Buigne[67], « fust un bon fusicien », enrichi par la référence ouverte à la *Physique* d'Aristote, « physicien » fut, sous sa forme latine *physicus*, le premier terme utilisé par l'Université pour désigner le médecin[68]. Le savoir théorique du « physicien » fut cependant également considéré parfois comme préalable au travail du médecin (« Où le physicien fait fin, lit-on dans un texte du XIVe siècle[69], là commence le médecin, supposant pour physicien le très savant naturien. »), voire distinct de cette pratique : « Tuit li fysicien ne sunt adès bon mire », note le rédacteur de la *Vie de saint Thomas*[70].

Également attestée au féminin – en association notamment avec « chirurgienne », dans une désignation suffisamment laudative pour être appliquée à la Vierge, « soutil physiciane » et « sage cyrurgiane [71] » –, l'acception médicale de « physicien » a donc connu, hors du domaine roman, une fortune particulière dans la langue anglaise. *Physik* (sous différentes graphies : *phisik*, *fisik*...) dénote en moyen anglais l'art ou la pratique de la médecine. Geoffrey Chaucer, aux environs de 1400, évoque, dans les *Contes de Canterbury*[72], un « Doctour of Phisik » parlant avec grande compétence de médecine et de chirurgie, ayant une « solide connaissance en astronomie » (dont le franciscain Roger Bacon[73] avait souligné « l'admirable pouvoir pour la prolongation de la vie ») et « instruit de toute cause des maladies ». L'emploi s'est maintenu dans la langue anglaise jusqu'à l'époque contemporaine, et *physician* désigne aujourd'hui une personne qualifiée pour pratiquer la médecine et la chirurgie, un spécialiste du diagnostic et du traitement médical, et tout praticien de la médecine[74]. Dans le parler courant cependant, *physician* tend à s'effacer devant *doctor*[75], évolution marquée, mais modulée en fonction du degré de culture (aux États-Unis singulièrement).

Dans les langues romanes où il était intervenu beaucoup plus tôt, cet effacement ne fut peut-être pas la conséquence, comme l'hypothèse en a été émise[76], d'une connotation dépréciative dont se serait chargé le terme « physicien » ou/et du fait qu'il y ait eu des physiciennes qui ne pouvaient avoir une instruction identique à celle de leurs maris et, par là même, contribuèrent à la dévalorisation commune du mot... Il serait plutôt dû à la spécificité sémantique d'une appellation qui s'inscrivait d'abord dans une tradition antique de culture et tendait à identifier le savoir scientifique plus que la compétence pratique.

S'il affecta, dans le cas de « physicien », une dénomination large, de prestige pour l'essentiel, et de longue durée, le phénomène d'effacement ou de marginalisation – et de renouvellement –, continûment observé dans la terminologie médicale, s'est trouvé naturellement inscrit, en plusieurs cas, dans la charge sémantique même du mot et son domaine de référence. Il en fut ainsi pour le terme « barbier », dont l'acception médicale, dans l'association « chirurgien-barbier », fut longtemps maintenue (en France, entre le XIVe siècle et la Révolution de 1789, plus tard encore comme survivance), malgré l'opposition hautement affirmée des chirurgiens, mais que fragilisaient nécessairement et écartaient de toute fonction de dénomination générique à la fois les ambiguïtés et les limites de son domaine de signification. Il en fut de même pour des dénominations restrictives, souvent liées à un statut social et professionnel inférieur, celui par exemple des « officiers de santé », créé en France par la loi du 19 ventose an XI et supprimé par la loi du 30 novembre 1892. Les termes susceptibles de dénoter une activité spécifique, bien que ne pouvant pas s'imposer comme dénominations génériques du médecin, et longs parfois à acquérir leur autonomie et leur respectabilité, furent en revanche plus stables. Ainsi l'activité de chirurgien fut différenciée peu à peu de celle de « physicien », de « médecin » et de « barbier[77] », et communément identifiée par les dérivés de χειρούργος (maintenu en grec moderne) et *chirurgus* : *chirurgien* en français, *cerusio* et *chirurgo* en italien, *cirujano* en espagnol, *chirurg* en allemand, *hirurg* en roumain et en serbo-croate, *surgeon* en anglo-saxon[78].

Participant d'un domaine lexical assurément riche, les dénominations expressives, laudatives ou péjoratives, du médecin constituent un ensemble lexical particulièrement instable et d'emploi souvent restreint : l'italien évoque avec emphase le *medicone*, « médecin chevronné et connu[79] », le *dottorone*, médecin très expérimenté, mais aussi le *medicastro*, le *mediconzolo*, le *medicaccio*, le *medicuccio*, le *dottoraccio*, le *dottorucolo*, praticiens charlatans, ou encore le *dottorino*, jeune médecin en début de carrière. La langue française est sans doute moins riche dans ce domaine, mais Léon Daudet règle quelques comptes – professionnels et personnels – en désignant les médecins comme les « morticoles », Henri de Montherlant parle avec mépris des « médicaillons[80] », le « mège des bœufs » n'était qu'un mauvais chirurgien, et le cri du canard, *quack*, a servi dans l'anglais du milieu du XVIIIe siècle à identifier les « charlatans de la médecine ».

Quant au terme *toubib* qui connut une assez large fortune, mais dont l'emploi, sans spécificité technique particulière ou valorisation culturelle possible, semble aujourd'hui en régression, son histoire illustre un type particulier de dénomination médicale expressive : dénomination étrangère propre – le mot est d'origine maghrébine –, elle fut d'abord connue par les voyageurs et les membres d'expéditions, appropriée ensuite par l'argot des soldats expéditionnaires (ceux d'Afrique, en l'occurrence) et étendue à l'ensemble de l'argot militaire, avant de se généraliser dans la langue commune comme dénomination familière ce caractère affectif, beaucoup plus que dépréciatif. S'agissant enfin des sages-femmes, si le terme de « matrone » a pu sembler valorisé, par référence possible à la Rome antique, plus pittoresques ou humoristiques sont des désignations telles que celles de « bonne-mère », de « tire-monde » ou de « ramasseuse »...

Dans ce champ diversifié et instable des dénominations du médecin, rendu plus complexe encore par la prolifération des désignations touchant les acteurs d'une « paramédecine » particulièrement ambitieuse et active (depuis les « inciseurs », les « saigneurs » ou les « phlébotomistes », jusqu'aux « toucheurs » et aux « botanistes », en passant par les « masseurs », les « renoueurs » ou les « pocheux[81] »), trois types essentiels de dénomination émergèrent donc, respectivement dérivés de *medicus*, de *physicus* et du thème **lek*. Un terme cependant paraît aujourd'hui s'imposer largement dans l'ensemble des aires linguistiques, celui de « docteur » : italien *dottore*, attesté dans son acception médicale avant 1400 ; espagnol *doctor*, portugais *doutor*, roumain *doctor*, allemand et serbo-croate *doktor* ; anglais *doctor*, désormais courant en regard de *physician* ; hongrois *doktor* ou *doctor*, largement utilisé à côté de la dénomination usuelle *orvos*, de racine finoougrienne, attestée depuis le XVIe siècle.

Spécialisé dès la fin du XVe siècle pour identifier le praticien habilité par un titre universitaire à exercer la médecine, le terme de « docteur » a remplacé la dénomination ancienne de « maître » – très (trop) largement polyvalente[82] – comme appellation d'abord respectueuse et, plus largement, comme forme de désignation des différents types de médecins, types scientifiques et... types humains[83].

Couramment utilisé pour s'adresser directement au praticien (mais c'est *Mister* qui est utilisé en Grande-Bretagne pour le chirurgien), le mot tend aujourd'hui, aux différents niveaux de langage, à élargir son domaine, qu'il s'agisse de faire référence à un médecin ou de s'adresser à lui. Le succès de « docteur » peut être raisonnablement fondé sur le fait qu'il implique sans doute un savoir, mais indexe directement aussi cette science sur une personne individualisée, sur un domaine d'action officiellement déterminé et sur des modes renouvelés de pratique médicale.

L'histoire des dénominations du médecin reflète intimement, en fait, à la fois l'histoire même, contrastée et complexe, d'une science médicale lente à cerner précisément son champ d'action, à définir et à élaborer ses objectifs et ses méthodes, l'histoire d'une profession longtemps hésitante et diverse dans ses orientations et ses pratiques, la relation complexe enfin continûment établie entre le praticien et son patient, relation d'espoir et de scepticisme, d'admiration et de mépris, de rationnel et d'irrationnel.

Relief funéraire du médecin Claudius Metrodorus, de sa femme et de son fils, fin du Ier siècle av. J.-C. Paris, musée du Louvre.

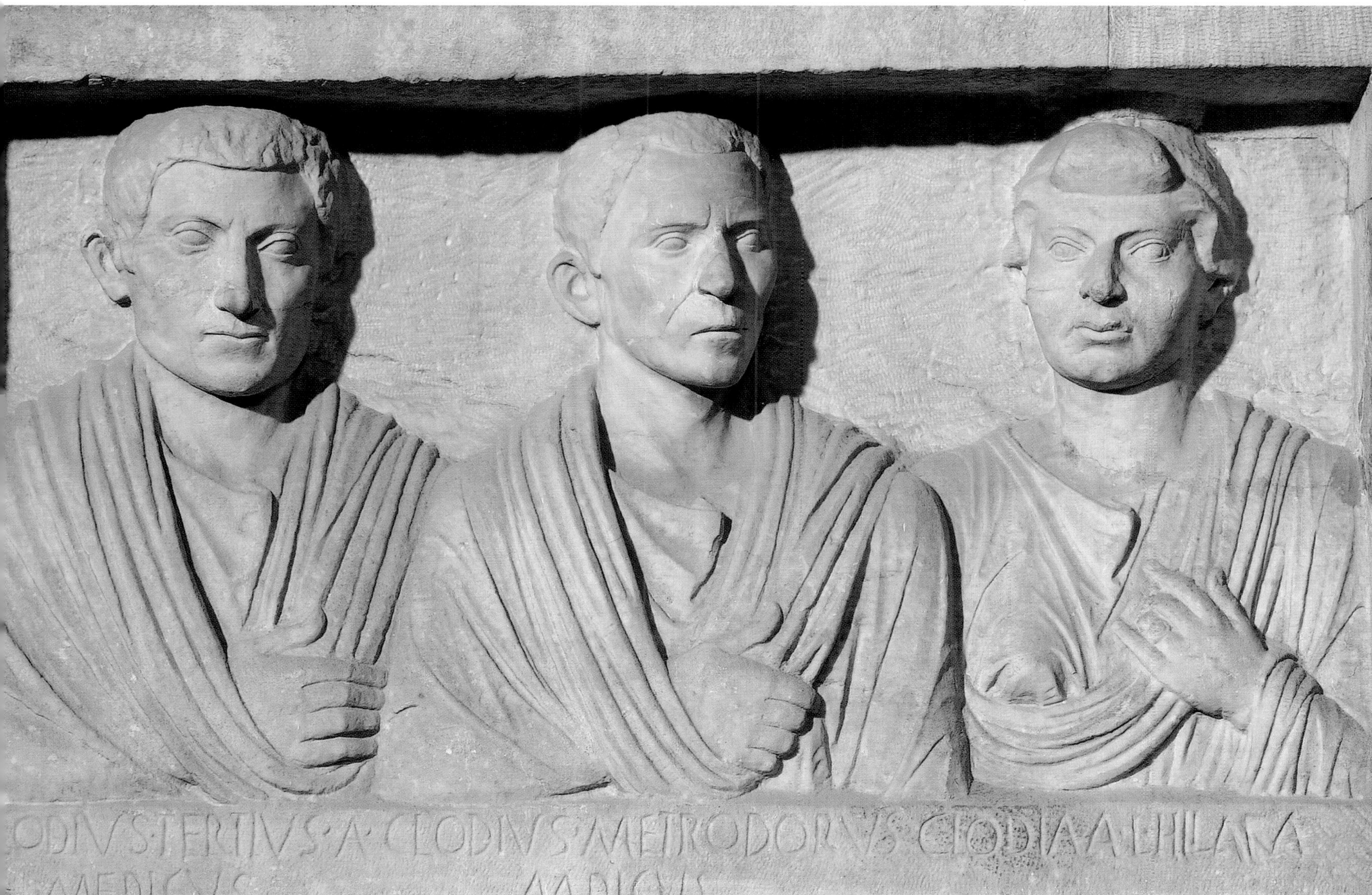
ODIVS·TERTIVS·A·CLODIVS·METRODORVS·CLODIA·A·L·HILARA
MEDICVS MEDICVS

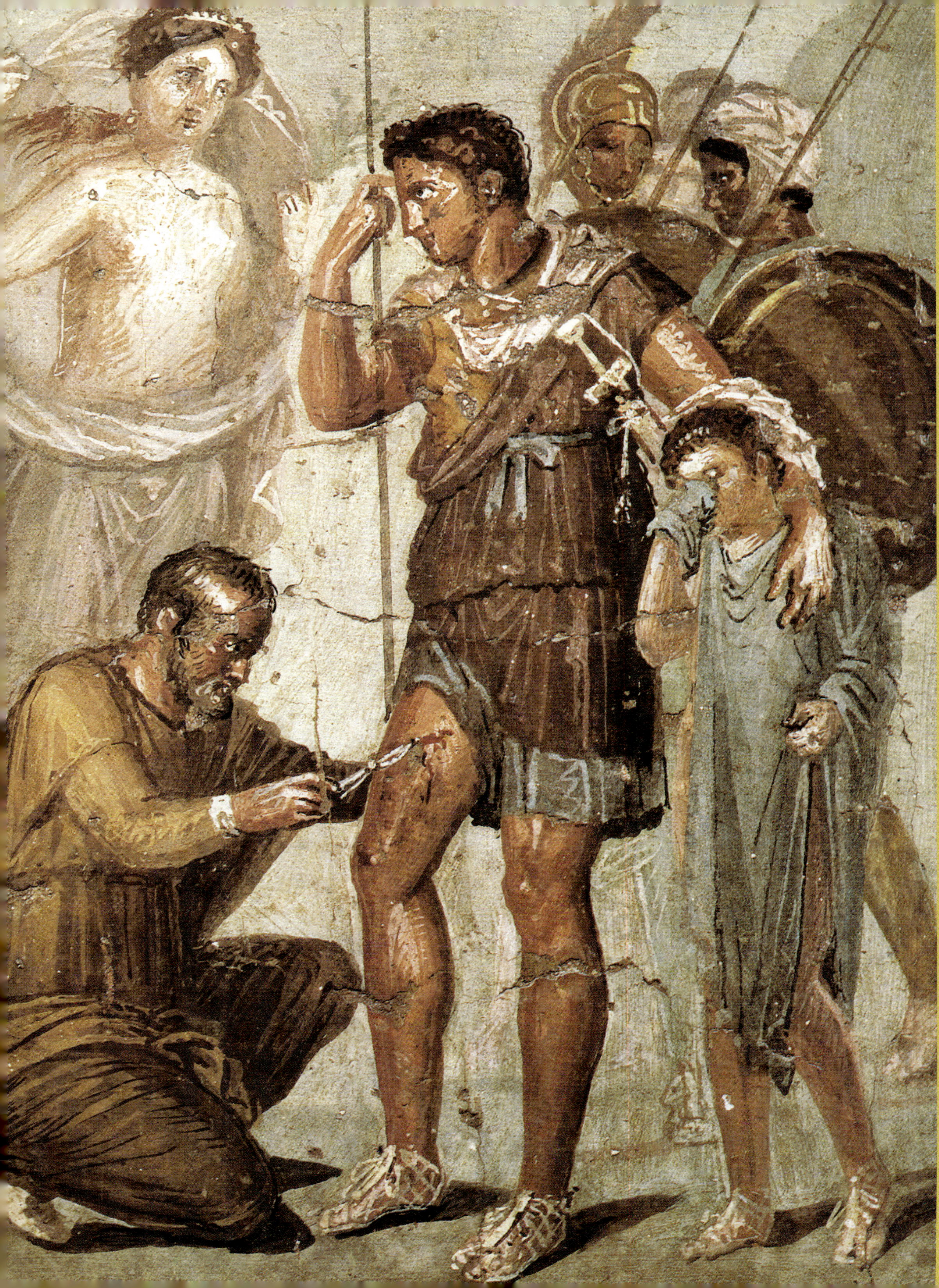

Énée se faisant ôter une f
avec des pinces par le mé
Iapyx, Ier siècle, fresque.
Naples, musée national
d'archéologie.

Le médecin dans l'Antiquité grecque et romaine

Philippe Mudry

« Le médecin n'est rien d'autre que la consolation de l'âme »
(Pétrone, *Satiricon* 42.)

Introduction

La figure d'Hippocrate règne souverainement sur la représentation que nous nous faisons du médecin ancien, au point d'avoir souvent estompé les reliefs d'une situation qui était beaucoup plus diverse et contrastée que ne le laisse supposer l'ombre immense du maître de Cos. Cette figure ne s'est d'ailleurs pas imposée immédiatement à ses contemporains avec les traits que nous lui connaissons ; les générations successives l'ont construite au gré de leur besoin ou de leur volonté d'installer à l'origine de la profession médicale un héros tutélaire. C'est au début de notre ère seulement, soit près de

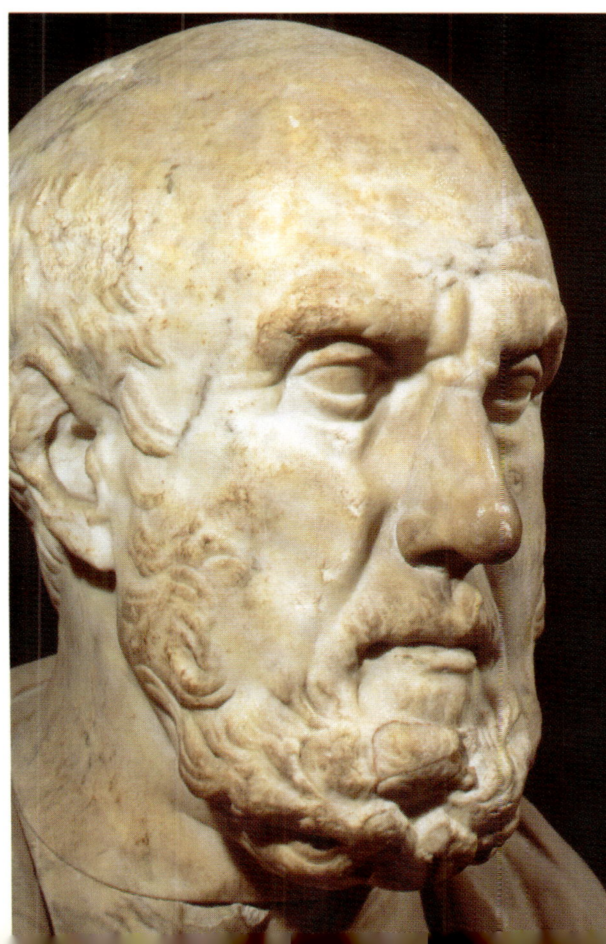

Hippocrate, IVe siècle av. J.-C.
Paris, musée du Louvre.

quatre siècles après sa mort, qu'Hippocrate a définitivement acquis sa stature mythique de « père » et de « fondateur » de la médecine. Dès lors, celle-ci s'incarnera dans le visage à la fois grave, serein et majestueux que le ciseau des sculpteurs anciens lui a régulièrement donné. L'expression, comme modelée sur les principes du « serment », est rassurante, protectrice, empreinte de cette philanthropie dont on a tant parlé sans toujours comprendre ce qu'elle a représenté réellement. C'est cette figure que la profession médicale, dans la suite de son histoire – et jusqu'à aujourd'hui –, a toujours arborée comme l'emblème de ses vertus et derrière laquelle, parfois, elle s'est efforcée de masquer ses faiblesses.
Quelle que soit l'immense diversité des situations individuelles du médecin dans l'Antiquité grecque et romaine, la variété des pratiques, des attitudes, des motivations, des horizons professionnels et scientifiques, la figure d'Hippocrate recouvre et égalise pour ainsi dire tout. On ne voit d'ordinaire – et on ne veut voir – que le maître de Cos. L'œuvre de Galien a certes supplanté celle d'Hippocrate dans les universités médiévales. Mais si la médecine y fut galénique, la figure du médecin est incontestablement restée celle d'Hippocrate, une figure comme pétrifiée dans les articles du serment et dans les principes de quelques aphorismes devenus, par leur célébrité, les symboles de la profession médicale. Il suffit de citer à cet égard le si fameux « être utile ou ne pas nuire », ou encore « l'art est long, la vie est brève, l'occasion fugitive ».
La construction hagiographique de la figure d'Hippocrate, à la fois modèle et référence de la profession médicale, a certainement brouillé la représentation que l'on a pu se faire au cours des siècles du métier de médecin en Grèce et à Rome. Notre ambition dans les pages qui suivent est donc de gratter quelque peu la surface du mythe pour mettre au jour certains aspects peut-être méconnus de l'exercice du métier de médecin en Grèce et à Rome.

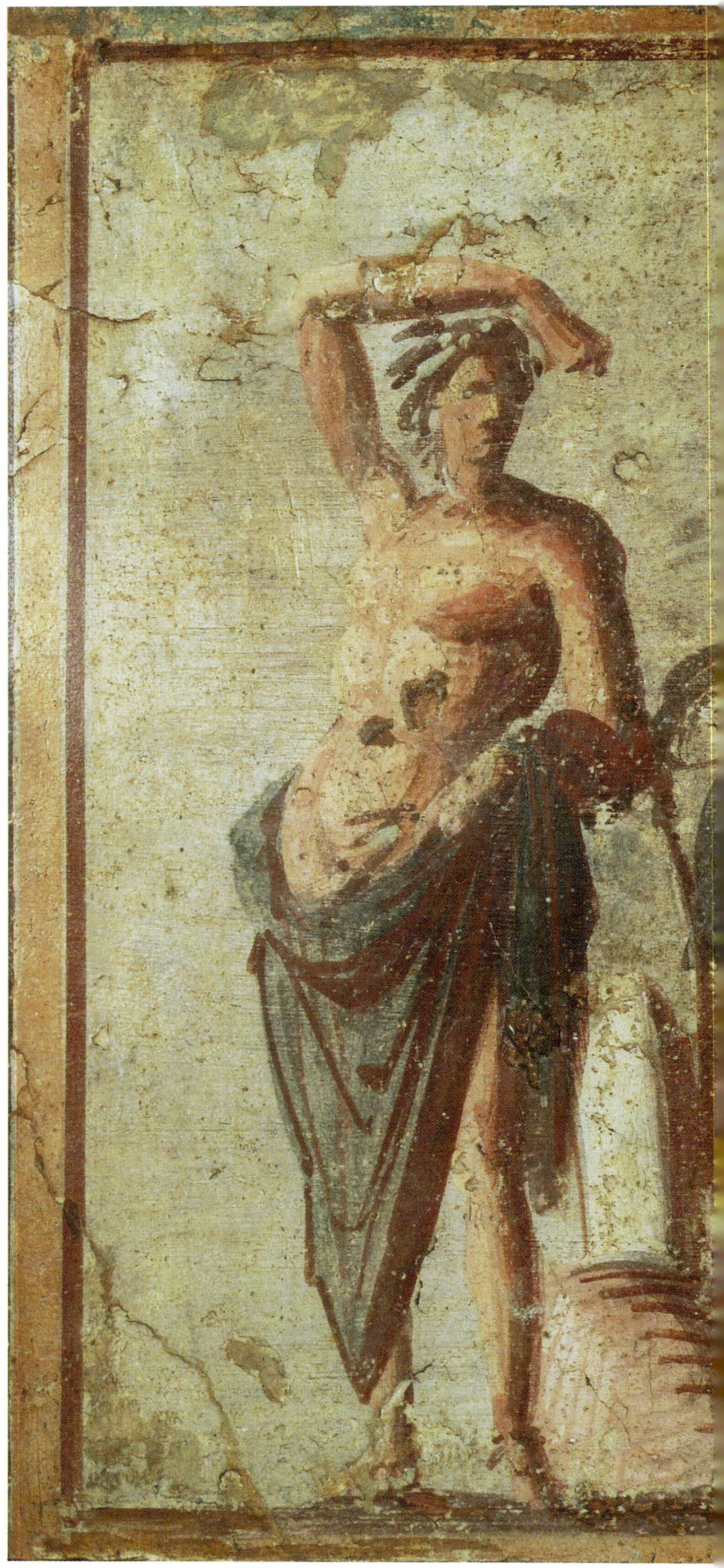

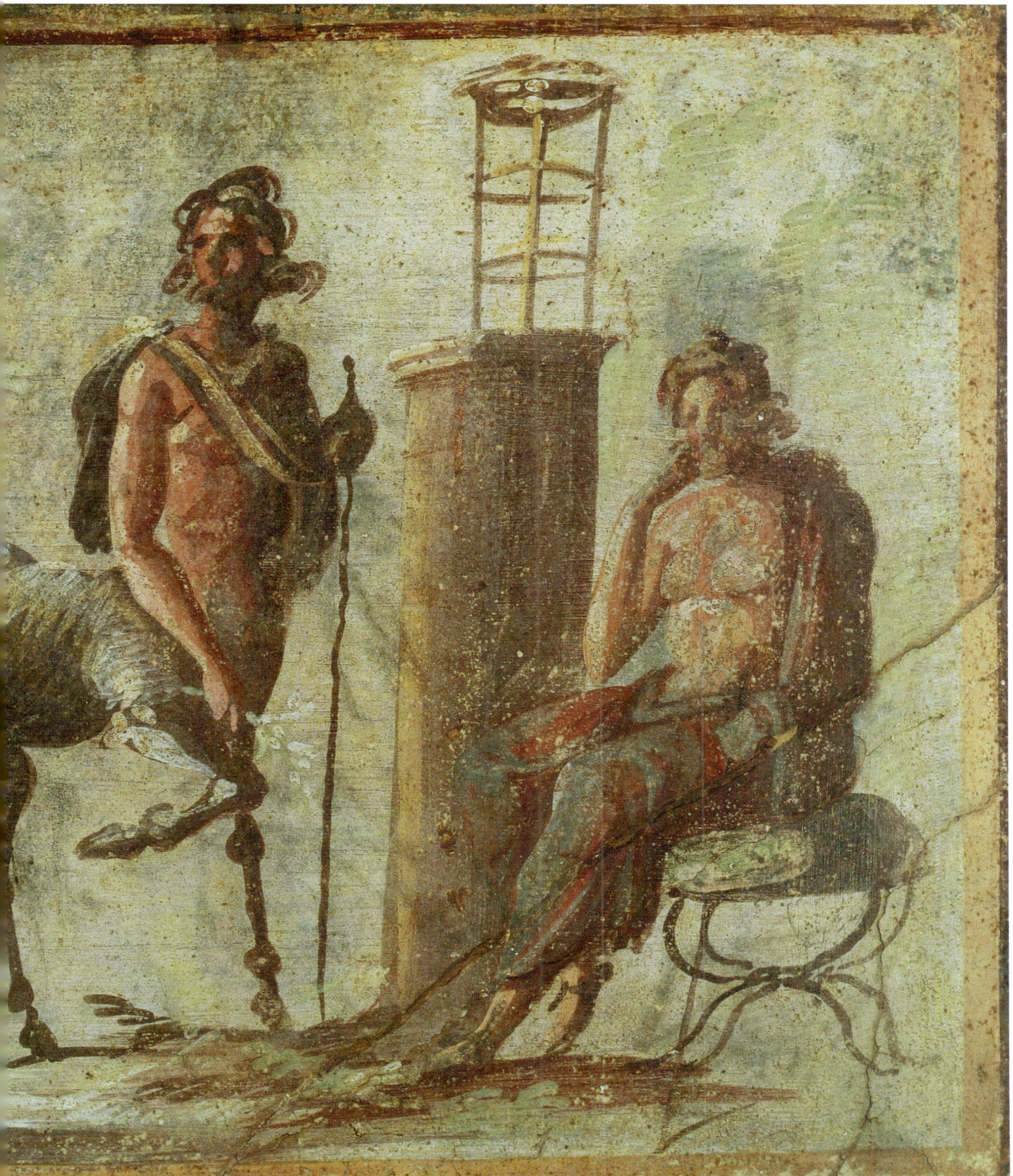

Apollon. Chiron et Hippocrate.
Naples, musée national
d'archéologie.

■ ■ ■

Les soldats-médecins d'Homère

Podalirios et Machaon sont les premières figures de médecins que nous a transmises la littérature grecque. Ils apparaissent dans l'*Iliade*, prodiguant leurs soins à leurs compagnons d'armes blessés. Il serait évidemment vain de vouloir tirer de ces figures mythiques – Podalirios et Machaon sont fils d'Asclépios – des renseignements précis sur la pratique de la médecine dans la société homérique. Le poète ne songe pas à décrire dans le détail leur activité médicale. Il se limite à mentionner les gestes essentiels : affranchir la plaie, en retirer le cas échéant le fer qui y est resté fiché, appliquer des remèdes apaisants. Homère n'en dit pas plus. Et même si des savants modernes se sont appliqués à répertorier jusqu'à cent quarante-neuf types de blessures dans l'*Iliade*, nous n'en saurons pas davantage sur ces premiers médecins. Quelle est leur formation, leur niveau de connaissances, quels sont ces remèdes apaisants qu'ils appliquent sur les blessures ? Rien de tout cela ne nous est connu.

Cette absence de renseignements ne doit pas pour autant nous faire conclure à l'inexistence chez eux d'une vraie compétence médicale. Les poèmes épiques ne sont pas des traités de médecine, et Homère ne vise pas à instruire ses lecteurs (ou ses auditeurs) sur le niveau de la médecine pratiquée dans les armées grecque ou troyenne. Ces médecins aux armées sont en même temps des combattants, témoin cet épisode de l'*Iliade* où Machaon et Podalirios sont tous les deux indisponibles, l'un gisant blessé sous sa tente et l'autre combattant en pleine mêlée. Il paraît évident que, appelés quotidiennement à soigner les blessures sur le champ de bataille, ils disposaient d'un savoir-faire reconnu par leurs compagnons d'armes. Homère n'affirme-t-il pas que le médecin vaut à lui seul beaucoup d'autres hommes[1] ? Y avait-il, sous ce savoir-faire reconnu et admiré, un substrat de connaissances théoriques sur, par exemple, la structure du corps humain et son fonctionnement ? Le silence d'Homère interdit toute réponse. Mais cette question en suscite une autre. Ces médecins aux armées, ou plutôt ces soldats-médecins, limitaient-ils leurs soins aux blessés ou soignaient-ils également les malades ?

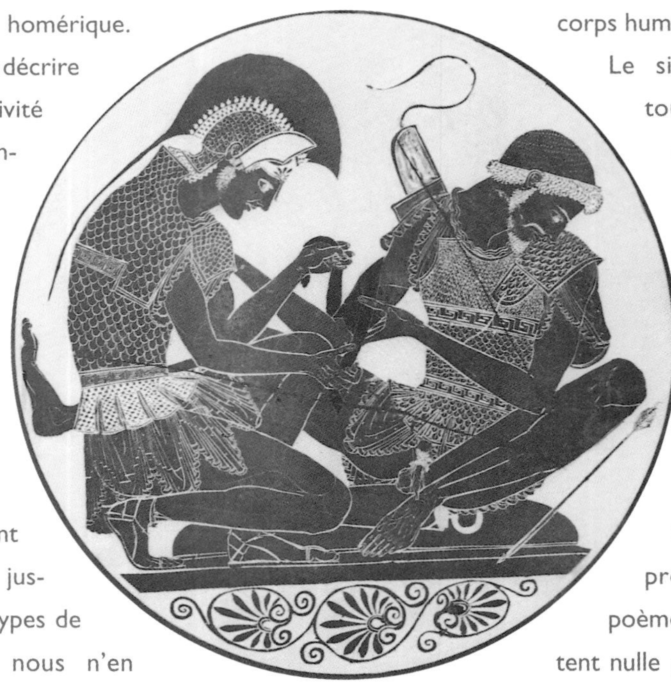

Vase à figures noires représentant un homme faisant un bandage, Antiquité grecque.

Cette interrogation soulève un problème qui a déjà préoccupé l'Antiquité. Les poèmes homériques ne présentent nulle part nos deux médecins au chevet d'un malade. Faut-il en déduire, comme l'affirme le Romain Celse dans son *Traité de la médecine* (Ier siècle ap. J.-C.), que les maladies, à l'époque d'Homère, relevaient des dieux, non des hommes, que c'est donc aux dieux et non aux hommes que l'on en demandait la guérison ? En d'autres termes, la maladie n'était pas alors l'affaire du médecin. Cela expliquerait le silence d'Homère.

Page de droite : Temple d'Asclépios construit en 150 à Pergame, Turquie.

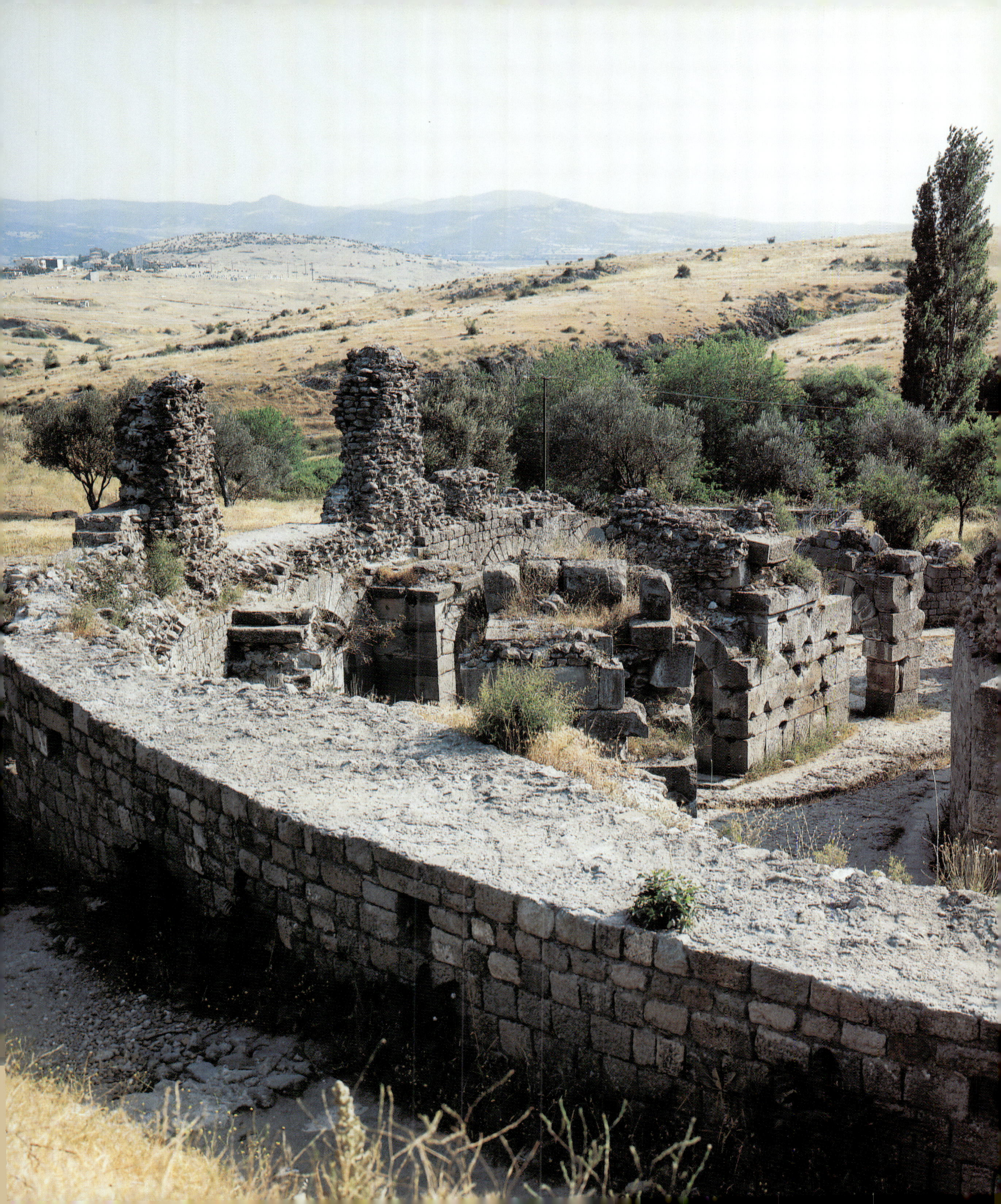

Les Anciens ne partageaient pas unanimement ce jugement qui postule de façon dogmatique que le médecin ne s'est intéressé aux maladies qu'à partir du moment où ces dernières ont été soustraites à la sphère du divin et considérées comme des manifestations naturelles.

Un commentateur ancien a conservé un court fragment d'un poème épique d'Arctinos, sur la destruction de Troie, dans lequel sont distinguées les activités médicales de Podalirios et de Machaon, le premier soignant les maladies, le second les blessures. L'auteur attribue à Podalirios le regard médical qui perçoit ce qui se passe à l'intérieur du corps en même temps que la capacité de guérir les maux qu'il appelle incurables, parce que leur guérison avait été jusque-là du ressort des dieux. Ce regard médical qui voit à l'intérieur du corps est une magnifique métaphore de la compétence du médecin que nous appellerions aujourd'hui interniste, à une époque où n'existait aucun moyen d'investigation dans les obscures profondeurs du corps. C'est le regard qui voit l'invisible. On ne saurait mieux définir ce que fut pendant tant de siècles le diagnostic médical.

Le commentateur voit dans ce texte la preuve que déjà au temps d'Homère le médecin traitait les maladies. Si cette activité n'apparaît pas dans son épopée, c'est que, selon lui, dans une conception héroïque de l'existence, il n'y avait pas de place pour la maladie. Il eût été inconvenant de montrer un héros soigné à coups de potions et de purges. Ni Achille ni Hector, ni aucun autre héros épique ne saurait être malade. Le commentateur considère à juste titre que la maladie est étrangère au monde de l'épopée, un monde dans lequel on meurt au combat et non dans son lit. Il n'en demeure pas moins que, en

Sanctuaire d'Asclépios.

Grèce, île de Cos.

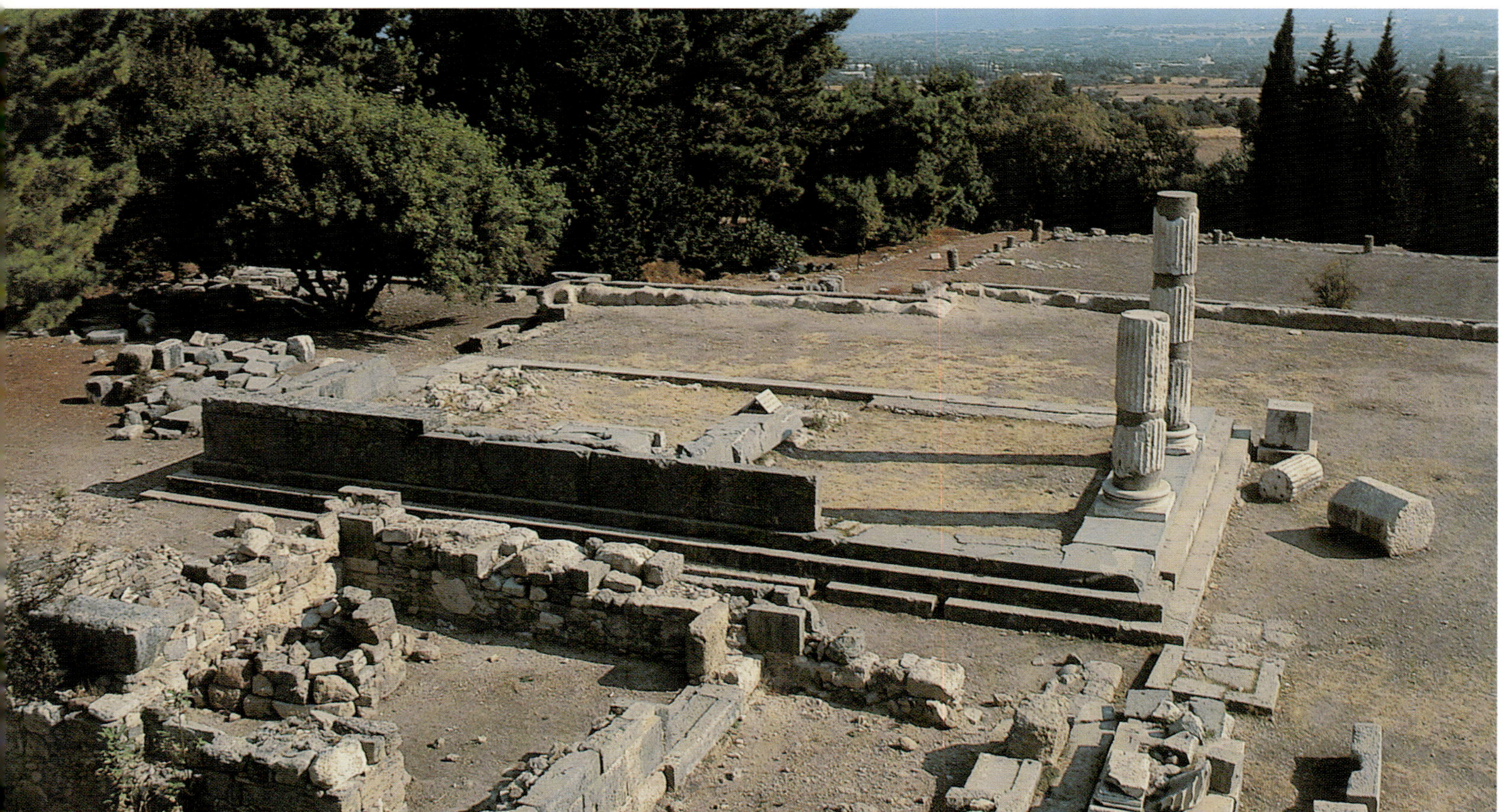

postulant sur la foi du texte d'Arctinos l'existence d'une médecine des maladies à l'époque homérique, il tire argument d'un texte manifestement postérieur aux poèmes homériques. Il projette ainsi sur l'activité médicale de Podalirios et Machaon une conception plus tardive et en l'occurrence anachronique de la médecine, fondée sur la tripartition hellénistique de la thérapeutique : la diététique (c'est-à-dire la médecine des maladies), la pharmaceutique et la chirurgie.

En l'absence de tout témoignage sur une pratique médicale au chevet du malade, la question d'une double compétence du médecin homérique demeure sans réponse. Il serait d'ailleurs illusoire, en l'état de nos connaissances, de vouloir distinguer aux origines de la médecine grecque des pratiques parallèles, soit une médecine religieuse exercée par des prêtres-médecins, et une médecine rationnelle ou scientifique exercée par des praticiens laïcs. Notre seule certitude est que, tout au long de l'Antiquité, les sanctuaires d'Asclépios, le dieu guérisseur, ont cohabité harmonieusement, dans une relation scientifiquement féconde, avec les écoles médicales. Cos et Pergame en sont d'éclatants exemples.

■ ■ ■

Les philosophes-médecins : la parole qui guérit

Les VIe et Ve siècles av. J.-C. voient dans le monde grec, (Grèce, Asie Mineure et Grande Grèce), la naissance du regard scientifique. Le trait essentiel en est une laïcisation de l'effort de compréhension du monde et de son fonctionnement. Les philosophes de la nature – c'est ainsi que l'on appelle ces premiers savants qui ont inventé le concept de nature – portent sur le monde un regard spéculatif et profane qui ne recourt pas aux dieux, mais à la raison humaine, pour expliquer les mécanismes qui le régissent. Une des doctrines majeures élaborées par ces hommes fut d'imaginer la nature comme un état d'équilibre entre éléments et forces, à la fois contraires et complémentaires. Ses manifestations effrayantes et dévastatrices, tempêtes, éruptions, inondations, séismes, résultent d'une rupture de cette harmonie, non d'un courroux des dieux.

Passant du macrocosme au microcosme, de l'univers au corps humain, ils appliquèrent ces mêmes schémas d'interprétation au phénomène de la santé et de la maladie. La santé est un état d'équilibre entre les forces ou les qualités contraires à l'œuvre dans le corps. La maladie survient lorsqu'un de ces composants, prenant le pas sur les autres, rompt cette harmonie de fonctionnement. Un savant de la Grande Grèce, Alcméon de Crotone (Ve siècle av. J.-C.), à qui la tradition antique attribue la paternité de cette théorie, appliqua une métaphore politique à cette rupture dans l'équilibre du corps et l'appela une monarchie, tandis que l'état de santé était défini comme une isonomie, terme par lequel on désignait l'égalité des droits dans un régime démocratique.

D'autres savants de la Grande Grèce – car c'est dans ces cités grecques d'Italie et de Sicile que la réflexion médicale fut à cette époque la plus vive –, comme Pythagore, Parménide ou Empédocle, s'interrogèrent également sur le mécanisme des sens et les processus physiologiques tels que la respiration, le sommeil, la digestion. C'est chez eux que sera élaborée, à la suite des travaux d'Alcméon, la théorie des quatre qualités contraires : le chaud, le froid, l'humide et le sec. Cette doctrine est à l'origine de la pathologie humorale qui, en identifiant ces quatre qualités aux quatre humeurs fondamentales que sont le sang, le phlegme, la bile jaune et la bile noire, constitua un des fondements théoriques de la médecine hippocratique et, par elle, de toute la médecine antique.

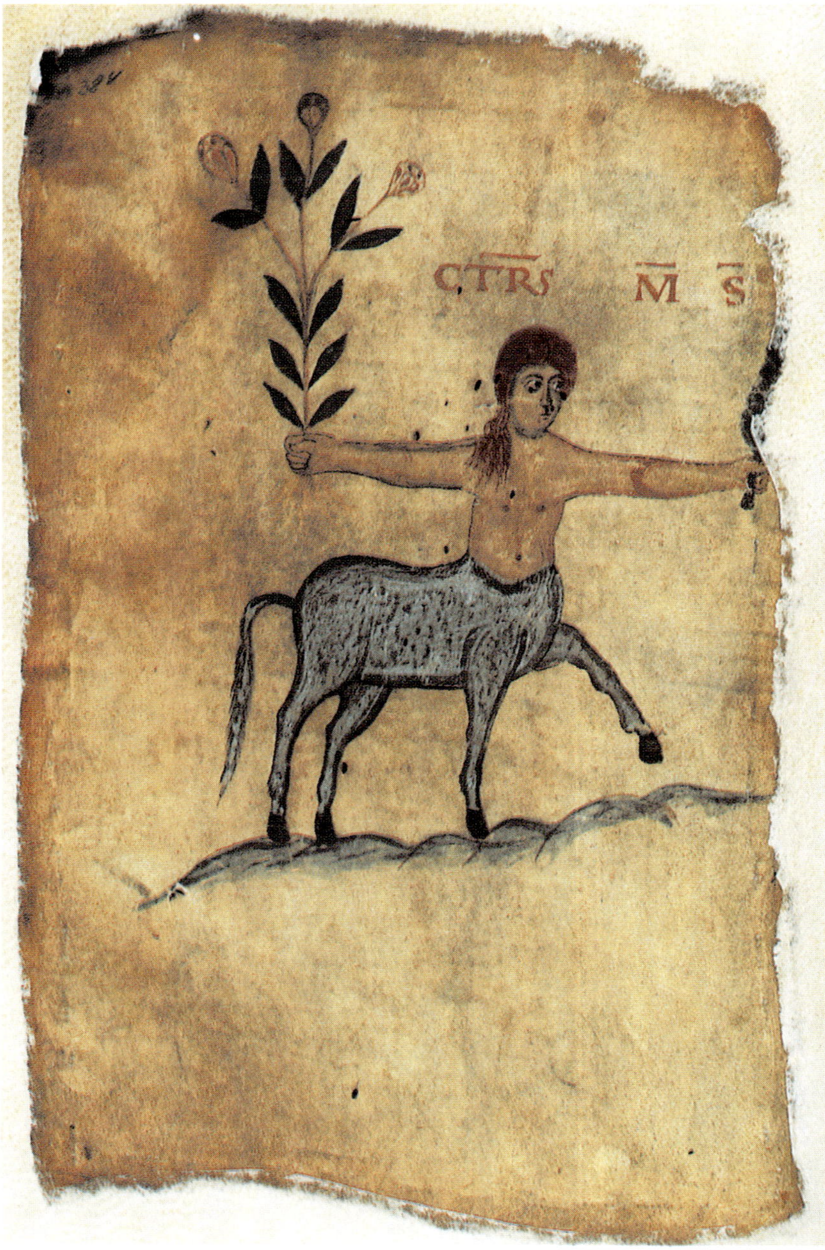

Le Centaure Chiron, l'un des inventeurs de la médecine et maître d'Asclépios, manuscrit du IXe siècle. Cassel, Gesamthochschule Bibliothek.

Ces recherches et ces spéculations sur lesquelles s'est édifiée la science médicale antique ont-elles été accompagnées chez ces savants d'une activité thérapeutique ? En d'autres termes, ont-ils été des médecins et non pas seulement des philosophes et des théoriciens ?
Dans son *Traité de la médecine* que nous citions plus haut, le Romain Celse croit à l'existence chez les philosophes de la nature d'une réelle pratique de la médecine, quand il affirme que « le traitement des maladies et l'étude de la nature ont eu à leur naissance les mêmes maîtres[2] ». Celse appuie son affirmation sur l'idée que ces savants ont été poussés à un exercice pratique de la médecine par la nécessité où ils se trouvaient de se soigner d'abord eux-mêmes. Ils avaient en effet, dit Celse, affaibli leurs forces physiques par « leurs recherches sans repos et leurs veilles nocturnes ». Ce jugement sur la santé de la catégorie d'individus que nous appellerions aujourd'hui les intellectuels reflète un des lieux communs de la réflexion antique, qui remonte probablement à la conception pythagoricienne de la santé comme un équilibre entre activité de l'âme et activité du corps. Tout à leurs réflexions, ces intellectuels auraient, en privilégiant l'activité de l'esprit au détriment de celle du corps, rompu cette nécessaire harmonie qui est gage de santé. Notons à ce propos que lorsque ce même Celse porte son regard sur la santé de ses contemporains du Ier siècle ap. J.-C., il ajoute aux intellectuels une deuxième catégorie d'individus qui, par leur genre de vie, ont affaibli leur santé : il s'agit des citadins, autrement dit des habitants de Rome, à qui Celse propose quelques règles diététiques destinées à lutter contre les conséquences sur leur état de santé de ce que nous nommerions aujourd'hui le stress urbain[3].
Pour revenir aux philosophes de la nature, dispose-t-on d'autres indices ou d'autres arguments que ces supputations de Celse pour faire de ces savants également des praticiens de la médecine ?
Il est difficile de trouver à leur propos la mention précise d'une activité thérapeutique. Alcméon avait conduit fort avant des recherches anatomiques sur l'œil qui révèlent une incontestable compétence technique mais ne constituent pas un indice suffisant pour faire de lui un médecin. Un autre d'entre eux, Pétron d'Égine (Ve siècle av. J.-C.), avait élaboré une thérapeutique des fièvres : cela suppose certes une préoccupation pratique, mais ne saurait cependant postuler une réelle activité médicale au chevet des malades.

Le témoignage le plus explicite, mais aussi le plus controversé, concerne Empédocle (Ve siècle av. J.-C.). Dans un fragment célèbre, le savant d'Agrigente affirme que, lorsqu'il arrive dans les villes, il est entouré d'une foule de gens qui lui demandent les uns des oracles, les autres « la parole qui les guérira de leurs diverses maladies ». On s'est beaucoup interrogé sur ce texte énigmatique. Qu'est-ce que cette parole qui guérit ? Empédocle indique-t-il des traitements à suivre, des recettes médicales, des remèdes, ce qui supposerait un examen du malade et donc une véritable activité de praticien ? Le fait que cette parole médicale soit liée chez Empédocle à la parole oraculaire, ainsi que les aspects irrationnels et mystiques de son œuvre laisseraient plutôt croire, en l'occurrence, à une médecine de type chamanique dans laquelle c'est la parole même du guérisseur qui est pour le malade porteuse de salut (nous utilisons ce terme à dessein). Nous serions donc loin de la consultation du médecin hippocratique, fondée sur l'examen du malade, l'histoire de sa maladie (anamnèse) ainsi que l'établissement d'un diagnostic et d'un pronostic.

■ ■ ■

Le médecin hippocratique

C'est avec Hippocrate que la profession médicale naît à l'histoire[4]. Les quelque soixante traités qui constituent ce que l'on appelle la *Collection* ou le *Corpus hippocratique*, nous renseignent sur les diverses doctrines physiologiques, pathologiques ou étiologiques de ces médecins, sur leurs connaissances anatomiques, leurs pratiques thérapeutiques. Mais ils nous donnent aussi de précieuses informations sur les conditions de l'exercice du métier de médecin dans la cité grecque, ses relations avec les malades, leur famille et le public en général, sa formation, ses modes de pensée ou encore les règles de comportement qui le guident. Ces traités ne forment pas un ensemble homogène au point de vue des doctrines qu'ils exposent. Ils ne sont pas tous d'Hippocrate, et certains ont même probablement été rédigés bien après son époque (Ve siècle av. J.-C.), aux IIIe et Ie siècles av. J.-C. Mais même s'ils sont d'époques et d'auteurs différents, ces textes réunis sous le nom de *Collection hippocratique* n'en ont pas moins entre eux un certain nombre de convergences qui permettent de tracer ne seraient-ce que les grands traits de ce que pouvait représenter la pratique du métier de médecin en Grèce classique, entre le Ve et le IIIe siècle av. J.-C., soit avant les changements qui, dès l'époque alexandrine, affecteront la profession médicale.

Une première caractéristique distingue le praticien hippocratique des thérapeutes qui l'ont précédé. Il est désormais un professionnel de son art, exerçant un métier – une *technè* disaient les Grecs – qui a gagné son autonomie. Il n'est plus ni philosophe-médecin ni soldat-médecin, mais il émerge dans la société avec son identité professionnelle propre. Cela ne signifie pas qu'au point de vue des doctrines médicales qu'il professe, il ait rompu avec la réflexion philosophique. Tout au long de l'Antiquité, médecine et philosophie resteront étroitement unies et solidaires dans leurs recherches, leurs spéculations et leurs méthodes, à l'image, si l'on peut à travers tant de siècles oser la comparaison, des liens qui unissent aujourd'hui science et médecine. Même l'école médicale empirique qui naît au IIIe siècle av. J.-C. – que nous traiterons plus loin –, dont les représentants sont pourtant si réfractaires à toute forme de spéculation, fondera ses vues sur les doctrines élaborées par la philosophie, en l'occurrence le scepticisme. Mais les médecins ne se confondront jamais plus avec les philosophes, ni les philosophes avec les médecins. Quand,

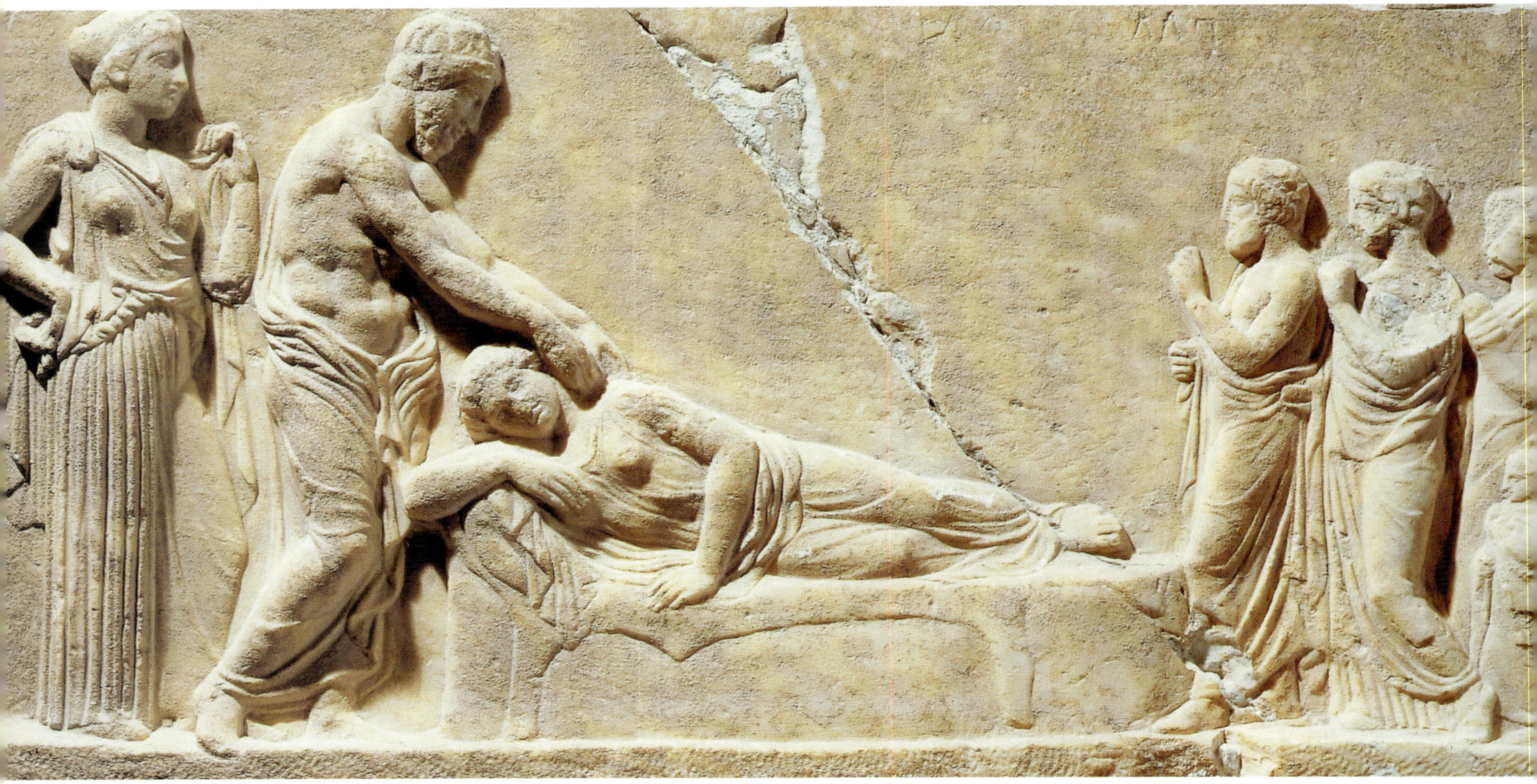

Asclépios soignant une malade alitée, relief du Vᵉ siècle av. J.-C. Le Pirée, musée archéologique.

au IIᵉ siècle ap. J.-C., Galien intitulera un de ses traités *Le médecin est aussi philosophe*, il désignera par là la réflexion du médecin, les fondements théoriques et éthiques de son art, et non pas un amalgame ou une fusion des deux identités professionnelles.

Un médecin du signe, de la parole et du temps

La médecine antique n'a jamais connu d'organisation ni de structures officielles, que ce soit dans le domaine de la formation ou dans celui de l'exercice de la profession. Nul diplôme n'est jamais venu sanctionner des études ou des compétences. La pratique de la médecine, comme d'ailleurs celle de n'importe quelle autre profession, est toujours restée libre. Tout un chacun pouvait se dire médecin et exercer son activité où et comme bon lui semblait. Ce n'est que dans les derniers siècles de l'Empire romain que l'État introduisit quelque réglementation dans la profession, sans que pour autant cela modifiât sensiblement les conditions de son enseignement et de sa pratique.

Une telle liberté n'était pas sans conséquence sur l'exercice d'un métier dans lequel le médecin était toujours obligé, pour se faire reconnaître comme tel, de faire la preuve de sa compétence. Un défi particulièrement difficile dans un domaine où l'intervention du praticien n'a jamais pu en elle-même garantir le succès. Et lorsque la guérison survient, il est souvent malaisé, comme le reconnaît modestement Celse, de distinguer la part qui revient à l'action du médecin de celle qui revient à la nature ou au hasard. Les Grecs n'avaient-ils pas classé la médecine parmi les arts conjecturaux, ceux qui, comme la navigation ou le tir à l'arc, ne peuvent atteindre à coup sûr le but qu'ils visent ?

Dans un tel contexte, le pronostic revêt une importance primordiale. C'est par la prévision de l'évolution de la maladie que le médecin assied son autorité auprès du malade et de son entourage, et qu'il suscite la confiance. Des prévisions démenties, un mal évoluant autrement que ne l'avait prédit le médecin, ruinent rapidement le crédit dont il jouit. Sa réputation professionnelle est en jeu, dont nous avons vu qu'elle lui tient lieu de diplôme, de reconnaissance publique et donc de garantie de revenu. Le traité hippocratique du *Pronostic* met certes en avant la valeur du pronostic pour la détermination d'une thérapie adéquate : « Le médecin traitera d'autant mieux les maladies qu'il saura, à l'aide de l'état présent, prévoir l'état à venir. » Mais il souligne longuement, et avec force, que le pronostic est l'arme du médecin dans la lutte pour sa survie professionnelle. Gagner la confiance du malade ou celle de son entourage vise aussi à obtenir le mandat de le soigner : « Pénétrant et exposant, au préalable, près des malades, le présent, le passé et l'avenir de leurs maladies, le médecin gagnera leur confiance ; et convaincus de la supériorité de ses lumières, ils n'hésiteront pas à se remettre à ses soins[5]. »

Le médecin hippocratique – mais la situation est restée la même tout au long de l'Antiquité – pratique son métier dans une ambiance de concurrence parfois exacerbée, particulièrement dans les grandes agglomérations où ils sont nombreux à vouloir exercer des talents thérapeutiques qui peuvent être fort lucratifs. Avant de soigner, le médecin doit convaincre le malade et son entourage de sa capacité à le faire. Pour cela, il doit savoir lire les signes de la maladie et interpréter le récit du malade. Il doit aussi posséder la science de la parole, les ressources de la rhétorique qui lui permettront, avant d'entamer l'action thérapeutique, d'emporter le contrat avec le malade.

Le progrès technologique de notre médecine contemporaine substitue graduellement le langage de la machine à la parole du médecin. Cependant cette parole a joué un rôle essentiel dans la pratique des médecins anciens et hippocratiques en particulier. Non plus la parole chamanique d'un Empédocle, porteuse en elle-même du pouvoir de guérison, mais la parole séductrice du rhéteur attaché à faire triompher sa cause. La médecine hippocratique est autant, sinon plus, une médecine du signe et de la parole qu'une médecine du geste : le signe que le médecin interprète, la parole par laquelle il conquiert le malade, transmet son pronostic et s'efforce tout au long du traitement – qui est fait presque exclusivement de prescriptions

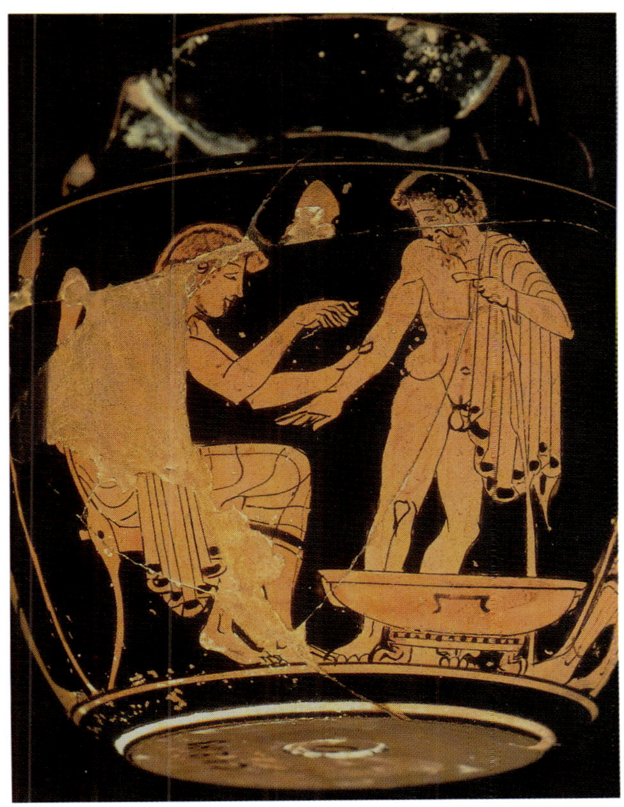

Une saignée, vase à figures rouges, Ve siècle av. J.-C. Paris, musée du Louvre.

diététiques – de soutenir le malade et de maintenir chez lui la confiance envers son médecin. Le médecin hippocratique est d'abord un stratège de la persuasion. Si l'on excepte la médecine traumatique, blessures et fractures, la chirurgie qui, comme son nom l'indique, est la médecine du geste technique accompli par la main, est restée embryonnaire chez le médecin hippocratique. Elle ne connaîtra un développement rapide, qui la conduira à acquérir le statut d'une véritable spécialité médicale disposant de ses propres praticiens, qu'à partir des découvertes anatomiques de l'époque alexandrine.

À cette dialectique de la parole et du signe s'ajoute un élément majeur qui gouverne la pratique du médecin hippocratique : le temps ; le temps de la maladie dans sa genèse, son développement, son issue, et le temps du médecin dans l'observation et l'interprétation des signes, l'élaboration du diagnostic et du pronostic, la prescription de la thérapie. L'occasion hippocratique, ce fameux *kairos,* représente la rencontre de ces deux temps : c'est le moment fugitif et si vite manqué que doit saisir le praticien pour une intervention opportune et efficace. Mais, comme le fait remarquer le traité *De l'Art,* le médecin ne peut intervenir qu'à partir du moment où il a reconnu le mal, avec comme conséquence ordinaire, dans une médecine dépourvue d'instruments de mesure et de moyens d'investigation dans les profondeurs invisibles du corps, que la maladie a régulièrement de l'avance sur le médecin qui la combat, et que cette avance du mal, ou ce retard du médecin, peuvent se révéler déterminants pour l'issue finale. « Fugitive occasion », comme le constate, non sans une pointe de résignation et d'amertume, le fameux aphorisme dont l'auteur savait bien que seules la science et l'expérience peuvent aider le praticien à saisir ce bref moment favorable. Or, pour les acquérir, la vie se révèle si courte tandis que l'art est si long. La pratique du médecin hippocratique est aussi une course contre le temps du désespoir et du renoncement.

Page de droite :
Le serment d'Hippocrate,
XIIe siècle, manuscrit byzantin.
Rome, bibliothèque du Vatican.

■ ■ ■

La déontologie du médecin hippocratique : mythe et réalité

On ne peut parler, aujourd'hui encore, de déontologie médicale sans évoquer le serment d'Hippocrate. Il en est de ce texte comme de tout ce que l'histoire et les hommes ont élevé au rang de monument : le mythe a en quelque sorte occulté le réel.

À l'origine, ce serment représente le contrat d'apprentissage d'une école de médecine, stipulant les obligations et les engagements de qui demandait à y apprendre la médecine auprès du maître. On situe ce texte vers 400 av. J.-C., sans exclure toutefois une période plus tardive. C'est que, même s'il date réellement de l'époque d'Hippocrate, le serment reste à peu près ignoré jusqu'au Ier siècle de notre ère où il devient la référence éthique de la profession médicale en même temps – et ce n'est pas un hasard – que l'on idéalise la figure d'Hippocrate en qui on veut voir désormais le père de la médecine et le modèle des médecins.

Le serment s'agence autour de son cinquième article, ou commandement : « Dans la pureté et la droiture, je maintiendrai ma vie et mon art. » Le bien du malade y est envisagé à travers la rectitude morale du praticien dont l'action s'étend également à des domaines étrangers à la pratique médicale proprement dite, puisque le médecin s'engage par exemple à défendre son patient contre « la malveillance et l'injustice ».

Or, une telle conception du métier de médecin paraît étrangère à celle que l'on peut saisir généralement dans les traités de la *Collection hippocratique*.

δὲ προσγενομένοις ἡμετέροις καὶ τοῖς ἡμῶν συμμούλοις εἰθισμένοις εἶναι. Καὶ θεῶν
καὶ ἡρώων ἕνεκα. καὶ χαρίτων. αἳ ἀνθρώποις παρ᾽ ἀνθρώπων γίνονται. ἐχθρῶν
μὲν γὰρ τὰς ἀλλήλων ἡμέρας. εἰς δὲ φίλων προτρέπεσθαι. εἰ γὰρ μὴ ἐν τῇ
ἡμετέρᾳ πόλει τούτων δὴ ἐταζόμεθα. οἰκοῖ δ᾽ ὅπου ἐλθόντες. ἀνήμε
ρομὲν ἀκυρήσομεν :

Ἐκ τοῦ κατὰ τὸν Ἱπποκράτην ὅρκου,
καθ᾽ ὅσον οἷόν τε Χριστιανὸν ὀμόσαι:

Εὐλογητὸς ὁ θεὸς καὶ πατὴρ τοῦ κυρίου ἡμῶν
Ἰησοῦ Χριστοῦ. ὁ ὢν εὐλογητὸς εἰς τοὺς αἰ
ῶνας ὅτι οὐ ψεύδομαι. οὐ μολύ
νω τὴν τῆς ἰατρικῆς τέχνης μά
θησιν. οὐδὲ δώσω τινὶ αἰτηθεὶς
φάρμακον θανάσιμον. οὐδὲ ὑ
φηγήσομαι ξυμβουλίην τοιήνδε.
ὁμοίως δὲ οὐδὲ γυναιξὶ δώσω
φθόριον. ἄνωθεν τε ἢ κάτωθεν. ἀλλὰ διδάξω τὴν τέχνην ταύτην ἂν χρῇ
χρῄζουσιν μανθάνειν. ἄνευ φθόνου τε καὶ ξυγγραφῆς. καὶ διαιτήμασιν ἐπ᾽ ὠ
φελείῃς καμνόντων κατὰ δύναμιν καὶ κρίσιν ἐμήν. Καὶ ἁγνῶς καὶ ὁσίως
διατηρήσω τε τέχνην ἐμήν. ἐς οἰκίας ὁκόσας ἂν εἰσίω. ἢ εἰσελεύσομαι ἐπ᾽ ὠ
φελείῃ καμνόντων. ἐκτὸς ἐὼν πάσης ἀδικίης. ἑκουσίοις τε καὶ ἀκου
σίης. φθορίης τε. καὶ τῆς ἄλ
λης λοιμώδεος. καὶ ἀφρο
δισίων ἔργων. ἐλευθέρων
τε. καὶ δούλων. ἀνδρί
ων τε καὶ γυναικείων σωμάτων.
ὅσα δ᾽ ἂν ἐν θεραπείῃ ἴδω ἢ
ἀκούσω ἢ ἄνευ θεραπείης συγ
καταμίων ἀνθρώπων, ἃ μὴ χρή ποτε ἐκ
λαλεῖσθαι. σιγήσομαι. ἄρρητα
ἡγεύμενος εἶναι τὰ τοιαῦτα. ὅρκον μὲν
οὖν μοι. τόνδε ἐπιτελέα ποιέοντι
καὶ μὴ ξυγχέοντι. βοηθὸς μοι γένοιτο
ὁ θεὸς καὶ υἱοῦ καὶ τέχνης. δοξαζο
μένῳ. παρὰ πᾶσιν ἀνθρώποις
ἐς τὸν αἰεὶ χρόνον εὐορκοῦντι
μὲν μοι. ἀλλ᾽ ἐπιορκοῦν
τι δὲ. τἀναν
τία τού
του
τέλος

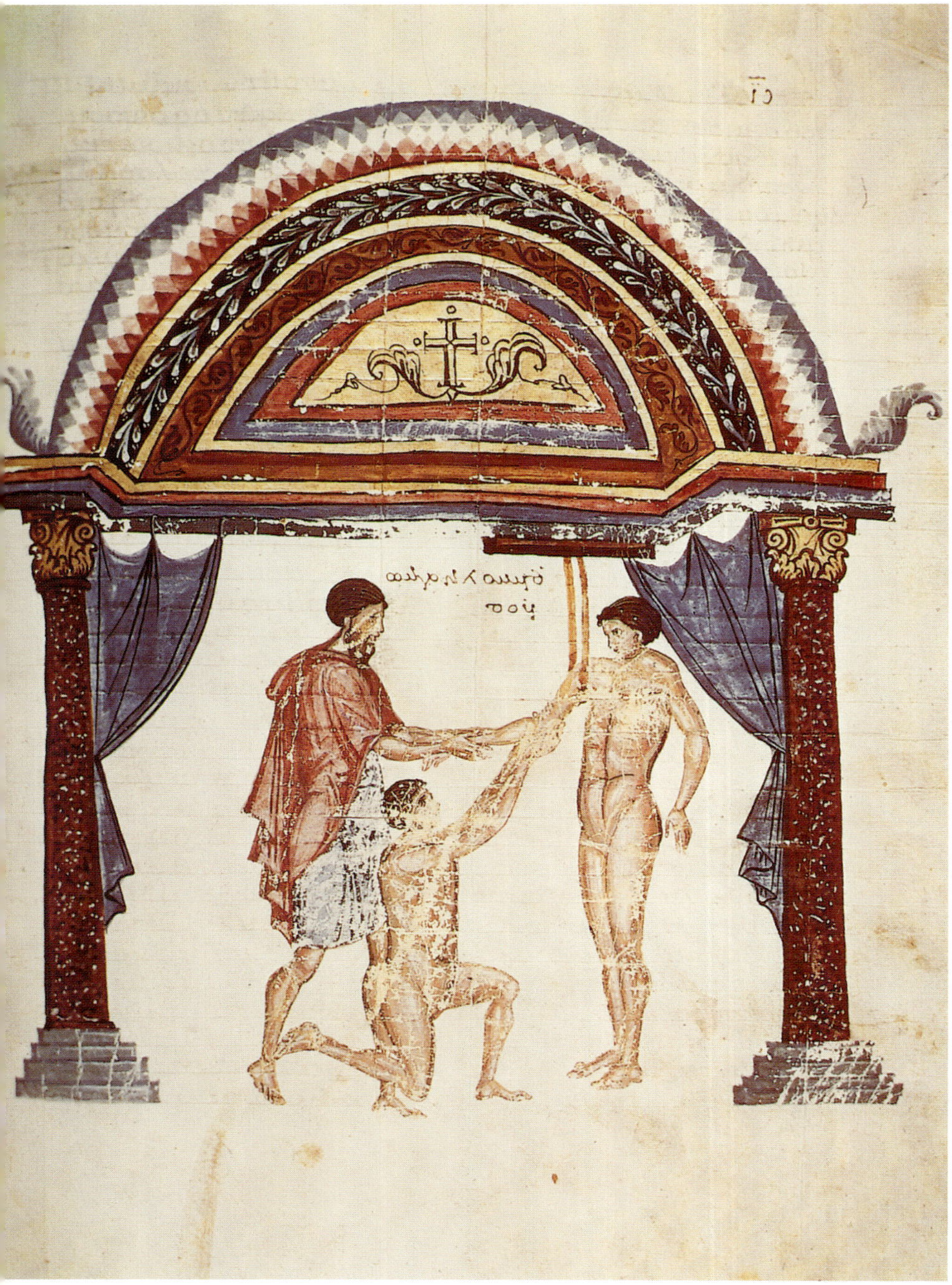

Réduction d'une luxation, Commentaire d'Apollonios de Krition, manuscrit grec du XIe siècle. Florence, bibliothèque Laurentienne.

La composante morale qui imprègne la déontologie du serment n'est pas celle que met en œuvre quotidiennement le médecin hippocratique. Ce dernier est et se veut avant tout un artisan, c'est-à-dire le serviteur de son art. Il exerce un métier dont la finalité est représentée par la guérison du malade, de même que la statue incarne cette finalité pour le sculpteur ou le vase pour le potier. Toute son action s'inscrit dans une perspective d'efficacité telle que l'exprime, de façon si forte dans sa simplicité, le traité des *Épidémies :* « Le médecin doit avoir dans les maladies deux choses en vue : être utile ou ne pas nuire[6]. »

Ce souci d'efficacité professionnelle implique également chez le médecin hippocratique la conscience des limites de son art. Et c'est précisément cette conscience qui commande chez lui une attitude qui a été souvent mal comprise. Nous voulons parler de l'abandon, ou de la non-prise en charge, du malade dont le cas est jugé désespéré. Le médecin hippocratique ne voit pas dans son métier, comme ce sera le cas plus tard, un apostolat au service de l'humanité souffrante. Il ne considère pas comme un devoir moral d'accompagner jusqu'à la mort le malade qu'il juge condamné. Tout au contraire, il estime que prodiguer à un malade des soins qu'il sait inefficaces, relève de l'imposture et de la charlatanerie. « Être utile ou ne pas nuire. » Quand le médecin comprend qu'il ne peut pas, ou ne peut plus, être utile, son éthique professionnelle réclame qu'il s'efface. « Lorsqu'un homme éprouve un mal plus fort que les instruments de la médecine, dit le traité *De l'Art*, il ne faut pas espérer qu'elle en triomphe[7]. »

Une telle attitude ne signifie pas que le médecin hippocratique soit imperméable à la souffrance de ses patients, ni qu'il n'éprouve pour eux qu'indifférence. Le fameux précepte « là où est l'amour des hommes (*philanthropia*) est aussi l'amour de l'art[8] » témoigne éloquemment du contraire, même si l'on a souvent forcé la portée de cette formule en faisant de cette philanthropie la motivation de l'action du médecin hippocratique. Elle signifie que la profession médicale, dont le but est de soulager et de guérir, ainsi que le contact étroit qu'elle implique entre le médecin et son patient dans la relation thérapeutique, postule nécessairement chez le praticien, pour qu'il fasse bien son métier, un sentiment de profonde sympathie pour le genre humain. Pour être un bon médecin, il faut aimer les êtres humains, comme pour être un bon pédagogue, il faut aimer les enfants, ou pour être un bon paysan, il faut aimer la terre. Mais ni dans le cas du médecin, ni dans celui du pédagogue ou du paysan, la mise en œuvre de ce sentiment ne constitue la finalité de son travail. La philanthropie du médecin hippocratique est une condition de son activité. Elle n'en constitue pas le but. Le médecin hippocratique n'est pas le bon Samaritain qui, sur la route de Jéricho, soigne le blessé par amour de son prochain. D'ailleurs on verrait mal ce bon Samaritain tendre ensuite sa note d'honoraires ! Quelques siècles plus tard, le christianisme fera de la profession médicale un ministère d'amour et de compassion sous l'emblème du Christ médecin. Mais cette évolution des esprits avait commencé plus tôt, probablement sous l'influence de la morale stoïcienne. Rappelons-nous à ce sujet la lettre dans laquelle Sénèque[9] soutient avec véhémence l'égalité foncière de tous les hommes, hommes libres ou esclaves, sous la différence de leurs conditions sociales. Au Ier siècle ap. J.-C., le médecin romain Scribonius Largus affirme très haut que la caractéristique première du métier de médecin est le devoir de miséricorde et d'humanité qui commande d'accorder sans distinction les secours de la médecine à tous ceux qui l'implorent[10].

Cette conception nouvelle du métier de médecin, qui réclame des soins égaux pour tous les patients, quel que soit leur rang dans la société, se serait d'ailleurs mal accommodée de l'existence d'une double médecine, médecine des hommes libres et médecine des esclaves, telle que, au témoignage de Platon[11], elle existait en Grèce. On ne trouve en effet nulle protestation dans les écrits hippocratiques contre cette bipartition de la profession médicale entre médecins pour riches et médecins pour pauvres que les hagiographes d'Hippocrate ont parfois tenté d'atténuer, sinon de nier. Deux types de médecins coexistaient donc dans la cité grecque. Les uns sont des hommes libres qui ont acquis chez un maître une vraie formation de médecin, à la fois théorique, en étudiant la science de la nature, et pratique. Ils soignent d'ordinaire les personnes libres, attentivement et en prenant tout leur temps, illustrant ce que nous disions plus haut de la stratégie de persuasion du médecin hippocratique. Mais laissons la parole à Platon qui donne une magnifique description de la consultation hippocratique : « Le médecin libre soigne et examine habituellement les maux des gens libres ; il s'en enquiert depuis l'origine, méthodiquement, communique ses impressions au malade lui-même et aux amis de celui-ci, et tandis qu'il se renseigne auprès des patients, en même temps, dans la mesure où il le peut, il instruit le sujet lui-même, ne lui prescrit rien sans l'avoir au préalable persuadé, et alors, à l'aide de la persuasion, il adoucit et dispose constamment son malade, pour tâcher de l'amener peu à peu à la santé. »

Le médecin esclave, en revanche, ne dispose que d'une formation sommaire et empirique qu'il a acquise en accompagnant son maître dans ses visites aux malades. C'est un homme pressé qui court d'un esclave malade à un autre, ne s'enquiert d'aucune particularité, ne donne aucune explication. Il n'en aurait d'ailleurs ni le temps ni la compétence. Il ordonne, avec une suffisance tyrannique – ce sont les termes de Platon –, ce que lui suggère son empirisme, puis « il s'en va d'un pas rapide vers un autre serviteur malade ».

Ce que nous savons du médecin grec concerne la première catégorie de praticiens. Les autres n'ont jamais eu la parole. Non plus, d'ailleurs, que leurs patients. Nous ignorons également dans quelle mesure, mis à part le confort du traitement, la médecine des hommes libres l'emportait en efficacité sur celle des esclaves.

■ ■ ■

La formation du médecin : les écoles médicales

La première partie du serment d'Hippocrate représente les termes d'un contrat d'apprentissage entre un maître et son disciple. Il vaut la peine de s'y arrêter quelque peu, car ce texte nous fournit de précieux renseignements sur les modalités de l'enseignement et de l'apprentissage de la médecine.

« Je jure par Apollon médecin, par Esculape, par Hygie et Panacée, par tous les dieux et toutes les déesses, les prenant à témoin que je remplirai, suivant mes forces et ma capacité, le serment et l'engagement suivants : Je mettrai mon maître de médecine au même rang que les auteurs de mes jours, je partagerai avec lui mon avoir et, le cas échéant, je pourvoirai à ses besoins ; je tiendrai ses enfants pour des frères et, s'ils désirent apprendre la médecine, je la leur enseignerai sans salaire ni engagement. Je ferai part des préceptes, des leçons orales et du reste de l'enseignement à mes fils, à ceux de mon maître, et aux disciples liés par un engagement et un serment suivant la loi médicale, mais à nul autre. »

Remarquons tout d'abord que le disciple prête ce serment au début de ses études de médecine et non quand il les a terminées, au moment de commencer sa vie professionnelle autonome, comme ce sera le cas à l'époque moderne. Cela signifie que dès l'instant où un maître l'accepte parmi ses disciples, le nouveau venu fait partie de la corporation des médecins. Nous utilisons à dessein le terme de corporation. Le serment en effet, unanimement considéré comme le texte fondateur de la déontologie médicale, ne s'occupe des devoirs du médecin envers les malades que dans sa seconde partie qui commence ainsi : « Je dirigerai le régime des malades à leur avantage, suivant mes forces et mon jugement. » Tout ce qui précède vise à établir solennellement, en les plaçant sous la garantie des dieux, les droits et devoirs du disciple envers son maître et envers la corporation qui l'accueille.

La règle est donc, selon le serment, que le savoir médical se transmet de père en fils. Nous sommes en présence de familles de médecins, comme ce fut le cas des Asclépiades à Cos, famille à laquelle appartenait Hippocrate. Il s'agit probablement d'une organisation ancienne, visant à maintenir un savoir à l'intérieur d'une famille, comme un patrimoine héréditaire. Ceci explique que nous soyons fort peu renseignés sur les contenus et les modalités de cet enseignement. Lorsque l'enseignement du maître, qui est aussi le père, s'ouvrira vers l'extérieur en acceptant des disciples qui ne sont pas les fils de la maison, ce sera sur la base d'un contrat et contre rétribution, comme nous le voyons dans le *Serment.* Le nouveau venu entrera dans la famille et sera tenu envers le maître aux mêmes devoirs filiaux que les fils de la maison : subvenir le cas échéant aux besoins du maître et considérer les fils de celui-ci comme ses frères, en leur enseignant gratuitement la médecine si leur père vient à manquer.

La défense expresse faite au disciple de divulguer au-dehors de la famille l'enseignement qu'il a reçu du maître peut paraître l'expression d'un corporatisme rigide et fort éloigné de la philanthropie hippocratique. Mais, encore une fois, cela ne doit pas être envisagé du point de vue moral d'une médecine au service de l'humanité souffrante. Les anciennes familles de médecins se sont élargies en écoles groupées autour d'un maître. Ce qui était autrefois le patrimoine de la famille est devenu ce que nous pourrions appeler le fonds de commerce des écoles. Et la concurrence est vive d'abord entre ces diverses écoles, puis entre les médecins issus de ces écoles et les innombrables thérapeutes guérisseurs qui se disent médecins. Rappelons à ce propos que ces écoles ne délivrent pas de diplôme, et que la profession médicale n'est pas protégée par la loi. Ces écoles se protègent donc elles-mêmes en exigeant que le savoir qu'elles transmettent reste la propriété de la « famille ». Cela pose le problème de la littérature médicale produite durant l'Antiquité grecque et latine, de ces traités si nombreux, à commencer par les traités de la *Collection hippocratique*, dans lesquels ces médecins exposaient doctrines, traitements ou remèdes. Comment concilier ce foisonnement de publications avec le secret imposé par le serment ? Cette attitude apparemment contradictoire peut s'expliquer. Ces ouvrages exposent des doctrines, détaillent des symptômes, indiquent des traitements, mentionnent des recettes de médicaments. En cela, ils contribuent au renom professionnel de leur auteur et, par-delà sa personne, à la réputation de son école. Mais, si on les lit attentivement, on s'aperçoit qu'ils ne livrent guère ces secrets du métier qu'un maître transmet à ses disciples par son enseignement au lit du malade, secrets qui ne tiennent pas tant aux doctrines qu'au coup d'œil, au geste, au procédé particulier, on pourrait même dire au « truc » que la pratique et l'expérience ont enseigné. Souvent d'ailleurs, on indique les ingrédients qui entrent dans la composition d'un remède, mais non les proportions de leur mélange, ce qui revient à empêcher de le reproduire.

Cette situation de concurrence entre écoles et praticiens, avec l'attitude corporatiste qui en découle, représente une donnée importante de l'histoire du médecin

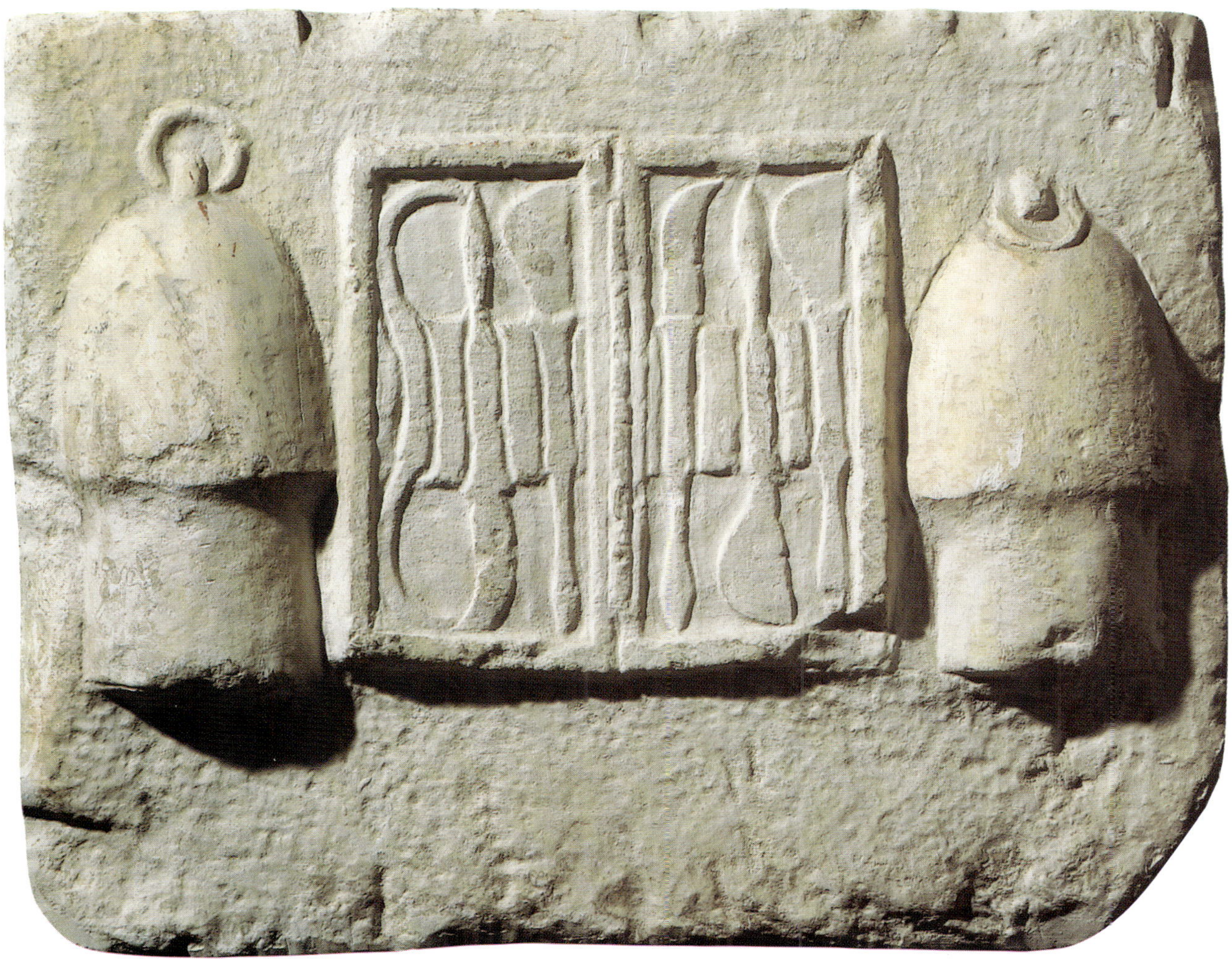

Instruments de chirurgie entre deux ventouses, relief provenant de l'Asklepion d'Athènes. Rome, musée de la Civilisation romaine.

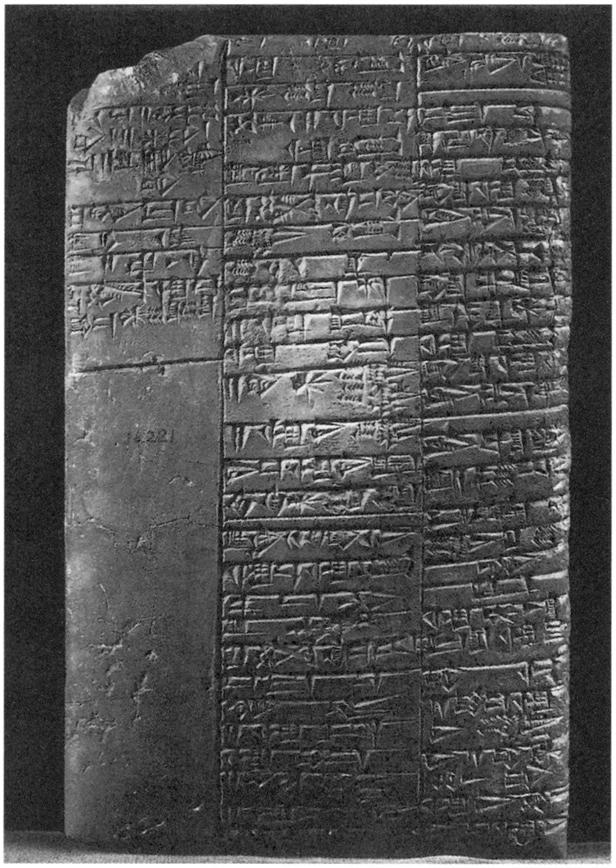

Tablette médicale, 2100 av. J.-C. La plus ancienne prescription médicale connue en cunéiforme, contient plus d'une douzaine de prescriptions. Philadelphie, musée de l'Université de Pennsylvanie.

ancien. Les historiens de la médecine, qui n'ont pas toujours résisté à la tentation de l'hagiographie, ont souvent préféré dans leur analyse du serment mettre l'accent sur l'article qui enjoint au médecin de ne rien révéler de ce qu'il a été amené, dans sa pratique, à connaître du malade et de sa famille : « Quoi que je voie ou entende pendant l'exercice ou même hors de l'exercice de ma profession, je tairai ce qui n'a jamais besoin d'être divulgué, regardant la discrétion comme un devoir en pareil cas. » On a ainsi mis en exergue, et cela méritait amplement de l'être, ce fondement de la déontologie médicale que constitue le secret professionnel tel qu'il est énoncé dans le serment. Et l'on a quelque peu occulté cette autre règle du secret qui s'apparente aux pratiques commerciales actuelles et constituait pour le médecin ancien une des conditions de sa réussite professionnelle. Cette pratique du secret corporatiste ne doit pas cependant être considérée comme une règle absolue et intangible durant toute l'histoire de la médecine antique grecque et romaine, qui s'étend, ne l'oublions pas, sur plus d'un millénaire. On trouve des traités qui indiquent la composition des médicaments avec la proportion de leurs ingrédients. On trouve des traités chirurgicaux qui détaillent les gestes du praticien. On trouve des manuels pratiques de médecine fort précis et détaillés. Cela tient à la diversité des conditions individuelles, sociales et professionnelles, dans lesquelles les médecins ont exercé leur métier durant cette longue histoire. Cela tient également au fait que, avec les siècles, l'organisation patriarcale des écoles de médecine a évolué vers une structure plus ouverte, sur le modèle des écoles philosophiques comme l'Académie de Platon ou le Lycée d'Aristote. Le maître dispense son enseignement à des étudiants que sa réputation peut attirer en grand nombre, si l'on en croit – en faisant la part de la charge caricaturale de ce témoignage – le tableau que nous fait le poète romain Martial[12] (Ier siècle ap. J.-C.) dans une fameuse épigramme décrivant la visite à son lit de malade d'un « grand patron » et de ses disciples : « J'étais sans force : mais toi, Symmaque, tu es venu me voir tout de suite avec une centaine d'élèves. Cent mains m'ont palpé, gelées par la bise. Je n'avais pas la fièvre, Symmaque. À présent je l'ai. »

Ces étudiants s'acquittent d'un « écolage », généralement fixé dans les termes du contrat qui détermine aussi la durée de cet apprentissage. Un de ces contrats, qui nous a été conservé sur un papyrus d'Égypte[13], fixe cette durée à six ans. On peut penser qu'il s'agissait là d'une durée ordinaire. Mais cela n'excluait pas que l'étudiant pût aller ensuite parfaire sa formation dans d'autres écoles et chez d'autres maîtres. C'est ainsi que Galien (IIe siècle ap. J.-C.), qui a commencé ses études de médecine dans la célèbre école de Pergame, sa ville natale, dit avoir ensuite passé chez divers maîtres, de sorte que sa formation a duré de sa dix-septième à sa vingt-huitième année, soit quelque douze ans[14]. À l'inverse, certains médecins ne disposaient vraisemblablement que d'une formation plutôt courte. Au Ier siècle ap. J.-C., un médecin de l'école dite méthodique, Thessalos, affirmait, si l'on en croit Galien[15], que l'art de la médecine reposait sur quelques principes fort simples qui pouvaient s'apprendre en six mois. Une demi-année suffisait donc à faire par exemple d'un cordonnier un médecin. Galien n'aimait pas l'école méthodique. Son témoignage force probablement le trait. Mais il reflète quand même l'immense diversité des situations dans une profession que ne réglementait aucune disposition officielle.

Le médecin public

Vers 220 av. J.-C., la cité de Gortyn, en Grèce, adresse une demande à la ville de Cos, siège d'une école médicale devenue fameuse depuis le temps d'Hippocrate, pour qu'elle lui envoie un « médecin public » (*iatros dêmosieuôn*). Cette démarche nous révèle un aspect original de l'exercice de la médecine en Grèce.

Les cités grecques cherchaient à s'attacher les services d'un médecin en lui offrant des contrats d'ordinaire annuels. L'histoire de Démocède, telle que nous la raconte Hérodote[16], est riche d'enseignements à cet égard. Originaire de Crotone, en Grande Grèce, ville qui possédait une école médicale florissante, ce médecin vint pour des raisons familiales – il ne s'entendait pas avec son père – s'établir à Égine, île-cité proche d'Athènes. La première année de son séjour, il surpassa les autres médecins « bien qu'il fût sans matériel et n'eût aucun des instruments du métier ». La deuxième année, la cité d'Égine s'attacha ses services pour le prix d'un talent. L'année suivante, ce sont les Athéniens qui emportèrent le marché pour cent mines, une somme considérable qui leur permit de bénéficier des compétences médicales de Démocède. Mais un an encore après, le tyran de Samos, Polycrate, enleva Démocède aux Athéniens pour le prix de deux talents. Plus tard, les vicissitudes de l'existence conduisirent le médecin, comme esclave, à la cour du roi de Perse, Darius, où il eut l'occasion d'exercer son art en guérissant la reine Atossa d'un abcès au sein, et le roi Darius d'une fort vilaine entorse à la cheville, maux devant lesquels, nous dit Hérodote, les médecins égyptiens attachés à la personne de Darius étaient restés impuissants. L'histoire est intéressante à plus d'un titre. Elle marque notamment l'émergence victorieuse de la médecine grecque face à la médecine égyptienne. Mais en ce qui concerne plus précisément la question du « médecin public », elle montre la surenchère dont étaient l'objet les médecins grecs de renom.

Quelle était exactement l'activité de ces « médecins publics », dont certains coûtaient si cher aux cités ?

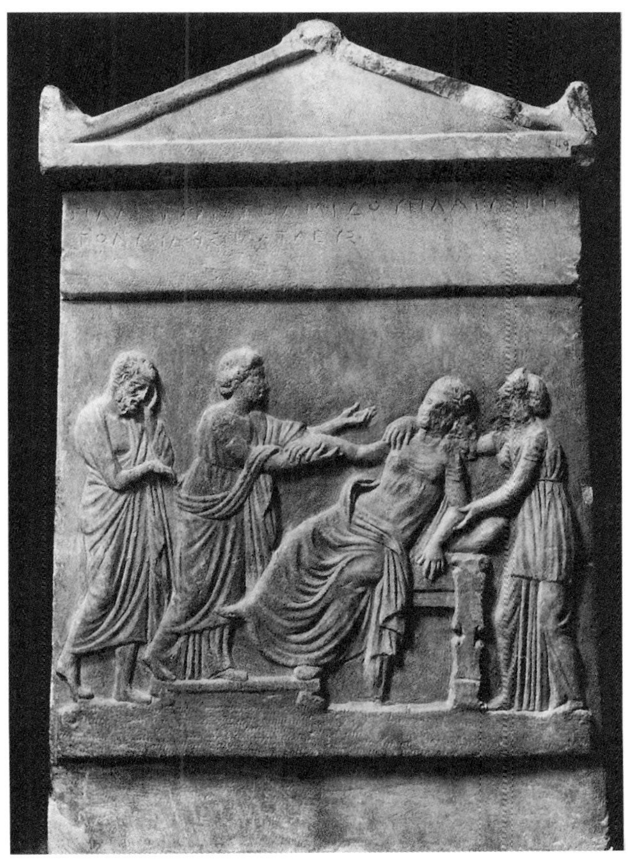

Femme sur le point d'accoucher, *ex-voto*, IVe siècle av. J.-C. Athènes, Musée national.

À propos d'un passage des *Acharniens* d'Aristophane, où il est question d'un médecin public, un commentateur ancien explique que sa fonction consistait à soigner gratuitement les malades. L'information serait sensationnelle et laisserait donc croire à l'existence d'un véritable service public de santé dans lequel le médecin, appointé par la cité, ne toucherait pas d'honoraires de ses patients. Malheureusement, le témoignage du commentateur (VIe siècle ap. J.-C.) est postérieur de plus de huit cents ans à l'époque d'Aristophane. Il projette vraisemblablement sur l'Athènes du Ve siècle av. J.-C. une organisation sanitaire qui fut celle du Bas-Empire romain. Aucun autre témoignage, en effet, ne vient corroborer une telle vue à propos du médecin public des cités grecques. Plutôt que de voir en ces médecins publics des fonctionnaires de la cité, il est plus prudent, en l'état de notre information, de considérer que, par cette institution, les cités, ou certaines d'entre elles – car rien ne permet de dire qu'il s'agissait là d'une pratique généralisée –, voulaient assurer à leurs citoyens la présence d'un médecin pour un certain laps de temps, fixé par contrat. Cela ne signifie pas que ce médecin était le seul dans la cité. Mais il s'engageait à rester à la disposition de cette dernière et de qui parmi ses habitants avait besoin de ses services pendant la période prévue par le contrat. Telle était, il n'y a pas si longtemps encore, la pratique dans certains villages des hautes vallées alpines de Suisse, qui s'assuraient par contrat la présence d'un médecin. Lui non plus ne soignait pas gratuitement ses patients. Mais les montagnards savaient qu'en cas de besoin ils pouvaient compter sur ses soins.

L'exemple de Démocède montre que les médecins pouvaient changer plusieurs fois de ville au cours de leur carrière. Ils pouvaient le faire en fonction de contrats de médecins publics qui les appelaient dans telle ou telle ville. Ce pouvait être aussi ce que nous appellerions aujourd'hui les conditions du marché, de meilleures perspectives professionnelles qui les poussaient à aller ailleurs exercer leur métier. Cela ne suffit pourtant pas à faire, comme on l'a peut-être cru trop souvent, du médecin hippocratique un praticien itinérant, un périodeute allant de ville en ville, comme un marchand ambulant. Cela eût en effet rendu la pratique de son métier particulièrement inconfortable et difficile. D'abord parce que, comme nous l'avons vu, dépourvu de statut officiel, le médecin ne peut compter pour s'assurer une clientèle que sur sa réputation. Celle-ci ne se bâtit pas en un jour. Changer régulièrement de lieu de résidence et ne s'installer durablement nulle part le condamnerait chaque fois à repartir de zéro. Il existe une autre raison qui tient au type même de médecine qu'il pratique, une médecine fondée sur la prise en compte de l'individualité du patient, de son histoire propre comme de l'environnement particulier dans lequel il vit. Le traité hippocratique *Des Airs, des Eaux et des Lieux*[17] demande en effet au médecin, lorsqu'il arrive dans une ville inconnue, de s'informer longuement et dans le détail des conditions climatiques locales, de la qualité des eaux, des vents dominants, des caractéristiques du sol, du genre de vie des habitants, toutes choses qui ont, selon l'auteur, une influence profonde sur l'état de santé de la population et la nature des maladies qui l'affectent. Seul un séjour prolongé, incompatible avec une vie itinérante, peut donner au médecin cette connaissance intime de toutes les composantes qui distinguent un lieu d'un autre.

S'il fallait donc caractériser, de ce point de vue, le médecin hippocratique et plus généralement le médecin grec, ce n'est pas, contrairement à ce que l'on a pu parfois écrire, la figure d'un médecin itinérant qui émergerait, sur le modèle de ces philosophes-prêcheurs qui parcouraient les routes de la Grèce et de l'Asie, ne s'attachant nulle part, mais bien celle d'un praticien sédentaire, qui sait que la qualité des soins qu'il prodigue dépend étroitement de son enracinement dans un lieu, dans une population et même dans une famille.

■ ■ ■

Le *medicus amicus* et la médecine de masse

Quelques siècles plus tard, dans un environnement social fort différent de la Grèce d'Hippocrate et des cités, dans la Rome impériale du Ier siècle ap. J.-C., la qualité du médecin, donc son efficacité, continuera d'être ressentie comme organiquement liée à la familiarité qu'il entretient avec son patient et ses proches. Quand Celse[18] écrit que « à savoir égal, un médecin est plus efficace s'il est un ami du patient que s'il est un étranger », il pense manifestement à cette exigence hippocratique d'une médecine attachée avant tout à l'individu saisi dans ce qui compose son unicité – antécédents personnels, histoire familiale, constitution, caractère, milieu, habitudes, etc. Quel praticien peut connaître tout cela dans le détail, sinon celui qui est, ou est devenu, un proche, et que nous appellerions aujourd'hui le médecin de famille ?

Une telle médecine demande que le praticien consacre beaucoup de temps à chacun de ses patients. La consultation hippocratique ne saurait être le fait d'un médecin pressé ou, comme le dit Celse[19], qui accumulerait les patients pour augmenter ses revenus. Il doit interroger longuement le malade et ses proches. Il doit également être assidu à son chevet pour, par exemple, saisir l'instant où le malade devient trop faible pour continuer le jeûne prescrit, ou encore pour discerner dans l'évolution de la maladie la phase de la crise et du paroxysme essentielle dans la modulation du traitement. Cette médecine du *kairos*, du moment favorable, qu'il faut distinguer à force d'attention et de présence, est fondamentalement incompatible avec les exigences d'une médecine de masse. La Grèce, comme nous l'avons vu plus haut, disposait d'une médecine plus expéditive, destinée notamment à la population esclave, exercée par des soignants à la formation sommaire, à qui les conditions mêmes de leur pratique – ils couraient d'un malade à l'autre en n'ayant que fort peu de temps à consacrer à chacun d'entre eux – interdisaient une médecine aussi attentive à l'individu que la médecine hippocratique.

L'urbanisation qui ira en se développant à l'époque alexandrine, dès le IIIe siècle av. J.-C., et deviendra particulièrement sensible sous l'Empire romain, accentuera le fossé qui sépare cette médecine élitaire des besoins sanitaires d'une société de masse. Il suffit de penser qu'à l'apogée de sa puissance, aux Ier et IIe siècles ap. J.-C., la ville de Rome approchait sinon dépassait le million d'habitants. Nous sommes mal renseignés sur la façon dont cette population pouvait se soigner et être soignée. Si nous savons que les classes supérieures faisaient largement appel aux médecins grecs venus s'établir en foule à Rome, dès le IIIe siècle av. J.-C, on ne sait guère quel était le sort de tous les autres, pauvres et esclaves.

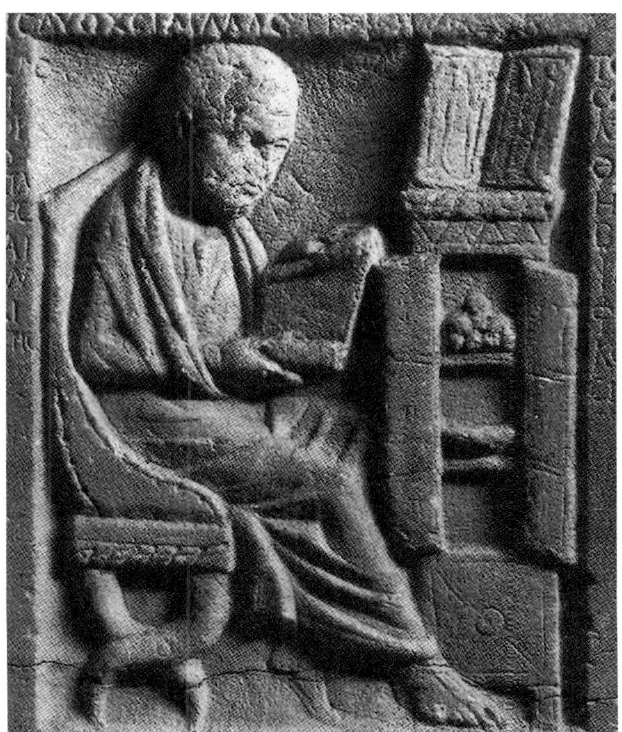

Physicien romain dans son cabinet, sarcophage romain, IVe siècle. New York, Metropolitan Museum of Art.

Le témoignage de Celse laisse pourtant deviner que, à côté de pratiques populaires d'automédication et du recours à des sortes de bateleurs de foires, marchands ambulants de remèdes que l'on appelait *circulatores* – lesquels pouvaient être aussi bien montreurs d'animaux et charmeurs de serpents que guérisseurs –, ces gens disposaient également, dans une certaine mesure, de médecins. Mais lesquels ? Celse ne le dit pas précisément, cependant sa réfutation de la doctrine de l'école médicale méthodique laisse entrevoir l'existence d'une médecine de masse exercée par des praticiens fort éloignés, par nécessité, des principes de la médecine hippocratique.

Née au Ier siècle ap. J.-C., l'école méthodique, qui se réclamait du médecin Thémison de Laodicée, rompait avec la tradition hippocratique en prônant une médecine fondée sur le principe des communautés, à savoir que toute maladie se caractérise soit par un excès de sécrétions – c'est le *status laxus*, état de relâchement –, soit par une carence de sécrétions – c'est le *status strictus*, état de resserrement. La thérapeutique consiste à relâcher le resserré et à resserrer le relâché. Les choses étaient certainement plus complexes que ne le laisse supposer l'énonciation de ce principe qui, à première vue, peut paraître simple, sinon simpliste. Mais notre intention n'est pas de faire ici l'histoire d'une doctrine dont certains représentants, comme Soran d'Éphèse (Ier siècle ap. J.-C.) ont compté parmi les plus grands médecins de l'Antiquité[20]. Il suffit à notre propos de constater que, dans sa réfutation de cette doctrine médicale, au nom de l'irréductible individualité du malade, Celse considère qu'il s'agit d'une médecine sommaire, semblable à celle des peuples barbares. Il ne lui voit que deux applications possibles : la médecine vétérinaire, les animaux, privés de langage, ne pouvant exprimer ce qu'ils sont et ce qu'ils ressentent ; et la médecine que l'on pratique dans les grandes infirmeries (*ampla valetudinaria*) où l'on n'a pas le temps d'accorder beaucoup d'attention à chaque malade et où il faut donc, par force, s'accommoder d'une médecine plus expéditive.

L'Antiquité n'a jamais connu l'institution de l'hôpital au sens où nous l'entendons aujourd'hui. Les malades sont d'ordinaire soignés chez eux. C'est le médecin qui se déplace, non le malade. Seules probablement quelques interventions plus compliquées, comme par exemple des réductions de fractures nécessitant un appareillage spécifique et lourd, se passent dans son cabinet. Les infirmeries que mentionne Celse sont destinées aux esclaves, là où ils travaillent en nombre, comme sur les grandes propriétés foncières, les *latifundia*, ou encore aux militaires, dans les camps où sont cantonnés des milliers de soldats. Des médecins y pratiquent un art de soigner adapté aux nécessités du grand nombre. Ils n'ont guère le temps de parler avec le malade. La consultation hippocratique appartient à un autre monde.

Il est difficile de savoir quelle était la formation et le statut social de ces médecins pour les humbles. Comme les médecins pour esclaves en Grèce, ils n'ont jamais eu la parole. Mais on peut vraisemblablement affirmer que, esclaves eux-mêmes, ils n'étaient pas du nombre de ces médecins qui, comme ce fut le cas de Galien, ont pu bénéficier pendant plus de douze ans de la formation dispensée par des écoles médicales réputées. L'attachement de Celse à la figure du *medicus amicus*[21], le « médecin ami », s'explique probablement aussi par une nostalgie de Romain pour le médecin d'autrefois, avant l'arrivée à Rome de la médecine grecque et de ses représentants. Dans cette Rome d'antan, la médecine était exercée, selon le témoignage de Caton, non par des praticiens venus d'ailleurs, mais par le père de famille, le *pater familias* qui, armé non de science grecque mais de recettes empiriques éprouvées par les générations successives, soignait ses proches, femme, enfants, parents, esclaves de la maison.

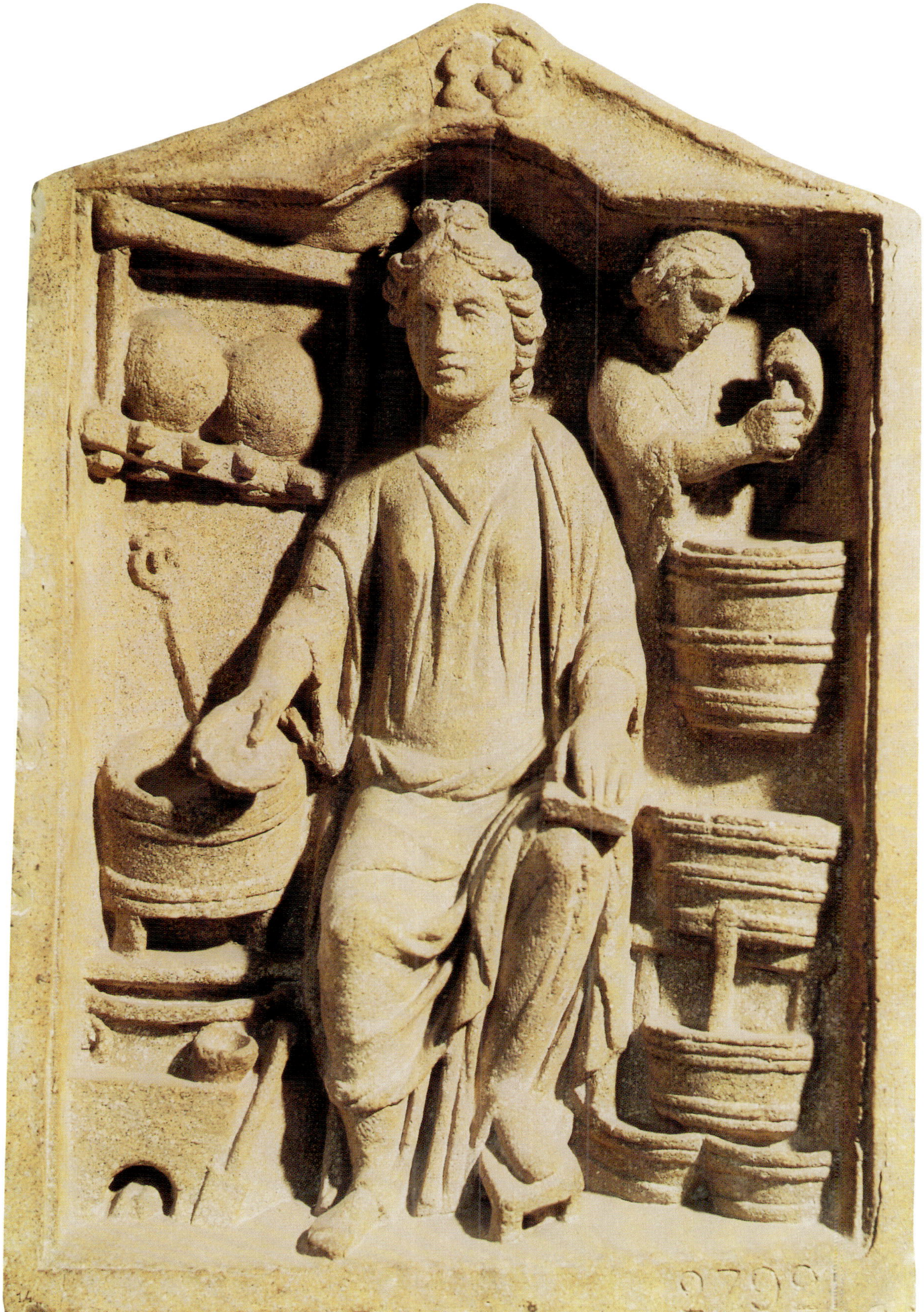

Intérieur d'une pharmacie, relief du Ier siècle. Rome, musée de la Civilisation romaine.

Notre propos étant l'histoire du médecin et non celle de la médecine, nous n'aborderons donc pas ici la question des traitements et des remèdes dont usait le père de famille-médecin, pratiques que nous pourrions qualifier de populaires comparées aux thérapeutiques élaborées par les médecins grecs. Citons simplement la si fameuse médecine du chou prônée par Caton[22] : cru, cuit, en décoction, en application, le chou est le remède à une infinité de maux, ulcères, abcès, chancres, luxations, affections articulaires et gynécologiques, coliques, etc. Il fait partie de ces remèdes, à la portée de chacun, dont Pline l'Ancien[23] déplorera l'abandon dans la Rome opulente du Iᵉʳ siècle ap. J.-C. : trop souvent, dit-il, on préfère à ces remèdes simples, issus de la tradition campagnarde de l'Italie, des préparations coûteuses et compliquées, dont les ingrédients sont importés à grands frais de contrées lointaines, tant il est vrai que pour nombre de gens « il n'est de bons remèdes que ceux qui coûtent cher ».

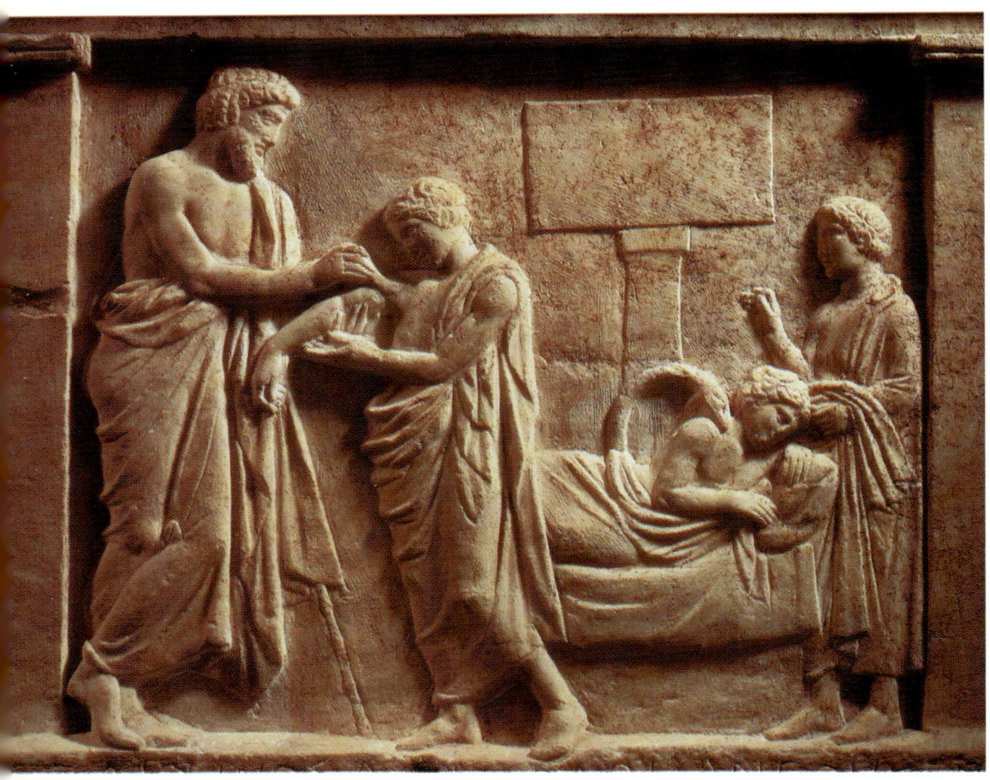

Médecins, relief du IVᵉ siècle av. J.-C. Athènes, Musée national d'archéologie.

■ ■ ■

Le médecin alexandrin entre spéculation et empirisme

Après les conquêtes d'Alexandre, le centre intellectuel du monde méditerranéen se déplace de la Grèce vers Alexandrie d'Égypte, nouvellement fondée. Des souverains éclairés, les Ptolémées, y fondent le Musée, sorte d'université et de centre de recherche, où ils attirent des savants venus de tous les horizons du monde grec et représentant toutes les branches du savoir. Cette activité scientifique intense ouvrira de nouveaux champs à la connaissance dans tous les domaines et influera profondément sur le développement des diverses disciplines qui étaient cultivées au Musée, comme la poésie, la philosophie, l'histoire, la grammaire, la géographie, l'astronomie ou la médecine.

Dans le domaine de la médecine, la réflexion scientifique exercée systématiquement à Alexandrie eut des conséquences majeures : elle fit d'un nombre croissant de médecins des savants, tournés davantage vers la spéculation et la recherche théorique que vers la pratique de leur art, c'est-à-dire le traitement des malades. Cette exacerbation de la théorie provoqua une réaction inverse. Les médecins se partagèrent dès lors en deux camps, professant des conceptions opposées sur la nature de leur art et les modalités de son exercice. Cette dispute, à vrai dire, couvait depuis longtemps. Un certain nombre de traités de la *Collection hippocratique*, notamment les traités chirurgicaux dont les auteurs, dans leur pratique quotidienne, étaient davantage ancrés dans le geste et la technique, témoignent déjà d'une inquiétude devant cette invasion grandissante de leur profession par la spéculation doctrinale et les querelles intellectuelles. Mais, à Alexandrie, cette dispute se radicalisa et divisa durablement les esprits à l'intérieur de la profession médicale.

Reprenant une terminologie antique, on parle ordinairement d'écoles pour désigner cette bipartition idéologique des médecins à partir de l'époque alexandrine : d'un côté, l'école dogmatique ou logique, de l'autre, l'école empirique. Ce terme d'école est ambigu, car il pourrait laisser croire qu'il s'agit d'écoles médicales comme nous les avons évoquées plus haut, dans lesquelles un maître dispense son enseignement à des élèves médecins. C'est plutôt de familles d'esprit qu'il s'agit, séparées non par des doctrines différentes sur tel ou tel point de la science ou de la pratique médicales, mais par l'idée fondamentalement contraire qu'ils se font de leur métier.

Les dogmatiques, appelés aussi logiques (de *logos*, le raisonnement), fondent l'art médical sur la connaissance des causes de la maladie qui sont de deux sortes : les causes évidentes qui ont déclenché l'affection – comme la chaleur, le froid ou l'excès de nourriture – et, surtout, les causes dites obscures ou cachées, qui gisent enfouies dans les profondeurs du corps. Il s'agit en fait de savoir si la maladie est due, par exemple, à un déséquilibre des humeurs, comme le pensaient la majorité des médecins hippocratiques, à un blocage des corpuscules ou atomes se déplaçant dans le corps par des canaux invisibles, comme le croyait Asclépiade, un médecin du Ier siècle av. J.-C., ami de Cicéron, à une altération du *pneuma*, comme le professait à la même époque Athenaios, un médecin originaire d'Attalie, une ville d'Asie Mineure, ou encore, selon la théorie d'Érasistrate, un des plus grands médecins d'Alexandrie (IIIe siècle av. J.-C.), à un débordement du sang des veines dans les artères, vaisseaux que l'on croyait ne contenir que du *pneuma*, de l'air[24]. Les médecins dogmatiques considèrent qu'il est illusoire de vouloir soigner une affection sans s'attaquer à sa cause. La détermination de cette dernière constitue le préalable indispensable à l'action thérapeutique. Mais cette cause n'est pas de l'ordre du sensible. Elle est inaccessible à l'observation et consiste nécessairement en une conjecture, fruit du raisonnement et de la spéculation du médecin. On pourrait dire de façon imagée que le médecin dogmatique détermine les yeux fermés la cause profonde et obscure de l'affection.

On voit aisément combien une telle exigence épistémologique poussait la médecine dans la direction d'une science abstraite, et engageait les médecins dans un exercice de leur art plus tourné vers le maniement des idées que vers les réalités concrètes de la thérapeutique.

Devant ce qu'ils considéraient comme une dérive de la profession médicale, certains praticiens eurent une réaction vive, parfois même radicale quand elle aboutit à un véritable nihilisme étiologique, toute prise en compte d'un critère causal, de quelque nature qu'il fût, étant exclue de la médecine. C'était notamment la position du médecin Philinos de Cos (IIIe siècle av. J.-C.), originaire de cette même île où avait enseigné Hippocrate un siècle et demi plus tôt. Mais d'ordinaire ces médecins, qui s'appelèrent empiriques parce qu'ils voulaient fonder leur art exclusivement sur l'expérience – celle qu'ils avaient acquise et continuaient d'acquérir dans l'exercice de leur métier ainsi que celle accumulée par les générations précédentes –, admettaient dans leur pratique les causes dites évidentes, parce qu'il s'agissait de réalités concrètes et observables. Les causes obscures, en revanche, étaient catégoriquement rejetées. Elles ne jouaient aucun rôle, selon eux, dans la pratique médicale, pour la raison qu'elles n'étaient que de pures spéculations intellectuelles de savants et de philosophes qui, comme on le sait, sont plus habiles dans l'art de discourir que dans le traitement des malades. Plus que la cause de la maladie, il importe au médecin de connaître ce qui la combat et la supprime. Et cela, seule l'expérience peut l'enseigner. Ce n'est pas, par exemple, de savoir si le processus de la digestion est une coction des aliments, une putréfaction ou une simple trituration qui permettra au médecin de prescrire le traitement approprié, mais bien les leçons de l'expérience. Dans les cas de maladies nouvelles ou inconnues, quand l'expérience est, par la force des choses, inexistante, la méthode de l'analogie, c'est-à-dire la comparaison avec des maladies existantes et connues, permettra de déterminer la thérapeutique.

De grands noms, comme celui d'Héraclide de Tarente (Ier siècle av. J.-C.), qui le premier introduisit dans la thérapeutique la distinction entre maladies internes et maladies externes, ont illustré cette orientation plus pragmatique de la médecine qu'il ne faut pas confondre avec une sorte d'empirisme populaire étranger à toute préoccupation scientifique. Ces médecins avaient conceptualisé leur méthode de la connaissance dans ce qu'ils appelaient le « trépied », qui symbolisait les trois fondements du processus cognitif : l'autopsie, c'est-à-dire l'expérience directe acquise par l'observation personnelle ; l'histoire, c'est-à-dire l'expérience accumulée par autrui et transmise par l'enseignement des maîtres et la littérature médicale ; enfin l'analogie, à laquelle nous faisions référence plus haut[25].

Dans leurs traitements, ils mettaient l'accent sur le recours aux médicaments que le médecin alexandrin Hérophile (IIIe siècle av. J.-C.) appelait « les mains des dieux ». Sous leur impulsion, la pharmacologie connut un développement remarquable. Elle constitua bientôt, avec la diététique et la chirurgie, une des trois composantes de la thérapeutique. Elle acquit une telle importance que, dans la préface de son traité des médicaments, le médecin romain Scribonius Largus (médecin personnel de l'empereur Claude, au Ier siècle ap. J.-C.) s'en prenait vivement à ceux qui, dans leur pratique, refusaient de recourir aux médicaments, les accusant de se rendre coupables d'une grave négligence envers leurs patients[26]. Nombre de médecins écrivirent des traités consacrés aux médicaments, détaillant leur composition et leur posologie. Le plus célèbre de ces traités fut l'œuvre d'un médecin militaire sous Claude et Néron, Dioscoride d'Anazarba, dont la *Materia medica* rédigée en grec puis traduite en latin, en syriaque, en hébreu, exerça une profonde influence sur la médecine médiévale par l'école de Salerne et, à travers elle, sur toute la médecine européenne des siècles suivants.

■ ■ ■

Le médecin anatomiste

Le médecin hippocratique n'était pas un anatomiste. Si la charpente osseuse du corps lui était relativement familière, ainsi que le montrent les traités consacrés au traitement des fractures, sa connaissance des organes internes est toujours restée sommaire et approximative. Il existe à cela plusieurs raisons sur lesquelles se sont penchés les historiens de la médecine[27]. Pour ne citer que deux des explications avancées, il y a d'abord le fait que la pathologie hippocratique est avant tout une pathologie des humeurs qui circulent à l'intérieur du corps. C'est à cette physiologie des fluides, de leurs mélanges et de leurs combinaisons possibles, que s'intéresse le médecin en vue d'en combattre les troubles morbides par la diététique, la science du régime. Les organes internes ne sont pas concernés par cette conception du corps et de ses maladies. Le corps hippocratique ne nécessite pas d'investigation.

Il y a ensuite l'obstacle du tabou du cadavre humain qui a régulièrement, tout au long de l'Antiquité, sinon interdit totalement du moins fortement entravé la pratique de la dissection humaine. Il s'y ajoutait pour certains, ainsi qu'en témoigne par exemple Cicéron[28], le sentiment irrationnel de la persistance d'une sorte de vie dans le cadavre. Ces raisons, parmi de nombreuses autres, aussi bien sociales que morales, ont fait que lorsque s'est imposée avec les travaux d'Aristote la nécessité de connaître l'intérieur du corps humain, c'est la dissection animale qui a permis, par analogie, d'en dessiner les contours intérieurs. Mais l'investigation animale fut le fait d'abord des savants et philosophes de la nature, et non des médecins. Les médecins se l'approprièrent à partir de la période alexandrine, et depuis lors elle demeura une des méthodes ordinaires de l'apprentissage anatomique. Au IIe siècle ap. J.-C., Galien tenait à Rome des séances publiques au cours desquelles il procédait à des dissections d'animaux, notamment de singes. Ces spectacles attiraient la foule, qui n'était pas formée que d'apprentis médecins. Nous n'avons, en revanche, aucun indice que Galien, ni d'ailleurs nul autre à son époque, ait pu conduire – et qui plus est en public – de telles recherches sur un cadavre humain.

Le pas immense qui consistait à ouvrir le corps humain avait pourtant été franchi à Alexandrie, sous les Ptolémées, quelques siècles plus tôt, autour de 300 av. J.-C. Cette véritable révolution des esprits, dans un domaine où le tabou culturel et social était si fort, fut le fait, cette fois, des médecins. Mais cette extraordinaire aventure de la curiosité et du savoir semble bien avoir été limitée dans le temps et dans l'espace. Elle était due à la conjonction

Leçon d'anatomie, époque romaine. Rome, catacombe de la via Latina.

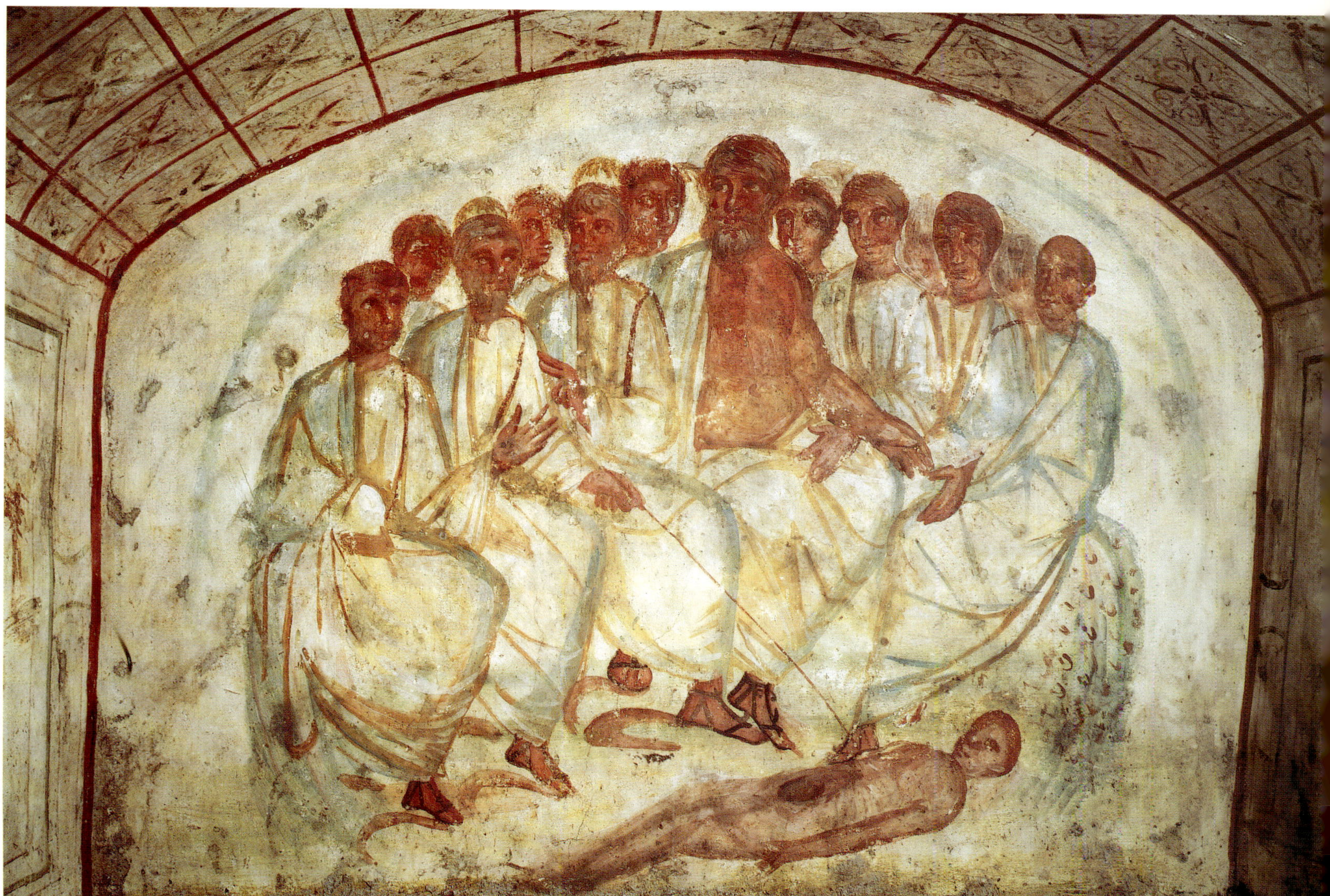

de circonstances particulières – liberté intellectuelle, émulation scientifique, conditions matérielles favorables – qui ne durèrent pas et ne se retrouvèrent plus dans l'histoire de l'Antiquité. Il s'y ajouta peut-être aussi, pour aider les médecins grecs à surmonter l'obstacle du tabou du cadavre, la tradition égyptienne de l'embaumement des corps, une pratique que ni la Grèce ni Rome n'accueillirent jamais. Au Ier siècle ap. J.-C., le médecin Rufus d'Éphèse[29], qui fut un anatomiste et un clinicien de renom, déplore que la dissection de cadavres humains ne soit plus possible et qu'il faille, pour apprendre l'anatomie, recourir à l'analogie entre l'animal et l'homme. Le corps humain s'est refermé pour longtemps au regard du médecin.

Hérophile[30] et Érasistrate sont les deux grandes figures de la période de gloire de l'anatomie alexandrine dans la première moitié du IIIe siècle av. J.-C. La terminologie moderne a gardé le souvenir du premier dans des dénominations anatomiques comme *torcular herophili* ou *calamus herophili*. Cette dernière métaphore désigne l'extrémité inférieure du quatrième ventricule cérébral, sa forme évoquant, selon Galien[31], la façon particulière dont les plumes étaient taillées à Alexandrie. Nous ne détaillerons pas ici, quel que soit leur intérêt, les investigations conduites par ces deux médecins sur le cerveau, l'œil, le système circulatoire, le foie ou encore les organes de la reproduction. Ces recherches bouleverseront le savoir médical et rendront désormais impossible

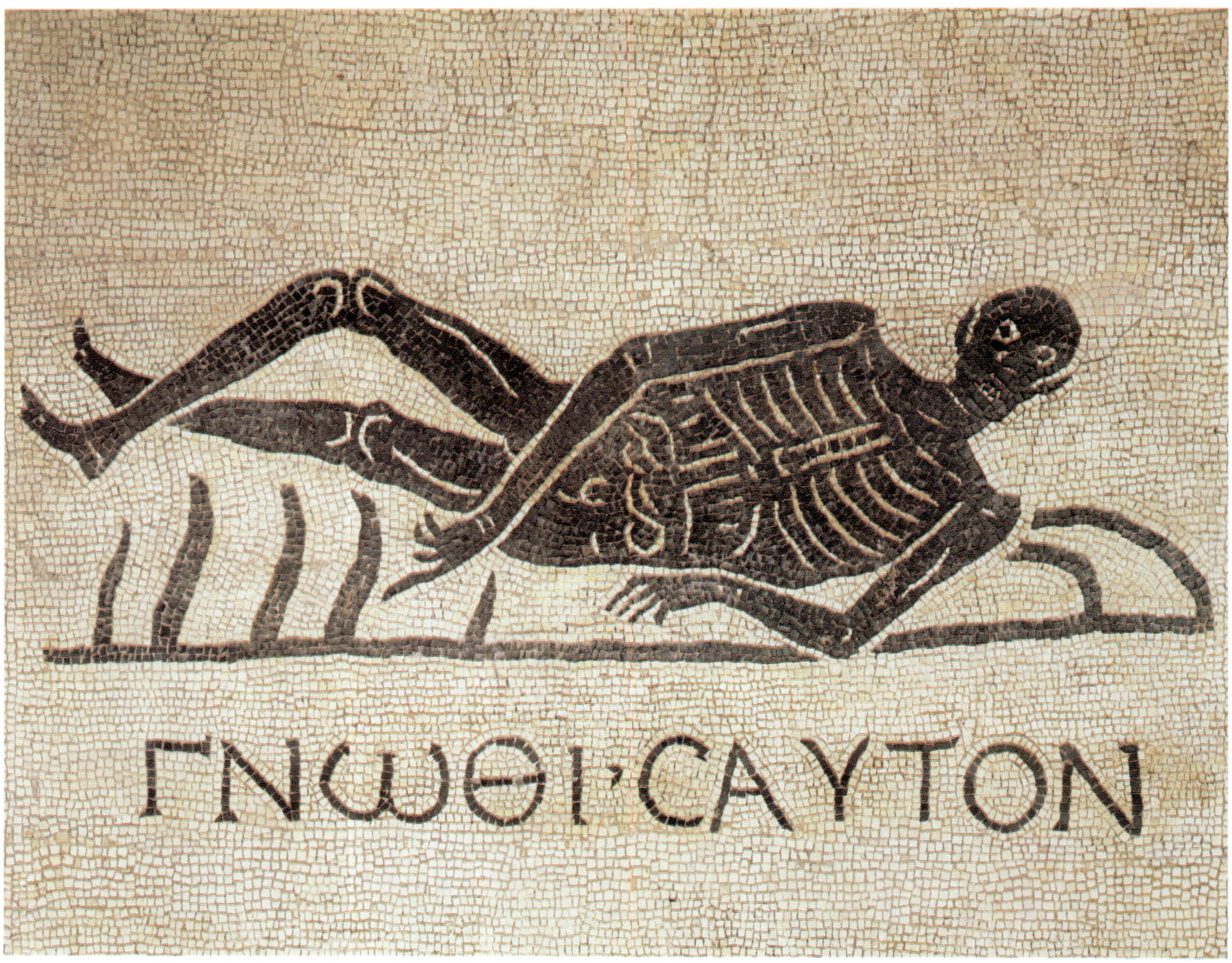

Cadavre avec inscription grecque : «Connais-toi toi-même», mosaïque romaine, couvent de Saint-Grégoire à Rome. Rome, musée national des Thermes.

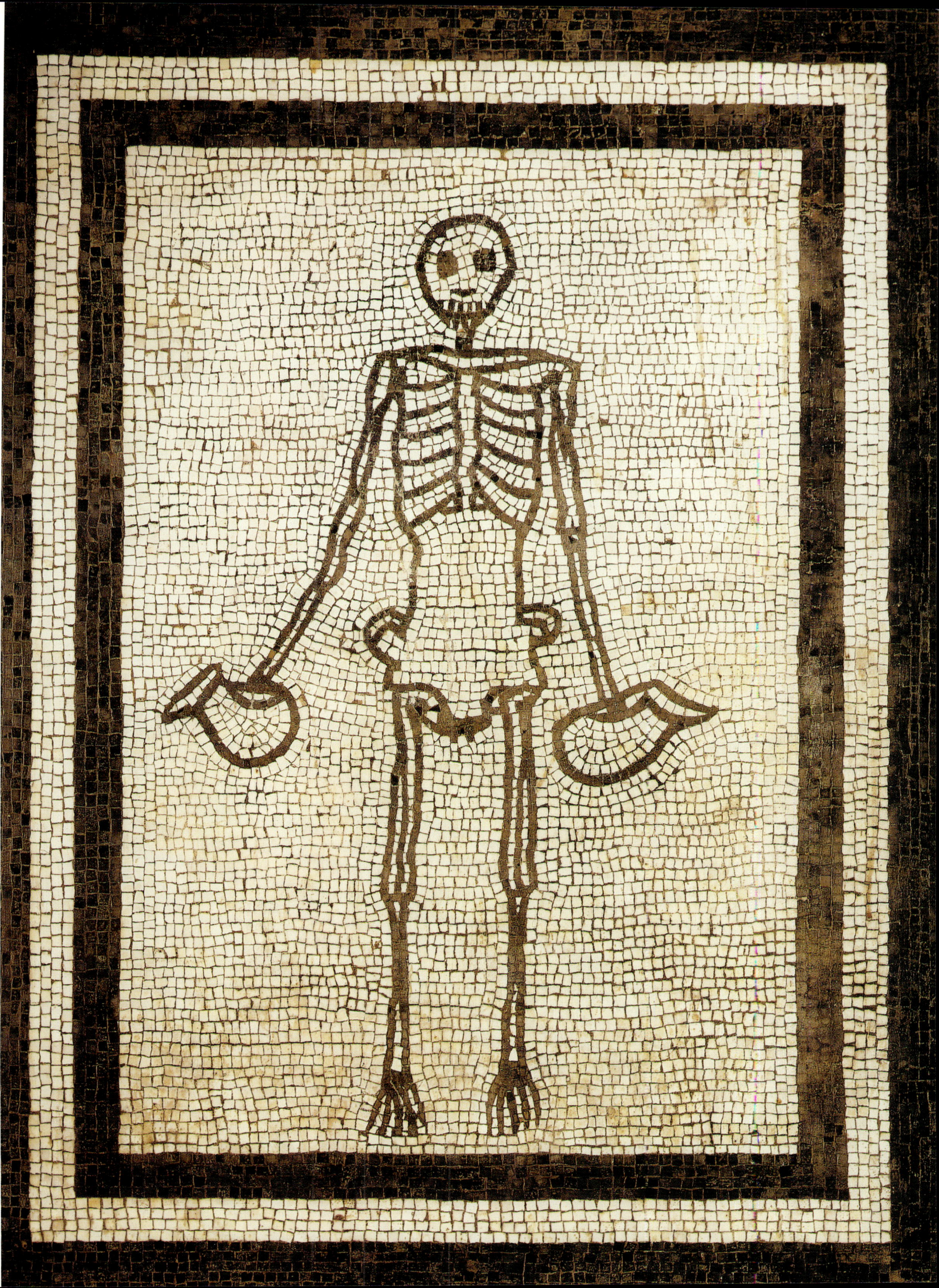

quelette humain, Ier siècle,
mosaïque de Pompéi.
les, musée Archéologique.

aux médecins d'envisager une médecine sans anatomie comme l'était celle d'Hippocrate.

Loin de faire l'unanimité parmi les médecins, cette pratique nouvelle de l'anatomie humaine suscita, au contraire, une violente querelle. La profession médicale se divisa profondément entre partisans et adversaires de la dissection, suivant que ses représentants appartenaient à l'école dogmatique ou à l'école empirique. L'argument principal des empiriques pour rejeter l'investigation anatomique reposait sur l'idée platonicienne, reprise et systématisée par Aristote dans son *Histoire des animaux,* que le corps mort n'est pas le corps vivant, qu'une différence fondamentale les sépare et que, par conséquent, le cadavre ne saurait rien nousapprendre sur le corps vivant. C'est probablement ce même argument qui, au lieu de détourner les dogmatiques de la dissection, les amena à ce qui est son aboutissement logique, la vivisection.

Hérophile et Érasistrate semblent, en effet, avoir procédé à des investigations anatomiques sur des hommes vivants, en l'occurrence des condamnés tirés des prisons des Ptolémées[32]. La cruauté de la torture infligée à ces malheureux ne leur échappait pas, mais ils la justifiaient au nom du progrès scientifique et des milliers de vies d'innocents que la mort de ces criminels permettrait un jour de sauver grâce aux connaissances ainsi acquises. L'argumentation ne convainquit pas les empiriques qui condamnaient avec indignation une pratique contraire au premier devoir du médecin et à la raison d'être de sa profession, le res-

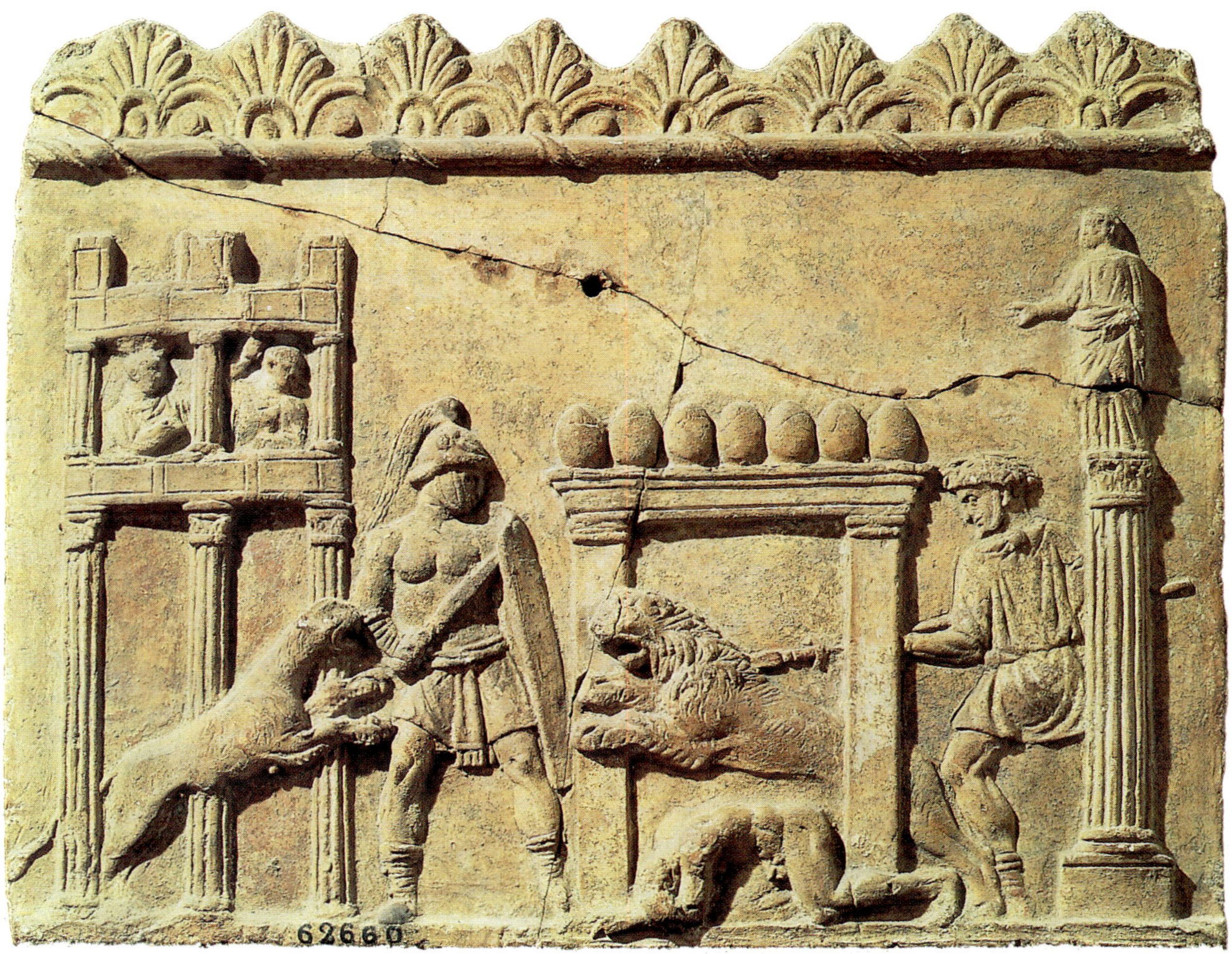

Scène d'amphithéâtre avec gladiateurs, plaque Campana, Ier siècle. Rome, musée de la Civilisation romaine.

pect et la protection de la vie. En outre, sur le plan de la connaissance, la vivisection se heurtait au même problème que la dissection. Elle faisait voir au médecin vivisectionniste, qualifié de brigand, l'intérieur du corps d'un mort et non pas d'un vivant car, sous le scalpel de son bourreau, le supplicié ne résistait pas longtemps. À l'inutilité de la dissection, la vivisection ajoutait la cruauté.

Les empiriques ne niaient pas pour autant la nécessité pour le médecin de connaître les organes internes de l'homme. Mais il existait pour cela, dans l'exercice même du métier de médecin, un moyen qui à la fois évitait la cruauté et préservait la possibilité de connaître le vivant : le fait de soigner des blessés, gladiateurs dans l'arène, soldats sur le champ de bataille ou voyageurs agressés par des brigands. Les blessures y étaient variées, offrant ainsi au médecin des aperçus divers sur l'intérieur du corps. On appelait cela l'anatomie traumatique ou occasionnelle. Les écoles de gladiateurs, si nombreuses dans l'Empire romain, jouèrent à cet égard un rôle important dans le progrès des connaissances anatomiques. Rappelons, par exemple, que Galien commença sa carrière de médecin à l'école de gladiateurs de Pergame.

■ ■ ■

Chirurgiens et spécialistes

Dans une de ses épigrammes, le poète romain Martial (Ier siècle ap. J.-C.) brocarde la poussière de spécialistes qu'il voit à l'œuvre à Rome dans le domaine de la médecine : celui qui soigne les dents, celui qui brûle les poils gênants, celui qui fait disparaître sans les exciser les tumeurs qui suppurent, celui qui efface les taches disgracieuses sur le front ou encore celui qui traite les hernies[33]. La liste est cocasse, mêlant plaisamment affections véritables et frivolités esthétiques. Mais, sous la caricature et l'exagération, la satire est toujours le reflet d'une situation réelle. D'autres témoignages en effet, et qui ne relèvent pas du genre satirique, évoquent l'éclatement de la médecine en diverses spécialités et la division des médecins en spécialistes. Un siècle et demi avant Martial, Cicéron déplorait déjà qu'il fallût s'adresser à des médecins différents selon le type d'affection dont on souffrait et regrettait l'unité qui était celle de la médecine au temps d'Hippocrate[34] : « Crois-tu, fait-il dire à l'un des interlocuteurs de son dialogue *De l'orateur*, que du temps du grand Hippocrate de Cos, il y avait des médecins spécialisés dans les traitements les uns des maladies, d'autres des blessures, d'autres encore des yeux ? »

Ces deux témoignages concernent Rome. Cela n'est pas un hasard. La spécialisation médicale est un phénomène caractéristique de la grande ville, pour la simple raison qu'il faut un certain réservoir de population pour faire vivre, par exemple, un médecin spécialisé dans le traitement des hernies. Au IIe siècle ap. J.-C., Galien[35] fait remarquer que Rome et Alexandrie, par le nombre de leurs habitants, peuvent assurer la subsistance de ceux qui ne pratiquent qu'une branche de la médecine. Ailleurs, le spécialiste doit sans cesse se déplacer de ville en ville pour trouver un nombre de patients suffisant pour le faire vivre. C'est ainsi, ajoute Galien, qu'il lui faut parcourir toute la Grèce pour obtenir ce que Rome à elle seule peut lui offrir. La spécialisation médicale n'a certainement pas été limitée aux grandes villes. Les cachets de médecins oculistes (*medici ocularii*) trouvés dans les provinces de l'Empire, en Gaule particulièrement, en attestent. Cependant il paraît évident que si un oculiste – la fréquence des affections ophtalmiques semble avoir été élevée dans l'Antiquité – ou un chirurgien peuvent s'assurer une clientèle hors de Rome, d'Alexandrie ou d'autres grandes villes de l'Empire, il n'en allait pas de même pour des spécialités plus limitées.

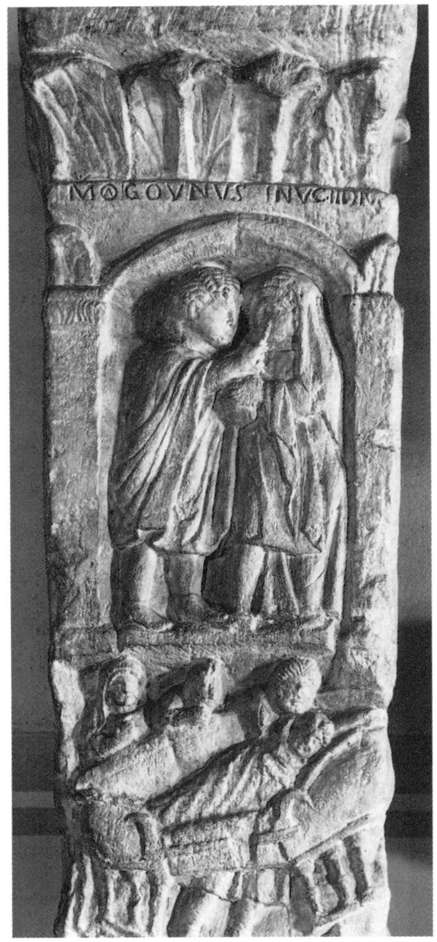

Un oculiste, Gaule romaine.
Bar-le-Duc, musée du Barrois.

Le développement urbain, un phénomène qui va s'amplifiant à partir de l'époque alexandrine, représente donc une des conditions nécessaires à l'apparition de la spécialisation médicale dans la société antique. Mais il n'en constitue certes pas la cause première. Celle-ci doit être cherchée à l'intérieur même de la profession médicale, dans l'immense accroissement de connaissances que lui apportent les médecins alexandrins. Il devient de plus en plus difficile pour un seul homme de dominer l'ensemble de la science médicale et de maîtriser les diverses compétences qu'elle requiert. L'unité de la médecine est ressentie comme un idéal qui n'est plus guère réalisable et surtout réalisé dans la pratique quotidienne. Celse[36] peut bien déclarer, en tête de la partie de son traité consacrée à la chirurgie, qu'un seul homme peut embrasser toute la médecine. Cela sonne comme un vœu et un regret en regard des divisions qu'il constate. En effet, il ajoute aussitôt qu'à ses yeux le meilleur médecin est celui qui s'est instruit dans le plus grand nombre possible de domaines. Il ne saurait plus être question de les maîtriser tous.

La fréquence dans les inscriptions de la mention du chirurgien et de l'oculiste nous apprend que telles étaient vraisemblablement les deux spécialités majeures de la médecine. Ce sont aussi les deux seules, si l'on excepte une inscription qui mentionne un spécialiste des oreilles (*medicus auricularius*), dont les représentants sont désignés par un terme spécifique, *chirurgus, ocularius*. Les autres sont anonymes, soit qu'elles n'aient jamais réussi à développer une identité qui assurât leur autonomie, soit qu'elles n'eussent eu que des existences éphémères liées à des critères de mode ou à des situations locales.

Les spécialités du chirurgien et de l'oculiste dépendent toutes deux étroitement, dans leur émergence et leur développement, des progrès de la recherche anatomique conduite par les médecins alexandrins. Toutes deux, en outre, exigent de leurs praticiens un certain nombre de qualifications techniques, fondées sur un entraînement spécifique et des qualités physiques ou morales particulières. Il suffit pour s'en convaincre de lire le fameux portrait du chirurgien que nous a transmis Celse[37] : « Le chirurgien doit être un homme jeune, ou en tout cas encore assez proche de la jeunesse. Il a la main forte, ferme, qui ne tremble jamais. Il est aussi habile de la main droite que de la gauche. Sa vue est perçante et claire, son cœur résolu. » À ces qualités doit s'ajouter une capacité à rester impassible devant les cris de douleur de l'opéré, quelle que soit la pitié qu'il ressent pour lui : le chirurgien évitera ainsi d'agir avec précipitation ou de renoncer à « couper » autant qu'il faudrait. Cette évocation des conditions dans lesquelles se déroulaient les interventions chirurgicales, qui, bien qu'elles n'aient jamais réellement touché aux organes internes, pouvaient quand même être relativement lourdes (amputation de membres, extraction de calculs vésicaux, excision de tumeurs),

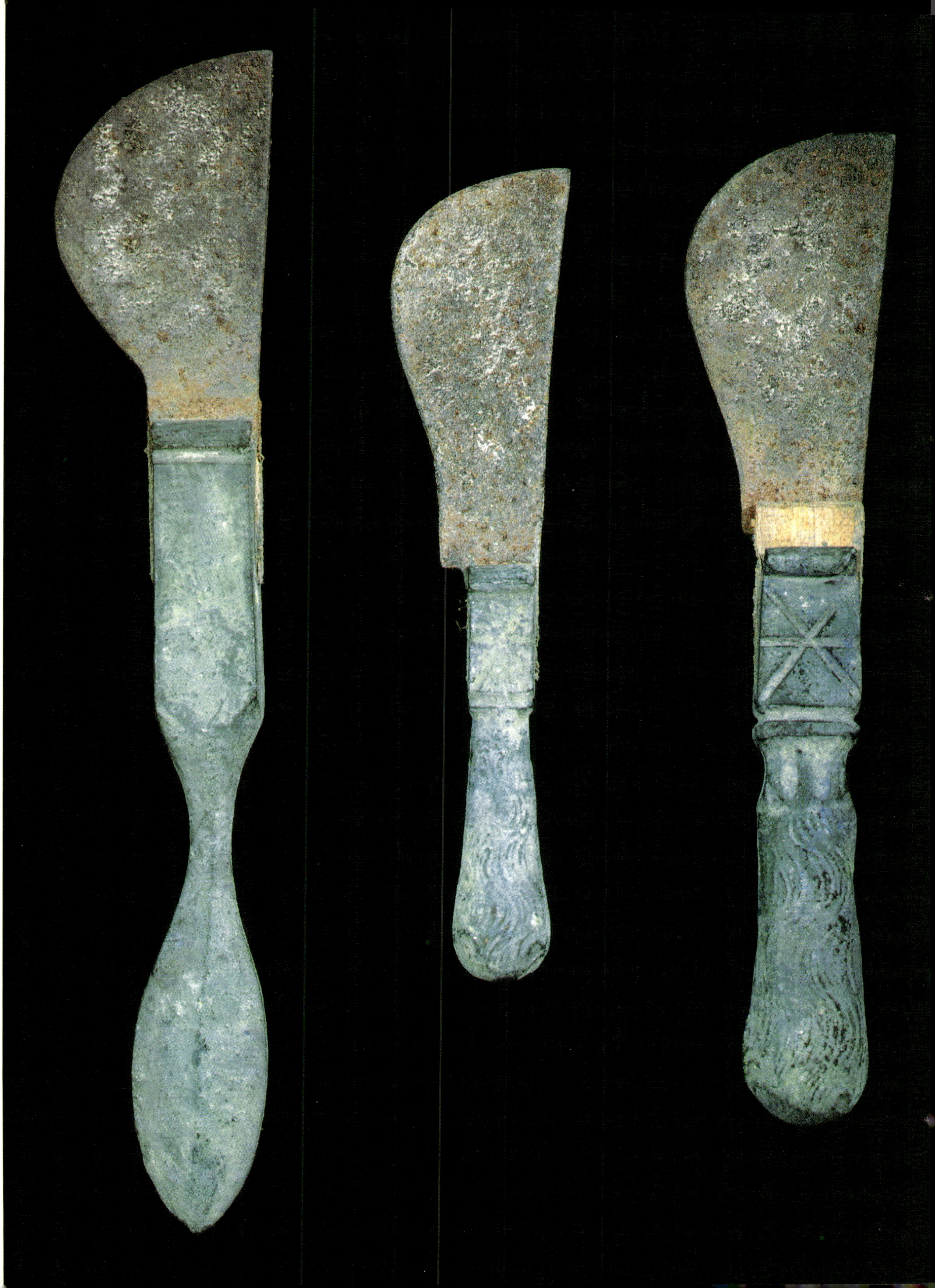

Instruments chirurgicaux provenant de Pompéi. Rome, musée national historique d'Art sanitaire.

permet de mieux comprendre la gradation dans le choix des traitements (*gradus medicinae*) décrite par Scribonius Largus[38]. La médecine doit d'abord intervenir par le régime. Si celui-ci se révèle inefficace, il faut passer aux médicaments. Si l'affection résiste toujours, on est alors forcé de recourir au scalpel et, finalement, au cautère. C'est là une hiérarchisation des traitements en fonction de leur agressivité grandissante et de la violence qu'ils infligent au corps. C'est aussi, dans une médecine qui ignore largement toute forme d'anesthésie, une échelle de la douleur.

Nous connaissons, grâce à Celse notamment, un certain nombre de chirurgiens comme Sostrate, Héron, Tryphon ou Mégès. Mais ce ne sont guère plus que des noms, car leurs œuvres, dont certaines étaient volumineuses, ont presque toutes disparu. Cette relative obscurité des chirurgiens anciens n'est pas due qu'aux aléas de la survie de la littérature antique. Axée essentiellement sur la qualité du geste et l'habileté manuelle, la chirurgie semble avoir perdu progressivement le contact avec la médecine scientifique ou intellectuelle, et le chirurgien, son statut de médecin. Au Ve siècle, selon le témoignage d'Augustin[39], la figure du chirurgien est devenue inférieure à celle du médecin. Le barbier-chirurgien du Moyen Âge sera l'ultime avatar de cette évolution.

Quelle que soit l'ampleur du phénomène de la spécialisation, il n'en demeure pas moins qu'un certain nombre de médecins, et peut-être même la majorité d'entre eux, ont continué à être, par la force des choses et particulièrement dans les provinces, ce que nous appellerions aujourd'hui des généralistes touchant dans leur pratique à l'ensemble de l'art médical. En témoigne l'inscription funéraire d'un médecin de province, inconnu par ailleurs, Merula d'Assise, au Ier siècle ap. J.-C., qui décrit en ces termes l'identité professionnelle du défunt : *medicus clinicus, chirurgus, ocularius*[40].

■ ■ ■

Les médecins grecs à Rome

En 219 av. J.-C., Archagatus, un médecin grec originaire du Péloponnèse, vint s'établir à Rome. On lui donna la citoyenneté et une boutique (*taberna*) achetée sur les fonds publics. La médecine qu'il pratiquait le fit appeler *vulnerarius*, médecin des blessures. On ne sait si cette appellation était due au fait qu'il soignait surtout les blessures ou à son activité de chirurgien maniant le scalpel. Au début, sa venue fut extrêmement appréciée. Mais ensuite sa cruauté à couper et à brûler lui valut le surnom de *carnifex* (bourreau) et fit prendre en dégoût, selon Pline[41] qui raconte cette histoire, la médecine et tous les médecins. L'anecdote est pleine d'enseignements sur l'attitude qui fut celle de Rome face à l'arrivée, bientôt massive, des médecins grecs[42]. On a souvent dit que la médecine grecque, faisant irruption à Rome à partir du IIIe siècle av. J.-C., avait en peu de temps écrasé et balayé l'ancienne médecine romaine, celle du *pater familias*. La réalité historique est plus nuancée. Riche de ses conquêtes, Rome devient à cette époque une ville opulente. L'urbanisation de la cité s'accompagne de celle des esprits. Les habitants perdent rapidement ce contact étroit avec la campagne qui était le mode de vie des générations précédentes. Mais la conscience collective continue de cultiver le souvenir d'un autrefois mythifié. C'est le fameux *mos maiorum*, la « tradition ancestrale », qui s'est muée en référence morale et culturelle.

Quand Archagatus vient à Rome, c'est à l'invitation des Romains, ainsi qu'en témoigne le fait qu'on lui octroie le droit de cité et une boutique payée par l'État. Pourquoi ? Parce que, devenus des citadins, les Romains savent de moins en moins ce que sont ces remèdes campagnards auxquels leurs ancêtres recouraient. Ils deviennent de plus en plus dépendants de professionnels de la santé, médecins, guérisseurs et soignants de toute espèce. Le prestige de la médecine grecque est immense, comme celui d'ailleurs de la philosophie, de la littérature, de l'art. Ce sont donc ses représentants que l'on appellera pour prendre en charge la santé des Romains.

Ils viendront en nombre. Parmi eux figureront des médecins d'une qualité exceptionnelle, qui comptent parmi les gloires de la médecine antique, comme Asclépiade qui était originaire de Pruse en Bithynie (Ier siècle av. J.-C.), Thémison de Laodicée, considéré comme le fondateur de l'école méthodique (Ier siècle ap. J.-C.), Soran d'Éphèse (Ier siècle ap. J.-C.), ou encore celui que l'histoire a considéré comme le plus grand de tous avec Hippocrate, Galien de Pergame (IIe siècle ap. J.-C.).

Dans cette foule de médecins, tous n'auront évidemment pas la même renommée, la même formation, ni les mêmes exigences morales. Certains seront attirés surtout par l'appât du gain. Ils édifieront en peu de temps des fortunes immenses comme ce Stertinios, né à Cos et devenu le médecin de Caligula et de Claude, et son frère Stertinios Xénophon, médecin lui aussi, qui laissèrent à leur mort une fortune de plus de trente millions de sesterces, alors même qu'ils l'avaient déjà amoindrie en contribuant de leurs deniers à l'embellissement de la ville de Naples. C'est qu'au traitement déjà fort confortable que leur assurait leur position de médecins personnels des empereurs, ils ajoutaient les revenus, coquets eux aussi, qu'ils tiraient de leur pratique privée. D'autres durent leur fortune au succès de cures inédites, que certains Romains crédules adoptaient avec empressement, comme ce Crinas de Marseille qui proposait de régler le régime alimentaire sur le mouvement des astres, ou encore ce Charmis, originaire de Marseille lui aussi, qui persuada les gens de prendre des bains glacés même au cœur de l'hiver.

Ces informations nous viennent de Pline[43]. Elles doivent être accueillies avec précaution dans la mesure où l'auteur de l'*Histoire naturelle* ne cache pas sa méfiance et son hostilité envers la médecine grecque et ses représentants, coupables à ses yeux, comme d'ailleurs la Grèce en général, de détourner les Romains de leur tradition nationale et de pervertir leurs mœurs. On se souvient, à ce propos, de la célèbre mise en garde de Caton à son fils Marcus, que Pline rapporte avec empressement : « Le jour où cette nation [les Grecs] apportera ses sciences, elle corrompra tout, et ce sera bien pis si elle envoie ses médecins. » Ce sont des propos polémiques dans lesquels il faut faire la part de l'outrance et de la caricature. Mais ils n'en sont pas moins l'expression d'une dérive de la profession, de certains de ses représentants en tout cas, ainsi que du malaise et de la rancœur que leur richesse ostentatoire et trop rapidement acquise pouvait provoquer dans le public.

Il faut dire que la profession médicale, prise entre une déontologie exigeante affirmée dès ses origines et des tentations financières attisées par la surenchère dont elle pouvait être l'objet de la part de patients aisés, a durant toute l'Antiquité entretenu avec l'argent des rapports ambigus. Hippocrate déjà recommandait aux médecins de ne pas faire preuve de trop d'âpreté dans leurs honoraires[44]. Mais la situation de la Grèce des Ve et IVe siècles n'était pas comparable avec celle de la Rome impériale où une société riche et florissante devait offrir aux médecins des perspectives de gains impensables ailleurs et en d'autres temps. L'esprit de la profession s'en ressentait, aux dires de Galien, qui déplorait que chez beaucoup de ses confrères l'appétit du gain, de la considération et de la gloire fût devenu la motivation principale de leur activité de médecin. Ménodote, un des maîtres de l'école empirique au IIe siècle ap. J.-C., ne déclarait-il pas ouvertement que « l'argent et la considération » représentent le but de l'activité du médecin ? Galien voyait dans cette transformation de la profession médicale un phénomène propre à une société qui avait remplacé le goût du mérite par celui de l'argent. La conséquence en était à ses yeux une dégradation morale et qualitative non seulement de la médecine, mais de l'ensemble des arts. « Voilà pourquoi, disait-il, il n'y a plus aujourd'hui de Phidias parmi les sculpteurs, d'Apelle parmi les peintres et d'Hippocrate parmi les médecins[45]. »

Archagatus n'était certainement pas, malgré la tradition qui le présente ainsi, le premier médecin grec à venir s'établir à Rome. La proximité des cités de la Grande Grèce, dont certaines avaient des traditions médicales fort anciennes – il suffit de penser à la Crotone de Pythagore et d'Alcméon, ou à l'Agrigente d'Empédocle –, ainsi que les relations commerciales que Rome entretenait avec ces cités, surtout depuis sa victoire sur Tarente et Pyrrhus, au début du IIIe siècle av. J.-C., avaient à coup sûr ouvert la ville à l'influence grecque, à ses arts et à leurs représentants. L'arrivée mythique à Rome, au début du IIIe siècle av. J.-C., du serpent divin – qu'un oracle avait demandé aux Romains d'aller chercher à Épidaure pour lutter contre la peste qui ravageait la ville – ainsi que l'érection sur l'île Tibérine d'un temple à Asclépios devenu l'Esculape latin, sont bien le signe que la médecine grecque avait pris pied à Rome au moins plusieurs générations avant l'arrivée d'Archagatus.

La nouveauté dans l'histoire d'Archagatus se situe sur un autre plan. Elle réside dans le fait que l'aventure du médecin *vulnerarius* constitue le premier témoignage d'une intervention de l'État romain dans la profession médicale. Le médecin grec reçut la citoyenneté romaine et, en plus, l'État lui paya l'installation de son cabinet. Faut-il conclure que Rome inaugurait en l'occurrence une politique de la santé publique et que, à l'instar des cités grecques, elle mettait ainsi en place l'institution des « médecins publics » ?

Il est difficile de dire si l'épisode d'Archagatus, qui semble s'être mal terminé à en croire le récit de Pline, échauda les autorités et les retint pour longtemps de toute intervention dans ce domaine. Toujours est-il qu'il faut attendre plus d'un siècle et demi pour voir César accorder la citoyenneté romaine, et donc l'exemption de taxes, à tous les médecins qui exerçaient à Rome. Cette mesure, dont l'historien Suétone[46] précise qu'elle fut prise pour retenir les praticiens en place et en attirer d'autres, révèle au moins deux choses, à savoir que Rome manquait de médecins et que la compétence des médecins grecs était reconnue.

Ces mesures, confirmées plus tard par des édits d'Auguste, de Vespasien et d'Hadrien, accordaient un statut privilégié aux médecins, mais elles ne faisaient pas d'eux des « médecins publics ». Elles ne concernaient d'ailleurs que la ville de Rome. Ce n'est qu'au IIe siècle ap. J.-C. qu'est attestée dans les villes de province l'existence de médecins publics portant le titre d'archiatres, jouissant d'un salaire et de privilèges liés à leur fonction comme l'exemption de taxes. L'institution visait probablement, comme en Grèce, à assurer une présence médicale dans la ville. Le nombre des archiatres fut fixé par l'empereur Antonin le Pieux (IIe siècle) qui le limita à cinq, sept ou dix en fonction de la population. Ce *numerus clausus* était certainement d'ordre financier, afin d'éviter à la ville un alourdissement de ses charges. Il ne concernait nullement les médecins privés dont la pratique ne fut jamais réglementée ni d'ailleurs la formation, qui devait aller de la meilleure, acquise par la fréquentation d'écoles et de maîtres réputés, à la plus sommaire. C'est peut-être pour remédier à cette extrême disparité que l'empereur Alexandre Sévère, au IIIe siècle ap. J.-C., mit sur pied un enseignement médical assuré par des médecins payés sur les fonds publics, dans des locaux mis à leur disposition par l'État. Mais cela ne déboucha jamais sur une formation systématique ni, surtout, sur une reconnaissance officielle sanctionnée par des examens et un diplôme.

L'histoire des médecins anciens grecs et romains, que nous venons d'esquisser, s'étend sur plus d'un millénaire. Elle s'achève en Occident, dans le grand tourbillon des invasions. Mais leurs œuvres, même mutilées, leur survivront. Elles n'ont pas fini d'alimenter notre réflexion.

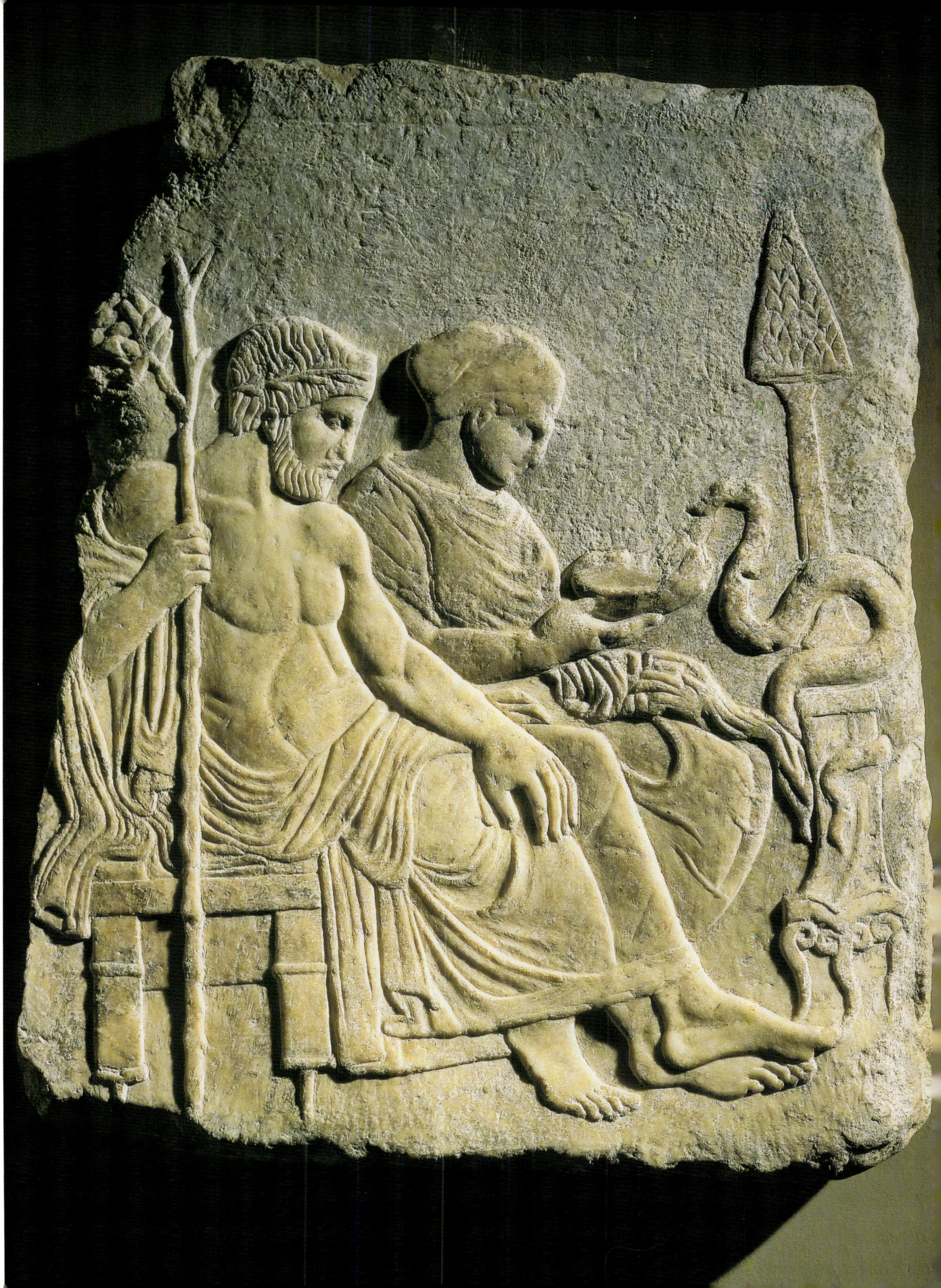

sclépios et sa sœur Hygieia
nourrissant le serpent,
thermes de Thessalonique,
Ve av. J.-C. Istanbul,
Musée archéologique.

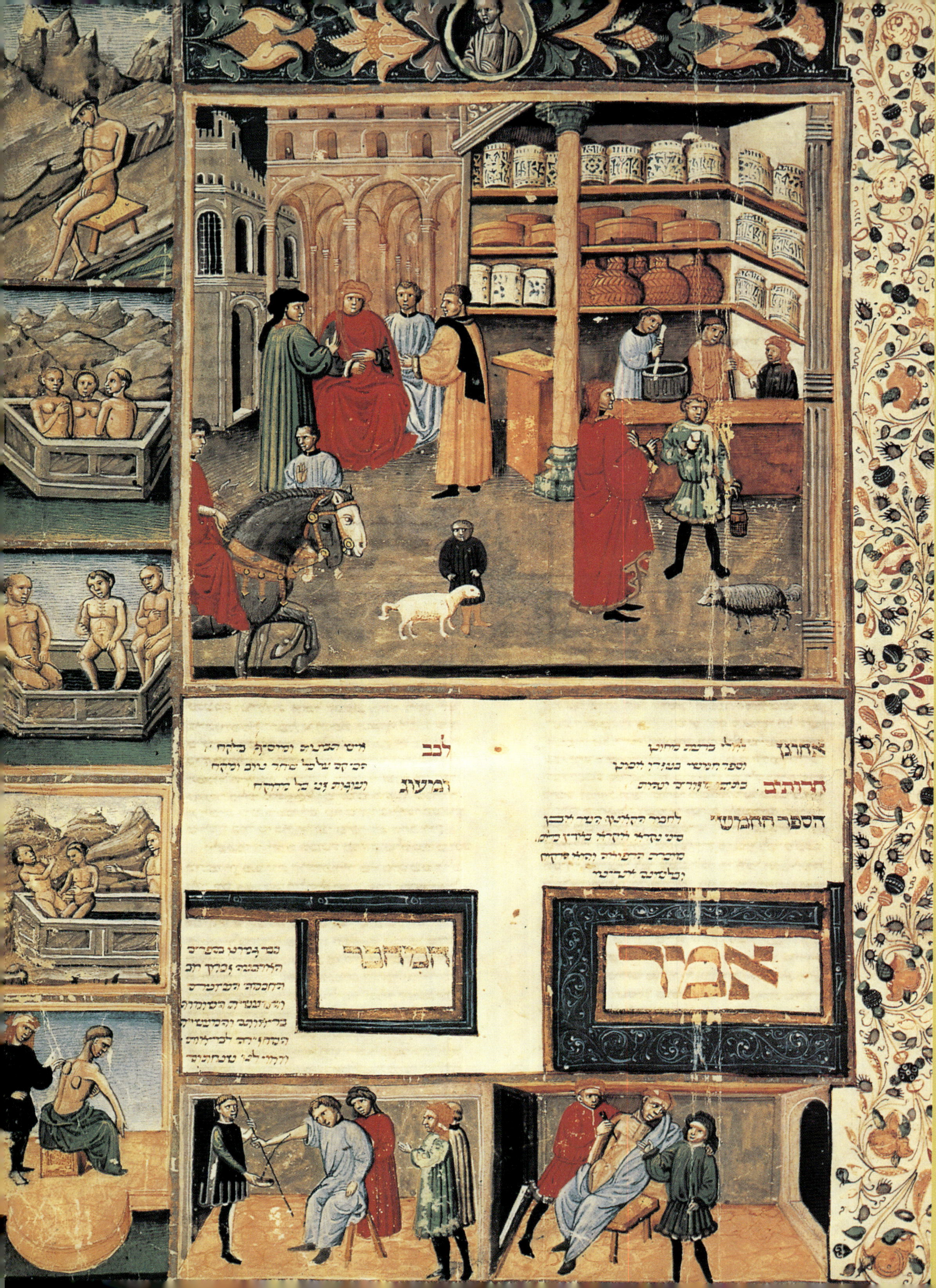

Pharmacie en plein air et 1440, manuscrit du *Cano* *de Médecine* d'Avicenne. Bologne, Bibliothèque universitaire

CHAPITRE 3

Le médecin au Moyen Âge

I

LE MÉDECIN DANS L'OCCIDENT MÉDIÉVAL

Danièle Jacquart

Malgré les différences profondes qui séparent le long millénaire antérieur à la Renaissance et l'époque actuelle, tant sur les plans social, culturel que scientifique, nombre des traits principaux du médecin contemporain furent fixés au Moyen Âge. L'organisation des universités et l'introduction en leur sein d'un enseignement médical constituèrent une étape capitale dans le développement de la profession. Cette nouveauté était le résultat de divers facteurs convergents : l'illustration intellectuelle de la discipline dans l'Antiquité et dans le monde arabe médiéval, dont l'Occident latin commença à percevoir les lumières de manière significative à partir du XIIe siècle ; le développement urbain et la réglementation concomittante des métiers ; la volonté des autorités ecclésiastiques d'affermir la christianisation. Ce dernier facteur ne doit pas être négligé, et une évolution, non sans quelques heurts, peut être notée : la préférence donnée à la recherche du salut sur le soin des corps, après avoir constitué un frein, mena peu à peu à l'idée qu'une médecine rationnellement fondée pouvait aider à extirper les restes de paganisme et les pratiques magiques de toutes sortes. De rival du prêtre, le médecin en devenait l'allié, même si les contradictions entre les deux offices demeuraient, menant à quelques incompréhensions ponctuelles. Légitimée dans son principe, appuyée par la restauration d'un savoir théorique et par une ébauche de réglementation de la profession, la « médicalisation » de la société fut lente, inégale suivant les régions de l'Europe, mais continue. Si la fin du Moyen Âge connut encore la cohabitation de divers modes de pratiques et si le type du médecin de campagne attendit des siècles pour s'imposer, le processus, infléchi de manière déterminante au XIIIe siècle, s'avéra irréversible.

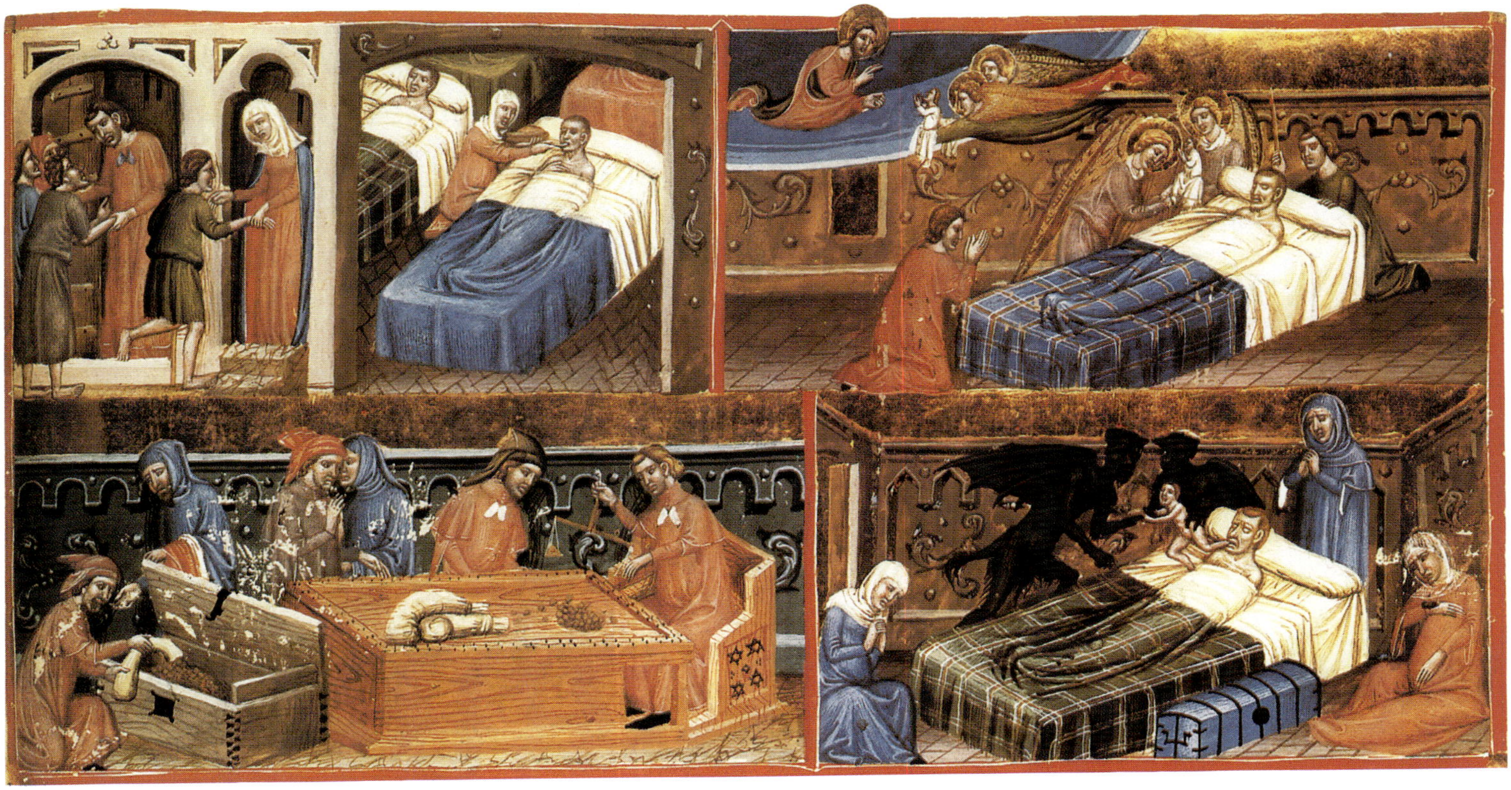

Réception et soins des malades dans une infirmerie de monastère, manuscrit du XIIIe siècle. Paris, Bibliothèque nationale de France.

L'alliance des lettres et de la charité

À la période du haut Moyen Âge, étendue jusqu'au milieu du XIe siècle, est traditionnellement associée une médecine dite monastique. Cette qualification générale repose sur une double justification : les monastères constituèrent les lieux privilégiés de conservation et de transcription des textes antiques d'expression latine, tout en mettant en pratique la vertu de charité par les soins portés aux malades. Dans la représentation historique s'impose ainsi l'image du moine médecin, cultivant quelques plantes dans le jardin du couvent et consultant, parfois en les adaptant et en les complétant, des réceptaires transmis de génération en génération. Comme nombre de représentations conventionnelles, cette image ne rend qu'une vision partielle des situations perceptibles. Il serait plus juste d'avouer que cette longue période ne renvoie qu'une image floue du statut médical et que, dans la réalité, l'absence d'une organisation quelconque pour encadrer la formation et l'exercice a probablement favorisé la coexistence de divers types de pratiques. En fonction des lieux, des temps et des individus, une multiplicité de situations se discerne, sans qu'il soit toujours possible d'en relever les traits communs.

S'il était logique que les hommes de religion fussent, en tant que rares lettrés dans une société largement analphabète, seuls aptes à acquérir des connaissances médicales livresques, leur dévouement au soin des corps n'allait pas de soi. Placé au sommet des vertus théologales, le devoir de charité impliquait une contradiction dès qu'il avait pour objet l'amélioration d'un état physique et l'allégement de souffrances corporelles. À cette contradiction s'ajoutait l'indétermination de la notion d'*infirmitas* et du statut d'*infirmus*. Cette figure centrale de l'œuvre charitable pouvait être marquée indifféremment ou de façon concomitante par la pauvreté, une infirmité, une fragilité momentanée due à l'âge, qu'il s'agît des enfants orphelins ou des vieillards, enfin par la maladie proprement dite. Alors que l'acte d'assistance se diluait dans cette indétermination des souffrances physiques, ces dernières avaient le caractère ambivalent de manifester le péché et de favoriser la rédemption. Dans ces conditions, l'application de la vertu de charité était difficile à situer entre la préservation du corps et le salut de l'âme. La prédominance de l'écriture d'inspiration religieuse en cette première longue période du Moyen Âge laisse davantage affleurer la seconde préoccupation et incite à voir dans celle-ci une sorte d'empêchement au développement de professions de santé autonomes. Les métaphores médicales au sein des écrits spirituels et l'image du Christ médecin indiquent clairement les priorités[1].

En dehors de ces conditions propres à la christianisation de l'Europe occidentale, la situation de l'exercice médical ne se distingue guère de celle des autres métiers qui ne connurent un début d'organisation qu'après l'essor urbain du XIIe siècle. En outre, l'héritage romain n'offrait pas de modèle professionnel précisément défini. Les mesures réglementaires prises au cours du haut Moyen Âge apparaissent clairsemées dans l'espace et dans le temps. Cassiodore rapporte que le roi ostrogoth Théodoric (474-526) perpétua l'habitude romaine tardive de nommer un chef des archiatres dépendant du palais. Mais la formulation était vague. Quelques règlements édictés dans l'Espagne wisigothique ou dans l'Italie lombarde des VIIe et VIIIe siècles, qui attestent plus la permanence du droit que la réalité des pratiques, un capitulaire de Charlemagne favorisant de manière peu claire l'éducation médicale constituent les rares traces d'une timide volonté d'organisation dont la réussite n'est pas mesurable[2].

Le cadre monastique reste donc la seule structure visible. La règle de saint Benoît (v. 480-v. 547) faisait une place à l'accueil des *infirmi* et prévoyait le soin des frères malades ; l'équilibre qu'elle instituait – contrairement aux ordres plus fermement orientés vers une ascèse rigoureuse – entre pratiques pieuses, activité intellectuelle et travail manuel faisait de la médecine un champ d'application adéquat. Au cours de la période carolingienne, la médecine monastique s'affirme. Une des manifestations passe par une structuration de l'espace architectural des couvents : l'assistance médicale, d'abord réservée aux frères malades, se différencie du secours charitable porté à toutes sortes de maux. Le plan de l'abbaye bénédictine de Saint-Gall, qui rend compte d'un projet non réalisé, présenté en 820 à l'abbé Gozbert, prévoyait notamment une infirmerie regroupant divers espaces dédiés aux soins, situés au nord-est du couvent, sur le flanc d'une petite église. Se distinguent un réfectoire, un dortoir et une galerie réservés aux *infirmi*, une salle pour les malades gravement atteints (*locus valde infirmorum*), tandis qu'à proximité se trouvaient une maison des médecins (*domus medicorum*), une pharmacie, un espace réservé aux saignées. Le jardin de plantes médicinales (*hortularius*) n'était pas oublié. Postérieur de quelques années au plan de Saint-Gall, l'*Hortulus* versifié du moine bénédictin Walahfrid Strabo, devenu abbé de Reichenau en 839, décrit le jardin de cette abbaye avec l'indication des vertus thérapeutiques de ses plantes, tout en se conformant à la tradition des *Géorgiques* de Virgile. L'auteur affirme tenir ses connaissances non seulement du savoir commun et des livres des anciens, mais d'une longue expérience et d'une étude assidue. Ces quelques témoignages, joints aux vestiges manuscrits de recettes transcrites dans diverses abbayes, fixent les traits du moine médecin[3].

La médecine ne fut pas complètement absente du renouveau intellectuel que connut l'époque carolingienne, même si, en ce domaine, il ne fut guère éclatant.

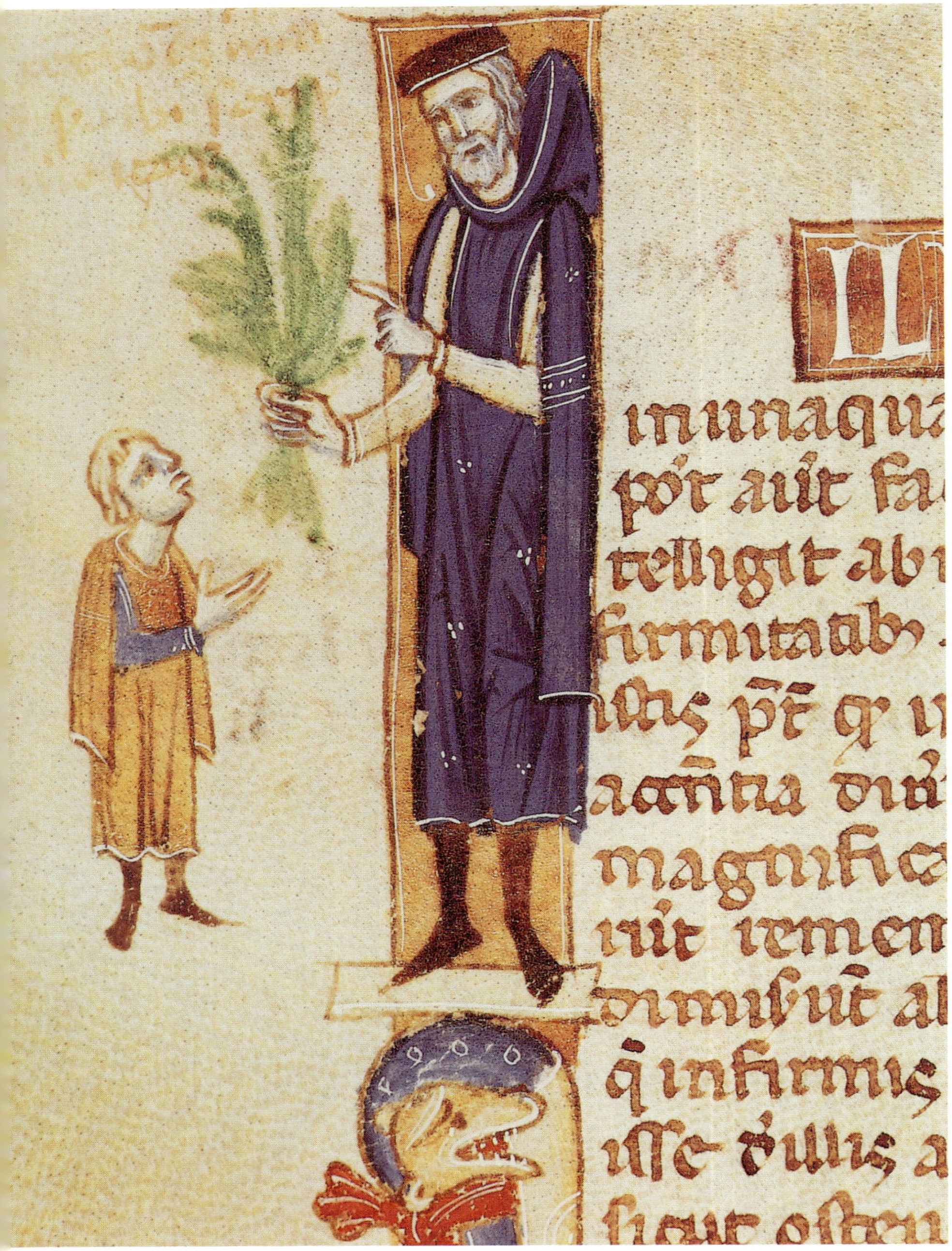

Médecin cueillant des plantes médicinales, *Traité de médecine* de Galien, traduit par Gérard de Crémone, fin du XIIIe siècle. Laon, Bibliothèque municipale.

Des écoles cathédrales semblent avoir organisé un enseignement médical : à Laon, au IXe siècle, les frères Martin et Jean Scot copièrent et annotèrent les œuvres de Marcellus Empiricus et d'Oribase, tandis que l'évêque Pardule était apte à donner une consultation à son collègue Hincmar de Reims. Des lettrés comme Raban Maur ou Alcuin se souvinrent sans doute qu'Isidore de Séville, dans ses *Étymologies* (IV.13), avait fait de la médecine « une seconde philosophie », et ils la citèrent au même rang que les arts libéraux[4]. D'illustres hommes d'Église, aux IXe et Xe siècles, se montrèrent curieux des écrits anciens de médecine ou compétents en matière de médicaments. L'alliance de ces deux qualités se perçoit dans la correspondance de Gerbert d'Aurillac, devenu pape en 999 sous le nom de Sylvestre II. Il eut accès à des livres rares comme le *De Medicina* de Celse ou l'ouvrage d'ophtalmologie de Demosthène Philalèthe, aujourd'hui perdu dans ses versions latine et grecque. Bien qu'il se défendît d'avoir des connaissances suffisantes et d'avoir jamais souhaité exercer la médecine, il lui arriva de prescrire un composé pharmaceutique à l'évêque de Verdun, Adalbéron, qui souffrait d'un calcul urinaire. L'échange de recettes et l'envoi de médicaments faisaient à l'évidence partie des services rendus entre collègues et amis. Parmi les ecclésiastiques de haut rang engagés plus avant dans une pratique, il faut citer Fulbert de Chartres qui, après son accession à l'épiscopat en 1006, continua à adresser remèdes et conseils à divers correspondants, tout en déclarant avoir abandonné l'exercice de la médecine. La maîtrise des arts du *quadrivium* dont firent preuve Gerbert d'Aurillac et Fulbert de Chartres était donc complétée par quelque savoir sur la confection et l'effet des médicaments. Mais si le premier y alliait une curiosité d'antiquaire pour des livres médicaux devenus rares, ni l'un ni l'autre ne témoignèrent d'un intérêt soutenu pour l'étude de la théorie médicale. Cet intérêt est plus clairement affiché dans les *Quatre Livres d'Histoire*, écrits entre 991 et 998 par le biographe de Gerbert, Richer, alors qu'il était moine à l'abbaye Saint-Remi à Reims. Malgré l'ostentation avec laquelle le moine Richer étale ses connaissances médicales, sur ce sujet, comme sur beaucoup d'autres, l'histoire qu'il relate ne doit pas être comprise à la lettre. Les maladies qu'il prête à des personnages historiques ne sont qu'un placage d'informations médicales livresques sur des récits transmis par des annales antérieures. Quant au voyage mouvementé et au séjour qu'il dit avoir effectués à Chartres pour y suivre l'enseignement du maître Héribrand, inconnu par ailleurs, ils n'ont peut-être jamais eu lieu. Toutefois, l'expression utilisée pour exposer les motivations de ce voyage suggère qu'en cette fin du Xe siècle existait, chez certains lettrés de cette région de France, le souci de retrouver les fondements théoriques de la pratique médicale. Richer dit, en effet, qu'à l'époque où il était plongé dans l'étude des arts libéraux, lui est venu le désir ardent d'apprendre *logicam Ypocratis Choi*, c'est-à-dire de s'initier à la médecine représentée par la secte des « logiciens » ou « dogmatiques », dont Hippocrate était considéré comme le fondateur[5].

L'anecdote qui met en cause un médecin de Salerne, tout inventée qu'elle soit probablement, est encore plus éclairante. Selon Richer, l'évêque d'Amiens, Dérolde, avait été médecin d'un roi de France avant son accession à l'épiscopat en 929. Il s'était alors trouvé en concurrence avec un médecin de Salerne, fort apprécié de la reine. Pour les départager, le roi les fit répondre à des questions au cours d'une série de repas. Dérolde, lettré et érudit (*litterarum artibus eruditus*), en sortit victorieux et laissa fort dépité le Salernitain qui était réduit à sa seule expérience et à son astuce naturelle (*ingenium naturae*). Par vengeance, ce dernier tenta d'empoisonner le futur évêque d'Amiens, qui sut se guérir grâce à sa science et introduisit à son tour du poison dans la nourriture de son concurrent. Le Salernitain dut alors faire amende honorable et se montrer suppliant pour que Dérolde consentît à lui administrer de la thériaque, mais en laissant, à dessein, le poison agir dans un pied. Des chirurgiens durent intervenir pour procéder à une amputation[6]. Plusieurs enseignements peuvent être tirés de cette courte anecdote. En premier lieu, elle fait l'éloge du savoir livresque et des lettres : en médecine, l'expérience et l'astuce ne suffisent pas. Ensuite, elle confirme que les moines n'étaient pas les seuls à détenir des connaissances médicales et que le clergé séculier, même de haut rang, en retirait quelque gloire. Cette anecdote laisse entrevoir aussi une nette distinction entre les compétences : ce n'est pas le médecin Dérolde qui effectue l'amputation, mais des praticiens clairement qualifiés de « chirurgiens ». Enfin, malgré le mauvais rôle tenu par le Salernitain, Richer atteste la réputation médicale qu'avait déjà acquise, à la fin du Xe siècle, la ville du Sud de l'Italie. Le récit rocambolesque qu'il compose n'est peut-être pas sans lien avec un autre témoignage, rapporté dans les *Gesta episcoporum Virdunensium*, selon lesquels l'évêque de Verdun, Adalbéron, à qui Gerbert avait eu l'occasion d'envoyer un remède, mourut le 19 mars 990, alors qu'il revenait de Salerne où il était allé se faire soigner[7]. Écrite peu d'années après, l'histoire de Richer pourrait bien avoir été inspirée par une sorte de ressentiment à l'égard de ces praticiens italiens qu'il soupçonnait peut-être d'avoir précipité la mort du prélat.

Lorsqu'il rendit compte, en 538, des dispositions prises par le roi ostrogoth Théodoric et des attributions du « comte des archiatres », Cassiodore insista sur les connaissances livresques nécessaires à l'homme de l'art, qui ne doit pas être conduit par le hasard ou la fortune, mais par des lectures (*non quod ad casum fecerit, sed quod legerit, ars dicatur*). Ce type de formule marqua jusqu'à la fin du Moyen Âge la limite entre l'art du praticien savant et l'art du charlatan. Cassiodore renvoyait donc les médecins aux livres. Un peu moins de trente ans plus tard, vers 562, Cassiodore revenait en Calabre après un séjour à Constantinople où l'avait mené la mort de Théodoric : le programme d'éducation qu'il prévoit à cette époque, dans ses *Institutions* pour les moines de l'éphémère Vivarium, énumère les quelques œuvres médicales grecques disponibles en latin. Ravenne, l'Afrique du Nord, l'Italie méridionale furent probablement les seuls lieux de traduction de textes médicaux grecs, même si pour la dernière région citée il n'est pas possible de mentionner un traducteur ou un centre précis avant le XIe siècle[8].

L'interpénétration des cultures grecque et latine faisait du Sud de l'Italie un terrain favorable à la reconstruction d'une médecine savante. À côté d'une pratique par les clercs, réguliers ou séculiers, des signatures au bas de chartes, témoignant d'actes divers de la vie sociale, révèlent l'existence d'un nombre non négligeable de *medici* laïcs, parfois même de femmes médecins, aux Xe et XIe siècles. La documentation disponible fait notamment ressortir une prédominance laïque dans la ville de Naples. La part des praticiens juifs est aussi notable en Italie du Sud ; en dehors des traces de cette présence juive disséminées parmi des vestiges les plus divers, l'œuvre de Shabetai Donolo (913-v. 982) et son antidotaire attestent cet intérêt, en même temps qu'une forte influence byzantine. Si l'on ajoute à ces conditions favorables le rayonnement du monastère du Mont-Cassin, où une ouverture à la médecine se discerne dès le temps de l'abbé Bertarius (mort en 883), à qui un manuscrit du IXe siècle attribue une liste de plantes médicinales, l'Italie du Sud apparaît comme le point de rencontre des multiples influences à partir desquelles se forgea le modèle du médecin savant occidental[9].

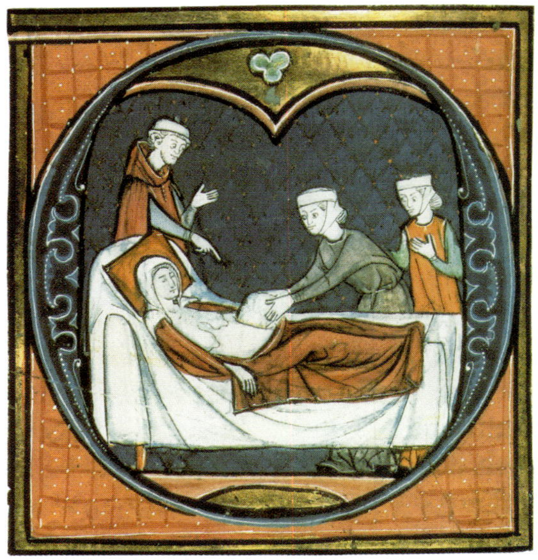

Accouchement, manuscrit du XIIIe siècle. Besançon, musée des Beaux-Arts et d'Archéologie.

Malgré les efforts de l'historien pour trouver les prémices de ce modèle durant le haut Moyen Âge, les sources font aussi entrevoir une réalité où s'entremêlent aux prescriptions de remèdes savamment composés, les recours aux pratiques magiques, aux formules pieuses et à l'invocation des saints. Les recettes transcrites par les moines ne sont pas exemptes de ces contaminations et elles s'accompagnent souvent de charmes et d'incantations, en un amalgame peu orthodoxe de rituels païens et de prières chrétiennes[10]. Il n'est pas exclu que la persistance d'un fonds de paganisme ait incité les hommes d'Église à sortir des « paradoxes de la charité » et à prendre en charge le soin des corps, indissociable, du fait de la tentation offerte par les pratiques magiques, du salut des âmes. Cette prise en charge eut d'abord la forme d'un exercice médical effectif par les membres du clergé, pour se limiter ensuite à une réglementation d'ordre conciliaire, destinée à préserver l'état de clerc, tout en respectant les compétences médicales. Si des auteurs d'œuvres spirituelles continuèrent pendant tout le Moyen Âge à juger sévèrement la recherche du bien-être physique et le rôle des médecins, la phrase de l'*Ecclésiastique* (38, 1) « Entoure le médecin, pour ses fonctions, des honneurs qu'il mérite, Car lui aussi le Seigneur l'a créé » tendit à se substituer à celle de l'*Exode* (15, 26) « car je suis Iahvé, celui qui te guérit ! ». L'exercice de la médecine quitta le champ de la charité pour entrer dans la catégorie des dons de Dieu, qu'il convenait de faire fructifier par l'étude et qui, de ce fait, méritait une rétribution financière[11]. Devenu une profession acquise au cours de longues études, il devint peu à peu incompatible avec l'état monastique, selon un renversement qu'illustre un récit édifiant placé par Jacques de Vitry, en 1223-1225, dans son *Histoire occidentale*, au chapitre sur les cisterciens :

« Ainsi, un certain jour, un frère qui, dans le monde, avait été agréé et nommé médecin, rejetait avec mépris les aliments de l'ordre comme contraires à sa complexion : il était devenu un sujet de singulier scandale pour les autres frères. La nuit suivante, il vit en songe la bienheureuse Vierge Marie, patronne de l'ordre cistercien, en train de donner un électuaire dans une cuiller d'argent et un flacon d'or à chacun des frères qui défilaient comme en procession. Lorsque fut venu le tour de notre médecin, et comme il tendait la bouche pour recevoir ce remède, la bienheureuse Vierge retira sa main, comme si elle était indignée et pleine de réprobation. Elle lui dit : *Médecin, guéris-toi toi-même*[12]. »

■ ■ ■

Le modèle du praticien théoricien

Dans les dernières années du XIIe siècle, Maurus de Salerne (mort en 1214) pouvait déclarer : « Nous n'appelons praticiens des opérateurs que si la compréhension de la théorie précède » (*non enim quoslibet operatores practicos appellamus nisi theoricae intellectus praecedat*[13]). Le maître salernitain avait préalablement expliqué que, de même que la grammaire est le fondement de tous les arts, « la théorie médicale est le fondement sur lequel est édifiée la pratique ». La *practica* était conçue comme une démonstration de la théorie préexistante, au vu des sens et par l'opération manuelle. Les données sensibles qui étaient de son ressort, telles que les couleurs, les odeurs ou les saveurs, trouvaient leur interprétation dans les principes théoriques et devaient guider l'usage des mains lors du toucher du pouls, de l'inspection des urines et de la confection des médicaments. Le médecin réunissait donc les compétences et les qualités d'un théoricien et d'un praticien, dont l'action dérivait moins d'une

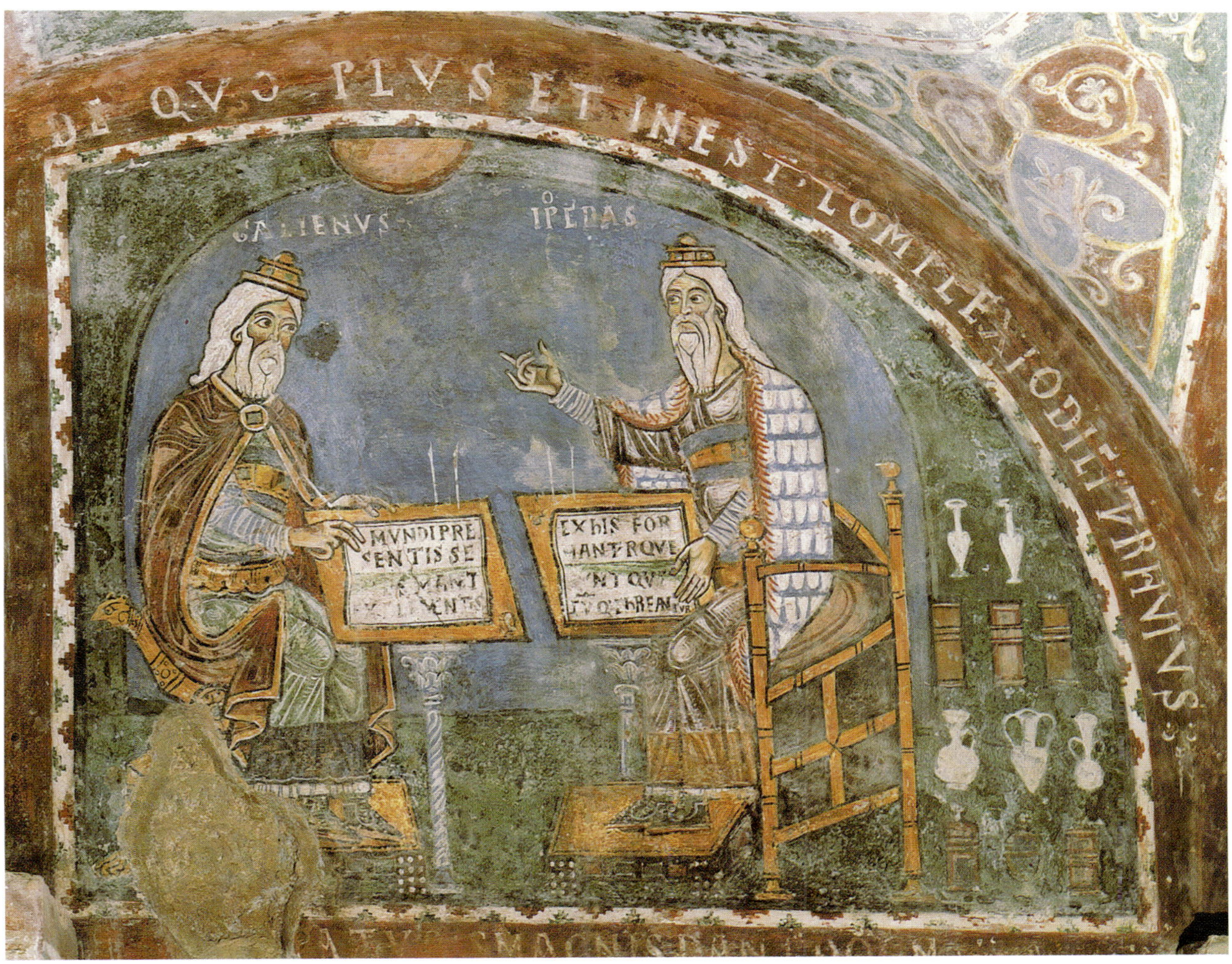

Hippocrate et Galien, fresque, XIIIe siècle, Italie, Anagni, Dôme.

habileté manuelle ou d'un savoir-faire que d'une aptitude à raisonner et d'une application de connaissances livresques qu'il convenait de mémoriser.
Ces définitions étaient au point d'aboutissement d'un renouveau qui s'était placé dans la ligne de l'enseignement alexandrin tardif. Durant le haut Moyen Âge, des commentaires en latin, notamment au *De Sectis* de Galien et aux *Aphorismes* d'Hippocrate, avaient déjà proposé les grandes lignes de cet enseignement mis sous le double patronage d'Hippocrate et de Galien, et postulé la subdivision de la médecine en une partie théorique et une partie pratique, à l'instar de la philosophie elle-même et des autres disciplines placées sous son égide[14]. La renaissance médicale n'intervint néanmoins que sous l'impulsion donnée par les premières traductions de l'arabe. Il revint à l'abbaye du Mont-Cassin, qui connaissait sous l'abbé Didier (mort en 1087) une brillante ouverture aux lettres et aux arts, d'accueillir le premier traducteur de cette langue dans le domaine médical, Constantin l'Africain, venu d'Afrique du Nord en Italie du Sud dans les années 1070. Au sein des textes mis ainsi en latin, deux œuvres reflétaient particulièrement le galénisme alexandrin, tel que l'avaient enrichi et infléchi les auteurs arabes : l'*Isagoge* de Johannitius, un abrégé des *Questions sur la médecine*, rédigées par le célèbre traducteur du grec Ḥunain ibn Isḥāq et son neveu Ḥubaiš, à Bagdad, dans la seconde moitié du IXe siècle, et le *Pantegni*, adaptation libre du *Livre complet de l'art médical* d'Alī ibn al-Abbās al-Magūsī, un médecin persan de la fin du Xe siècle. D'autres traductions de l'arabe et du grec contribuèrent tout autant à la reconstruction en Occident latin d'un savoir médical cohérent, mais les deux textes précédemment cités furent, dans une large mesure, les fondateurs d'un nouveau modèle de médecin. Alors que l'*Isagoge* de Johannitius énumérait, sous une forme très schématique, les différents objets de la théorie et de la pratique, le *Pantegni* pouvait servir de manuel détaillé et, surtout, fondait épistémologiquement l'art du médecin, en le reliant directement à la philosophie naturelle. En accord avec ce qu'avait exprimé Isidore de Séville au début du VIIe siècle, un des premiers chapitres du *Pantegni* énonçait la nécessité pour le médecin de connaître les sept arts libéraux, en leur ajoutant la physique ou science naturelle[15].
Les œuvres traduites par Constantin l'Africain au Mont-Cassin furent diffusées dès les premières décennies du XIIe siècle en dehors même de l'Italie, en particulier à Chartres et à Paris. Ce furent néanmoins les médecins de Salerne qui en firent l'utilisation et l'interprétation les plus déterminantes. Dans la seconde moitié du XIIe siècle, les maîtres Barthélemy, Petrus Musandinus et Maurus s'attachèrent à commenter un ensemble de textes qui devint une sorte de corpus canonique, auquel les éditeurs de la Renaissance donnèrent le titre d'*Articella.* Ce corpus comprenait, dans la première distribution que lui donnèrent ces maîtres salernitains : l'*Isagoge* de Johannitius, les *Aphorismes* et le *Pronostic* d'Hippocrate, l'*Art médical* de Galien et deux opuscules d'origine byzantine, traduits du grec, les traités *Du Pouls* et *Des Urines* placés respectivement sous les noms de Philaret et Théophile. À travers les commentaires de ces ouvrages pouvaient être abordés, avec l'appui d'autres lectures, comme celle du *Pantegni*, tous les sujets de la théorie et de la pratique médicales. À la fin du XIIe siècle, était aussi élaboré à Salerne, par un certain Nicolas, un *Antidotaire* qui rassemblait une longue énumération de médicaments composés et qui allait jouer le rôle de « codex » pharmaceutique tout au long du Moyen Âge. Même si les historiens divergent pour savoir s'il y eut « une école » ou « des écoles » à Salerne au XIIe siècle, il n'y a guère lieu de douter que des maîtres y délivrèrent un enseignement et que leurs écrits servirent de modèles aux générations ultérieures de médecins[16].
Cette nouvelle impulsion donnée à la médecine s'inscrivait dans le cadre d'un essor urbain et dans un vaste courant de renouveau intellectuel qu'il est habituel de qualifier de « renaissance du XIIe siècle ». Une des principales caractéristiques était de promouvoir une approche

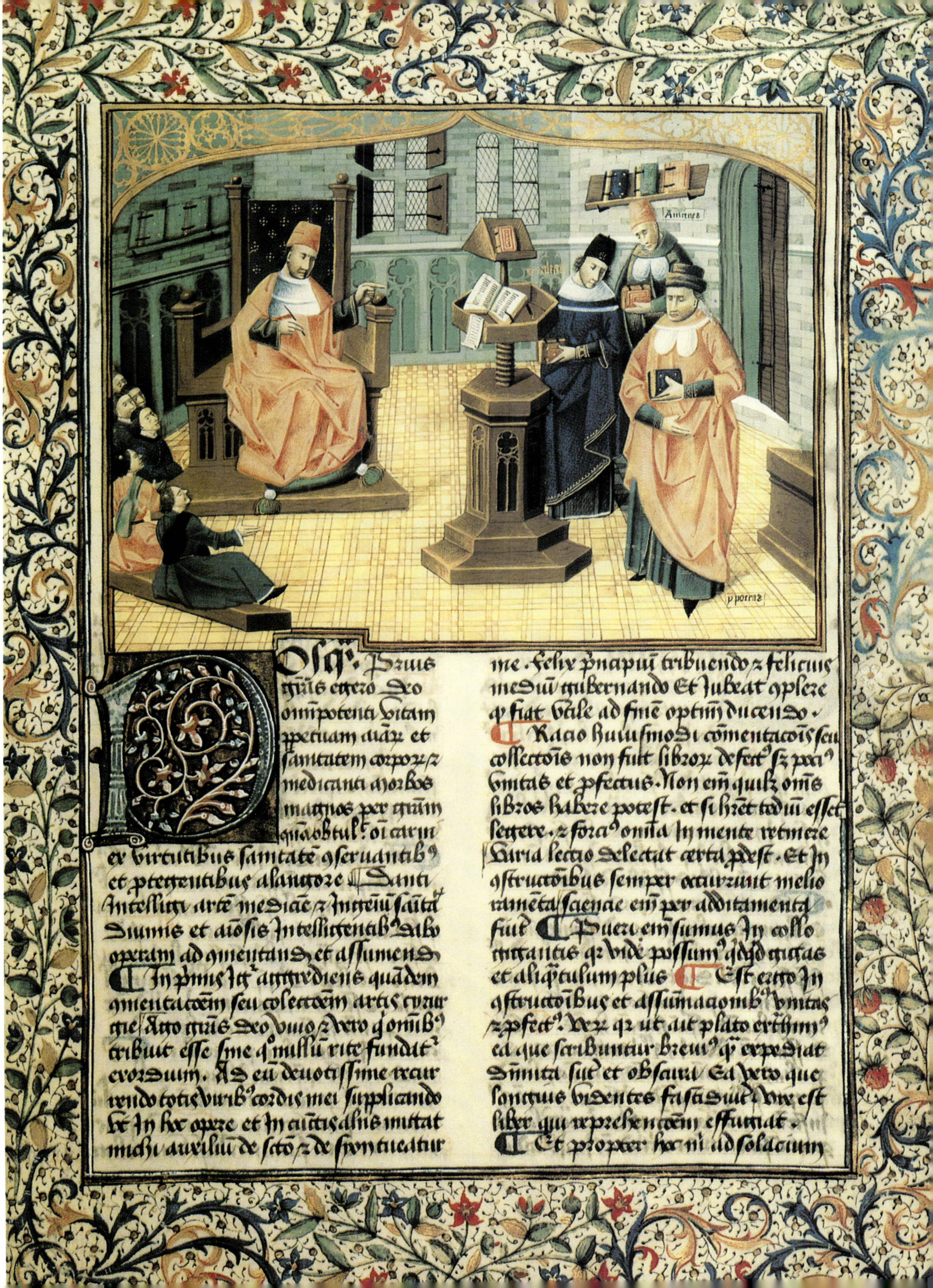

ard de Gordon, professeur
l'université de Montpellier,
seignant devant ses élèves.
en, Avicenne et Hippocrate
nt portant des livres, 1461,
manuscrit de la *Grande*
urgie de Guy de Chauliac.
ris, Bibliothèque nationale
de France.

rationnelle de la Création divine, dans toutes ses manifestations naturelles, qui se substituait peu à peu à une vision symbolique du monde. Le fonctionnement du corps humain était ainsi intégré à une compréhension globale des phénomènes naturels, et le médecin devenait, en même temps qu'un thérapeute jugé compétent, un *physicus* capable d'expliquer les processus physiologiques en fonction des principes de la philosophie naturelle. De ce point de vue également, les médecins de Salerne se montrèrent novateurs en cherchant à relier la représentation galénique du corps humain aux principes de la physique d'Aristote, dont les œuvres majeures commençaient à être traduites, d'abord du grec, puis, de manière significative, de l'arabe, grâce à Gérard de Crémone (mort en 1187). À ce traducteur d'origine lombarde, venu s'installer à Tolède, les médecins occidentaux durent aussi la mise en latin de plusieurs traités de Galien, qui venaient compléter le corpus élaboré sur le grec par Burgundio de Pise, et d'importants ouvrages de référence d'origine arabe. Parmi ces derniers, le *Canon* d'Avicenne allait devenir le manuel fondamental pour l'information médicale jusqu'à la fin du Moyen Âge, et même au-delà[17].

L'entrée de la médecine dans les universités naissantes fut la conséquence logique du développement de la discipline depuis la seconde moitié du XIe siècle. En isolant, au sein des traductions disponibles, un corpus canonique de textes faisant autorité et en lui appliquant les règles du commentaire scolaire, de type alexandrin, les maîtres de Salerne avaient pavé la voie de l'enseignement universitaire médical. Celui-ci se plia aux formes usitées dans les autres disciplines bénéficiant de « Facultés », les arts libéraux étendus à la philosophie d'Aristote, le droit et la théologie. La méthode dite scolastique reposait sur deux exercices principaux : la *lectio*, ou lecture commentée de textes énumérés en un programme, et la *disputatio* qui soumettait les questions épineuses de doctrine à un débat contradictoire faisant intervenir plusieurs participants. Commune aux deux exercices, la *quaestio* constituait à la fois un instrument heuristique et un lieu privilégié pour informer les futurs médecins des opinions émises par les auteurs anciens, grecs ou arabes, sur un même sujet[18]. Jusqu'au milieu du XIVe siècle, l'enseignement médical ne fut délivré de manière continue et significative que dans trois universités principales : Bologne et Montpellier, qui étaient également fameuses pour l'enseignement du droit ; Paris, qui réunissait, outre celle de médecine, trois facultés importantes, ès arts, de décrets (droit canon), de théologie. À Montpellier, la présence d'une école médicale est attestée dès la première moitié du XIIe siècle, mais le terme d'université n'est prononcé qu'en 1220, à l'occasion des statuts octroyés par le légat du pape, le cardinal Conrad. À Paris, les maîtres et écoliers obtinrent en 1213 une part d'initiative dans la délivrance de l'autorisation d'enseigner (*licentia legendi*) ; des dispositions spécifiques touchaient chacune des composantes disciplinaires à l'origine des futures facultés. Les *physici* apparaissaient déjà au sein de l'énumération, à la place qu'occupa la faculté de médecine durant les siècles suivants : après les théologiens et les décrétistes, mais avant les artiens. L'organisation de l'enseignement médical fut fixée de manière officielle pour la première fois entre 1270 et 1274. À Bologne, alors que des traces de pratique et d'enseignement sont discernables dès le début du XIIIe siècle, le collège des médecins ne manifeste une présence institutionnelle qu'au cours de la décennie 1260-1270, autour du maître Taddeo Alderotti ; une des particularités bolonaises fut l'alliance, au sein d'un même collège, de la médecine et des arts, ainsi qu'une inclusion, dans un cadre universitaire, de la chirurgie. À Salerne, le sac de la ville en 1194 avait porté atteinte à l'enseignement médical, et son université, réglementée par Frédéric II en 1231, n'atteignit jamais la renommée des anciens maîtres du XIIe siècle, d'autant plus que l'empereur avait institué, en 1224, une université rivale à Naples. En dehors de Bologne, l'Italie du Nord connut, au XIIIe siècle, des enseignements sporadiques à Sienne et à

Plaisance ; bien que prévue dès 1220, la formation médicale à Padoue ne prit son véritable essor qu'à partir du milieu du XIVe siècle. Malgré son renom dans le domaine de la théologie et de la philosophie, Oxford n'atteignit jamais un haut niveau en médecine au Moyen Âge ; il en fut de même pour Cambridge. Il fallut attendre la seconde moitié du XIVe siècle et, surtout, le XVe siècle pour que l'enseignement médical universitaire s'étendît géographiquement, avec la création de nouveaux centres en Espagne, dans le Saint Empire et dans d'autres villes italiennes ou françaises[19].

La mise en place de l'enseignement médical au XIIIe siècle, dans les centres principaux de Bologne, Montpellier et Paris, est perceptible dans les commentaires, qui nous sont conservés, aux textes de l'*Articella* ; élargi à quelques autres œuvres d'origine arabe, traduites par Constantin l'Africain, et au *Regime des maladies aiguës* d'Hippocrate, ce corpus forma la charpente des programmes universitaires[20]. Les statuts parisiens de 1270-1274 en fixaient les modalités de lecture, rendue obligatoire pour les candidats à la licence, épreuve décisive pour ceux qui avaient déjà obtenu le baccalauréat, et avant l'accession à la maîtrise, grade ultime en médecine comme dans les autres disciplines. Le cursus universitaire médical ne se distinguait pas de ce point de vue. Ce fut le temps aussi où les médecins se définissaient volontiers comme *physici* et s'octroyaient la qualité de philosophes. Cet ancrage philosophique avait permis de sortir la médecine du rang des arts mécaniques, auquel la maintenait encore Hugues de Saint-Victor vers 1120 dans son *Didascalicon*[21], et de donner un statut incontestable de lettré à son représentant. La délimitation entre médecine et philosophie d'une part, la redéfinition des rapports entre théorie et pratique d'autre part, ponctuèrent l'évolution de la profession de médecin. Les auteurs arabes furent les pourvoyeurs de définitions que l'Antiquité n'avait pas léguées. La subdivision entre théorie et pratique, énoncée dans le *Pantegni*, isolait un versant de la médecine qui n'était que spéculatif et tendait à se confondre avec une partie de la physique ou philosophie naturelle. Barthélemy de Salerne étendait la théorie médicale non seulement à l'étude du corps humain, mais à celle de tout ce qui le constitue en tant que chose naturelle, comme les quatre éléments primordiaux, et tout ce qu'il ingère et qui le modifie, comme

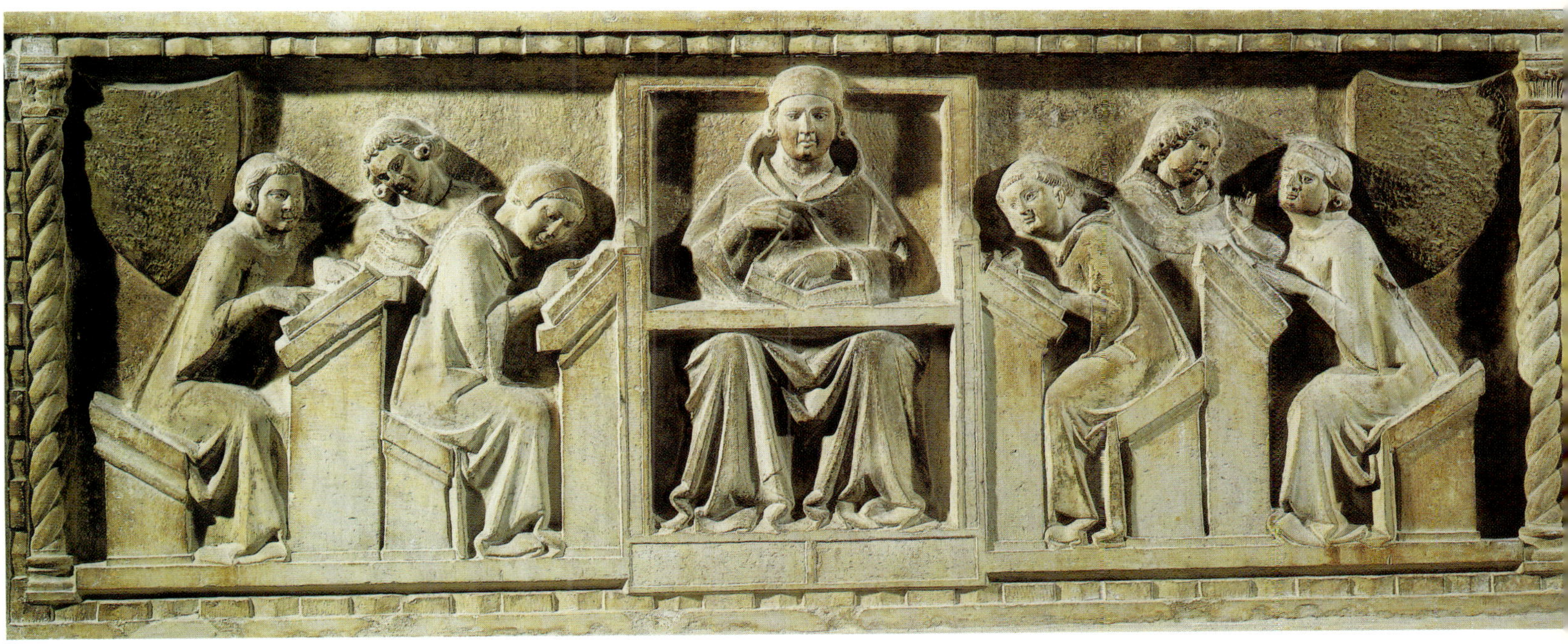

Un docteur de l'université de Bologne et ses étudiants, relief de Bonandrea, 1333. Bologne, musée civique.

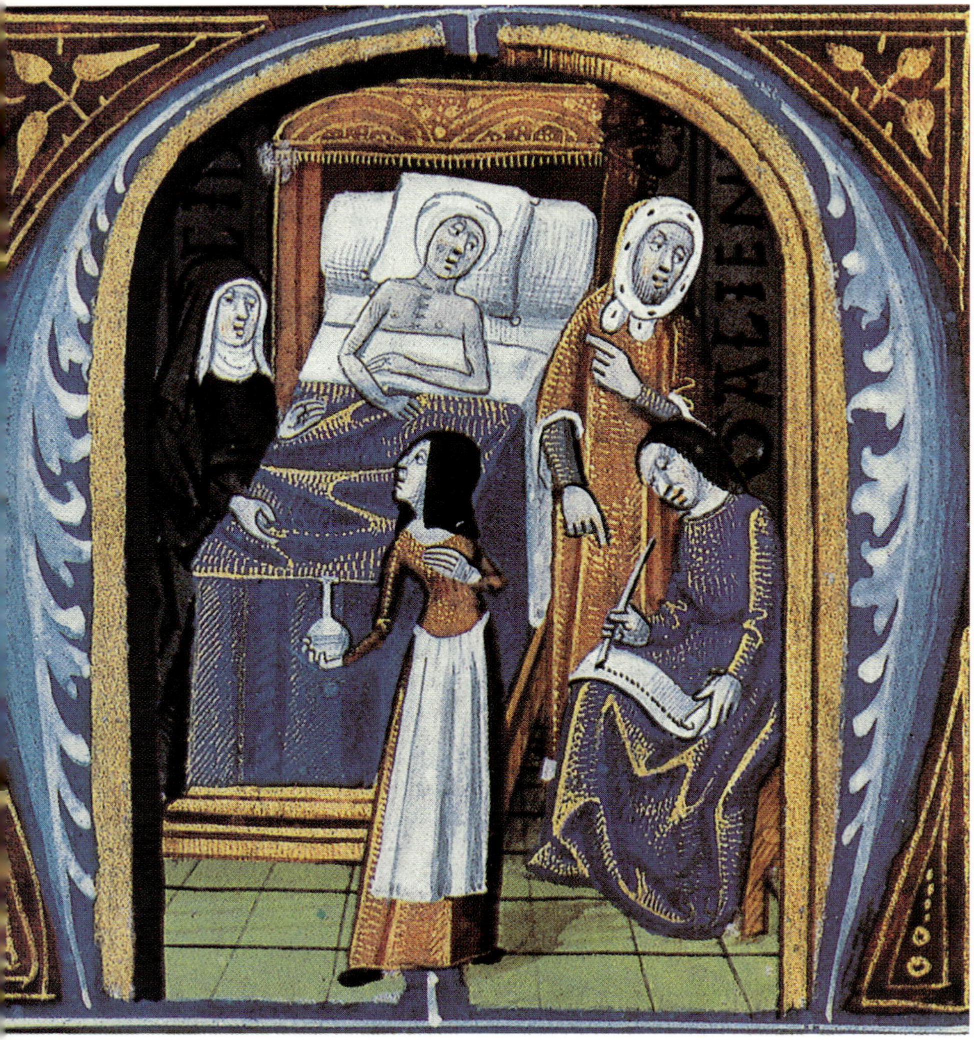

les plantes, les animaux et les minéraux[22] ; l'influence des astres pouvait être aussi incluse dans cette définition large du champ de la théorie médicale. En outre, la pratique, en tant que démonstration de la théorie préexistante, était considérée également comme une « science », c'est-à-dire comme une démarche rationnelle nécessitant le recours au raisonnement et des connaissances livresques. Meilleur philosophe, Avicenne avait apporté des nuances, malgré son souci de conserver à la médecine un statut de « science ». S'il était acquis que la partie pratique ne devait pas être assimilée à une simple intervention manuelle, mais consistait en « la science de la qualité du mode d'opérer », la situation de la partie théorique était plus délicate. La principale difficulté résidait dans le fait que, pour Avicenne comme pour l'ensemble des auteurs médiévaux, la philosophie naturelle était en réalité celle proposée par le corpus aristotélicien. Sur des points de doctrine importants, tels que l'existence d'une semence féminine ou la détermination d'un organe hégémonique, les données fournies par les œuvres zoologiques d'Aristote se trouvaient en désaccord avec l'enseignement de Galien, autorité incontestée sur le fonctionnement du corps humain. Avicenne avait imaginé de définir la médecine comme une science subordonnée à la philosophie naturelle, qui ne coïncidait pas avec la partie de celle-ci traitant du corps humain en général, mais avait pour spécificité d'étudier ce corps en tant que sain ou malade. Dans ces conditions, la finalité thérapeutique guidait l'orientation des doctrines, et il était admis que la théorie médicale pût se différencier de l'enseignement du philosophe qui, bien que plus « vrai », n'était d'aucune utilité pour le médecin. Cette sorte d'instrumentalisme fut adopté par une majorité d'universitaires jusqu'au tournant des XIIIe et XIVe siècles. Son adoption est particulièrement manifeste chez Arnaud de Villeneuve (mort en 1311) qui enseigna de longues années à Montpellier[23]. Il offrait le double avantage de pouvoir suivre Galien, même sur les sujets où celui-ci se trouvait en désaccord avec Aristote, et d'assurer l'autonomie du savoir médical à un moment où son honorabilité était suffisamment assurée pour l'affranchir de la philosophie. La traduction en 1285, à Padoue, par le savant juif Bonacosa, du *Colliget* de l'Andalou Averroès (mort en 1198) fissura ce fragile équilibre. Les exigences du philosophe ne pouvaient se satisfaire de ce compromis et du statut hybride accordé à la théorie médicale. En outre, la fidélité à l'égard de l'enseignement d'Aristote imposait de garder la définition de la médecine comme un « art », une *technè*. Averroès définissait donc la médecine comme « un art opératoire fondé sur des principes vrais », ces derniers étant fournis par la philosophie naturelle, c'est-à-dire celle d'Aristote. Mises à part les innombrables distorsions de la doctrine galénique qu'elle nécessitait, rarement suivies à la lettre par les universitaires, cette définition venait à point nommé en Occident médiéval, à un moment où il était plus utile de garantir la compétence technique des praticiens savants, auprès de l'ensemble de la société, que de rappeler la noblesse intellectuelle de la discipline. La qualité d'artisan du médecin ne remettait d'ailleurs pas en cause son statut de philosophe, puisqu'il devait connaître les principes fondateurs de son art. Au contraire, il n'était plus considéré comme un théoricien moins exigeant en matière de certitude. La distinction entre théorie et pratique n'avait plus lieu d'exister, même si elle perdurait dans l'organisation des cours, en particulier à Bologne. Dans les années 1330, Pietro Torrigiano notait que cette distinction n'avait pas d'origine authentiquement galénique. Si la théorie médicale se diluait quelque peu, le médecin réunissait en lui les compétences du philosophe et de l'artisan. Les maîtres de la faculté de médecine de Paris se plurent à répéter une formule, qu'ils empruntaient à leur lecture du traité d'Aristote *De la Sensation et des Sensibles* : « Là où le philosophe finit, commence le médecin[24]. » Ainsi étaient à la fois assurées l'autonomie du médecin et la filiation directe de son art, sans la dérivation par rapport à la philosophie, indiquée dans le *Canon* d'Avicenne.

Bien qu'elle ne fût ni partout ni toujours obligatoire, la formation ès arts préalable était assez commune et fournissait au médecin une initiation à la philosophie. Alors qu'à Bologne les deux enseignements se trouvaient joints au sein d'un même collège de maîtres et étudiants, à Montpellier et à Paris, l'acquisition d'une maîtrise ès arts raccourcissait de quelques mois le temps des études médicales. Mais dans ces deux universités se manifesta le souci de ne pas confondre les cursus. Dès les statuts montpelliérains de 1340, il était prévu que les étudiants en médecine ne devraient pas compléter les connaissances en grammaire, logique ou philosophie naturelle qu'ils n'auraient pas acquises auparavant ; seule la lecture du corpus zoologique d'Aristote pouvait accompagner celle des textes médicaux[25]. À Paris, l'obligation officielle d'une formation préalable ès arts ne fut édictée que tardivement, en 1426. En réalité, elle visait moins à encourager une initiation, entrée depuis longtemps dans les habitudes parisiennes, qu'à empêcher un déroulement concomitant des deux cursus, à un moment où la pénurie de maîtres, causée par les troubles politiques, menait certains à enseigner les arts tout en étudiant la médecine. En 1452, la réforme du cardinal d'Estouteville réglementa le passage d'une faculté à l'autre. L'analyse qui était alors

Page de gauche et ci-dessous : Scènes de pratiques de médecine montrant Galien, ici en robe rouge avec hermine, XVe siècle. Dresde, Sächsische Landesbibliothek.

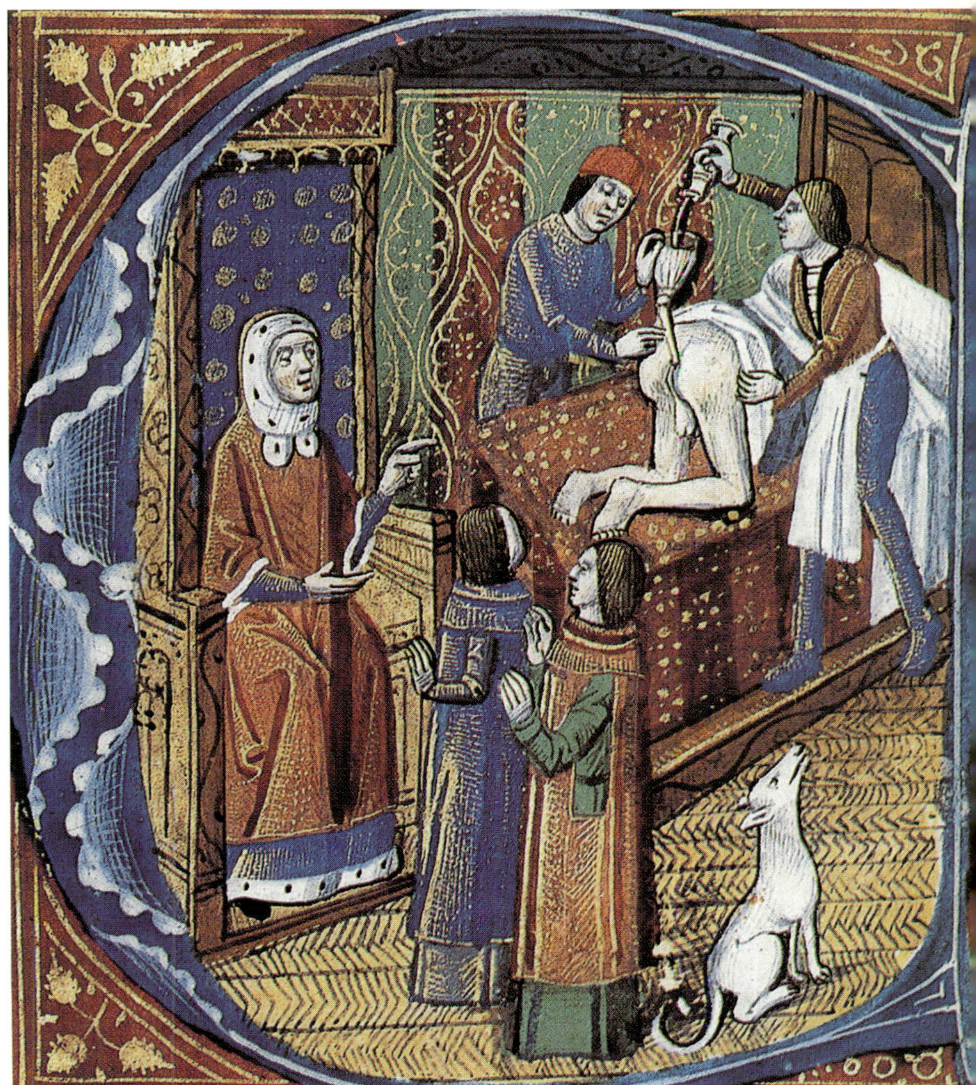

présentée des rapports entre philosophie et médecine résume assez bien toute leur ambiguïté médiévale[26] :
« Comme l'étude des arts s'avère utile et profitable pour la connaissance de la médecine, en particulier la philosophie, dont sont tirés les principes de la médecine, fondée sur la connaissance des choses naturelles, il apparaît que l'ancien statut, qui empêchait les maîtres régents de la Faculté des arts d'acquérir un temps à la Faculté de médecine, est trop dur. Pour tempérer la sévérité de l'ancien statut, et afin que les médecins ne manquent pas des principes nécessaires, sans pour autant être distraits par des études étrangères à la médecine, nous prenons cette décision : avant le baccalauréat, les régents ès arts bénéficieront à la Faculté de médecine de la moitié du temps dépensé à régir ès arts, de telle sorte que pour deux ans ès arts il leur sera compté un an à la Faculté de médecine ; après le baccalauréat, en revanche, nous leur interdisons de se consacrer à une autre Faculté que celle de médecine, s'ils veulent que le temps leur soit compté. »

■ ■ ■

Le médecin universitaire dans la société médiévale

Fabrication de cercueils et enterrement durant la peste noire à Tournai, en Belgique, 1350, illustration des Annales de Gilles li Muisis. Bruxelles, bibliothèque royale Albert Ier.

Sanctionnée par des grades universitaires, de plus en plus différenciée des autres cursus, la formation médicale donnait ses contours à une profession qui s'affirma pendant les deux derniers siècles du Moyen Âge. Entre les années 1280 et 1320, d'une discipline qui pouvait n'intéresser que marginalement des hommes curieux des choses de la nature ou soucieux d'aider leurs prochains, la médecine devint affaire de professionnels, et les universités s'efforcèrent d'imposer le modèle du praticien savant qu'elles avaient promu. Dans ce processus de « médicalisation » de la société, elles reçurent l'appui des autorités ecclésiastiques et politiques[27]. Si des décisions conciliaires avaient restreint les possibilités d'aller étudier et enseigner la médecine pour les clercs réguliers ou les séculiers des ordres majeurs, sans dispense spéciale, nulle incompatibilité avec une pratique n'était indiquée. Seuls les actes chirurgicaux, qui pouvaient entraîner la mort et engager gravement la responsabilité du praticien, leur avaient été interdits lors du quatrième concile de Latran, en 1215[28]. L'état ecclésiastique continua souvent son alliance avec celui de médecin, comme l'attestent l'entourage des papes et la fréquence des prébendes canoniales qui venaient compléter les revenus tirés de la pratique[29]. Toutefois, la laïcisation de la profession médicale s'instaurait dans les faits et s'accentuait au fil du temps, d'autant plus que, contrairement à celles de Montpellier et de Paris, les universités italiennes n'étaient pas placées sous une tutelle épiscopale. La réforme du cardinal d'Estouteville, en 1452, marqua le terme d'une évolution par la levée de l'obligation du célibat – qui pouvait d'ailleurs être contournée par quelque dispense – imposée jusque-là aux maîtres enseignant à la faculté de médecine de Paris. Cette décision eut pour conséquence l'apparition de familles de médecins, comme c'était déjà le cas en Italie.
Le titre de *magister* ou de *doctor in medicina* et, davantage encore, les fonctions de professeur semblaient garantir aux yeux des dignitaires de tous ordres, puis des bourgeois de grand état, une compétence pratique. Les cours pontificale, royales, princières devinrent les cadres d'activité recherchés par les universitaires ambitieux et titrés. Depuis Arnaud de Villeneuve, médecin de Boniface VIII et de Jacques II d'Aragon, jusqu'à Michel Savonarole (1385-1466), grand-père de Jérôme, au service de la famille d'Este, l'attachement à une cour impliquait non seulement le traitement des maladies

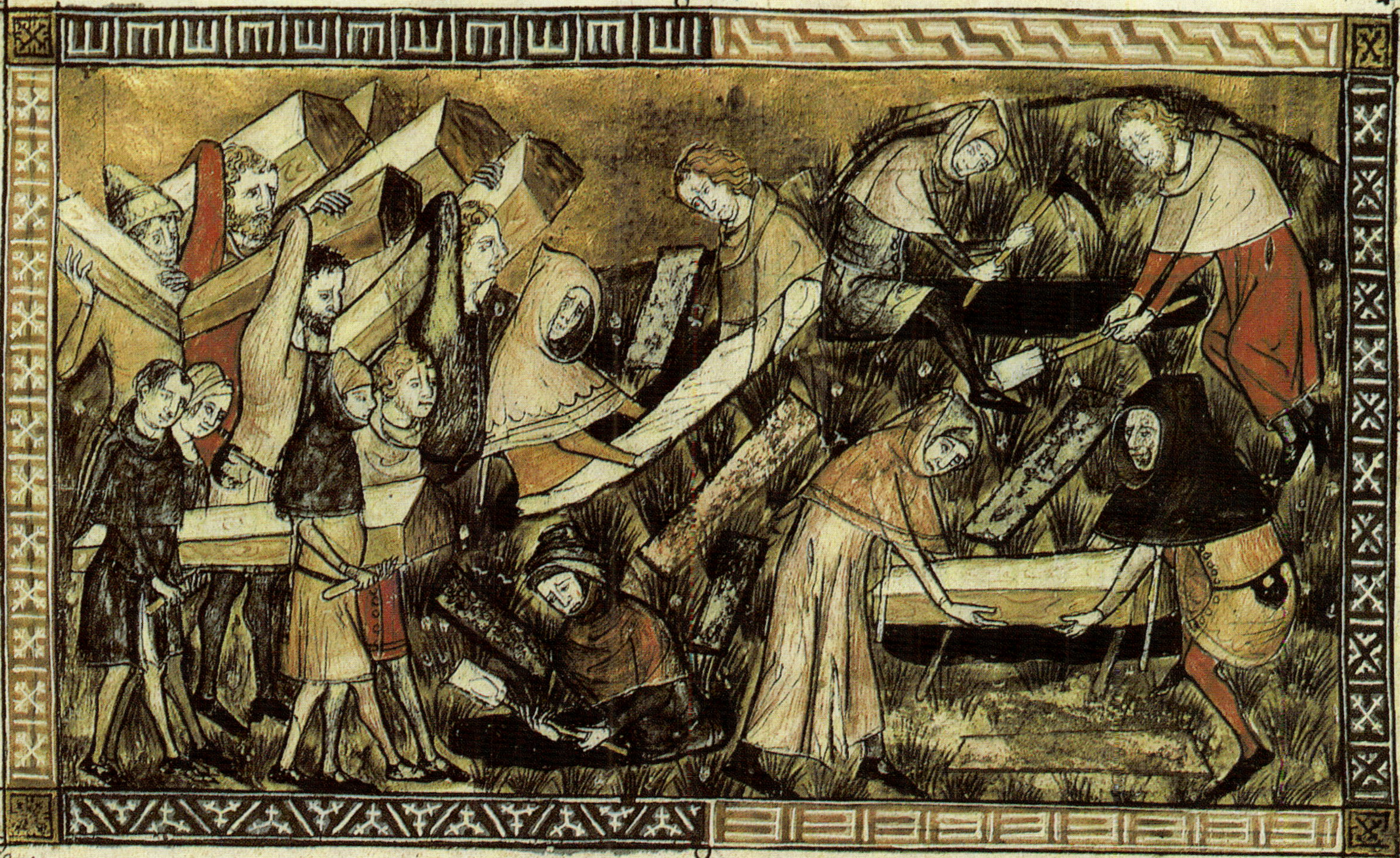

Si non essent registrantes
et futuris ministrantes que
vident et que audiunt.
et illa que eveniunt in diversis
temporibus et in suis etatibus per
libros et per scripturas ubi po
nunt magnas curas. pauca sci
rentur de factis in temporibus
transactis. Ideo sunt commen
dandi et quam plurimum laudan
di qui faciunt registrare nota
bilia. et quare? quia sepe legen
tibus et studere volentibus tunc
solamen et gaudium. quia per
bonum studium legunt. vident.
meditantur. et super visis le
tantur quando nova reperiunt

que non viderunt nec sciunt.
per scripturas edocemur
si nos bene recordemur. que sunt
bona ut amemus. quid ne malum
ut vitemus. Ergo tu sane con
clude ama scripturas. et stude.
et non amabis vicia in quibus
sunt opprobria. Laudandum
est multum scire scripturas et
sic finire. Nam sunt scientie plu
res. de lucrativis non cures. Que
parum proficiunt. et animam
inficiunt. Si studes in primi
tivis cito eris sciens si vis.
Est quoque philosophia lauda
bilis scientia. Nam scientes
laudantur et a cunctis hono

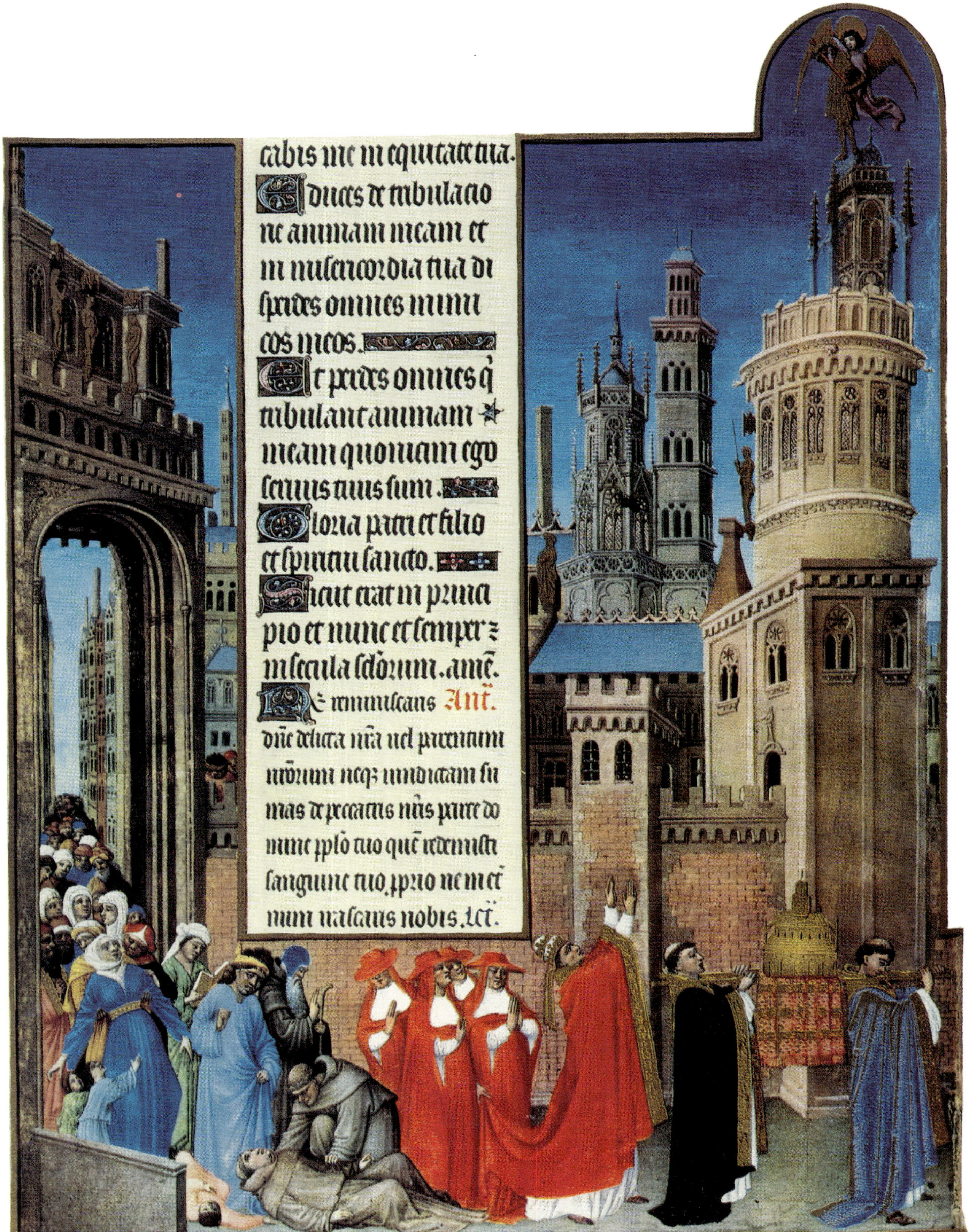
rabis me in equitate tua.
Educes de tribulatio
ne animam meam et
in misericordia tua di
sperdes omnes inimi
cos meos.
Et perdes omnes q
tribulant animam
meam quoniam ego
servus tuus sum.
Gloria patri et filio
et spiritui sancto.
Sicut erat in princi
pio et nunc et semper z
in secula sclorum. amē.
Ne reminiscaris Ant.
dñe delicta nr̃a vel parentum
nr̃orum neq3 vindictam su
mas de peccatis nr̃is parce do
mine pplo tuo quē redemisti
sanguine tuo, ppro ne in et
num irascaris nobis. Ant.

occasionnelles, mais un rôle de conseil pour un régime de vie[30]. Les médecins médiévaux surent tirer profit en ce domaine des possibilités offertes par leur théorie. Les auteurs arabes avaient systématisé et développé la notion galénique de causes nécessaires à la santé et à la maladie, appelées généralement par les maîtres occidentaux « choses non naturelles ». Énumérées entre les données anatomiques et physiologiques, dites « choses naturelles », et les agents pathogènes, dits « choses contre nature », ces « choses » ou causes étaient formées par tous les facteurs agissant sur l'équilibre corporel, sur le tempérament ou la complexion propre à chaque individu, qu'ils vinssent de l'extérieur, comme l'air environnant, la nourriture et la boisson, ou qu'ils fussent liés à une activité humaine, comme le sommeil et le repos, l'inanition et la réplétion, l'exercice, les rapports sexuels ou les bains. Au nombre des « choses non naturelles » était aussi comptée la notion « d'accidents de l'âme », c'est-à-dire les passions ou émotions, comme la joie, la tristesse, la colère, l'angoisse, l'inquiétude ou la peur, qui alliaient des manifestations physiques à des états psychologiques.

La notion de « choses non naturelles » autorisait le médecin à entrer dans la vie quotidienne des patients pour remplir les deux offices auxquels le conviait la finalité pratique de son art : guérir la maladie et conserver la santé. La démarche conservatrice d'un équilibre, soumis aux variables individuelles et aux aléas de la vie, mettait en œuvre un ensemble de prescriptions, qui devait appliquer des règles théoriques aux conditions offertes par la réalité des cas particuliers. En usant d'une expression, *ingenium sanitatis*, qui pouvait évoquer l'art des machines (*ingenia*), pour définir cette application pratique de données livresques et théoriques, le médecin s'assimilait à une sorte d'« ingénieur de la santé ». La rédaction de régimes, conçus comme des arts de « régir » les corps, manifestait cette prise en charge médicale de la vie quotidienne, avec un intérêt de plus en plus marqué pour les prescriptions alimentaires. Les cours offrirent ainsi les milieux favorables à la naissance d'une idée de prévention, qui de la préservation sanitaire des gouvernants put passer à celle des gouvernés[31]. Le médecin de cour pouvait jouer le rôle de conseiller, que les épidémies récurrentes de peste l'avaient incité à tenir. Dès l'arrivée en Europe de la peste noire, des médecins rédigèrent, à l'intention de leurs collègues ou des gouvernants, des régimes ou des conseils pour préserver d'un mal dont la guérison échappait aux possibilités de leur art. Le premier régime semble avoir été celui qu'adressa en catalan, le 24 avril 1348, Jacme d'Agramont aux conseillers municipaux de Lérida. Avant de mourir lui-même du fléau, Gentile da Foligno composa deux *consilia*, l'un à l'intention du Collège des médecins de Gênes, l'autre à l'intention de l'université et de la ville de Pérouse. En proclamant leur souci « d'œuvrer en vue de l'utilité publique », les maîtres de la faculté de médecine de Paris adressèrent collectivement (*omnes et singuli*) au roi de France Philippe VI, en octobre 1348, une assez longue mise au point sur les causes de l'épidémie et sur les moyens de s'en prémunir ; ce *Compendium de epidemia* fut rapidement traduit en français. Les régimes ou traités sur la peste se multiplièrent jusqu'à ce qu'une autre épidémie, celle de syphilis, à l'extrême fin du XVe siècle, prît le relais dans les préoccupations sanitaires[32]. Toute cette littérature préventive ne pouvait se substituer aux mesures publiques qu'il aurait été nécessaire de prendre et qui ne furent qu'exceptionnellement mises en œuvre, à Raguse et à Milan principalement[33]. La prudence avec laquelle les médecins mettaient en avant l'idée d'une contagion – qui d'ailleurs, dans le cas de la peste bubonique, ne se faisait pas d'homme à homme, mais par l'intermédiaire des puces ou des punaises – rendait compte essentiellement d'une incapacité à expliquer rationnellement le phénomène contagieux. Elle équivalait peut-être aussi à un aveu d'impuissance devant une prévention qui dépassait les seules possibilités médicales et demandait des décisions politiques.

Page de gauche :
Procession de Saint-Ambroise lors de la peste,
Les très riches heures du duc de Berry.
Chantilly, musée Condé.

L'absence de véritables espaces de soins, à la structure clairement définie, et la limitation du pouvoir des médecins à celui de conseil auprès des gouvernants réduisaient le champ d'intervention des praticiens sur la santé publique. Les épidémies de peste firent partie de l'exercice médical ordinaire à la fin du Moyen Âge. L'influence qu'elles exercèrent sur l'évolution de la profession est difficile à évaluer et semble ambivalente. La constatation d'une impuissance à guérir et à prévenir de manière efficace a pu jeter un discrédit sur la médecine universitaire, à laquelle certains patients préférèrent des recours moins rationnels, d'ordre magique ou religieux. En même temps, la présence du médecin se faisait plus visible dans la société.

La pression des épidémies accéléra probablement les initiatives prises par des communes pour attacher à leur service un praticien salarié et permanent. Toutefois, le mouvement avait commencé plus d'un siècle avant la peste noire dans les régions où l'organisation communale était très développée. Sous l'influence possible de l'étude du droit romain, qui avait codifié l'exercice des médecins municipaux, des villes italiennes appointèrent dès le début du XIIIe siècle des *medici condotti* pour subvenir aux soins des habitants : à Bologne, à Pérouse, dans d'autres grandes villes comme Venise et Florence, mais aussi dans de plus petites comme Orvieto ou Imola. En 1324, on compte à Venise douze médecins et dix-sept chirurgiens salariés. La pratique tendit à se généraliser dans les petites et grandes villes italiennes au long des XIVe et XVe siècles. Parmi les obligations de ces médecins au service des communes, figurait le plus souvent celle de soigner gratuitement les pauvres. Le développement communal dans le royaume d'Aragon, en particulier en Catalogne, favorisa également cette pratique, dont témoigne la conservation de contrats. Certains exemples montrent que la tâche du praticien salarié s'étendait à ce qui pourrait être appelé, de manière anachronique, un « suivi médical » des habitants soucieux de leur bien-être physique. L'observation des urines apportées, les conseils sur la saignée, l'alimentation, plus généralement le régime de vie, devaient être associés à la visite régulière des malades. Ces contrats suggèrent ainsi que la préservation de la santé était jugée aussi importante que la guérison de la maladie. Néanmoins, les conditions apparaissaient parfois trop contraignantes pour les médecins ou insuffisamment rémunératrices ; les sources d'information montrent une instabilité et une mobilité de ces praticiens. En France, les médecins au service des villes, à l'exception des régions méridionales, n'apparaissent de manière significative qu'au XVe siècle, sous la pression conjuguée des épidémies de peste et des troubles politiques qui renforcèrent les institutions municipales, principalement dans le Nord. La charge ne semblait sans doute pas attrayante, car il apparaît que les praticiens ainsi salariés furent en majorité d'un niveau universitaire peu élevé : la part des médecins non parvenus au grade de la maîtrise y était importante. Mais surtout, en Italie, en Aragon comme en France, l'attachement au service d'une ville n'était pas réservé aux seuls universitaires ; les chirurgiens et, dans les régions qui les accueillaient encore, les médecins juifs remplissaient aussi ces fonctions[34].

Longtemps considéré comme un lieu d'hébergement charitable à faible médicalisation, l'hôpital médiéval n'accueillit que tardivement de manière régulière un praticien qui pouvait être indifféremment chirurgien ou médecin. À Paris, si dès 1328 une ordonnance de Charles IV imposa aux chirurgiens royaux assermentés de soigner les malades pauvres de l'Hôtel-Dieu, ce ne fut qu'au XVe siècle qu'un maître régent de la Faculté se vit confier la charge de médecin de cette institution. Réservée entre 1443 et 1458 à Enguerrand de Parenty, elle consistait à soigner les « frères, sœurs, filles et gens » ; rien n'était dit précisément des malades hospitalisés. Cette charge réservée à un maître régent était encore en vigueur au tournant des XVe et XVIe siècles, avec la seule finalité de veiller à la santé des soignants. Même si, en accord avec ce qui était dit dans le *Pantegni*, des auteurs comme Pietro d'Abano (mort en 1316) soulignaient l'intérêt pour les médecins d'observer

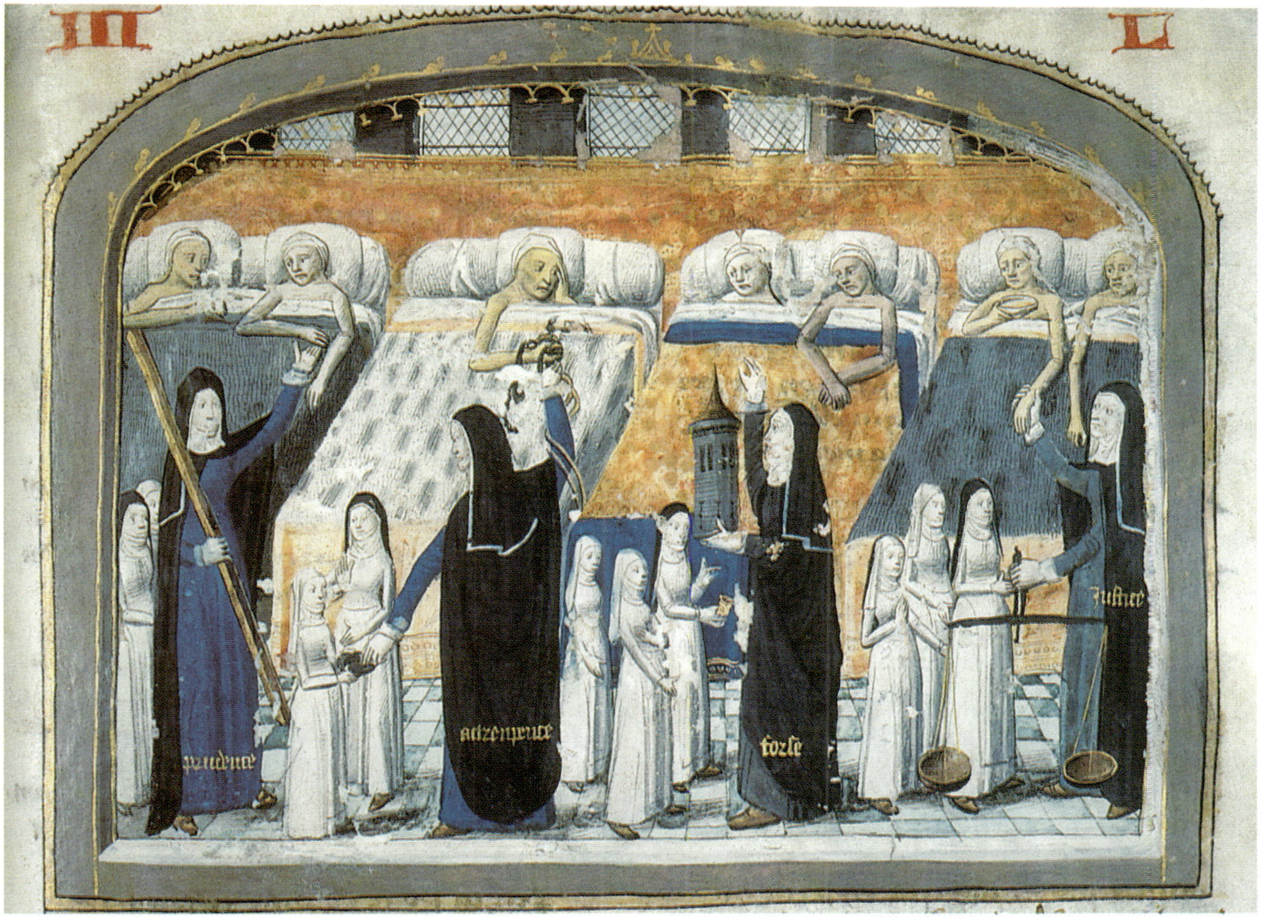

Les malades de l'Hôtel Dieu dans leur lits, miniature du *Livre de vie active* de Jean Henry. Paris, musée de l'Assistance publique.

les maladies dans le cadre de l'hôpital, l'attachement à ces institutions ne fut guère recherché par les universitaires. Ils n'y furent pas davantage sollicités, et les praticiens de tous états, notamment les chirurgiens, participèrent au lent processus de médicalisation des hôpitaux, qui s'accéléra seulement après la peste noire. En Italie, les *medici condotti* eurent souvent parmi leurs obligations de rendre visite aux malades hospitalisés[35]. De même, l'intervention de plus en plus importante des professionnels de santé dans les expertises de tous ordres – examens de lépreux, causes de décès, coups et blessures, impuissance sexuelle, voire procédures de canonisation – ne laisse pas entrevoir une nette préférence donnée à des universitaires. Malgré l'impulsion qu'elle a incontestablement donnée, la médecine enseignée à l'université ne fut pas la seule à promouvoir le rôle du professionnel de santé dans la société médiévale.

Alors que le soin des personnages illustres était l'apanage des universitaires les plus titrés – qui pouvaient d'ailleurs côtoyer divers guérisseurs – et que le service des villes revenait aux médecins plus modestes ou débutants, la clientèle particulière était le lot de tous. Les miniatures illustrant les manuscrits donnent l'image prédominante de maîtres mirant un flacon d'urine, apporté par quelque personnage qui n'était pas toujours le patient lui-même ; d'autres les montrent tâtant le pouls ou au chevet d'un malade. Les modalités de la consultation revêtaient en effet des formes diverses : soit chez le médecin, en présence ou non du patient, soit au domicile de celui-ci, soit par correspondance, soit, enfin, dans quelque lieu dépendant des universités. Les consultations collégiales semblent avoir fait partie des habitudes : appelé *collatio* ou *consortium in practica*, ce type d'examen médical est surtout documenté pour Paris. Henri de Mondeville y fait allusion dans sa *Chirurgie*, au début du XIVe siècle, en décrivant la réunion fictive, auprès d'un malade, d'un groupe de praticiens, formé de médecins et de chirurgiens. Il précise le protocole à suivre : chacun examine à son tour le patient, puis donne son avis selon un ordre hiérarchique, en commençant par le plus jeune ou le moins titré, afin que tous puissent s'exprimer sans crainte ni contrainte. Il préconise également que la délibération se tienne dans un lieu retiré, au cas où un désaccord amènerait des éclats de voix susceptibles d'altérer la confiance du malade. Un manuscrit exceptionnel conserve la mise au net de notes prises à Paris, au tournant des XIVe et XVe siècles, par un étudiant allemand de passage. Dans ce compte rendu de cas réels, des maîtres connus de la faculté de médecine sont parfois joints à des chirurgiens et même une sage-femme. Il n'est pas impossible que ces consultations collégiales aient été liées, lorsqu'elles ne concernaient pas des personnages illustres ou des cas délicats, à l'enseignement universitaire de la pratique. En 1335, la faculté de médecine avait, en effet, institué l'obligation d'un stage pratique pour les bacheliers aspirant à la licence, qui devait s'effectuer pendant deux étés hors de Paris ou pendant deux années universitaires dans la ville même, en suivant un maître[36].

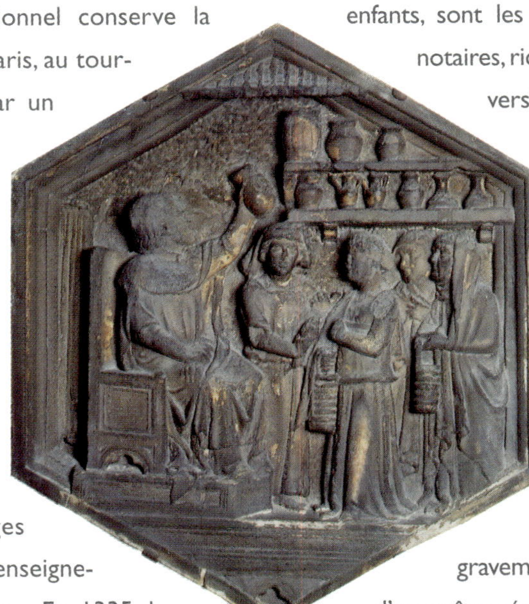

Le Médecin, par Andrea Pisano, 1334-1340. Florence, musée de l'Œuvre du Dôme.

En Italie, depuis l'exemple de Taddeo Alderotti (mort en 1295) et sous la probable influence des juristes, les universitaires rédigèrent des *consilia*, qui donnaient la description de cas, avec parfois la mention du nom et de la qualité du malade, ainsi que la prescription recommandée. Certains de ces *consilia* témoignent de consultations écrites *in absentia*, directement adressées aux malades ou à leurs médecins traitant. La transcription de ces conseils sous une forme élaborée, en des recueils de médecine, et leur rassemblement en des collections en font un genre d'écrit médical visant essentiellement l'information des professionnels et des étudiants. Il s'agissait en premier lieu d'enregistrer la diversité des cas particuliers, accessoirement de faire ressortir la réputation de maîtres fameux pouvant servir de modèles. Malgré leur caractère rédigé, ces *consilia* donnent de précieuses indications sur la clientèle de ces maîtres renommés. Si la diversité sociale est de règle, les notables des villes, ainsi que leurs femmes et enfants, sont les plus représentés : nobles, juristes, notaires, riches bourgeois ou collègues des universités[37]. Les récits de cas qui viennent à l'appui d'une opinion ou d'une description de pratiques, dans des ouvrages rédigés par des universitaires, suggèrent un éventail plus large de patients, n'excluant ni les humbles ni les paysans. Il faut sans doute faire le partage entre une clientèle régulière d'« habitués » et une clientèle occasionnelle, formée de patients gravement atteints, venus prendre l'avis d'un maître réputé dans le cadre d'une consultation en marge de l'enseignement universitaire, ou de malades croisés au cours de déplacements. Malgré la cupidité dont les détracteurs créditèrent des médecins, il n'y a pas lieu de douter qu'au Moyen Âge, comme de tout temps, certains firent preuve à l'occasion de charité en soignant même ceux qui ne pouvaient pas les payer.

Si l'implantation sociale des médecins universitaires fut variable, en fonction des lieux et des milieux, leur présence est perceptible dans la culture. Alors que, au XIIe siècle, la théorie médicale avait contribué à l'élaboration d'une philosophie naturelle occidentale dans l'attente d'une

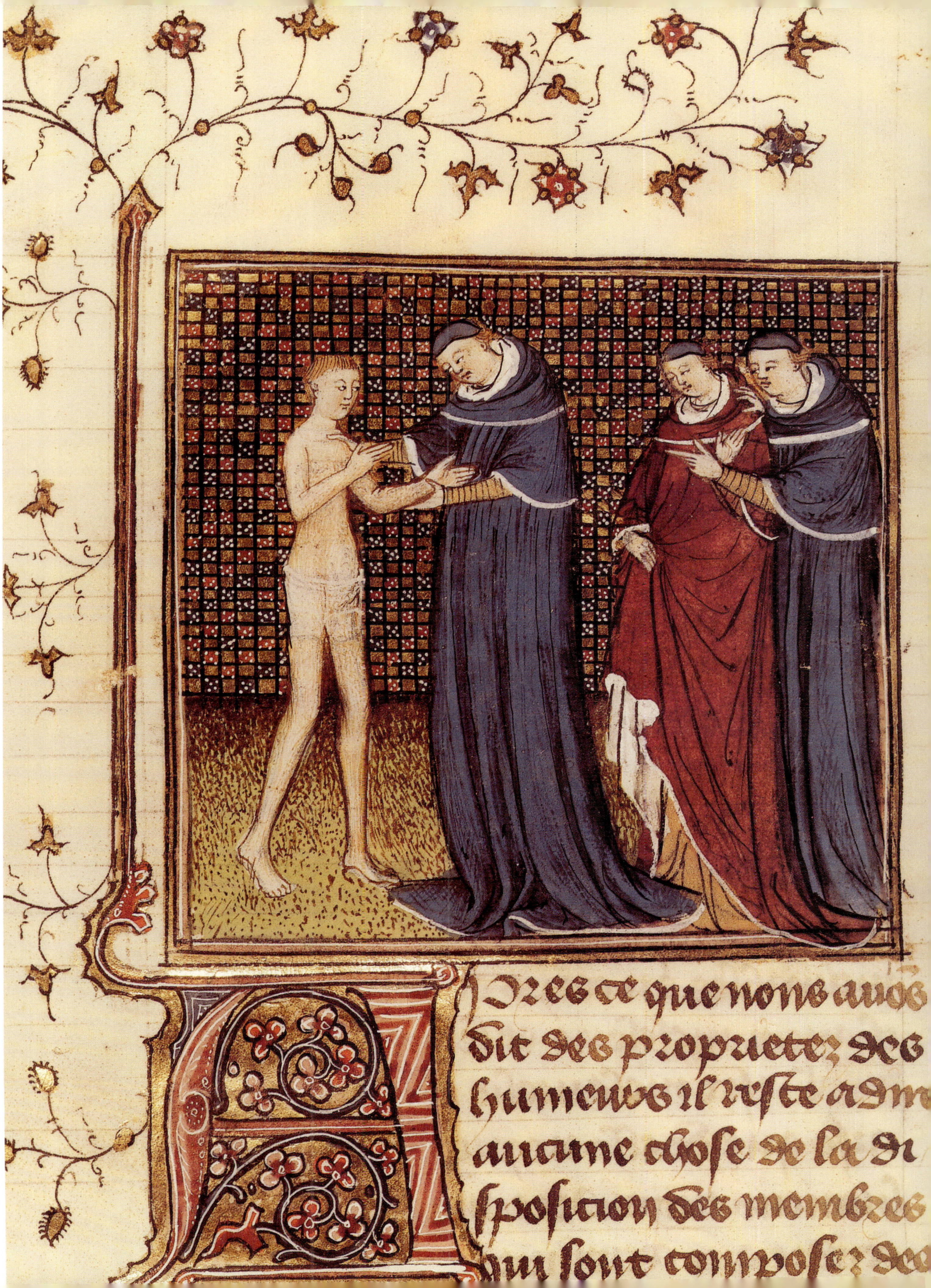

édecin palpant un malade,
e proprietatibus rerum, par
hélemy l'Anglais, XVe siècle.

introduction des écrits d'Aristote, la « médicalisation » de la société s'est insinuée dans la création littéraire à la fin du Moyen Âge. Peinte sous un jour défavorable par des poètes comme Chaucer ou Pétrarque, la figure du médecin s'est néanmoins inscrite dans l'univers quotidien. Des connaissances médicales, relatives à la théorie des complexions, à la maladie mélancolique, aux qualités des aliments ou à l'usage salutaire de la saignée, font partie d'une culture commune. Les médecins universitaires sont eux-mêmes des lettrés, parfois possesseurs de riches bibliothèques[38] ; il n'est pas rare qu'ils s'ouvrent à des intérêts intellectuels ou littéraires éloignés de leur discipline stricte. Le type du médecin « humaniste » n'a pas attendu la période de la Renaissance pour se manifester. Un exemple peut être pris dans le milieu parisien de la seconde moitié du XIVe siècle. Maître régent effectif à la faculté de médecine de Paris, au moins de 1357 à 1379, Evrard de Conty fut au service de Charles V et, de manière plus prolongée, de Blanche de Navarre, veuve de Philippe VI. En 1403, deux ans avant sa mort, la Faculté célébra dignement son jubilé. Ce maître s'illustra par l'écriture en français, usant de genres intermédiaires entre la vulgarisation scientifique et la littérature. Outre un commentaire aux *Problèmes* d'Aristote, qui abordait différents champs du savoir, il composa un *Livre des Échecs amoureux moralisés*[39]. En dépit d'un plan calqué sur le déroulement d'une partie d'échecs, d'une intrigue amoureuse dans la ligne du *Roman de la Rose* et d'un appel constant à la

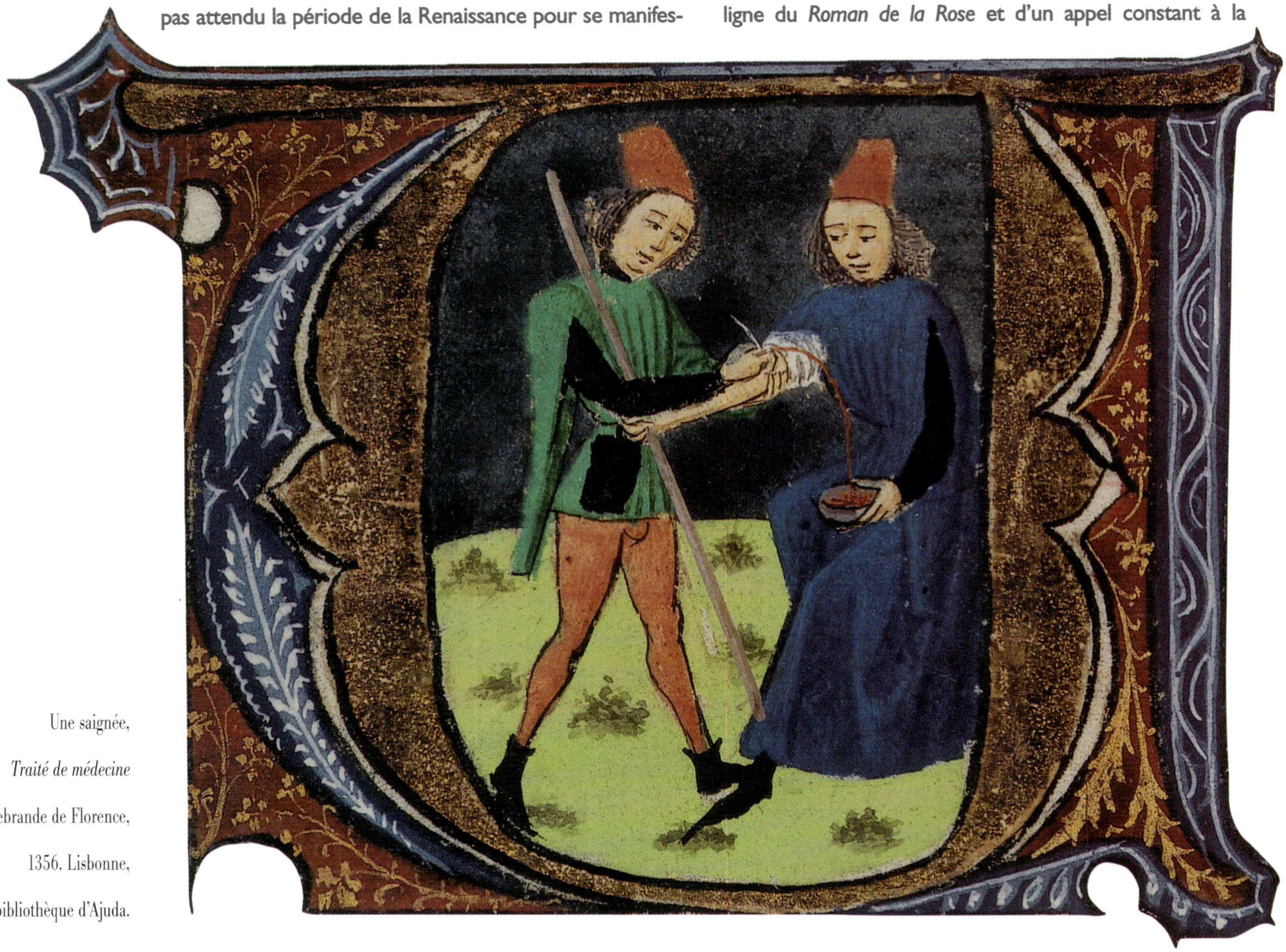

Une saignée, *Traité de médecine* de Aldebrande de Florence, 1356. Lisbonne, bibliothèque d'Ajuda.

mythologie antique, cette œuvre faisait l'office d'une encyclopédie à l'intention d'un public cultivé. Malgré la diversité des sujets abordés et l'ambition littéraire affichée, la qualité de médecin imprègne la réflexion de l'auteur et sa manière de comprendre ou d'observer le monde et les hommes. La description du dieu Esculape l'incite à glorifier l'art médical et à plaider en faveur de ses représentants : « Ainsi fu renommes cel Esculapius et honnoures et a mort et a vie, et sy doivent bien estre, selon la verité, ceulx qui scevent cest art et qui en sont bon maistres. » Contemporain d'Evrard de Conty et ami d'un autre maître de la Faculté, Regnault Fréron, le poète Eustache Deschamps donnait un écho fourni de la médecine de son époque. Dans un de ses poèmes, il rendait compte assez fidèlement des conseils ordinaires délivrés par les médecins en temps d'épidémie, comme l'illustrent ces quelques vers[40] :

« Jeun estomac ne se doit point partir,
Boire matin et mener sobre vie,
Face cler feu en sa chambre tenir ;
De femme avoir ne li souviengne mie ;
Bains, estuves a son povoir devie,
Car les humeurs font mouvoir et troubler ;
Soit bien vestus, ait toudis chiere lie,
Et ne voist hors s'il ne fait bel et cler. »

■ ■ ■

De multiples concurrences

Une évaluation numérique de l'implantation des médecins universitaires dans la société médiévale s'avère très difficile, voire impossible, en tout cas d'une représentativité fort limitée. Elle rencontre plusieurs obstacles, tenant à la non-homogénéité des données disponibles et à leur imprécision. Les universités ne fournirent pas régulièrement de matricules recensant tous leurs membres. À Paris, les registres tenus par les doyens depuis 1395 ne livrent que les noms de ceux qui obtinrent leurs grades[41]. Dans les années qui ont précédé l'entrée des Bourguignons dans Paris, en 1418, la faculté de médecine comptait une trentaine de maîtres officiellement chargés d'un enseignement. Elle délivrait en moyenne une douzaine de baccalauréats et environ le même nombre de licences tous les deux ans. Les lacunes des matricules universitaires ne constituent qu'un empêchement mineur, comparativement à l'impossibilité d'évaluer avec précision les grades obtenus par les médecins dont il est avéré qu'ils pratiquèrent. Les sources qui mentionnent leurs noms ont souvent le caractère aléatoire des actes de la vie courante (achats de biens, témoignages, testaments, etc.) ; les appellations de *medicus* et de *physicus*, ou leurs équivalents dans les langues vulgaires, n'indiquent pas une éventuelle formation universitaire. Le titre même de *magister in medicina* est ambigu puisque tout artisan à la tête d'un atelier ou d'une officine, dans le cadre des métiers organisés, pouvait s'intituler « maître ». La présence ou la proximité d'une université délivrant un enseignement médical changeait de beaucoup la situation. À Florence, par exemple, proche de l'importante université de Bologne, la proportion des gradués allait, entre 1350 et 1450, d'un tiers à la moitié des praticiens recensés, médecins et chirurgiens confondus[42]. Il est uniquement permis d'affirmer que la proportion des gradués fut toujours plus élevée dans les villes où une université, non seulement délivrait un enseignement médical, mais exerçait un contrôle sur les professions, et que cette proportion s'accrut dans la population générale au fur et à mesure que s'implantèrent de nouvelles universités.

L'université constitua l'ancrage réglementaire le plus repérable par l'historien pour la profession médicale. Les autorités publiques eurent davantage affaire à l'organisation des métiers de chirurgien et de barbier, respectant les privilèges universitaires en matière de contrôle des compétences médicales. Il est néanmoins probable que des médecins exercèrent ouvertement sans être passés par l'université. La formation pouvait se faire discrète dans le cadre familial, au sein de « dynasties », où la profession se transmettait du père au fils ou au gendre, ou par un apprentissage informel. Un titre de serviteur ou de vague auxiliaire pouvait, en réalité, masquer une qualité d'apprenti. Bien que rares et propres à des aires géographiques limitées au Bassin méditerranéen, des réglementations furent délivrées par des autorités politiques. Toujours citées à ce sujet, les « Constitutions de Melfi », édictées par l'empereur Frédéric II en 1231, en sont le premier exemple, mais il est intimement lié à la mise en place des universités : pour être autorisé à user du titre de *medicus*, il fallait avoir été interrogé au préalable par des maîtres de Salerne. Au vu des lettres de ceux-ci attestant fiabilité et compétence, la licence de pratiquer était accordée par le roi. Ce type de réglementation semble s'être perpétué dans les États angevins de Naples et, par extension, en Provence, où les candidats recevaient leur *licentia practicandi* après avoir été interrogés par des médecins, sans que l'obligation d'avoir fréquenté une université ne fût précisée. À Valence (Espagne), en 1329-1330, avait été institué un jury de deux examinateurs, renouvelable chaque année, pour évaluer la compétence des praticiens désireux de s'installer dans la ville. Pour la profession médicale, la fréquentation préalable d'un *studium generale* (ou université) était requise. Toutefois, cette clause n'était pas prévue pour les chirurgiens ou les barbiers déjà engagés dans une pratique médicale ; seul l'examen par les deux jurés était mentionné. Le cas d'un apothicaire qui pratiquait la médecine à Borriana, à quarante kilomètres de Valence, est révélateur. Il fut poursuivi en 1332 pour exercice illicite, mais fut finalement autorisé à continuer sa pratique, d'abord par les instances judiciaires de Valence, puis par le roi d'Aragon. Un patient avait plaidé la cause de l'apothicaire, arguant qu'il était le seul praticien de la ville de Borriana capable de donner des soins. Un autre cas, à peu près contemporain, montre Pierre III d'Aragon autoriser un empirique à poursuivre ses soins – au grand soulagement de la population – à condition qu'il ne prenne pas le titre de *medicus* et ne perçoive pas de salaire[43].

Lorsque les sources des archives permettent d'appréhender une réalité, l'uniformisation apportée par une médicalisation de type universitaire se nuance de beaucoup. Les modalités de la formation et de l'exercice se pliaient aux conditions locales. La présence de communautés juives a sans doute favorisé le maintien d'une réglementation par les autorités publiques, du fait de l'exclusion des praticiens non chrétiens de l'enseignement universitaire. La formation se faisait alors de maître à élèves ou apprentis, parfois dans le cadre de petites écoles informelles. La circulation des livres, plus fréquente que dans les milieux chrétiens de niveau social équivalent, permettait d'assurer et d'acquérir les connaissances nécessaires en dehors de toute appartenance universitaire. De nombreux témoignages de licences de pratiquer accordées à des médecins juifs sont conservés pour l'Italie, la Sicile, l'Espagne et le Sud de la France. La législation de Monzón, en Aragon, précisait en 1363 que les praticiens juifs – comme les musulmans – devaient être interrogés par des coreligionnaires, en présence toutefois d'un médecin chrétien. Malgré les inévitables réticences et, parfois, les interdictions qui la limitèrent, la consultation de médecins juifs par des patients chrétiens est bien attestée. Particulièrement étudié, le cas de la ville de Manosque fait apparaître ces praticiens dans divers actes d'expertise et de soins ; des contrats notariés, passés avec des patients pour une maladie ou une durée déterminées, attestent aussi leur activité[44]. Contrairement à ce qui a été avancé, le développement de l'exercice médical par des juifs ne peut être mis en relation avec les restrictions apportées à la pratique par les clercs, puisque ces restrictions ne touchaient véritablement que l'enseignement ou le temps d'études postérieur à l'accession aux charges ecclésiastiques ou à l'entrée dans un ordre régulier.

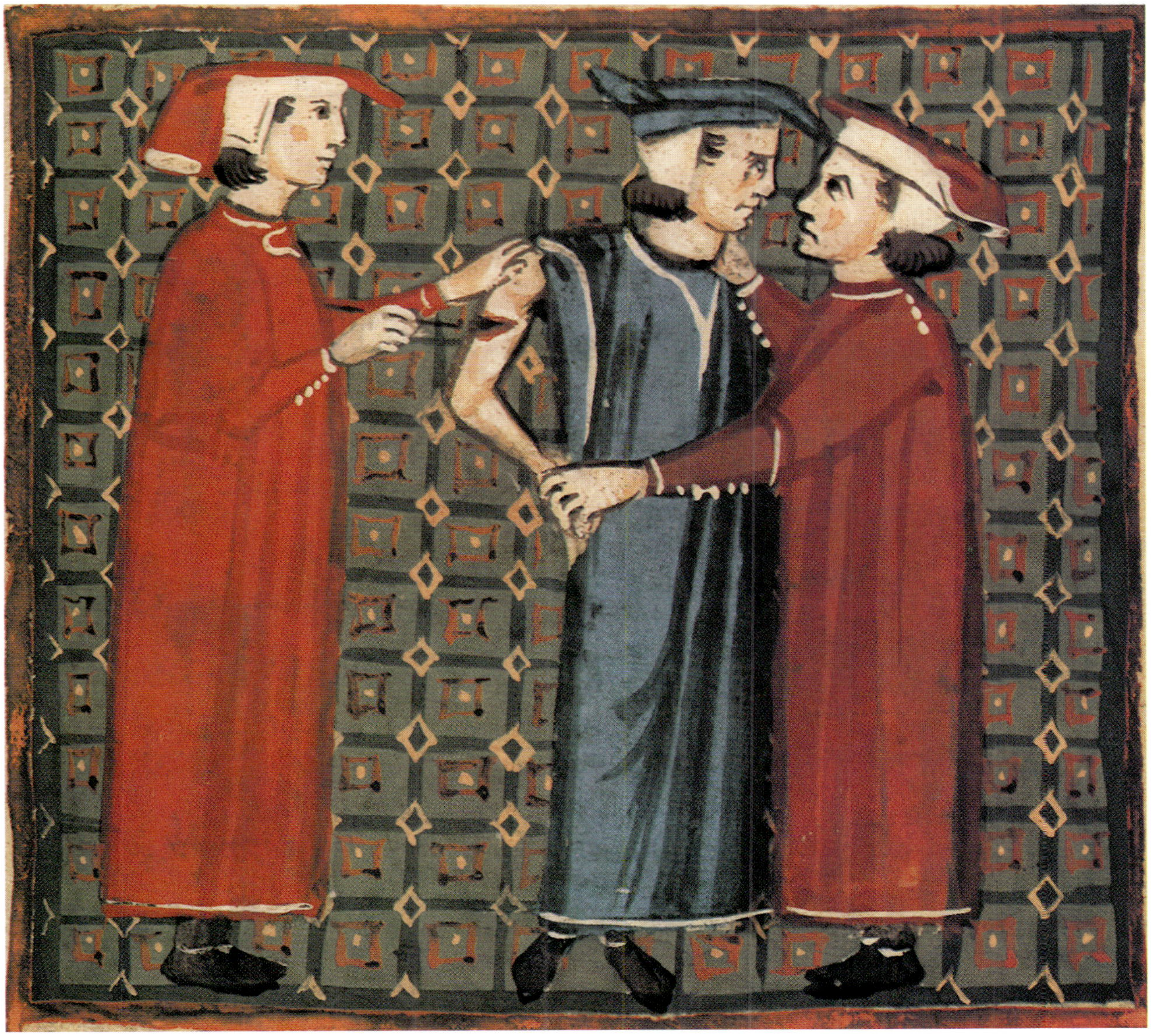

Une opération du bras, *Chirurgia* de Théodore de Cervia, manuscrit du XIIIe siècle. Leyde, Bibliothèque universitaire.

Dans les régions hors de portée d'un contrôle universitaire, la distinction entre le médecin et le chirurgien s'estompait beaucoup. Cette fluidité entre les types de pratiques était facilitée par la quasi-inexistence d'interventions chirurgicales ouvrant le corps pour traiter une maladie interne, du fait de l'absence d'anesthésie efficace et d'asepsie. La pratique chirurgicale englobait donc d'une part la réduction des fractures ou luxations, le traitement des plaies ouvertes et les amputations, d'autre part le soin d'excroissances, de manifestations éruptives ou de tumeurs externes. Pour la seconde catégorie d'interventions, le chirurgien usait plus d'onguents et de potions, comme le médecin, que des instruments tranchant ou cautérisant. Les ouvrages de chirurgie comprenaient toujours une section qui rassemblait des troubles inclassables, situés à la frontière entre médecine et chirurgie. Seuls l'usage et la tradition semblaient les assigner à l'un ou l'autre champ, ainsi que l'indique le titre choisi pour cette section par Guy de Chauliac, dans sa *Grande Chirurgie* terminée en 1363 : « Sur toutes les maladies qui ne sont proprement ni des apostumes ni des ulcères ni des affections des os, pour lesquelles on a recours

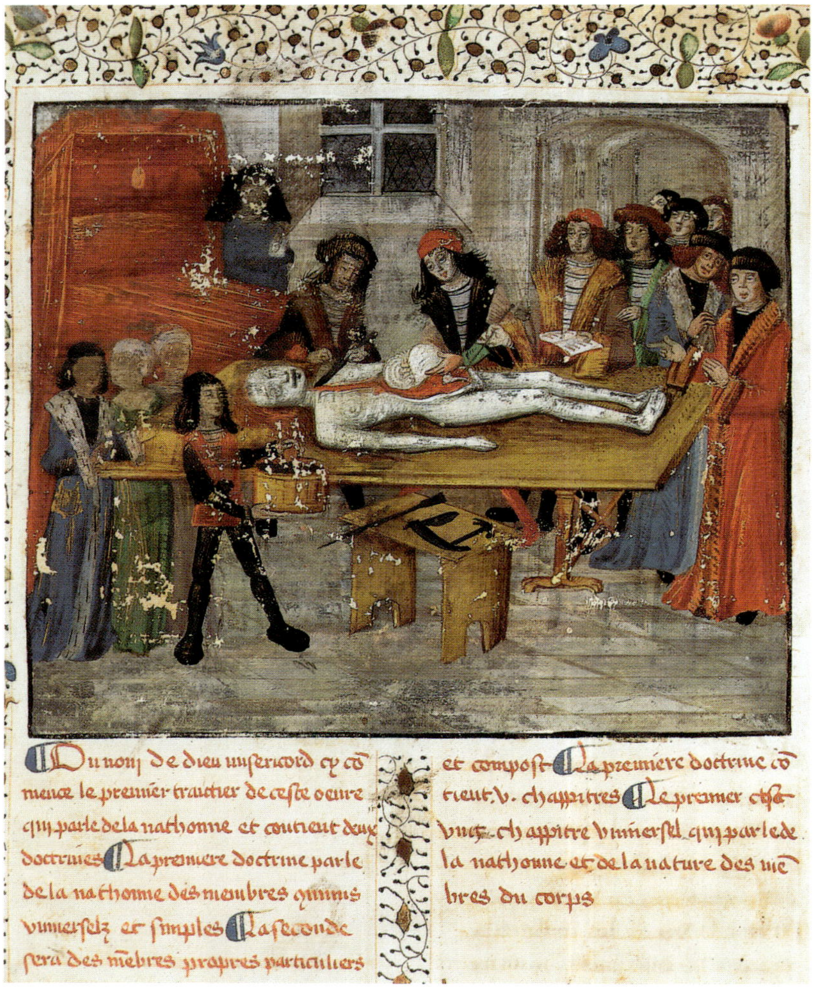

Leçon de dissection à la faculté de médecine de Montpellier, 1363, *La Grande Chirurgie* par Guy de Chauliac. Montpellier, musée Atger, Bibliothèque de la faculté de médecine.

au chirurgien[45]. » Loin de la vigilance universitaire, le groupe des médecins risquait soit de se confondre dans un ensemble indéterminé de praticiens, soit d'être quelque peu asphyxié par les métiers organisés sur le modèle des corporations, comme l'étaient le plus souvent les chirurgiens et, surtout, les barbiers. Ce fut en grande partie le cas en Angleterre, où le faible rayonnement de l'enseignement médical à Oxford et Cambridge ne faisait que rendre compte des possibilités insuffisantes d'exercice offertes par les deux villes, à la population peu nombreuse. Les gradués qui exerçaient à Londres ou dans d'autres villes, après avoir effectué de longues études sur le continent, en Italie ou en France, se trouvaient privés de la protection naturelle d'une université et quelque peu étouffés par les autres groupes de praticiens, mieux organisés. À Londres, le Collège fondé en 1423 pour réunir médecins et chirurgiens fut de courte durée, en raison de rivalités inévitables, et il ne put résister à la montée en puissance du corps professionnel des barbiers, phénomène nouveau à la fin du Moyen Âge, en Angleterre comme dans d'autres pays[46]. La concurrence la plus notable, tant pour les médecins que pour les chirurgiens, fut exercée par ces praticiens qui tendaient à sortir de leur simple rôle d'auxiliaires, préposés aux saignées.

Les conditions de l'exercice ordinaire et quotidien au Moyen Âge incitent à supposer que nombre de *medici* ou de *chirurgici* n'étaient peut-être que des empiriques non poursuivis. Seuls les procès intentés révèlent l'existence des charlatans, ce qui limite de beaucoup leur visibilité historique. La faculté de médecine se montra fort procédurière et veilla à l'authentification des compétences, au nom du « bien public » en référence à la *Politique* d'Aristote. Dès ses statuts de 1270-1274, elle avait indiqué son intention de contrôler l'exercice médical à Paris et dans sa banlieue, en interdisant tout empiètement de la part de praticiens qui n'auraient pas reçu le grade universitaire de la maîtrise. Survenu à la suite d'une longue série de procès, depuis le début du XIVe siècle, celui de Jean de Dompremi, entre 1423 et 1427, constitua une sorte de point d'orgue, au moins sur le plan de la rhétorique des plaidoiries. L'empirique – qui s'était dit tour à tour « chirurgien » et « médecin » – pouvait se montrer insolent à un moment où la Faculté, du fait de l'occupation anglo-bourguignonne et du grand schisme d'Occident, avait perdu ses appuis habituels, à savoir le roi de France et les autorités ecclésiastiques. Jean de Dompremi se plaisait à se situer dans la ligne d'Hippocrate qui avait retrouvé la médecine, inventée par Apollon et Esculape, grâce à ses expériences. Il évoquait aussi la cécité d'Homère afin de prouver qu'il n'était pas nécessaire de lire pour avoir du talent, c'est-à-dire, dans son cas, pour bien pratiquer. La liste des patients qu'il avait soignés était longue et illustre :

il disait bénéficier d'une excellente réputation, un bien jugé capital au Moyen Âge[47]. Il opposait ainsi la compétence technique au savoir livresque, en une dichotomie que les médecins universitaires s'étaient efforcés d'oblitérer par leur ouverture aux aspects les plus quotidiens de la vie des patients. Alors que le médecin savant œuvrait dans le long terme et dans le respect des processus naturels, l'empirique misait sur les états d'urgence et les pratiques spectaculaires, comme ne manquaient pas de le déplorer dans leurs écrits les maîtres des universités. Les malencontreuses paracentèses des ventres hydropiques, le percement aléatoire des bubons, les purges drastiques faisaient partie des actes reprochés, pour leur danger et leur réussite éphémère, aux empiriques. Exclues de l'enseignement universitaire, les femmes ne pouvaient qu'entrer dans la catégorie des empiriques, lorsque quelque époux défunt et un règlement favorable ou muet sur ce point ne leur octroyaient pas la possibilité de régir une officine d'apothicaire ou de barbier. Les chirurgiens se montrèrent plus réticents. Le cas de la dame salernitaine qui semble avoir effectivement existé et exercé sous le nom de « Trota » – même si l'ensemble des écrits attribués à « Trotula » ne fut pas de son fait mais composé par des hommes – appartient encore au monde pré-universitaire et à l'univers composite des praticiens de l'Italie du Sud au XIIe siècle. Quant à Hildegarde de Bingen, toujours citée au nombre des femmes médecins, elle perpétuait la tradition monastique tout en offrant une personnalité hors du commun, peu représentative des habitudes. Comme toute pratique empirique ou acquise dans un cadre privé, celle des femmes n'est visible dans les sources que si elle fut dénoncée et poursuivie par les voies de justice[48].

S'ajoutaient à tous ces concurrents bigarrés, aux physionomies variables selon les lieux et les époques, les rivaux sécrétés par la science médicale elle-même. L'inscription de la discipline sous l'égide de la philosophie naturelle, de même que la relation intime instaurée entre le microcosme du corps humain et le macrocosme de l'univers, légitimaient une prise en compte rationnelle de l'influence astrale. Différents niveaux d'application de l'astrologie à la médecine sont repérables au Moyen Âge. Dans son célèbre *Conciliator*, terminé en 1310, le Padouan Pietro d'Abano s'efforçait de démontrer que des connaissances en astronomie étaient nécessaires au médecin afin de déterminer le cours et la position des planètes de manière techniquement fiable, et que l'interprétation astrologique palliait l'incertitude des pronostics médicaux. Il se contentait néanmoins d'énoncer des règles générales ou de rappeler les principes de l'astronomie, sans entrer dans le détail d'une mise en pratique pour chaque situation. Sa tentative restait au niveau de l'utopie. Avicenne avait manifesté une réticence à conseiller le recours à l'astrologie, dont il niait la valeur scientifique, tout en reconnaissant l'existence d'une influence du ciel sur le monde sublunaire. Pour le savant arabe, cette influence n'était pas connaissable. Il préconisait donc aux médecins de ne pas tenir compte des causes premières et de ne se fier qu'aux causes secondes. La plupart des médecins se rangèrent à son avis prudent, ne faisant qu'une concession dans les domaines suggérés par Galien. Au troisième livre du traité *Des Jours critiques*, les cours de la lune et du soleil étaient pris en considération, le calcul d'un « mois médical » était proposé, et des allusions étaient faites à l'horoscope du patient. La détermination

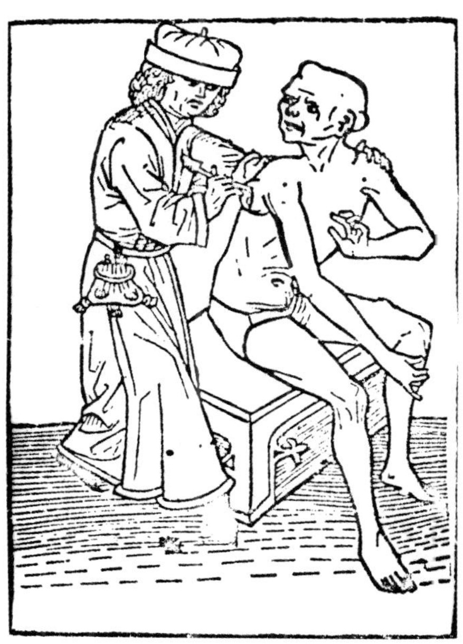

Chirurgien perçant un bubon, *Ein fast Köstlicher Spruch von der Pestilencz*, 1482. Genève, Organisation mondiale de la Santé.

des moments de crise et des jours indicateurs, ainsi que, par voie de conséquence, la prescription des saignées et des purges constituaient les secteurs de l'activité médicale pour lesquels un recours à l'astrologie s'avérait utile. À la fin du Moyen Âge, des almanachs aidaient le praticien le moins versé dans la science des astres. Même les plus réticents se plièrent à ces usages dans le but avoué de renforcer la confiance du patient, un élément déterminant de la cure selon la théorie médicale et sa définition de l'incidence physique des passions ou « accidents de l'âme ». Étendue au-delà de ces quelques secteurs réservés et précisément délimités, l'observation du cours des astres et des interprétations qui lui étaient traditionnellement associées faisait du praticien plus un astrologue qu'un médecin. Des ouvrages d'astrologie médicale jetaient les bases d'une technique qui, malgré le respect des principes de la physiologie et le fonds commun constitué par la physique des qualités élémentaires, s'éloignait de l'art du praticien galéniste. Le traité *De l'Urine non vue*, écrit par Guillaume l'Anglais, à Marseille en 1219, connut un succès important jusqu'à la fin du Moyen Âge : le flacon d'urine ne servait qu'à ouvrir l'interrogation astrologique. Souvent muni d'un savoir acquis dans les facultés de médecine, l'astrologue concurrençait notablement le praticien plus modéré dans le crédit apporté aux informations tirées des mouvements célestes[49].

Les liens entre médecine et alchimie se révélaient également étroits, bien que plus voilés et dissimulés sous des remèdes spécifiques ou des descriptions des processus physiologiques, relatifs à la digestion ou à la génération. Intégrée à des prescriptions ordinaires, une pratique inspirée de principes alchimiques pouvait coexister avec l'application des théories enseignées à l'université. Comme dans le cas de l'astrologie, il existait une limite au-delà de laquelle l'activité changeait de nature. Le médecin italien Antonio Guaineri (mort après 1448) rapportait ainsi le cas d'un ermite que ses succès thérapeutiques fondés sur la fabrication d'onguents alchimiques conduisirent à se dévouer entièrement au soin des malades[50]. Les concurrences les plus importantes venaient néanmoins des recours n'impliquant pas une technique parallèle, mais des croyances, qu'elles fussent magiques ou religieuses. Le personnage du sorcier, davantage encore celui de la sorcière, sont fréquemment dépeints dans les ouvrages médicaux, surtout à partir de la première moitié du XVe siècle : la *vetula* combine les traits de la matrone et ceux de la guérisseuse aux pouvoirs démoniaques[51]. Le médecin savant ne résiste pas toujours à ces recours, tout en les limitant à des maux pour lesquels la tradition livresque véhiculait des scories magiques. Les empoisonnements, l'impuissance sexuelle, l'épilepsie ou les vers intestinaux donnaient l'occasion de telles dérives. Les épidémies de peste encouragèrent un retour au divin, aux prières, aux jeûnes et aux processions. Certains universitaires recommandaient la piété pour combattre la peur de la mort, réputée favoriser le mal, ou tenter d'agir sur la cause première du fléau, défini comme un châtiment divin. La tendance dominante du discours médical était pourtant de briser les entraves à la rationalité, selon les modalités de son expression médiévale. Les saints guérisseurs venaient renforcer la troupe des concurrents du praticien lettré et professionnel. En des termes d'une rare violence, Henri de Mondeville, qui combinait les compétences du médecin et du chirurgien, évoquait avec lucidité l'enracinement de cette piété, à laquelle n'échappaient pas toujours, comme il convenait à ses yeux, les praticiens ordinaires[52] :

« Il est à noter que selon la foule et les chirurgiens ruraux, en tout ulcère, plaie, apostume et fistule dont le traitement se prolonge, on a affaire au mal de saint Éloi [...]. Toute la foule suppose et croit qu'avant la canonisation de saint Éloi, la maladie n'existait pas, ce qui est faux, comme le montrent les auteurs de médecine lorsqu'ils la décrivent sous le nom de fistule, bien avant la naissance de ce saint. Si cela était vrai, il vaudrait mieux qu'il n'ait pas été saint, plutôt que de voir surgir une maladie nouvelle à cause de sa canonisation. »

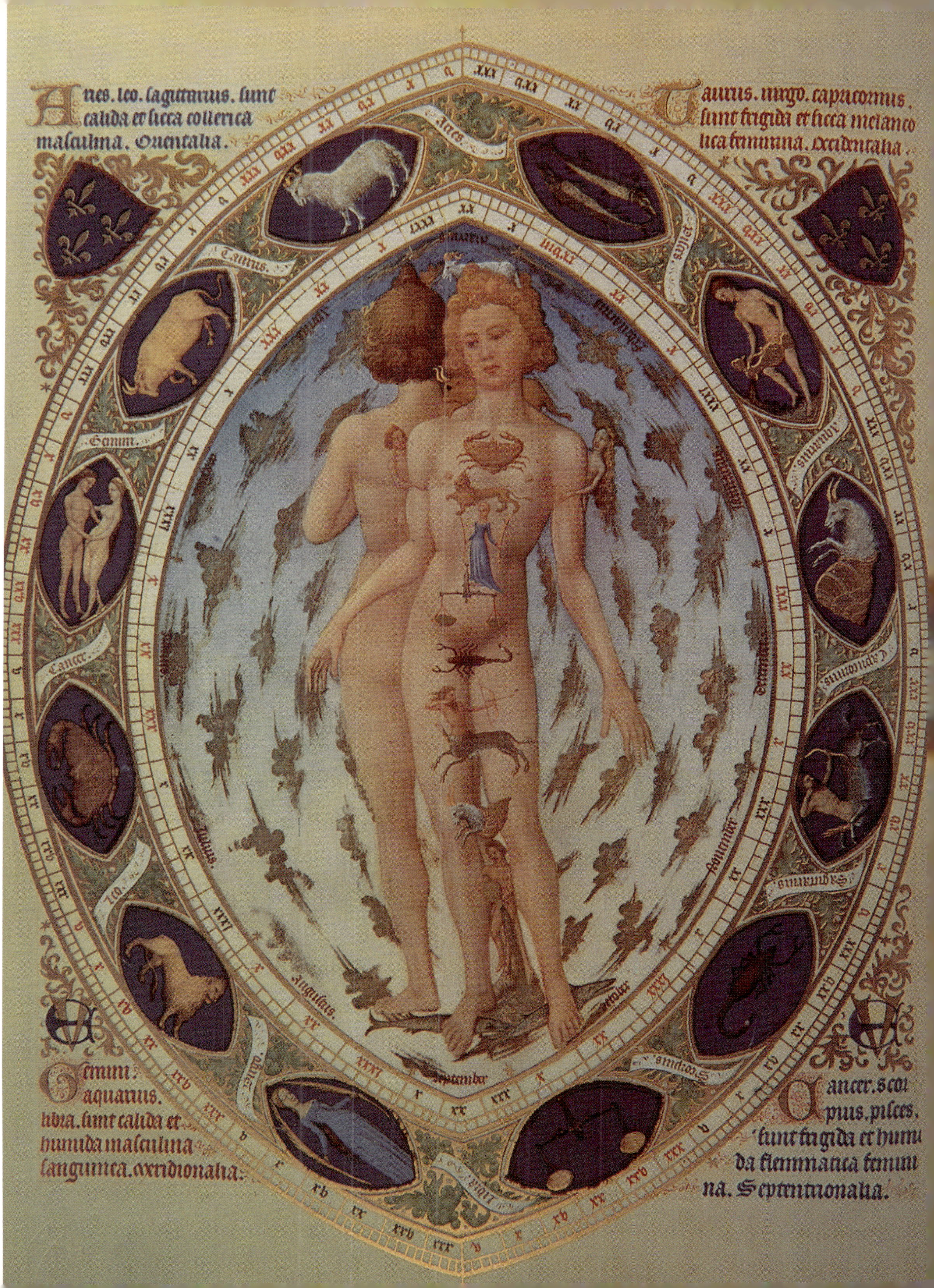
Aries. leo. sagittarius. sunt
calida et sicca collerica
masculina. Orientalia.
Taurus. virgo. capricornus.
sunt frigida et sicca melanco
lica feminina. Occidentalia.
Gemini.
aquarius.
libra. sunt calida et
humida masculina
sanguinea. meridionalia.
Cancer. scor
pius. pisces.
sunt frigida et humi
da flemmatica femini
na. Septentrionalia.

Homme zodiacal ». *Les très*
es heures du duc de Berry,
6. Chantilly, musée Condé.

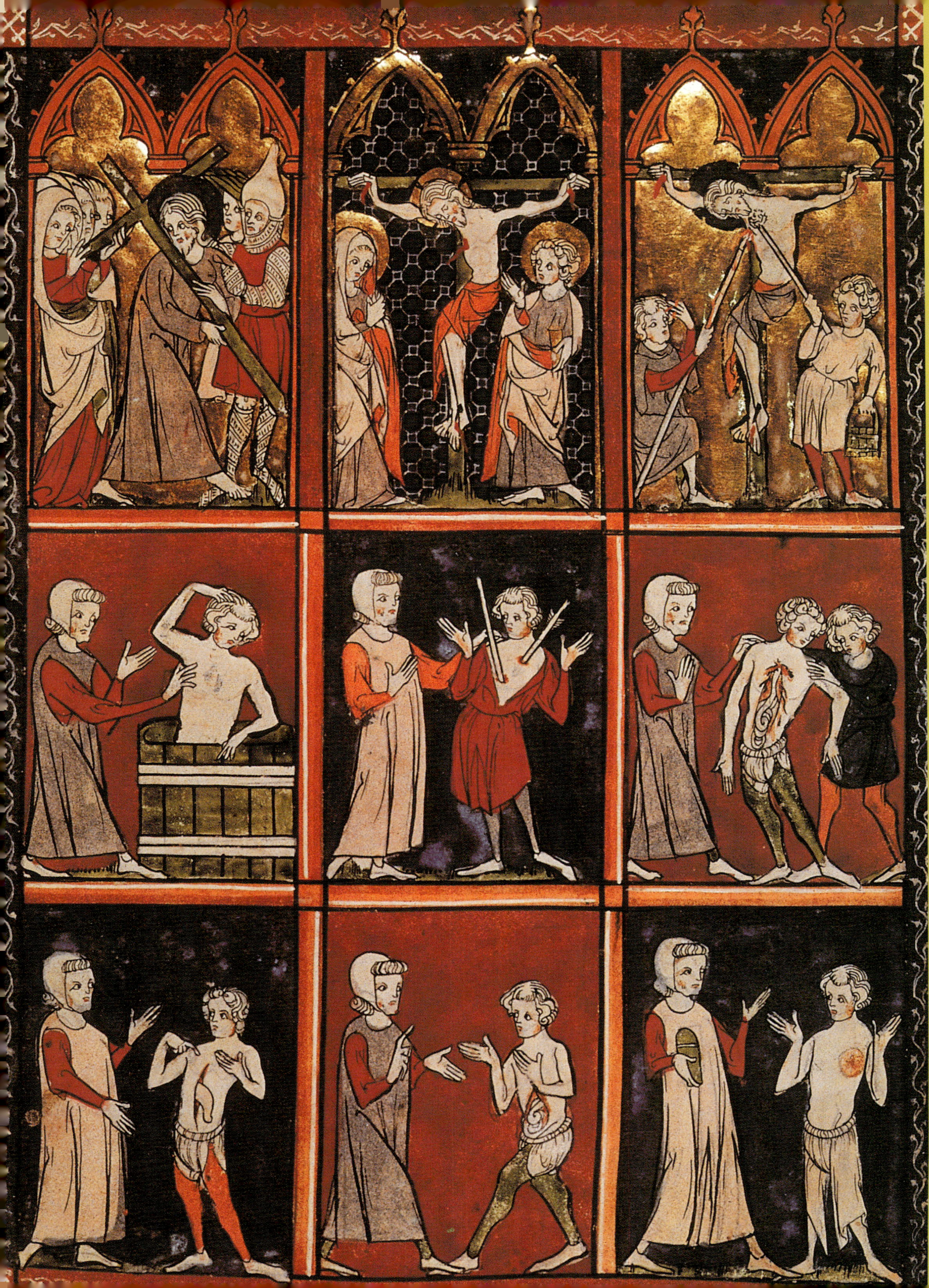

Miniature extraite du livre de chirurgie *De plusieurs indispositions* de Roger de Salerne. Londres, British Library.

II

LE MÉTIER DE CHIRURGIEN AU MOYEN ÂGE

Gundolf Keil

■ ■ ■

La position spéciale de la chirurgie, la rivalité entre chirurgien et médecin

Dès le début du Moyen Âge, la chirurgie commence à se démarquer du reste de la médecine, tant d'un point de vue technique que professionnel. Les représentants de la discipline chirurgicale n'ont à cette époque généralement pas suivi l'enseignement des *artes* dans une école monastique ou épiscopale, et ne disposent, pour la plupart, que d'une formation pratique. Il n'est donc pas surprenant que, par son caractère manuel, la chirurgie ait alors difficilement concilié théorie et pratique. Son évolution ne pouvait pas rester sans conséquences sur les rapports entre médecins académiques et chirurgiens.

La concurrence entre *chirurg [ic] us* et *medicus* apparaît, dès le VIIIe siècle, dans la littérature médicale de l'époque présalernitaine où le chirurgien est désigné par des termes tels que *rasator* ou *sanguinator* (dans la littérature non spécialisée, cette rivalité est notamment attestée au Xe siècle par les *Histoires* de Richer de Reims[1]). L'origine sociale des chirurgiens du Moyen Âge présente, d'autre part, une grande diversité : on compte parmi eux aussi bien des princes que des garçons de ferme[2], ainsi qu'une part non négligeable de femmes chirurgiens[3] ; en revanche, les ecclésiastiques[4] sont moins nombreux que les laïcs. De nettes différences marquent également les clientèles respectives du chirurgien et du médecin académique : alors que le médecin « savant » propose surtout ses services aux milieux sociaux élevés, le chirurgien soigne avant tout les couches inférieures et moyennes de la population.

Le fossé entre *chirurgus* et *physicus* s'élargit nettement au cours du haut Moyen Âge. Les chirurgiens à formation

Intervention chirurgicale, roman épique du XIIe siècle, manuscrit français du XIVe siècle, Venise, bibliothèque Marcienne.

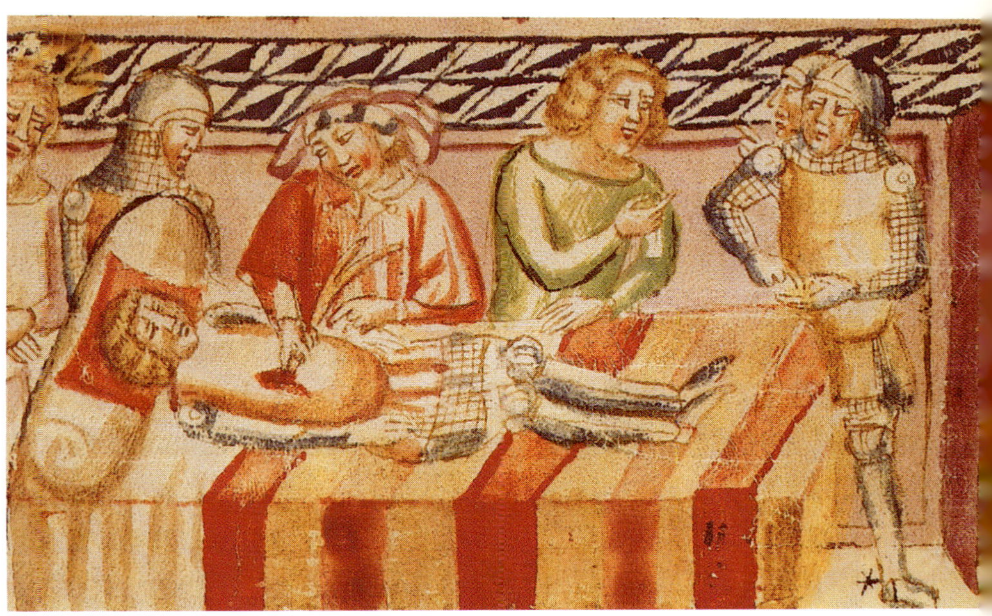

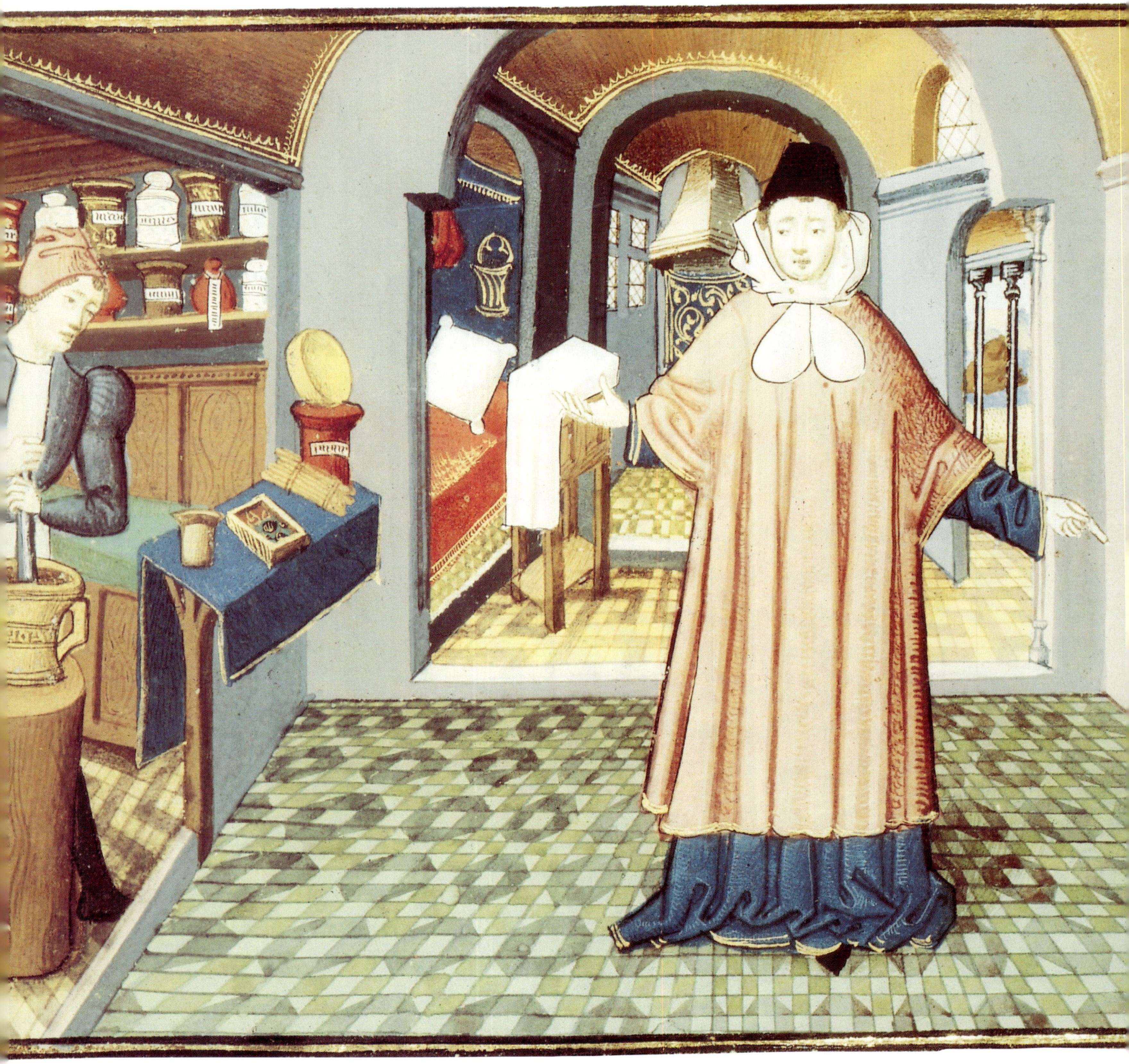

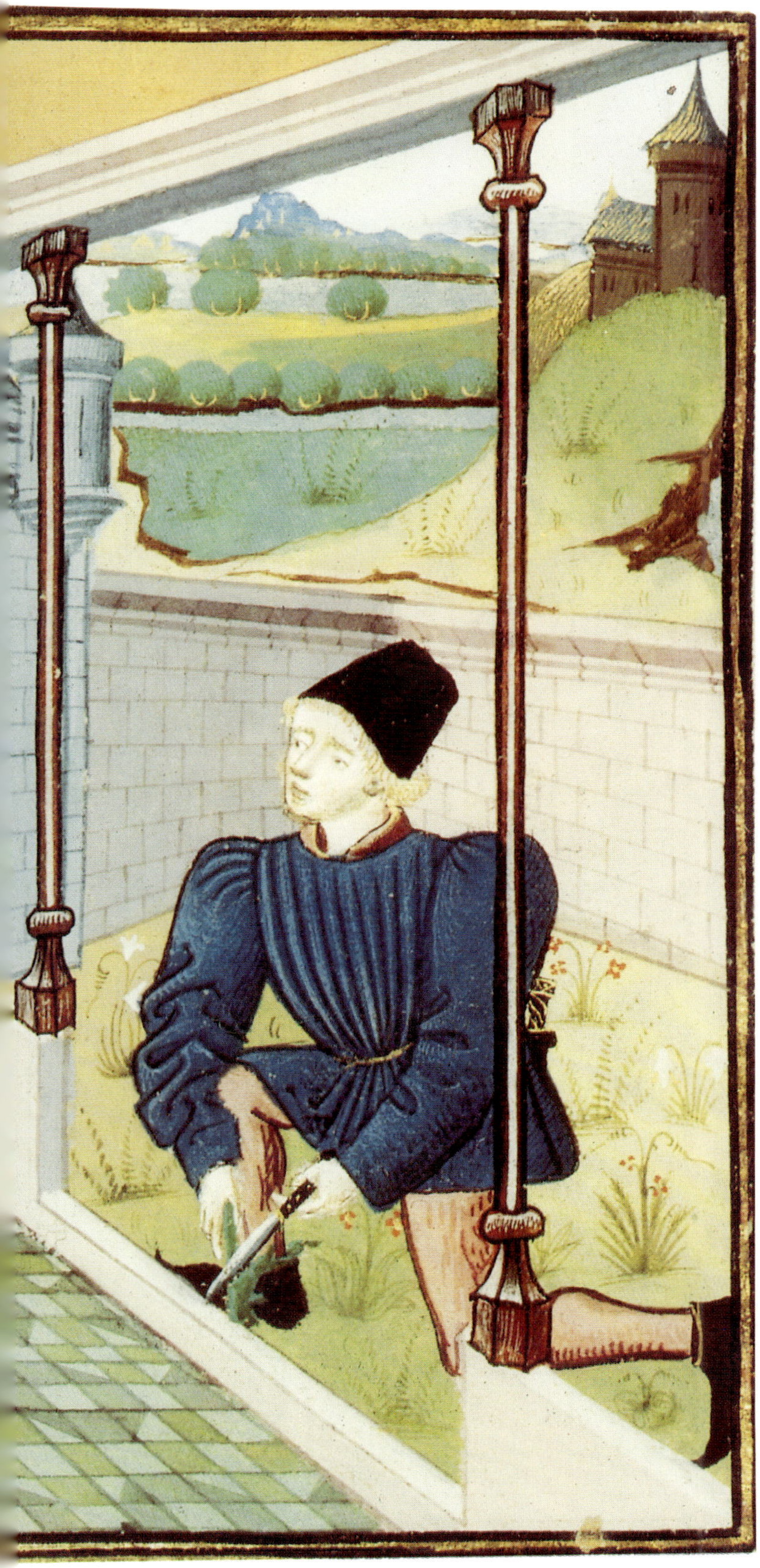

universitaire, tels Ortolf von Baierland, Thomas Schelling ou le chirurgien de la Weser, restent de rares exceptions. Pour la majorité d'entre eux, l'apprentissage constitue l'essentiel de leur formation. À l'école de Salerne, qui offre la première formation médicale notable dans l'Europe médiévale et qui influença de façon décisive les programmes d'études des jeunes facultés de médecine, le chirurgien n'occupe guère qu'une place marginale, trouvée dans l'enseignement de l'anatomie[5]. Le fossé entre les deux états est également creusé par les décisions des autorités religieuses : le quatrième concile du Latran, en 1215, restreignit la pratique médicale pour les ecclésiastiques et leur interdit de « brûler » (cautériser) et d'inciser les corps. Bien que des dispenses fussent accordées dans des cas isolés – par exemple pour Théodoric de Bologne –, l'opposition entre activité opératoire et médecine universitaire demeure. Les mesures prises par Roger II de Sicile[6] et par l'empereur Frédéric II[7] manifestent ainsi la volonté, non seulement de réglementer la formation médicale, mais de définir précisément aussi, en regard, les normes et le champ d'exercice de la chirurgie.

La chirurgie de la fin du Moyen Âge se détache, du point de vue scientifique, de celle des siècles précédents. C'est au chirurgien, et non plus au *physicus*, qu'incombe l'essentiel des soins médicaux : ses honoraires sont faibles – il est donc mieux placé pour soigner les couches modestes de la population –, il fabrique lui-même de nombreux médicaments, à partir de substances médicinales locales ou des simples de son jardin (un calendrier d'herborisation est réalisé à cet effet par Anton Trutmann), et n'a recours aux apothicaires que pour les drogues étrangères ou les spécialités de fabrication difficile (ainsi pour la thériaque). Le médecin « savant », quant à lui, ne traitant presque exclusivement que

La cueillette des plantes et leur préparation en médicaments, miniature de l'*Antidotaire* de Bernard de Gordon. Paris, Bibliothèque nationale de France.

les milieux sociaux les plus élevés, demande des honoraires en conséquence. Le prix des médicaments d'une seule prescription peut représenter par ailleurs le double du salaire journalier d'un artisan.

Une autre raison de la place centrale des chirurgiens dans les soins médicaux réside dans leur mobilité : nombre d'entre eux sont des « chirurgiens ambulants » : « oculistes », inciseurs ou dentistes. Lors de leurs visites aux malades, ils emportent une trousse de produits pharmaceutiques de base ainsi qu'un vademecum consulté pour le diagnostic et la thérapie. Cette mobilité fut bénéfique dans les petites paroisses de régions peu peuplées pour lesquelles l'appel à un médecin diplômé demeurait, en règle générale, impossible.

Cependant, à la fin du Moyen Âge, la chirurgie reste un artisanat. Une normalisation de la formation commence à se dessiner à partir du XIIIe siècle : le chirurgien acquiert ses connaissances pratiques dans le cadre d'un apprentissage chez un maître, il fait ensuite son tour comme compagnon (Heinrich von Pfalzpaint, Johann Schenk de Würzburg), s'associe à des collègues ou à des représentants d'autres professions médicales (chirurgiens-barbiers, frictionneurs, barbiers) en corporations municipales, et se soumet de plus en plus à des réglementations professionnelles touchant son droit d'exercer et le contrôle de son activité. Les facultés de médecine voient dans le « chirurgien-barbier » le partenaire idéal du médecin académique. Formés pour donner des soins aux malades ainsi que pour des services purement chirurgicaux, ces chirurgiens-barbiers obtiennent la *licentia operandi* par un examen complémentaire mis en place par les corporations.

Leurs terrains d'activité sont très divers : ils peuvent en principe exercer aussi bien dans une cour princière que dans le système de santé publique, comme médecin de bord ou de troupe. En dépit du manque de structure académique, les chirurgiens de la fin du Moyen Âge, qui possèdent une conscience claire de leur état, prennent leurs distances par rapport au médecin savant, mais aussi par rapport aux professions médicales non érudites concurrentes (barbiers-chirurgiens, barbiers, médecins laïques), et les tentatives répétées des médecins académiques pour exercer leur influence sur les chirurgiens au travers des collèges et des facultés de médecine ou de la fonction de médecin municipal (Fribourg-en-Brisgau, Montpellier, Paris) restèrent sans succès jusqu'à la fin du Moyen Âge.

Trépanation, miniature extraite d'un manuscrit de Guy de Pavie, Italie, 1345. Chantilly, musée Condé.

■ ■ ■

La transmission d'un savoir chirurgical et le développement d'une littérature spécialisée

Comme la médecine en général, la chirurgie connut un essor décisif grâce à la réception de la littérature arabe spécialisée. La conséquence fut, au cours du Moyen Âge, la formation de centres de chirurgie, la diffusion de nouvelles mesures thérapeutiques et l'élaboration d'une importante littérature chirurgicale.

L'école de Salerne

Par son contenu et sa diffusion, la littérature chirurgicale présalernitaine n'avait eu qu'une influence très modeste, plus particulièrement limitée à l'enseignement des écoles monastiques et épiscopales. Les textes, généralement courts, traitaient de la cautérisation et de la saignée, dressaient la liste des instruments chirurgicaux et ne donnaient une vue d'ensemble de la spécialité que dans le cas de l'*Introductio* pseudogalénique. Cette littérature, rédigée dans un latin très dégradé, encore transmise hors de toute structure d'enseignement, privilégiait les données pratiques de la chirurgie et laissait déjà percevoir une évolution qui devait finalement provoquer la scission de la chirurgie avec le reste de la médecine. Elle n'offrait tout au plus que les fragments d'un savoir médico-chirurgical simple.

Entre 995 et 1087, la guilde hippocratique de Salerne avait sans doute développé les structures d'organisation et de transmission du savoir qui ont marqué jusqu'à nos jours le système universitaire. L'école de Salerne avait fondé la préscolastique, créé le médecin académique très cultivé, préparé l'examen d'État et permis l'établissement du barème des honoraires. Elle constitua un modèle de référence pour des universités telles que celles de Montpellier, Paris et Bologne, et favorisa de façon décisive l'émancipation de l'état d'apothicaire.

En ce qui concerne cependant la chirurgie et l'évolution de la profession de chirurgien, l'école de médecine de Salerne y a peu contribué elle-même. On constate en effet que ses médecins académiques ont négligé le savoir-faire expérimental que les apprentis acquéraient par la pratique. Toutefois, l'école de Salerne prolongeait des traditions datant du début du Moyen Âge en conférant encore au XIVe siècle la licence de chirurgie à des femmes. Elle transmit aussi une littérature spécialisée complémentaire en mettant à la disposition de l'Occident le savoir chirurgical de Paul d'Égine, dans la version remaniée par Ali Abbās.

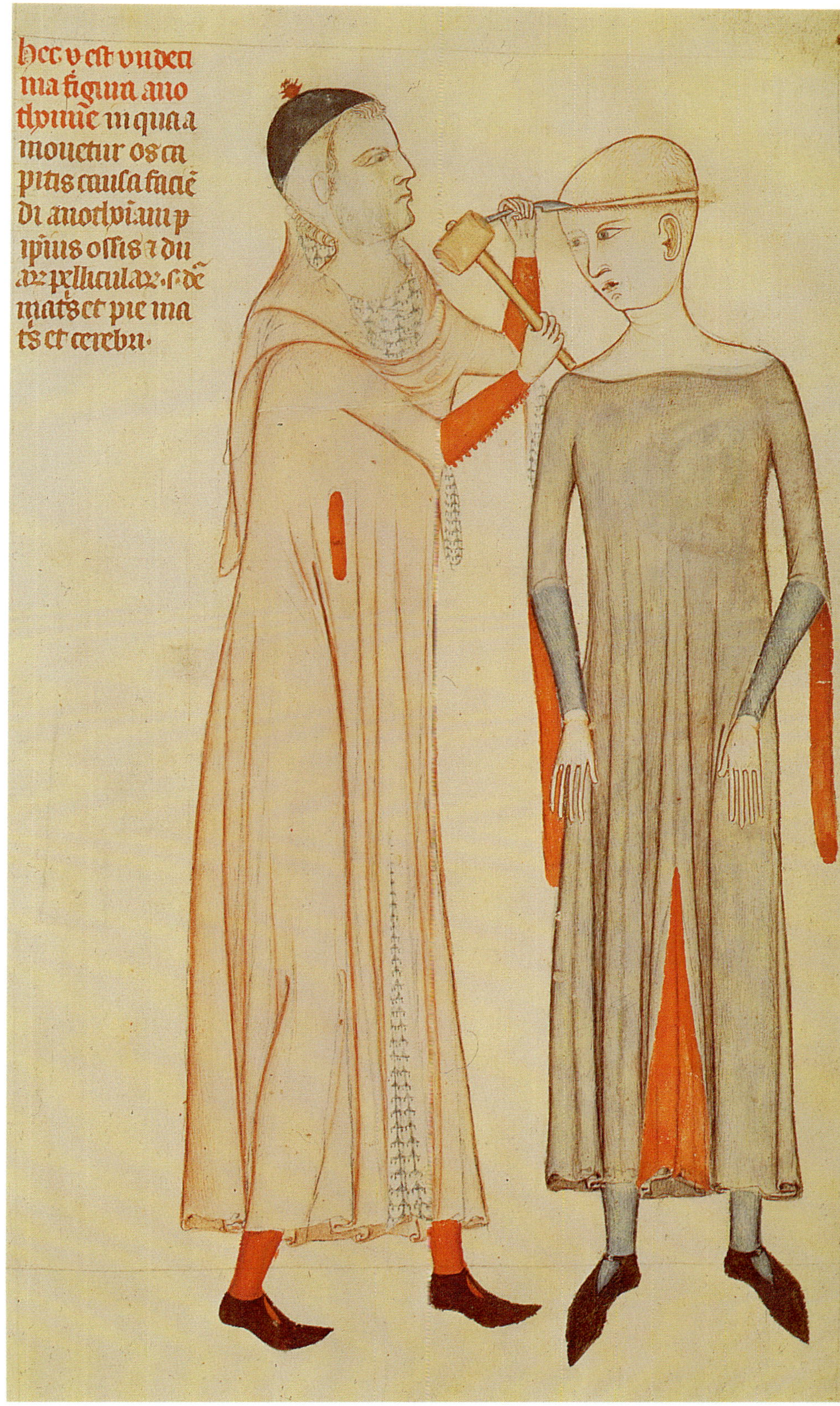

Roger Frugardi

La science chirurgicale reçut cependant une impulsion beaucoup plus grande de la tradition lombarde. Dans les années 1170, un de ses représentants, Roger Frugardi (né avant 1140), professeur de chirurgie générale et spécialisée à l'école supérieure de Parme[8], fit particulièrement progresser l'enseignement de cet art au niveau universitaire. Alors que la littérature chirurgicale n'occupait qu'une place mineure au XIe siècle et au début du XIIe, l'école de Parme connut, grâce à Frugardi, un remarquable essor qui généra une multitude de textes spécialisés et provoqua une véritable explosion littéraire. C'est grâce à Guido d'Arezzo le Jeune qu'il avait pu enseigner à Parme. Non seulement Guido d'Arezzo réussit à l'associer au programme d'études, mais il mit par écrit ses cours, à partir de notes d'auditeurs, et se chargea en 1180 de la publication de la *Rogerina*.

Le texte original est un traité de chirurgie qui fonda le genre du livre d'enseignement de la chirurgie occidentale et fit autorité jusqu'à l'époque moderne. La *Rogerina* atteste la mise par écrit de connaissances transmises oralement par les Germains depuis la fin de l'Antiquité. En effet, le savoir enseigné par Roger Frugardi reflète, pour l'essentiel, la science chirurgicale germanique : citons les tubes de sureau pour l'entérorraphie ou le traitement d'une blessure avec une feuille de chou, en particulier pour les blessures crâniennes, très largement traitées. Ce savoir intéresse en effet l'ensemble de la spécialité, mais porte plus spécialement sur la chirurgie crânienne, la traumatologie des blessures de l'abdomen, le traitement du goitre et la styptie (ligature, ligature périvasculaire, « poudre rouge »). Roger compléta ces données par des connaissances théoriques salernitaines et les classa suivant la disposition des organes dans le corps. Bien que les œuvres de Roger soient marquées par la langue médicale de Constantin l'Africain et de l'école de Salerne, elles sont encore très proches de la langue parlée du haut allemand – longobard ou italien – lombard, comme le montre son usage de la parataxe et les germanismes de syntaxe et de vocabulaire. L'enfermer dans la tradition chirurgicale germanique serait cependant trop réducteur : ce que le Lombard enseigna à Parme inclut les connaissances salernitaines, et son ouvrage fut même considéré comme une production de l'école du golfe de Naples. Le caractère novateur de ces premiers écrits était si manifeste que Guido d'Arezzo, l'éditeur de la *Rogerina*, s'exclama : « *Noua trado et apud medicos inusitata* » (« Ce que je transmets est nouveau, sans exemple chez les médecins »).

La diffusion de la *Chirurgie* de Roger ne fut nullement restreinte par le problème de la langue choisie : langue latine/langue nationale. Son influence devait s'étendre jusqu'au début des temps modernes. La deuxième édition augmentée fut publiée au début du XIIIe siècle par un de ses élèves, Roland de Parme, qui en présenta vers 1250, à Bologne, une nouvelle édition remaniée, la *Rolandina*. Aux XIVe et XVe siècles, il est presque impossible d'ouvrir un livre de formules ou un manuel de chirurgie sans rencontrer à chaque instant des références à ces écrits qui marquèrent profondément aussi les médecins universitaires de Salerne. Ceux-ci réagirent en 1195 par la publication des *Premières Gloses (salernitaines) de Roger*. Lors de leur parution, l'original de Roger en était déjà à sa deuxième édition.

L'école de Bologne

Au XIIIe siècle, l'université de Bologne se situait au centre de l'évolution de la discipline chirurgicale. La fondation de l'école de chirurgie remonte à Ugo dei Borgognoni qui commença à y enseigner en 1219. Roland de Parme, autour de qui l'école de Roger s'était formée, s'installa dans cette ville dès 1220, et y fut vraisemblablement à la fois médecin et professeur de faculté. Ugo dei Borgognoni réunit ses connaissances professionnelles à celles de l'école de Roger. Il réussit également à y associer la chirurgie d'Abu'l-Qāzim, fondée sur celle de Paul d'Égine, et à établir la science opératoire de l'Occident sur de nouvelles bases. On retrouve le contenu de son enseignement dans les manuels de chirurgie de ses élèves, Bruno de Longoburgo et Teodorico dei

Borgognoni. Ses directives sur l'anesthésie générale ont été importantes pour l'évolution de la spécialité. Ugo dei Borgognoni agit en pionnier en développant un traitement non purulent de la blessure, pour lequel il recommande des bandages alcoolisés, permettant une guérison *per primam intentionem*.

Les manuels de chirurgie tels que ceux de Bruno dei Longoburgo et de Teodorico dei Borgognoni témoignent par ailleurs du niveau élevé d'une chirurgie pré-universitaire, enseignée en marge de l'université et qui n'était liée que de manière lâche au système d'enseignement de l'école. Bien que leurs livres aient été traduits plusieurs fois dans les langues communes et qu'ils aient touché ainsi les praticiens s'exprimant en langue nationale, leur influence sur le quotidien de la chirurgie fut toutefois moins forte que celle de Roger et de la tradition lombarde.

La rupture dans la pratique chirurgicale ne fut produite dans l'école de Bologne que par le successeur d'Ugo, Guillaume de Saliceto, et son élève Lanfranc de Milan. Leur influence s'exerça en effet, non depuis Bologne, mais depuis Vérone, Lyon ou Paris.

Lanfranc et l'école de Paris

Bien que les conditions propices à son organisation aient été établies auparavant, l'école de Paris doit sa fondation à Lanfranc de Milan, le chirurgien peut-être le plus important de la fin du Moyen Âge. Né vers 1245 à Milan – vraisemblablement d'une famille pisane –, il suivit l'étude des *artes* et de la médecine à Bologne, et fut initié à la chirurgie par Guillaume de Saliceto. Après avoir achevé sa formation professionnelle (avant 1270), il s'établit comme chirurgien dans sa ville natale et connut bientôt une telle notoriété que des nobles et le haut clergé le consultaient pour les cas chirurgicaux. Banni du comté de Milan par Matteo Visconti, vraisemblablement en raison de ses relations avec les cercles gibelins de Della Torre fidèles à l'Empire, Lanfranc trouva vers 1290 en Provence un nouveau lieu d'activités ; de là il voyagea en qualité de chirurgien dans de nombreuses villes françaises – parmi lesquelles Lyon et Paris. Il s'établit dans la capitale en 1295, justifiant son installation par l'achèvement de son ouvrage, *Chirurgia magna*, possible seulement dans une grande ville, et, d'autre part, par les meilleures conditions offertes pour la formation de ses fils[9]. Depuis 1258, les chirurgiens parisiens, hommes et femmes, organisés en corporation, étaient contrôlés sur ordre du préfet de la ville par six maîtres jurés. C'est dans le cadre même de cette corporation que Lanfranc assura l'enseignement chirurgical. Au cours des dix années de son activité d'enseignant, il fit de Paris le centre de l'évolution de la chirurgie. Ses cours, effectués sous le patronage de la faculté de médecine et de Jean Passavant, attirèrent des auditeurs de tout le pays et de l'étranger ; ses exercices pratiques opératoires suscitaient tout particulièrement l'intérêt.

Lanfranc ne faisait pas partie de la faculté de médecine de Paris, mais son appartenance à la guilde des chirurgiens

Stérilisation des instruments par le feu, *Liber Medicinae secundum Rolandum*, XIIIe siècle. Venise, bibliothèque Marcienne.

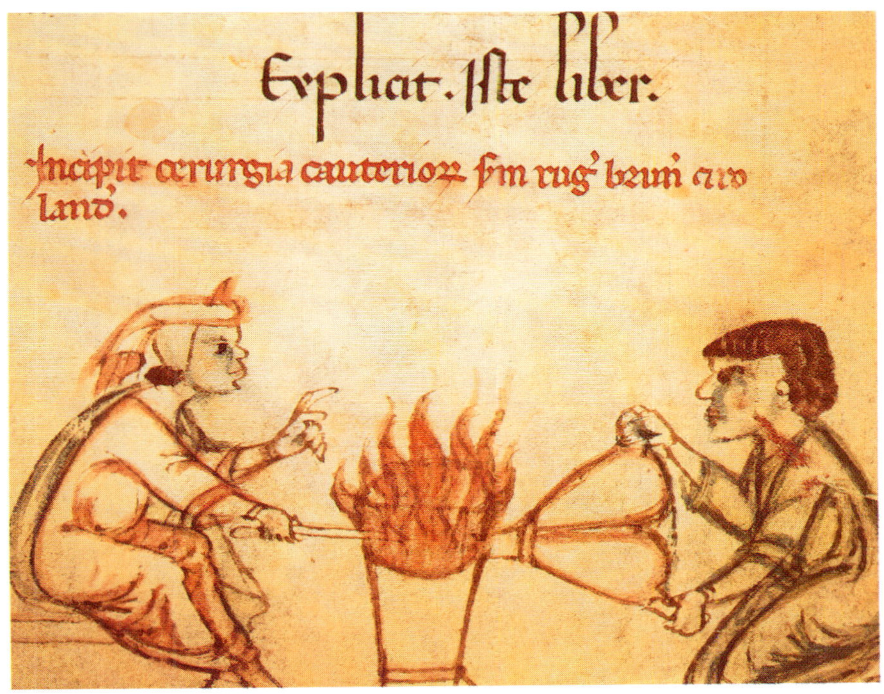

de Paris (la confrérie de Saint-Côme-et-Saint-Damien) est vraisemblable, bien qu'elle ne soit pas attestée.

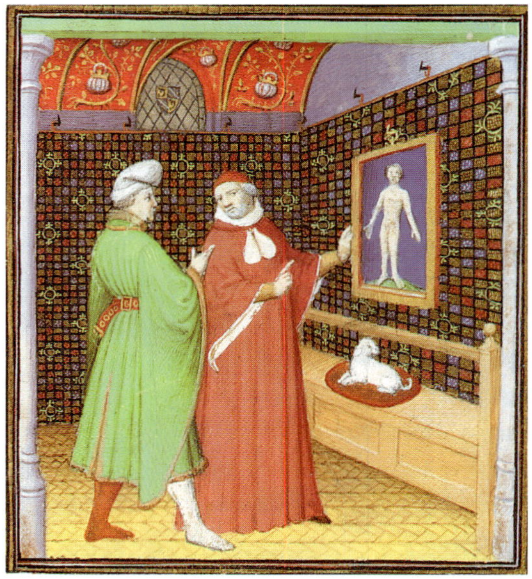

« Leçon d'anatomie », *De Proprietatibus Rerum*, par Barthélemy l'Anglais, 1372. Paris, Bibliothèque nationale de France.

Ses écrits (*Chirurgia parva*, Lyon, avant 1295 ; *Chirurgia magna*, Paris, après 1296) furent traduits dans de nombreuses langues nationales ou vernaculaires. Doué pour les langues et au fait de la littérature spécialisée, Lanfranc se révéla un maître de la prose médicale. Ayant recours à une terminologie normalisée, il réussit à écrire un meilleur latin que ses prédécesseurs et successeurs chirurgiens. Son style est clair, simple, précis et s'il privilégie la parataxe, il est parfois marqué d'ampleur épique ou d'émotion dramatique, Lanfranc maîtrisant parfaitement la rupture stylistique[10]. Il fit de Paris le véritable centre de la formation chirurgicale grâce à ses conférences universitaires, et parvint, par ses livres, à une action étendue et de longue durée.

La *Chirurgia parva* comprend deux parties ; dans la première, elle présente une traumatologie succincte intéressant le traitement des affections oculaires et des abcès (blessures, abcès, ulcères, entorses et fractures, douleurs oculaires), tandis que dans sa seconde est décrite la pharmacologie chirurgicale à partir de qualités secondaires (*repercussiva, resolutiva et maturativa, mundificativa, consolidantia, mollificativa* ou *corrosiva remedia*). Médecin au diagnostic remarquable[11] et chirurgien confirmé, Lanfranc apparaît cependant réservé à l'égard d'interventions telles que la trépanation, la lithotomie, le traitement d'une hernie et l'ablation de tumeurs. Cela lui a valu à tort, dans l'histoire de la médecine, le reproche d'une certaine « peur d'opérer ». Sa manière exceptionnelle de travailler est démontrée par de nombreuses innovations, qui firent progresser sa profession de plus d'un demi-siècle et qui font de sa *Grande Chirurgie* une œuvre extrêmement intéressante encore de nos jours. Ses exposés sur la neurorraphie[12], en particulier, sont dignes de considération. Sa sonde en argent pour la gorge mérite de retenir l'attention, sonde avec laquelle il nourrit artificiellement une patiente souffrant de fistule œsophagienne pénétrante[13]. Jusqu'à la parution des *Œuvres complètes* d'Ambroise Paré (1575, lat. 1582), les écrits de Lanfranc restèrent les plus célèbres dans le domaine de la chirurgie. Leur influence sur le quotidien de la chirurgie apparaît dans leurs nombreuses traductions, en France, en Angleterre et en Allemagne. Sa *Petite Chirurgie* a été plusieurs fois traduite en allemand depuis le XIVe siècle, la réception de ce livre (avec traduction et remaniement du texte) intervenant d'abord au nord-ouest de l'aire linguistique allemande. L'histoire de l'influence exercée par la *Chirurgia magna* apparaît analogue à celle de la *Chirurgia parva*, mais la recherche n'en est ici qu'à ses débuts. Dans l'ensemble, la *Grande Chirurgie* semble avoir marqué la littérature spécialisée en ancien allemand plus durablement que la *Chirurgia parva*. L'influence de Lanfranc se trouve à la fois dans les traductions et dans les extraits, dans un « catalogue de questions d'examen » ou dans les citations de la *Grande Chirurgie*[14] de Guy de Chauliac.

En apportant en France le savoir chirurgical de Bologne, Lanfranc assura à Paris un rôle moteur dans la science chirurgicale du XIIIe siècle et put réaliser ses idées d'une chirurgie scientifique et non pas seulement tirée de la

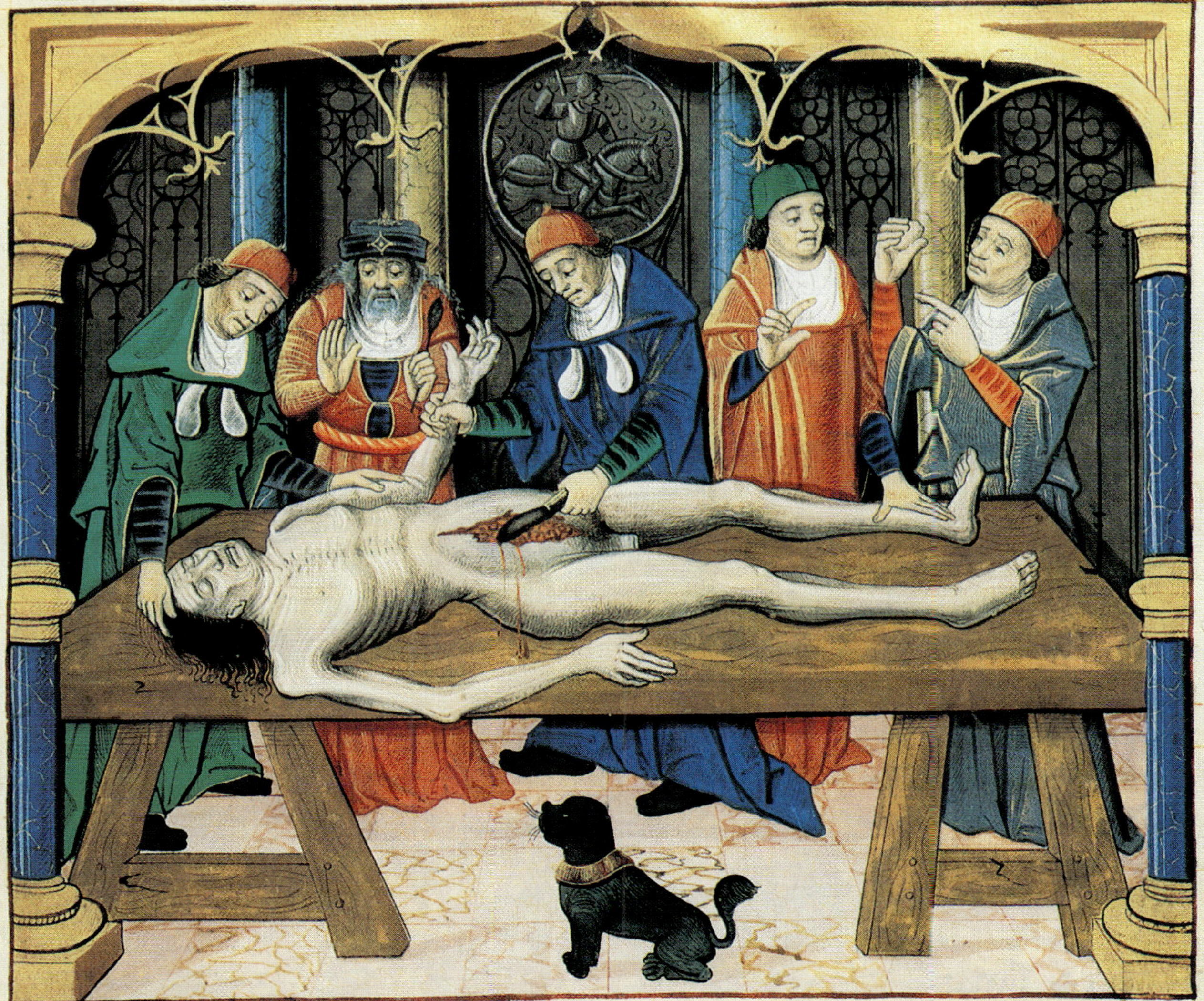

et qualite pour retenir aussi bien les
petites choses comme les grandes Ce
dont aussi sont ql lame ayt trois ver
tuz principalles cest assavoir la vertu
naturelle et la vertu espirituelle et la v
tu de lame cest droit q elle ayt trois
manieres de membres pour faire les
oeuvres de ces trois puissances. Et po
tant les membres qui servent a la vertu
de lame si sont appelles les membres an
mez si comme sont le cervel les nerfz les
yeulx et les autres instrumens des
sens naturelz. Les membres qui servent
a la vertu espirituelle sont appelles les
membres espiritulz. Et ceulx qui servent
a la vertu naturelle sont appelles les
membres naturelz qui nourrissent et

soustiennent si comme sont lestomac
et le foye Les autres sont qui servent
a nature en generacion pour lamul
tiplier et garder quelle ne faille en son
espece ou autrement elle fauldroit tan
tost pour la continuelle corruption qui
si fait en ses suppos. Les membres qui
servent a la vertu naturelle si sont de
grand prouffit car aucuns sont prepa
ratoires aucuns sont purgatoires
aucuns sont deffendens et aucuns sont
portans Les premiers sont prepara
toires si comme sont les instrumens
des membres naturelz qui servent au
cervel au cueur et au polmon a lesto
mac et au foye. Les autres sont por
tans si comme sont les nerfz qui servent

...ssection, *De Proprietatibus Rerum*, par Barthelemy l'Anglais, XVe siècle. Paris, ...thèque nationale de Fance.

pratique. L'école de Paris perfectionna le traitement antiseptique des blessures à l'alcool, essaya de protéger par des pansements occlusifs les blessures de l'influence (infectieuse) de l'air selon le modèle de Guillaume de Saliceto, mit l'accent (à la suite de Guillaume) sur l'enseignement de l'anatomie et put en plus offrir ses propres expériences, comme la neurorraphie, recommandée par Lanfranc mais qu'il avait à peine pratiquée.
Les disciples de Lanfranc, parmi lesquels Jean Yperman, Thomas Schelling (van Tienen te Namen) et Henri de Mondeville furent les plus connus, ne participèrent pas directement au rayonnement qu'il exerça. Henri de Mondeville introduisit dans l'enseignement le dessin de démonstration anatomique et proposa un manuel de chirurgie (fragmentaire), dans lequel une *præeminentia ad medicam* est attribuée à la chirurgie. On lui doit d'avoir apaisé le conflit, latent depuis plus de deux siècles, entre la médecine et la chirurgie parisienne.
En créant le collège de Saint-Côme-et-Saint-Damien, la confrérie des chirurgiens de Paris donna en effet à ses membres *tamquam veri scholares* un prestige universitaire qui leur permit d'entrer en concurrence avec la faculté de médecine. Le collège gagna de plus les faveurs de la cour avec des réalisations exceptionnelles telles que celles d'Henri de Mondeville.
Jean Yperman et Thomas Schelling, représentants les plus célèbres de la chirurgie de basse Franconie, furent auditeurs à Paris chez Lanfranc de Milan et Henri de Mondeville. Leurs ouvrages, rédigés en allemand au début du XIVe siècle, manifestent, en particulier chez Thomas Schelling, le sentiment fort d'appartenir à un corps professionnel spécifique, sentiment qui se retrouvera affirmé jusqu'à la fin du XIVe siècle. Jean Yperman se chargea de la diffusion et de l'élargissement du savoir chirurgical dans la zone flamande-brabançonne ; il acheva vers 1329 son manuel, la *Chirurgie*. Un autre exposé d'ensemble fut celui de Thomas Schelling en 1343. Les deux auteurs associaient la chirurgie de Roger aux connaissances des écoles de Bologne et de Paris, et ils s'avérèrent novateurs dans de nombreux aspects de la chirurgie crânienne et de la traumatologie.

Guy de Chauliac et l'université de Montpellier

La chirurgie provençale s'était déjà fait connaître au haut Moyen Âge par les commentaires (gloses médicales), vers 1200, du manuel de Roger. La ville de Montpellier ne possédait pas seulement les statuts les plus anciens d'une guilde de chirurgiens (1252 et 1292), elle disposait aussi d'une École supérieure de chirurgie universitaire importante. Au XIVe siècle cette université donna l'une des meilleures productions de la littérature technique

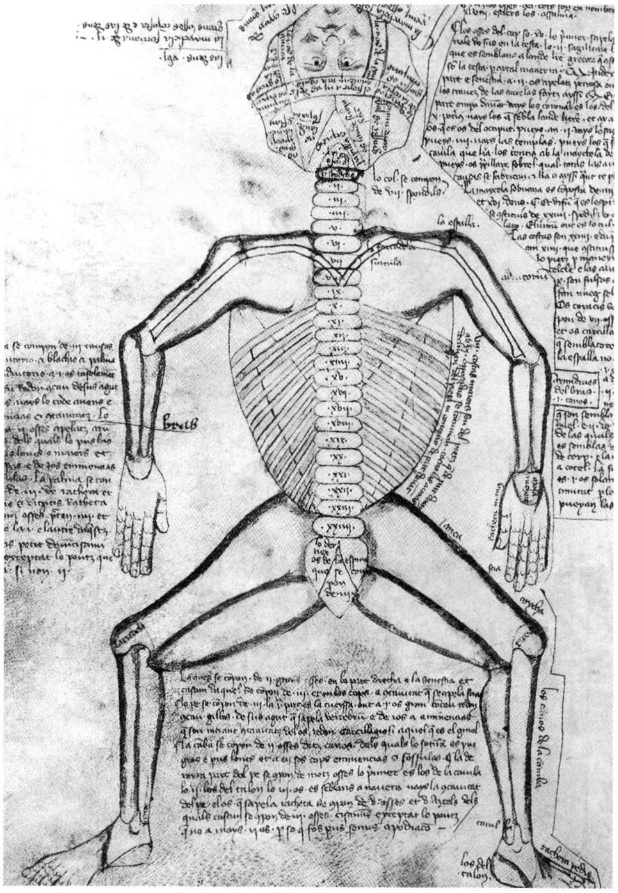

Squelette, manuscrit du XIIIe siècle. Bâle, Bibliothèque universitaire.

chirurgicale du Moyen Âge : la *Chirurgia parva* de Guy de Chauliac et son œuvre maîtresse, *Chirurgia magna*, qui offrent une somme du savoir contemporain et attestent de plus, à la manière d'une encyclopédie, le développement de la discipline chirurgicale. Le contenu de ses compilations révèle, en effet, des améliorations considérables, que ce soit par exemple dans le traitement des anévrismes, des varices et des hydrocèles, ou la réduction de la mâchoire inférieure.

La polémique de Guy de Chauliac contre le traitement antiseptique des blessures et les pansements occlusifs eut des conséquences désastreuses dont les effets ne purent être dissipés que par la *Rara vulnerum curatio* (1616, 1676) de Cesare Magatis. Mais ses exposés sur l'anatomie sont de meilleure venue. Traduites à plusieurs reprises dans les langues nationales depuis la fin du XIVe siècle, la *Chirurgia parva* comme la *Chirurgia magna* influencèrent considérablement la pratique chirurgicale et pharmaceutique, sans mettre fin cependant à la prédominance des écrits de Lanfranc avant le début de l'époque moderne.

Les traités en langue vulgaire

Au début du XIVe siècle, les chirurgiens rédigèrent souvent leurs textes directement en langue nationale : des innovations aussi importantes que la transplantation, l'extirpation chirurgicale d'une tumeur au cerveau, l'expulsion de tumeurs de la cavité abdominale ou l'utilisation d'instruments contre la fistule anale ont été présentées non pas en latin, mais en moyen haut allemand, moyen bas allemand ou moyen anglais. C'est également vrai pour la première et remarquable description de la douleur fantôme – « chose digne d'admiration et quasi incrédible » – qui parut en français en 1552, dans le traité *Arquebuse*. Le premier écrit spécialisé de chirurgie dentaire, en langue allemande, *La Dentisterie*, est d'un auteur de Mittweida, de la fin du siècle.

Dans cette littérature en langues nationales se trouvent aussi bien des œuvres novatrices de haute qualité[15] que des traductions et des compilations secondaires. Tous les genres de la prose spécialisée médicale sont représentés : formules, traités courts, encyclopédies. Une attention particulière revient de droit aux antidotes chirurgicaux. Quelques traités spécialisés, parus pour la plupart seulement au milieu du XVIe siècle, méritent l'attention : ainsi celui de Caspar Stromayr sur l'incision herniaire ou de Jakob Rueff sur les opérations des yeux...

À la fin du Moyen Âge, des écrits aussi riches que le manuel d'Henri de Mondeville ou la *Chirurgia magna* de Gui de Chauliac étaient présentés en différentes traductions de langue vernaculaire. Le chirurgien était devenu *litteratus :* « Il puisait dans tous les ouvrages scientifiques médicaux de langue latine dont il avait pu avoir connaissance » ; il s'essayait, en s'appuyant sur la littérature spécialisée, à la première histoire de sa discipline, échangeait des textes techniques avec des collègues et s offrait sa propre bibliothèque.

En raison de la diffusion de cette littérature, un conflit se préparait avec le médecin lettré, parlant latin comme auparavant, à qui l'éloignement de la pratique et l'incapacité à opérer étaient reprochés, et vis-à-vis de qui le praticien s'exprimant en langue vernaculaire se prévalait de l'efficacité de sa prose spécialisée, de langue nationale. On en vint parfois à la (re) traduction de textes de langue vulgaire en moyen latin, et la comparaison n'est pas toujours en faveur de la version latine. Après une traduction partielle du *codex* d'Ortolf, le *Kêthâm*, des générations de jeunes médecins académiques furent ainsi initiés à la traumatologie chirurgicale dans une traduction défectueuse dont le vocabulaire, regorgeant d'erreurs, défiait jusqu'à la critique de texte, même celle, érudite et approfondie, des humanistes.

De nombreux chirurgiens de la fin du Moyen Âge, de par leur vaste champ d'activité, rédigeaient également

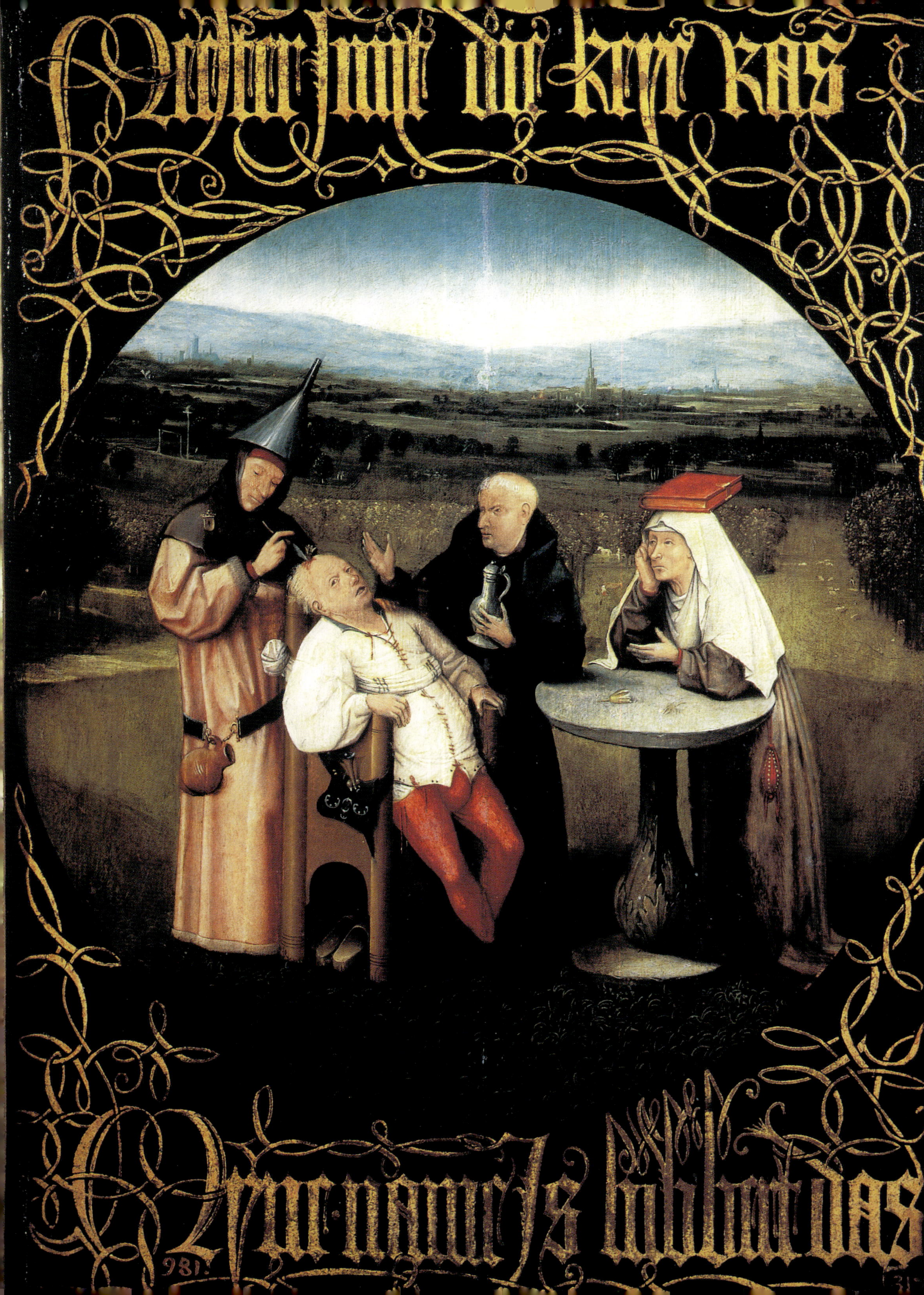

La Pierre de folie,
par Hieronymus Bosch, 14
Madrid, musée du Prado.

des textes, tels la *Medecine* de Jean Yperman ou le *codex* d'Ortolf von Baierland, consacrés partiellement ou presque exclusivement à la médecine interne. Un regard sur les bibliothèques des chirurgiens de l'époque montre que cette littérature touchait effectivement la chirurgie et la médecine interne.

Nombreux étaient ceux qui s'intéressèrent par ailleurs à la balnéothérapie. Philippus Aureolus Theophrastus Bombastus von Hohenheim, dit Paracelse, peut en être considéré comme un exemple éminent. Bien qu'il ait donné à son œuvre maîtresse le nom de *Grande Chirurgie* – vraisemblablement suivant l'exemple de Gui de Chauliac et de sa *Chirurgia magna* –, son enseignement porte essentiellement sur les blessures et les ulcères. Par sa théorie détaillée touchant la cicatrisation des blessures et les complications afférentes, ses exposés sur la formation des ulcères ainsi que ses digressions étiologiques dans le domaine de la dermatologie, Paracelse évolue avant tout dans le domaine d'activité du chirurgien-barbier. Il faut constater que le métier de chirurgien-barbier – de même que celui de barbier – a joui d'une grande popularité du haut Moyen Âge à la fin du Moyen Âge.

■ ■ ■

Le chirurgien, ses instruments et ses techniques

Le spectre de l'activité chirurgicale allait des opérations proprement dites à une thérapie de type magique fondée sur la suggestion, en passant par la galénique ; une amélioration constante de cette activité peut cependant être constatée au cours du Moyen Âge.

Premiers témoignages

En ce qui concerne le début du Moyen Âge, on peut délimiter, grâce à l'archéologie, des aires régionales de connaissances chirurgicales. La fabrication de bandages herniaires en fer était ainsi apparemment limitée aux territoires à l'ouest du Rhin (France, Suisse), alors que la lithotomie était exercée surtout à Nursie, en Ombrie du Sud-Est. Ce n'est sans doute pas un hasard si saint Benoît de Nursie, qui opéra miraculeusement l'empereur Henri II d'un calcul vésical en 1014[16], était originaire de cette ville où la lithotomie était pratiquée.

Particulièrement remarquables sont les vestiges de l'aire germanique dont certains remontent au IIIe siècle. La tombe des médecins de Ascherleben constitue un exemple très instructif. Des informations utiles intéressant la chirurgie crânienne de cette aire ont été transmises par les textes juridiques germaniques qui nomment des instruments, mentionnent une prothèse de l'extrémité inférieure et – dans la *Lex Alamannorum* singulièrement, ainsi que dans le *Pactus legis Alamannorum* – traitent de blessures crâniennes et décrivent des opérations de chirurgie cérébrale. La jambe de bois de Darmstadt, le crâne de Horrheim et autres objets du début du Moyen Âge, découverts lors des fouilles, confirment les informations tirées des textes de loi et portent témoignage de succès thérapeutiques. Selon toute vraisemblance, les chirurgiens germaniques, du IIIe au Xe siècle, transmettaient oralement leur savoir opératoire et leurs connaissances empiriques, ou encore enseignaient par des démonstrations. La mise par écrit, rare, étonne par le caractère novateur de son contenu et, du point de vue méthodologique, par son originalité. Le *codex* de Lorscher, par exemple, présente des innovations traumatologiques relevant de l'expérience chirurgicale : utilisation d'une sorte de pénicilline à partir de cultures de moisissures ou thérapie au glucoside cardiotonique, au moyen d'emplâtres scillaires, appliqués largement en cas d'ulcères cruraux.

Aux opérations de chirurgie crânienne et aux interventions chirurgicales à crâne ouvert correspond l'apparition de l'anesthésie générale, mise en œuvre à partir au moins du IXe siècle et qui fut utilisée comme narcose de résorption. Des mélanges solubles de morphines ainsi que d'alcaloïdes – en particulier d'hyoscyamine, d'atropine, de scopolamine et de conine – étaient appliqués sur les muqueuses de la région rhinopharyngée.

Traitement des entorses et des fractures

Les entorses étaient réduites et immobilisées par des bandages fixants. Les fractures des extrémités étaient réduites, éclissées (bardeaux, attelles pour bras et jambes) et maintenues en place par des bandages raides (résines, blanc d'œuf, gluten). Les fractures complexes étaient soignées par des bandages ajourés ce qui permettait à l'os de se consolider avant la cicatrisation. Le bandage plâtré d'Abu Mansur Muwaffaq était resté inconnu de l'Occident, mais on utilisait, en cas de fractures de la ceinture scapulaire, un dispositif précurseur du bandage de Desault. En cas de fractures crâniennes, le redressement des introrsions et l'élimination des fragments osseux était une priorité. Pour le diagnostic des fractures, l'épreuve de Valsalva et l'épreuve de friction de Lanfranc avaient fait leurs preuves (principe de résonance, *Chirurgia parva*, VII, 3). L'extension permanente en cas de fractures du (col du) fémur n'arriva pas à s'imposer malgré la recommandation de Guy de Chauliac. La neurorraphie ainsi que la ténorraphie restèrent également sans application pratique (Lanfranc de Milan, Pietro d'Argellata).

Page de droite : Instruments de chirurgie, *Chirurgia* d'Albucasis, XIVe siècle. Montpellier, musée Atger.

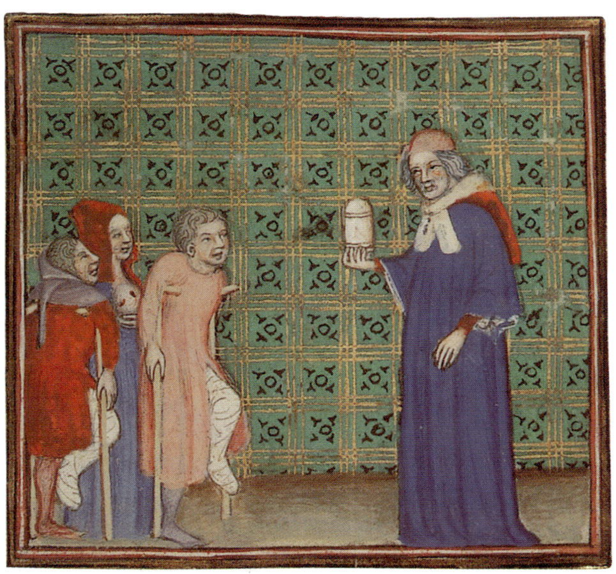

Médecin et malades, *De Proprietatibus Rerum*, par Barthélemy l'Anglais, XVe siècle.

Traitement des plaies et infections. Sutures et bandages

La chirurgie médiévale traitait les brûlures et les dermatoses de façon externe. Pour lutter contre les maladies variqueuses, on utilisait surtout les bains et pansements compressifs (houseaux), mais les complexes variqueux superficiels étaient également excisés (Pietro d'Argellata, Rüdiger zur Dijck). Les fistules, considérées comme des organismes vivants – comparables au cancer –, étaient retirées ou « tuées » par des cautères légers. La conviction suivant laquelle la poudre à canon était toxique conduisait à rincer les trajets de projectile à l'huile bouillante.

Les abcès étaient mûris à l'aide de médicaments, puis ouverts par incision ou cautère ; pour les tumeurs, on pratiquait une ablation totale par extirpation ou cautérisation. Les ulcères cancéreux ouverts recevaient un traitement cytostatique à la poudre de colchique. Les plaies étaient examinées, palpées, sondées, nettoyées et bandées ou suturées. Les parties (inférieures) étaient laissées ouvertes et des drainages étaient posés pour permettre l'écoulement du pus. L'aiguille à quatre pans de Roger était appréciée. Jean Ypermann recommandait d'utiliser un matériel de suture résistant. Différentes sutures étaient employées. Pour des cica-

ssatas qd dens multis modis get rasoriis diuisarum for
um figurarum secundum quod patitur operationi tue. ppea quia
oritur dens ab inferiori parte est aliqua rasorio quo radetur
masalias iste forme rasoriorum sic a puncto de ppatet qs

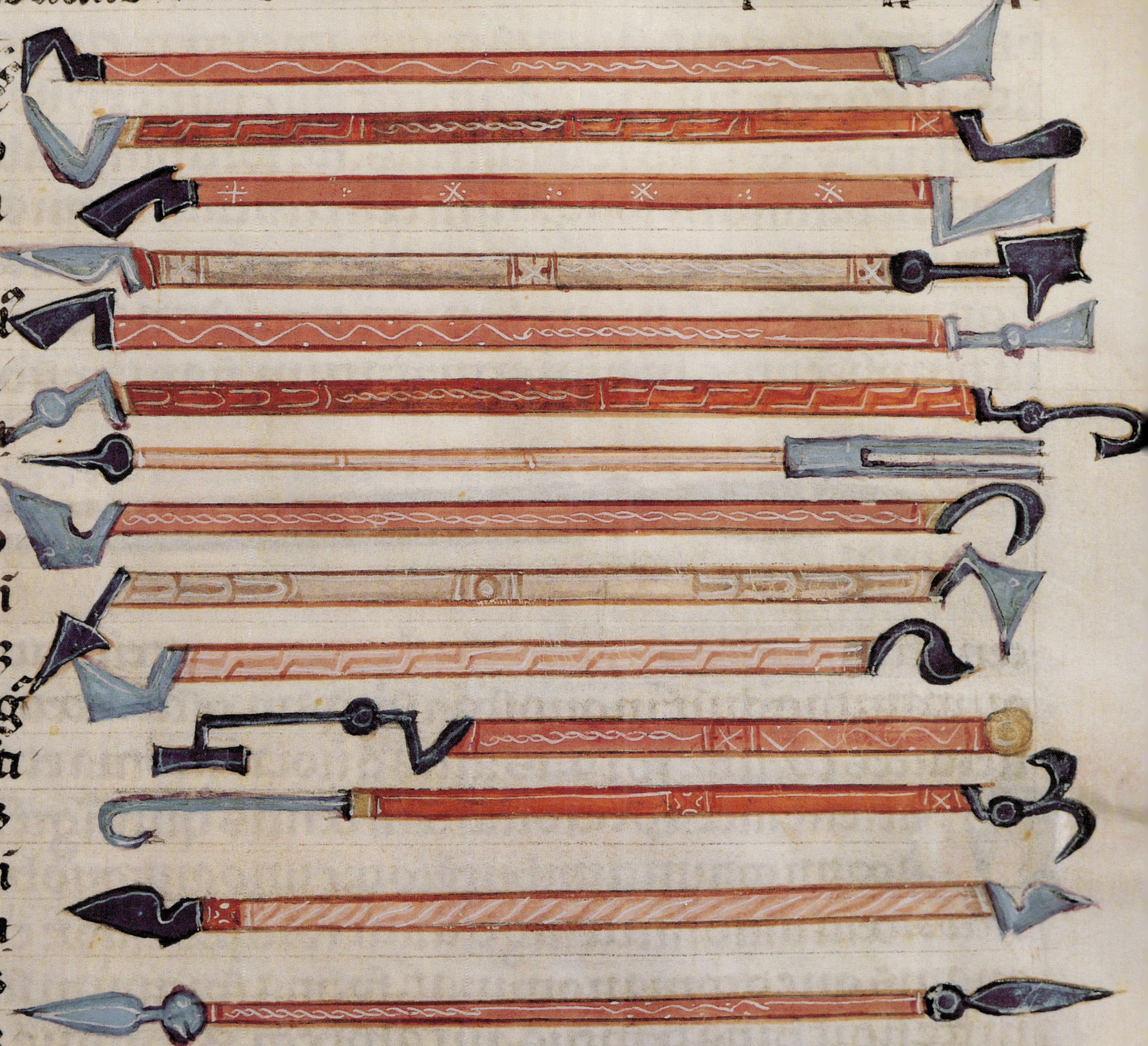

trices propres à un traitement cosmétique, on utilisait une méthode d'autosuture qui permettait la couture de bandes d'étoffe collées, des deux côtés de la fente de la plaie.

La suture par pincement fut préférée à celle par couture. Les pansements à l'alcool et occlusifs de Bologne firent certes partie du quotidien chirurgical, mais ils ne purent s'imposer face au principe de laisser la plaie suppurer.

Comme bandages, les chirurgiens se servaient d'étoffes de lin, laine et coton ; des chiffons de peau et de fines plaques de plomb étaient également posés. Les tampons d'étoupe et de coton ainsi que les charpies de lin étaient utilisés comme matériau absorbant. Le coussin à plume (*plumaceolus*) servait de rembourrage. La « bande roulée » fut constamment en usage depuis le haut Moyen Âge. Pour assurer les orifices herniaires, on utilisait le bandage herniaire à base de lin ou de cuir. Des étoffes de soie étaient appliquées en chirurgie cérébrale ; le bandage de compression était utilisé pour les plaies saignantes.

Pharmacie et médication chirurgicale

La pratique chirurgicale du Moyen Âge s'aidait largement de préparations pharmaceutiques et de différents types de médication. Intervenaient notamment : le plâtre, le patient étant enduit de pâte médicamenteuse ; le bandage ossifiant qui, imprégné d'une masse médicamenteuse réchauffée se solidifiant ensuite, pouvait être appliqué soit immédiatement soit quelque temps après ; la pommade, utilisée soit directement soit avec un bandage de plâtre ; l'huile extraite, en règle générale, de l'ébullition de drogues végétales ou animales dans de l'huile d'olive et utilisée de façon externe ; la poudre, qui pouvait être répandue extérieurement ou être appliquée, comme poudre caustique (corrosif), mélangée avec de l'eau et sous forme de bouillie ; la fomentation (*fomentatio*), consistant en des compresses (d'herbes) chaudes et humides ; la fumigation (*fumigatio*), dirigeant l'aérosol obtenu à partir de substances médicamenteuses brûlées sur l'anus, les organes génitaux externes ainsi que par un entonnoir dans la bouche (« chandelle ou bougie contre les vers dentaires ») ; le lavement (*enema*) pour le rinçage de l'intestin ; le clystère, pouvant également être posé par l'apothicaire, qui introduisait par seringue des médicaments liquides et mi-solides (laxatifs pour la plupart) dans l'extrémité de l'intestin ; et enfin la boisson pour blessures, indiquée pour toutes les blessures importantes ou pénétrantes – en particulier abdominales –, et qui était administrée de façon interne (toujours accompagnée d'une diète ou diététique du blessé).

Chirurgie « lourde »

L'extraction, par Hans Seiff de Göppingen, des tumeurs du bas-ventre reste une question mal connue. Mais le procédé d'élimination d'un méningiome (ou gliome) décrit par la *Düdeschen Arstedie*[17], au XIVe siècle, correspondait vraisemblablement à la pratique de la chirurgie crânienne germanique.

On amputait les lobes pulmonaires en cas de blessures de la paroi thoracique[18]. Les nœuds de l'intestin, prolabés en cas de plaie abdominale, étaient chauffés légèrement et réduits, les intestins disjoints étaient recousus (la plupart du temps avec insertion d'une tige de sureau). Lors des amputations, on ligaturait les vaisseaux du moignon, et, pour réduire le risque d'hémorragie, on les interrompait, dans le tissu gangreneux de préférence. La prothèse de la jambe n'a guère évolué au cours du Moyen Âge. En revanche, si l'on compare la prothèse du bras, purement esthétique, de Waltharis (IXe-Xe siècle) et les membres artificiels très évolués mécaniquement et fonctionnels du XVe siècle, on constate un réel progrès

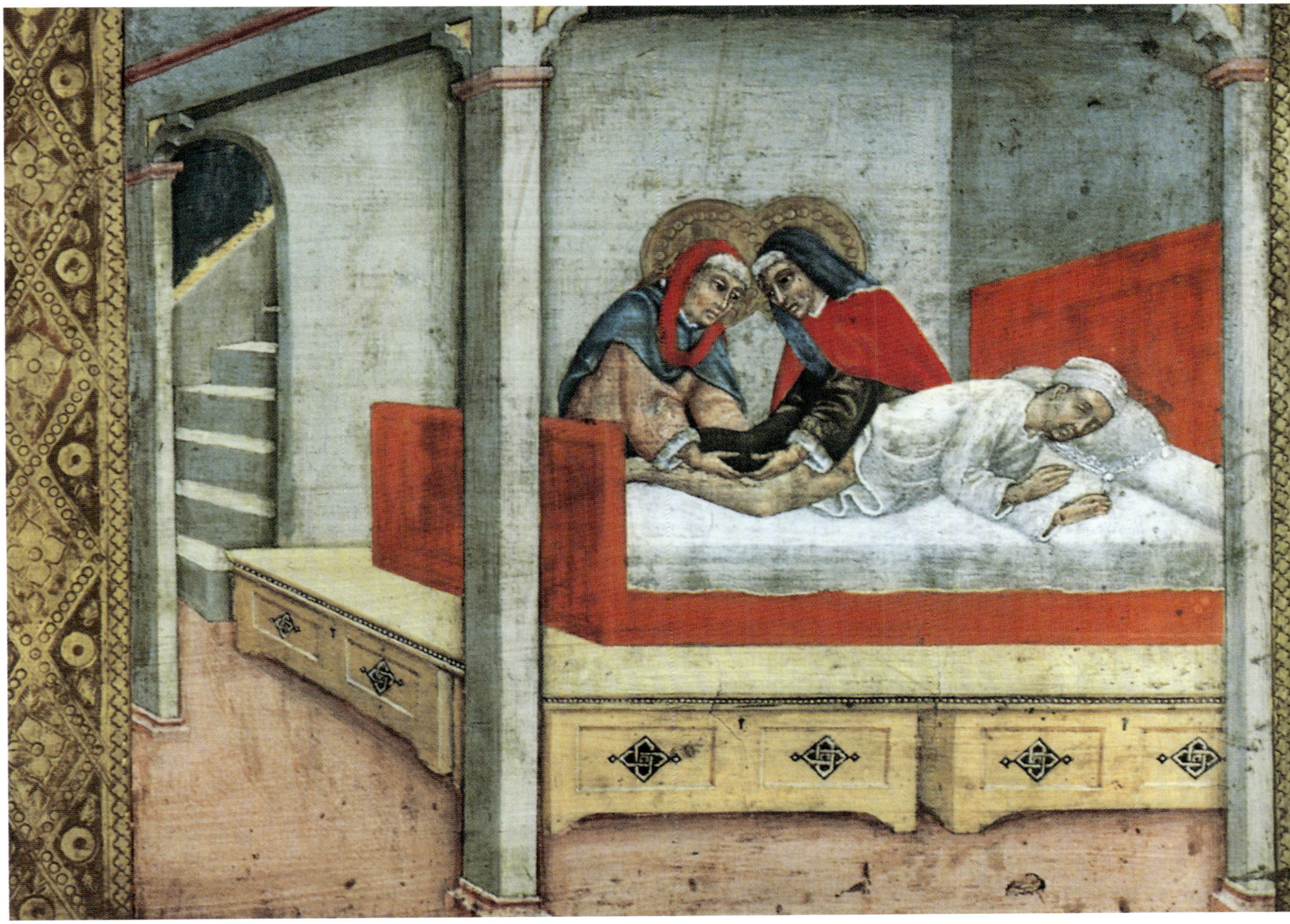

Le Miracle de saint Cosme et saint Damien, greffant la jambe d'un noir, par Sano di Pietro, XVe siècle. Sienne, Pinacothèque nationale.

(« mains de fer » : mains passives au pouce fixe ou mobile, avec un bloc de doigts simple ou pair, et un dispositif d'arrêt progressif grâce à un mécanisme à ressort).

Spécialisations

Quelques interventions impliquaient une ébauche de spécialisation. Le « médecin inciseur » effectuait la lithotomie (incision de la vessie) d'après le modèle antique, suivant la *sectio lateralis* en entrant par le périnée et le plancher pelvien. Pour l'incision herniaire, on parvenait à faire une distinction sûre entre hernie testiculaire et inguinale depuis la fin du Moyen Âge, en procédant à partir de l'orifice herniaire vers le bas. En cas de cataracte, l'« oculiste » se contentait le plus souvent de procéder à une *reclinctio lentis*, en tirant la lentille de l'ancrage supérieur de la zonule et en la pressant vers le bas dans la chambre postérieure ; l'ablation intracapsulaire était également connue, effectuée après succion du contenu de la capsule au moyen d'une canule fine. Le staphylôme antérieur et la descemeïte étaient opérés. La plastie – développée par Antonio Branca – concernait la couverture de la difformité nasale et a été décrite en premier par Heinrich von Pflazpaint. Pour le traitement du goitre, la thérapie du séton s'ajoutait à l'extirpation.

■ ■ ■

Statut social et professionnel

Si les chirurgiens étaient considérés, socialement et professionnellement, comme inférieurs aux médecins « savants », il serait hâtif cependant de conclure, en s'appuyant sur la primauté des médecins académiques, que leur statut social était de bas niveau. Ce n'est pas seulement par manque de médecins diplômés que des emplois renommés étaient ouverts, dans le système de santé, aux chirurgiens hautement qualifiés. Par ordre des autorités municipales ou des tribunaux, les chirurgiens apportaient souvent leur concours en cas de lèpre, et on leur en confiait la déclaration obligatoire ainsi que celle des crimes de sang. Leur activité médico-légale portait sur l'examen des plaies, examen au terme duquel ils devaient se prononcer, en qualité de chirurgiens jurés, sur la nature des blessures et leur degré de gravité. Ils étaient également consultés en qualité d'experts lors de décès suspects. En tant que fonctionnaires médicaux, les spécialistes jurés contrôlaient les services de Santé publique, intervenaient dans les examens et les nominations, et ils possédaient souvent, vis-à-vis de collègues, le pouvoir de donner des instructions, allant du droit de l'initiative des soins aux propositions thérapeutiques pour des cas particuliers.

Ils étaient également chargés, sur ordre public, du traitement des prévenus difficiles et des condamnés à des peines corporelles.

Médecins militaires, *Histoire du bon roi Alexandre*, XVe siècle. Paris, musée du Petit Palais.

Des chirurgiens bien formés pouvaient prétendre à des postes de médecins municipaux, prévus pour les médecins académiques, et y atteindre des échelons de traitement non négligeables.

Les chirurgiens de la fin du Moyen Âge étaient appelés pour officier dans les hôpitaux, assistaient comme médecins de bord les équipages de la marine de guerre et soignaient en qualité de chirurgiens la troupe combattante. En temps de paix, les chirurgiens de troupe étaient souvent utilisés à des fins éloignées de leur profession ; on les retrouve, en partie, dans des offices publics hauts placés (Heinrich von Pfalzpaint, Richard Felde). Une hiérarchie commençait déjà à se former au sein du service de santé militaire (« chirurgiens-majors » : Andreas von Stuttgart, William of Bradwardine). Leur solde, remarquablement élevée, représentait le double du revenu des lansquenets et pouvait atteindre 480 florins rhénans, somme supérieure aux gains annuels de plus d'un médecin académique.

La même chose vaut pour beaucoup de chirurgiens parisiens hautement qualifiés dont les patients appartenaient à une classe aisée. Les plus considérés étaient les spécialistes qui, ayant suivi les deux formations, pouvaient réunir compétence opératoire pratique et statut universitaire. Parmi ceux-ci, citons Thaddeo Alderotti – au début, « manœuvre » chirurgical, il s'éleva au rang de fondateur de la deuxième université de Bologne et était très demandé en tant qu'organisateur scientifique vers 1270 –, ou encore Guy de Chauliac : celui-ci compléta son activité de chirurgien par des études de médecine, qu'il acheva un siècle après Alderotti, à la deuxième université de Bologne. Les chirurgiens personnels qui possédaient à la fois une formation universitaire et une formation artisanale avaient les revenus les plus élevés. Ainsi Guy de Chauliac, qui avait servi trois papes en qualité de médecin personnel, disposait d'une prébende curiale et de plusieurs canonicats.

Néanmoins, les médecins ne faisaient qu'exceptionnellement partie des bénéficiaires des plus hauts revenus, et

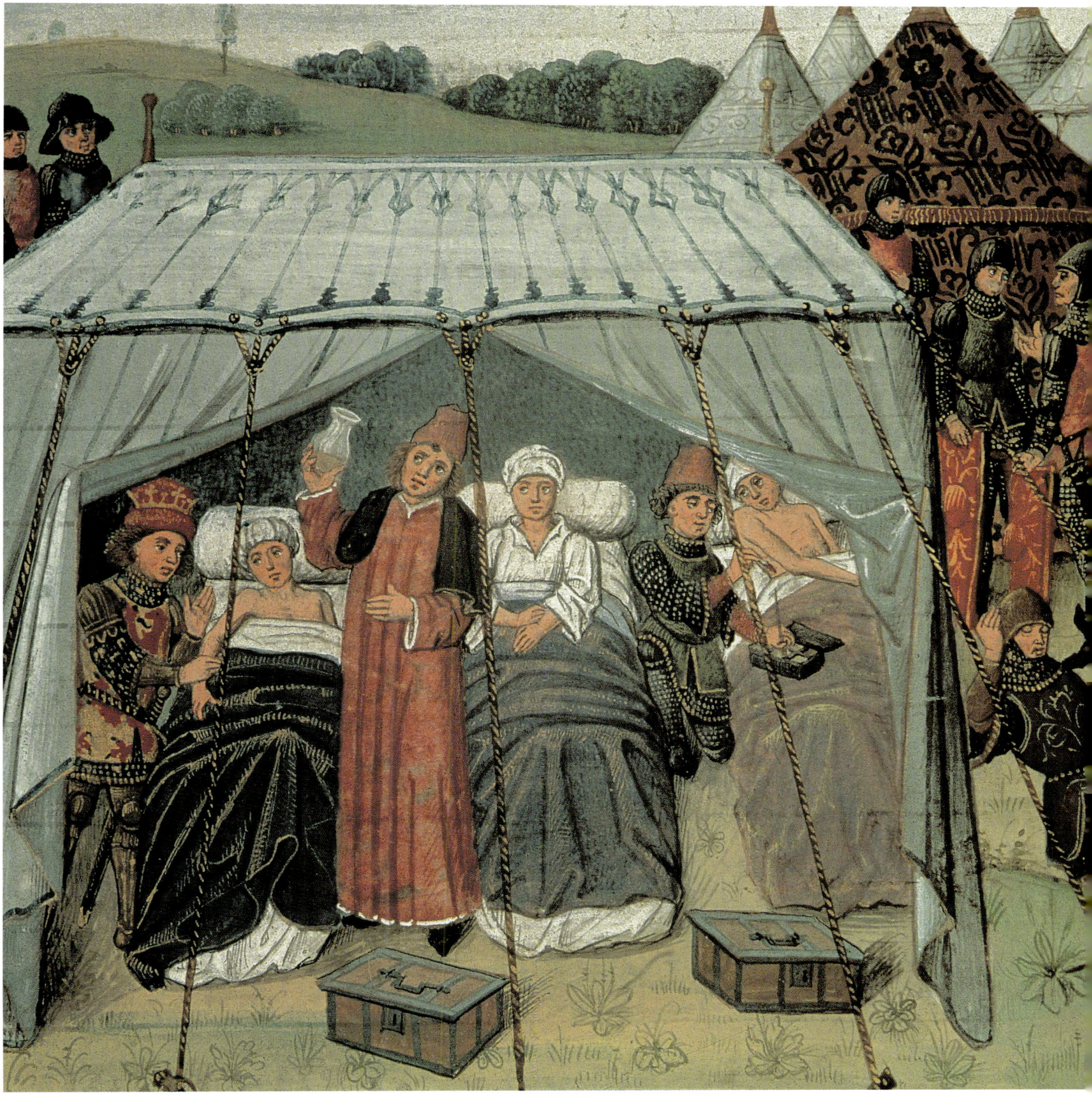

les chirurgiens n'obtenaient en règle générale qu'une partie des traitements revenant à un médecin académique.

À la fin du Moyen Âge, il était courant que les chirurgiens, en tant qu'employés municipaux, aient à se contenter de 12 florins par an. Vers 1500, ces médecins, formés à l'université, gagnaient en moyenne cinq à dix fois plus. Ce n'étaient pas cependant les seuls tarifs médicaux élevés, mais le petit nombre de médecins et la distance sociale du médecin diplômé par rapport à la population rurale qui s'opposaient également à une mise à contribution plus forte du médecin académique. D'où la difficulté de mise en œuvre de la réforme carolingienne qui visait à offrir des soins de qualité égale pour l'ensemble de la population.

Les chirurgiens ambulants, qui fréquentaient les marchés ou s'installaient temporairement, ne manquaient jamais de vanter les prix avantageux de leurs médicaments et de souligner leur engagement social. Les créances échelonnées étaient fréquentes, dans la mesure où il était admis que le chirurgien « accepte l'argent de son malade en fonction de ses ressources », c'est-à-dire fasse entrer dans l'établissement de ses honoraires à la fois ses frais et les ressources de son patient. Les confréries et les collectivités locales veillaient au respect du caractère social des soins : les infractions pouvaient être punies d'exclusion, d'interdiction d'exercice ou de bannissement ; en cas d'erreur de thérapie, le chirurgien risquait des poursuites judiciaires, et donc une perte de prestige.

Les chirurgiens voyaient leur statut social également menacé par les chirurgiens-barbiers et les barbiers dont la profession était proche. Aussi se sont-ils opposés à toute assimilation à ces groupes professionnels, qu'il s'agisse de leur titre ou de leur fonction. Au XIIIe siècle, Ortolf von Baierland, chirurgien érudit et formé à l'université, revendiqua pour ses confrères la désignation professionnelle de « chirulogus », mais sans succès durable. En choisissant ce titre, il voulait sans aucun doute mettre en lumière le droit pour les chirurgiens à une formation équivalente à celle des médecins. En dépit de toutes ces tentatives de démarcation, la différence entre chirurgiens, chirurgiens-barbiers et barbiers demeura floue pendant tout le Moyen Âge, et même au-delà.

Les barbiers des bains (*balneator, badstöver, stupenator*), exploitants de bains publics, sont connus depuis 1200 environ. Ils pratiquaient des massages, administraient des bains de vapeur et mettaient à la disposition du baigneur une brosse avec laquelle celui-ci devait se frapper pour favoriser l'irrigation sanguine et améliorer la transpiration. Ils devaient aussi laver et couper les cheveux et raser. Leurs travaux médico-chirurgicaux consistaient, entre autres, dans le prélèvement de sang prophylactique et thérapeutique (saignées, ventouses) ainsi que dans le soin des plaies. La mauvaise réputation du métier de barbier était bien souvent due à la médiocrité de ceux qui avaient la charge des bains et à l'immoralité, souvent décrite, qui y régnait : jeux de hasard, beuveries, prostitution. Toutefois, cette image négative, encore accusée par les efforts de moralisation, ne doit pas être généralisée. Certes, les limites de la décence étaient dépassées dans de nombreux bains, mais d'un autre côté, celui-ci avait à l'époque de réelles indications médi-

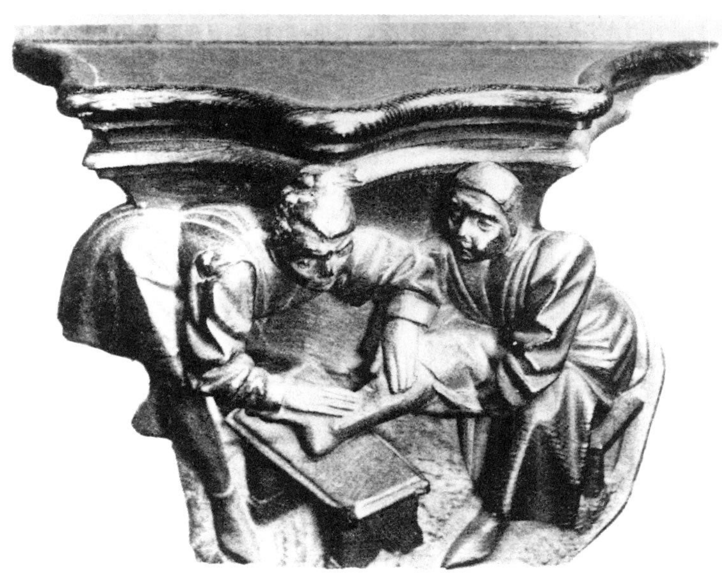

Barbier soignant un blessé, stalle de la cathédrale de Rouen, XVe siècle.

cales. Le maître barbier qualifié examinait la peau de ses hôtes avec un regard exercé à la dermatologie et essayait de traiter d'éventuelles altérations cutanées. Le bain était considéré comme une action prophylactique importante contre la lèpre.

Avec le déclin des bains, à la fin du Moyen Âge, apparut en de nombreux endroits une nouvelle génération de barbiers (*barbitonsor*, *Scherer*), de meilleure réputation. Leur domaine d'activité interférait nettement avec celui des chirurgiens. L'utilisation d'un couteau tranchant pour le rasage facilita le rapprochement avec l'instrument du chirurgien et constitua l'une des motivations de la désignation : chirurgien-barbier. Une telle double désignation perdura jusqu'à l'époque moderne. On ne doit toutefois pas en déduire une dégradation de leur statut : les chirurgiens-barbiers et les barbiers étaient souvent tenus en haute considération et exerçaient des fonctions publiques. Plus d'un s'éleva même au rang de barbier personnel du prince ou de sa cour.

■ ■ ■

Le chirurgien médiéval : tradition et modernisme

Des tentatives répétées de rattacher la chirurgie à l'université et de l'intégrer dans l'enseignement médical furent faites au cours du Moyen Âge. Au XIIIe siècle, les universités de Montpellier et de Bologne furent mises en contact. Vers 1300, en Allemagne, les écoles formées au sein des cathédrales de Breslau et de Würzburg dispensaient un enseignement médical exigeant ; au XIVe siècle, le collège parisien de Saint-Côme offrait une sorte de formation para-universitaire.

Le modèle scolaire de Heidelberg à la fin du Moyen Âge mérite d'être cité : il prescrivait un enseignement pratique ainsi que des études complètes de médecine pour les chirurgiens particuliers de la cour (Peter von Ulm, Heinrich Münsinger). Peter von Ulm tenta quant à lui d'établir une pharmacopée chirurgicale en langue nationale – la *Cirurgia*, terminée vers 1425-1430 – concurrente de l'*Antidotarium Nicolai* ; il s'agissait, contrairement à ce qu'indique son titre, d'un manuel de pharmacie avec lequel le chirurgien personnel rendait accessible au praticien germanophone des formules très modernes, et qui touchait, en plus des chirurgiens et des praticiens laïques, les médecins académiques (Hermann Schedel).

Le texte de la *Cirurgia* ne pouvait cependant pas faire autorité. La fabrication des médicaments échappant à un contrôle strict, la pharmacie médicale ne pouvait fixer de règles normatives. Une pharmacopée obligatoire ne s'imposa donc pas chez les chirurgiens, comme ce fut le cas pour les apothicaires. En conséquence, les chirurgiens et les médecins laïques en Allemagne du Sud-Ouest, aux XVe et XVIe siècles, ont utilisé la *Cirurgia* non pas comme pharmacopée, mais comme source de la *materia medica* traumatologique évitant ainsi la mutilation du manuel et son morcellement en recueil de formules chirurgicales.

Malgré ces diverses tentatives, la chirurgie demeura, jusqu'à la fin du Moyen Âge, enracinée dans l'artisanat. Une écrasante majorité de chirurgiens continuait à suivre une formation orientée vers les tâches manuelles, fondée surtout sur la pratique ; ils se trouvaient sans aucun doute dans une situation professionnelle et politique difficile par l'échec de la mise à niveau – à quelques exceptions près – avec les médecins diplômés, et la concurrence des chirurgiens-barbiers et des barbiers. C'est seulement au XIXe siècle que la chirurgie et ses représentants devaient parvenir à une intégration véritable dans la médecine universitaire et ainsi à leur reconnaissance académique définitive.

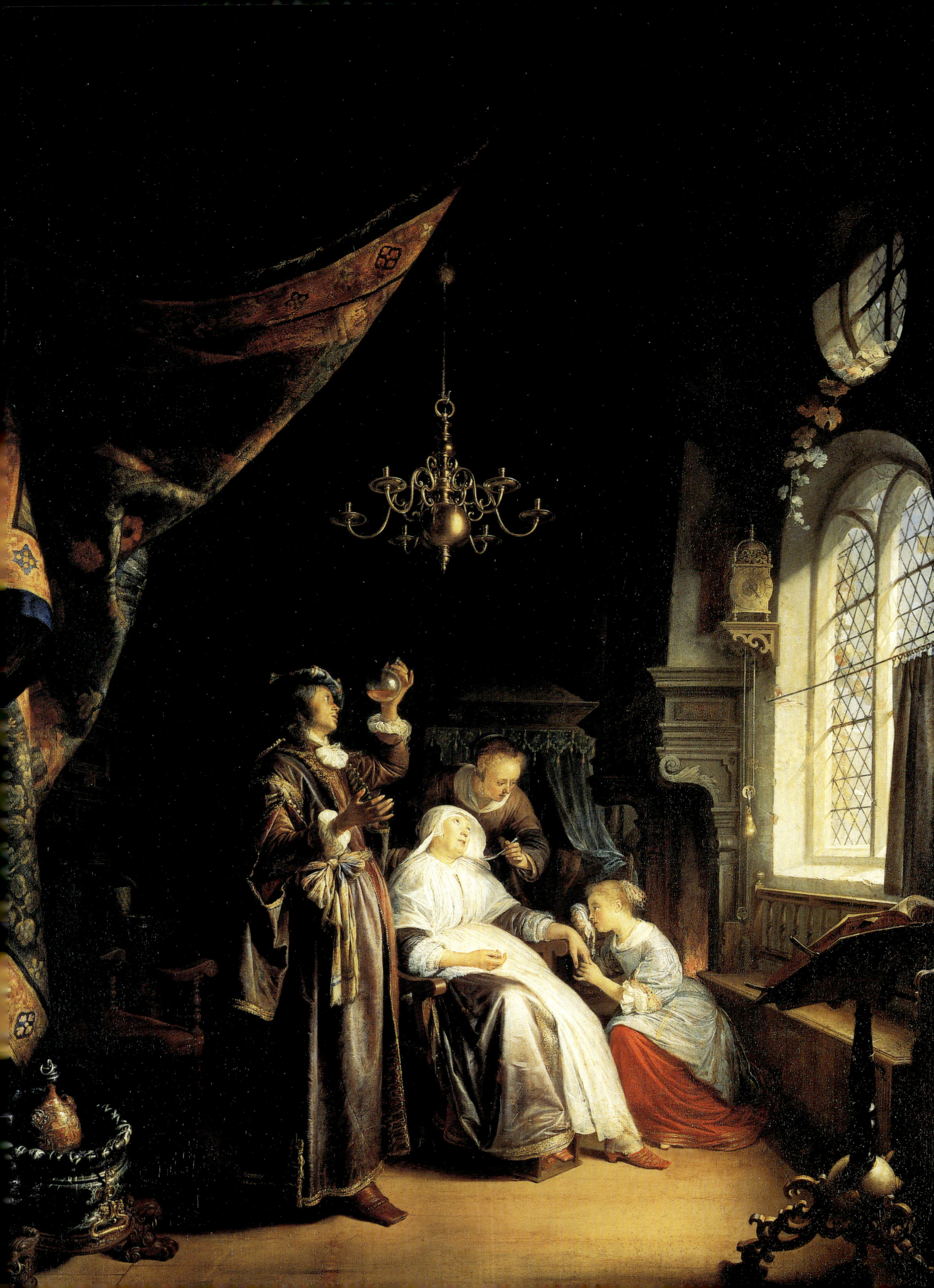

La Femme hydropique,
par Gérard Dou (1613-167
Paris, musée du Louvre.

CHAPITRE 4

Le médecin de la Renaissance à l'aube des Lumières

XVIe-XVIIe SIÈCLES*

Maria Luz López Terrada
Vicente L. Salavert Fabiani

Une des orientations marquantes de l'histoire de la médecine, dans l'Europe des XVIe et XVIIe siècles, fut la revendication d'un statut social pour les professionnels de la santé, spécialement les médecins et les chirurgiens, mouvement conduit non seulement par les professionnels eux-mêmes mais aussi, en partie, par les pouvoirs publics.

Depuis la fondation des universités au Moyen Âge, la médecine était la seule activité scientifique, au sens moderne du terme, à laquelle étaient liés un enseignement réglementé, au sein d'une faculté propre, et divers modes de contrôle à la fois du titre et des règles d'exercice de la profession. À partir du XIIIe siècle, s'amorça ainsi un processus par lequel la médecine « académique » établit un double monopole sur la science médicale : monopole du savoir, dont les universités seront reconnues dépositaires ; monopole de la délivrance du titre autorisant l'exercice de la médecine – la tutelle de cette pratique devant revenir à l'administration publique, au terme d'un long processus, riche de tensions. La professionnalisation ne pouvait intéresser en fait que les médecins proprement dits, les chirurgiens étant restés, nous le verrons, dans des structures de caractère artisanal relevant de la séparation traditionnelle entre science et technique.

La médecine s'affirma, de toute manière, comme une des trois sciences hissées au faîte du système éducatif, s'inscrivant comme faculté principale à côté de la théologie et du droit. Elle conserva ainsi la situation privilégiée acquise depuis la Grèce classique et ratifiée par Platon, celle d'un des savoirs les plus nobles, quel que soit son caractère technique.

■ ■ ■

La formation du médecin

Ce processus de reconnaissance sociale des professions liées à ce qui est aujourd'hui défini comme le système de santé se trouva confronté aux réalités d'une société dont l'organisation était encore féodale. En regard du développement constant de la population urbaine, les universités ne pouvaient pas, et ne prétendaient pas non plus, former le nombre élevé de professionnels qui eussent été nécessaires pour offrir une assistance médicale minimale aux sujets des monarchies modernes. C'est ainsi qu'à Paris, malgré l'existence d'une université qui accordait à ses docteurs un titre valable *hic et ubique terrarum*, c'est-à-dire dans toute la France, on ne comptait en 1550 que 72 médecins pour une population de 300 000 âmes. À la fin du siècle suivant, alors que le nombre des habitants avait doublé, on évalue entre 180 et 200 celui des praticiens, dont une centaine seulement étaient docteurs en faculté, les autres, sans titre. Pour le reste de la France, la proportion était tout à fait similaire à celle des autres pays. Il y avait en Espagne, au dernier tiers du

Page de droite : Boutique de barbier, XVIIe siècle. Dijon, musée des Beaux-Arts.

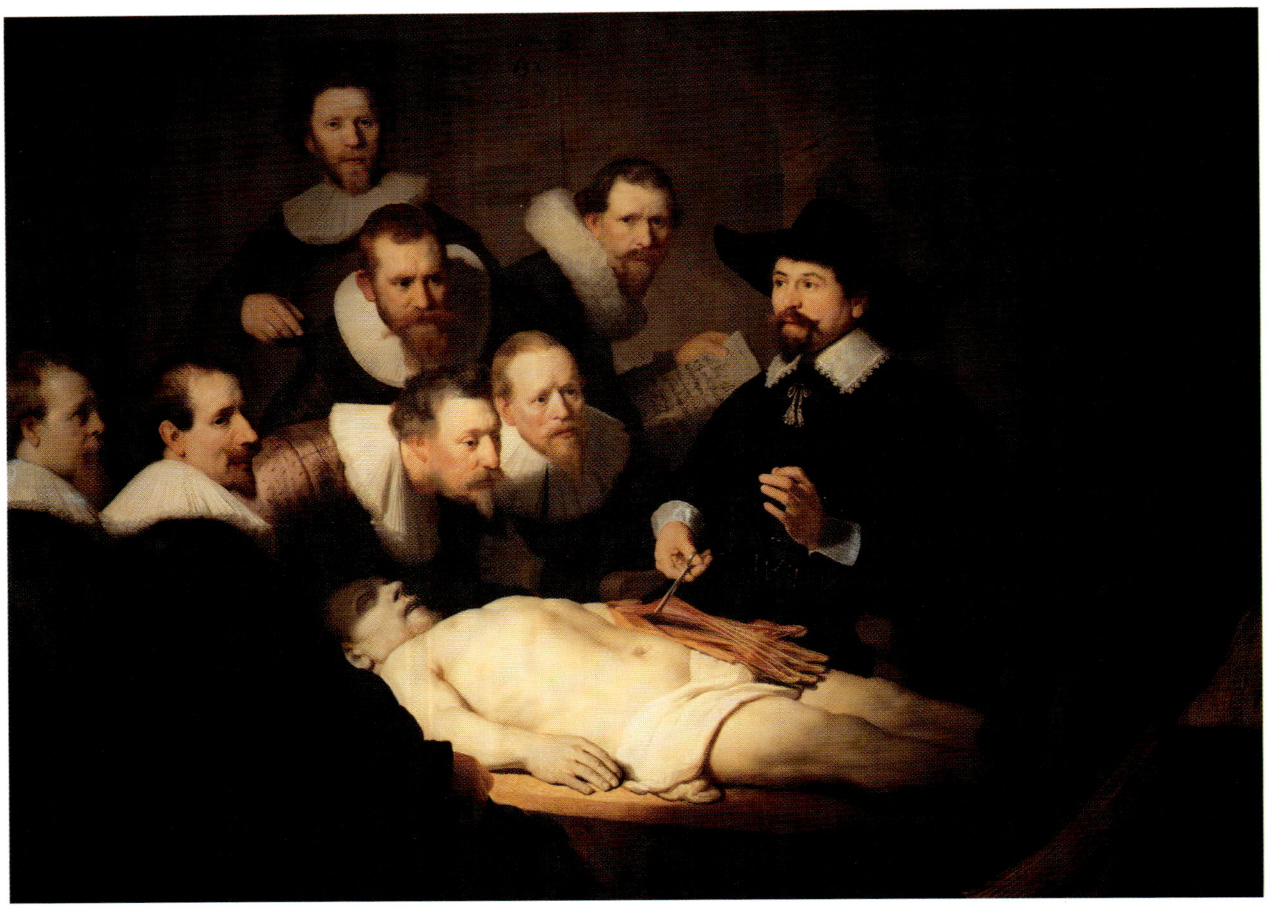

La Leçon d'anatomie du Dr Tulp, par Rembrandt, 1632. La Haye, Mauritshuis.

siècle, entre 600 et 1 000 médecins, dont la moitié habitaient dans une quarantaine de villes, pour une population supérieure à 10 000 habitants. Entre 1570 et 1590, Norwich comptait 5 médecins de formation universitaire, c'est-à-dire une proportion d'environ 3 médecins pour 10 000 habitants. C. M. Cipolla relève un nombre de 33 médecins à Florence, en 1630, et compte 113 médecins et 120 chirurgiens pour l'ensemble de la Toscane, ce qui implique une proportion d'un peu plus de 2 médecins pour 10 000 habitants. Pour le domaine germanique enfin, A. Kinzelbach donne une approximation de 3 à 4 médecins diplômés pour 3 000 habitants[1].

Ce manque de diplômés vouait à l'échec toutes les tentatives des différentes corporations de médecins visant à éliminer la concurrence – souvent très rude – de ceux qui, en grand nombre, donnaient des soins sans titre. Or, ces derniers avaient également en charge l'assistance médicale d'une grande partie de la population, incapable de payer les honoraires élevés demandés par les médecins. Tout cela explique que l'on trouvait à Norwich, sur un total de 73 personnes qui exerçaient la médecine : les cinq médecins cités, 37 chirurgiens, 12 pharmaciens, 10 femmes, 6 aides-soignants, 3 guérisseurs. C'est en fonction des mêmes données que le chirurgien-barbier d'Amato observait en 1672 que « l'on trouve difficilement un médecin dans les petites localités et dans les villages, de sorte que c'est le chirurgien-barbier qui s'occupe de tous les problèmes et qui soigne toutes sortes de maladies[2] ».

La réalité médicale de cette époque se révèle ainsi particulièrement complexe : elle commençait au sein de la famille, passait par toute une gamme de praticiens sans titre, allait jusqu'aux groupes professionnels dont la situation était bien assise dans la société – tels ceux des sages-femmes, des pharmaciens, des chirurgiens – pour finir par le médecin diplômé. Cette « pyramide » ne saurait surprendre : elle reflète une situation proche en

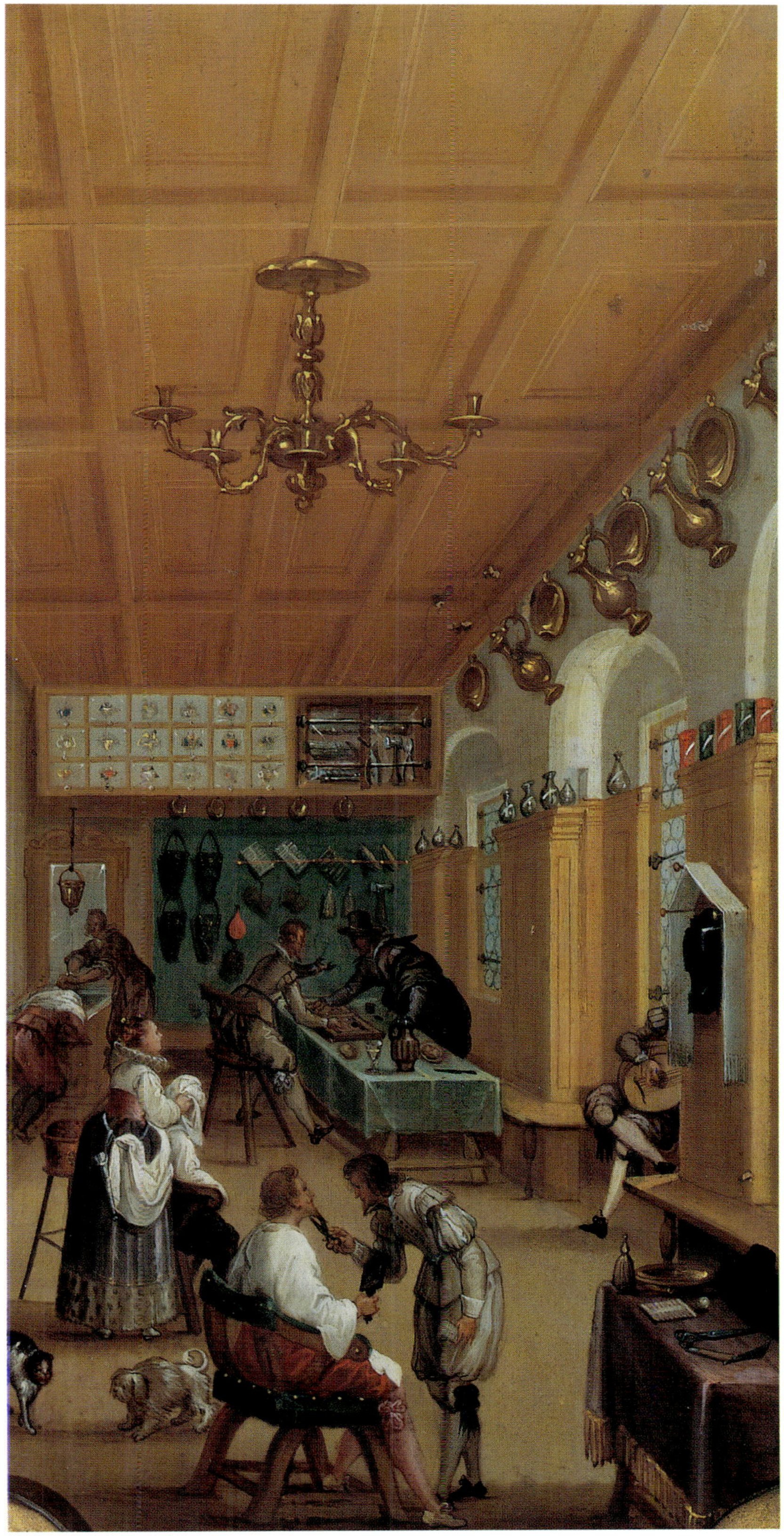

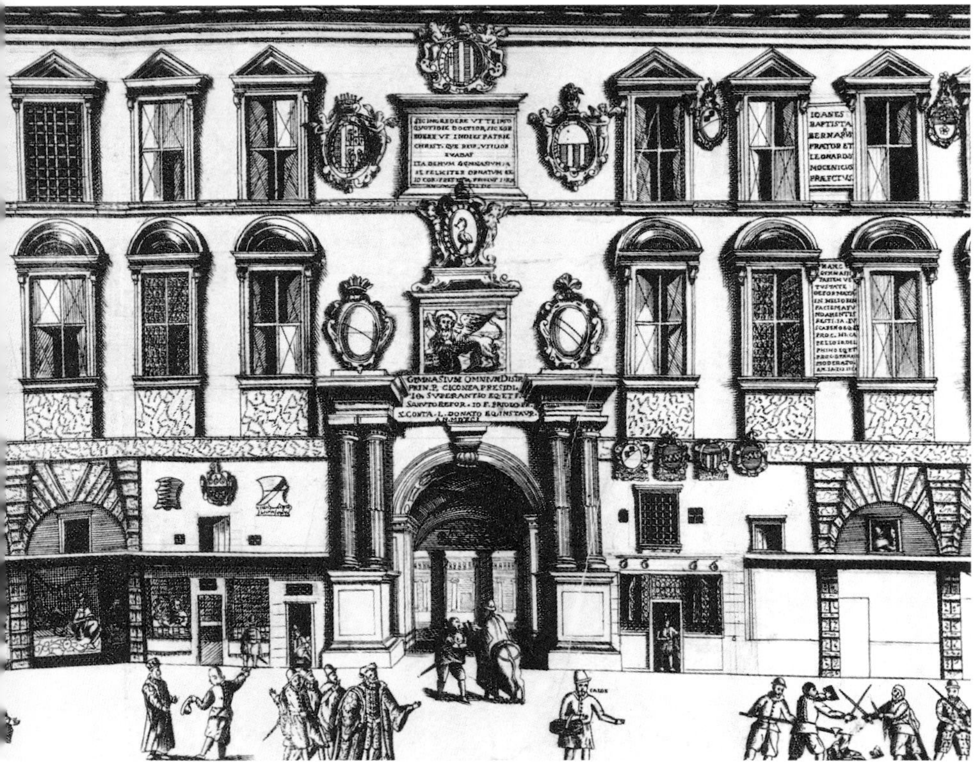

Façade de l'université de Padoue, gravure. Paris, Bibliothèque nationale de France.

Page de droite : Séance des docteurs de l'université de Paris, miniature du XVIe siècle. Paris, bibliothèque des Arts décoratifs.

fait de celle qui s'est maintenue dans quelques pays occidentaux, malgré la généralisation de l'assistance médicale assurée par les différents systèmes de sécurité sociale. Aux XVIe et XVIIe siècles, on peut parler, sur un plan général, d'un type de structure où les composantes de la communauté médicale étaient regroupées dans une hiérarchie de corporations : collèges de médecins, associations de chirurgiens et de pharmaciens... Disposant de droits et de responsabilités collectives, ratifiés par la couronne, elles bénéficiaient ainsi d'une reconnaissance officielle en droit public, en même temps que dans le domaine de l'enseignement et, pour l'exercice particulier de leur pratique, dans leurs champs spécifiques d'activité. Cette division du travail n'existait en réalité que dans les grandes cités. Dans les localités de moindre importance, on ne trouvait communément que des chirurgiens et des pharmaciens qui se chargeaient aussi des fonctions de diagnostic et de prescription du traitement propres au médecin.

■ ■ ■

L'université

La différence principale entre les médecins et les autres personnes qui se chargeaient de donner des soins était la possession d'un titre universitaire. Il est notable que, tout au long du XVIe siècle, le nombre des universités européennes se développa énormément. Les nouvelles monarchies nationales avaient de plus en plus besoin de fonctionnaires, et la présence d'une université dans une ville constituait aussi une source non négligeable de richesse. Les universités attiraient en effet les imprimeurs, évitaient que les habitants n'abandonnent leur ville pour aller étudier dans une autre cité et, en même temps, enrichissaient les artisans et les marchands. Elles attiraient également les étudiants étrangers, créateurs d'activité pour l'hôtellerie locale et, tout spécialement, pour les tavernes. Les propositions municipales en faveur de la création de nouvelles universités mettaient donc surtout l'accent sur les avantages économiques qu'elles apporteraient aux cités, avantages qui profiteraient non seulement aux budgets locaux, mais aussi aux finances de l'Église et au Trésor royal, généralement vide. Un bon exemple de cette stratégie est donné par une des « petites universités » créées en Espagne : celle d'Orihuela, ville du Sud-Est, proche de la mer et siège épiscopal du sud du royaume de Valence. L'archevêque de Valence, Fernando de Loazes, décida en 1546 de faire bénéficier sa ville natale d'une université en faisant don aux dominicains de nombreux biens pour la construction des bâtiments et le financement des études, projet officialisé par les bulles papales de 1552 et de 1569. Si le niveau de l'enseignement n'y fut jamais très élevé, cette université permit cependant l'émergence d'un groupe de médecins capables de rédiger des ouvrages, et de les faire imprimer, dans une ville où l'imprimerie était restée jusqu'alors inconnue[3].

L'Italie continua pour sa part à avoir les facultés et les professeurs les plus célèbres, conservant la réputation acquise au cours du Moyen Âge. L'association de l'enseignement de la médecine et de celui de la chirurgie dans les universités explique cette prédominance, largement confortée par la place privilégiée occupée par l'humanisme médical et par l'édition d'œuvres classiques, du corpus hippocratique, singulièrement, et de Galien[4]. La prépondérance de Padoue était incontestable ; après elle, venaient Bologne, Pise et Rome. En France, l'aristocratie des universités était constituée par Paris, Montpellier et Avignon, où enseignaient les meilleurs professeurs et où se formaient les meilleurs médecins. En Espagne, de nouveaux établissements remplacèrent les universités médiévales. Alcalà, fondée en 1508 par le cardinal Cisneros, devint l'université la plus prestigieuse de Castille et compta jusqu'à 2 000 étudiants en médecine. Fondée en 1499 par le gouvernement municipal, celle de Valence attirait de nombreux étudiants au milieu du XVIe siècle, et sa faculté de médecine pouvait s'enorgueillir d'être à l'avant-garde du mouvement humaniste ainsi que l'une des institutions les plus célèbres, non seulement de la couronne d'Aragon, mais sans doute aussi de tout le royaume. Oxford et Cambridge ne virent que lentement grandir leurs facultés de médecine, les médecins britanniques ayant la plus grande notoriété étant ceux qui avaient obtenu leur diplôme dans des centres européens, plus particulièrement en Italie. D'où l'importance de la révolution qui intervint dans l'enseignement, vers 1660, et qui se traduisit par l'augmentation du nombre des étudiants, y compris à la faculté de médecine. Les transformations pédagogiques de Cambridge, devenu désormais un centre où pouvait se développer ce type d'études, n'arrivèrent pas cependant à se concrétiser statutairement, de sorte que les réformes se limitèrent à des initiatives personnelles et furent purement transitoires.

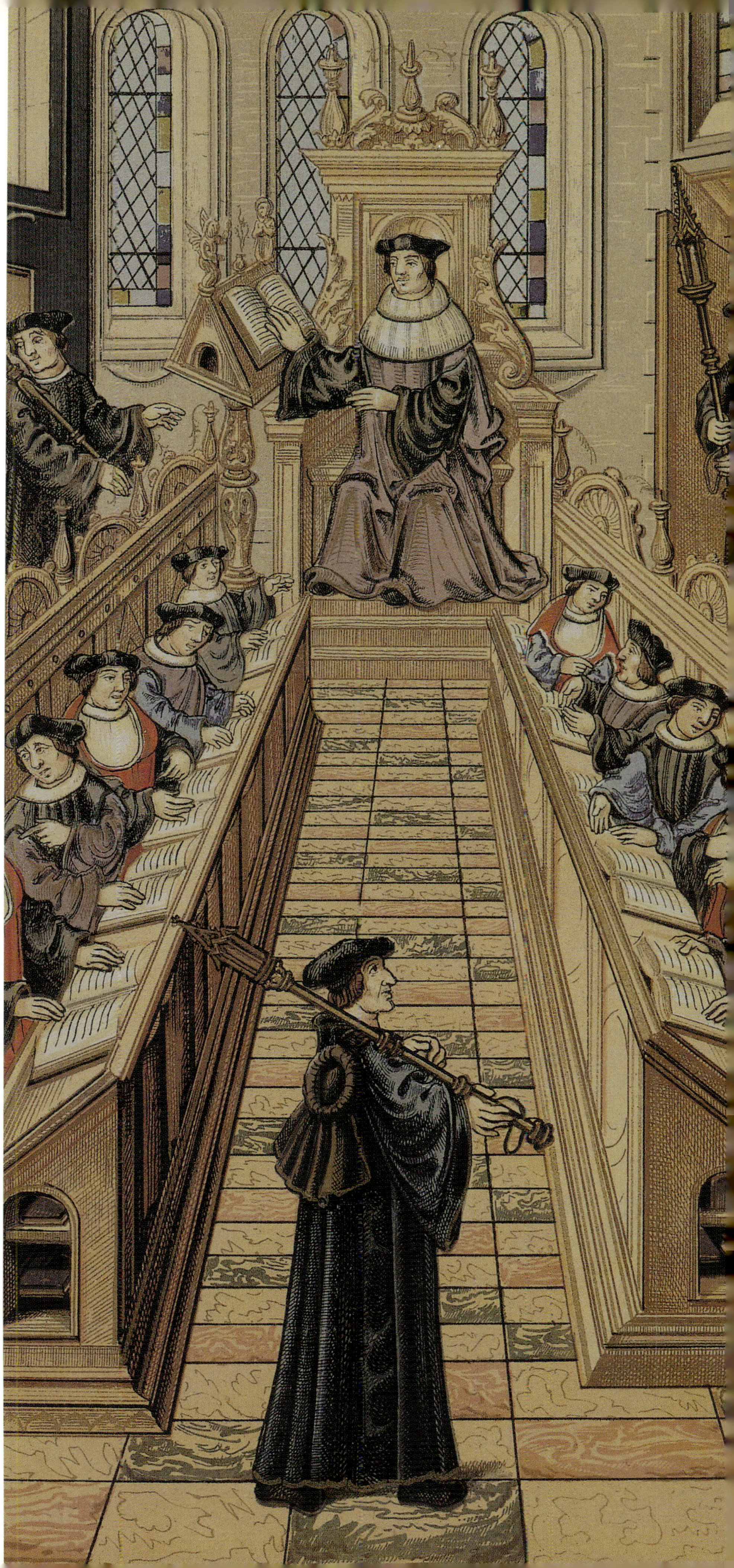

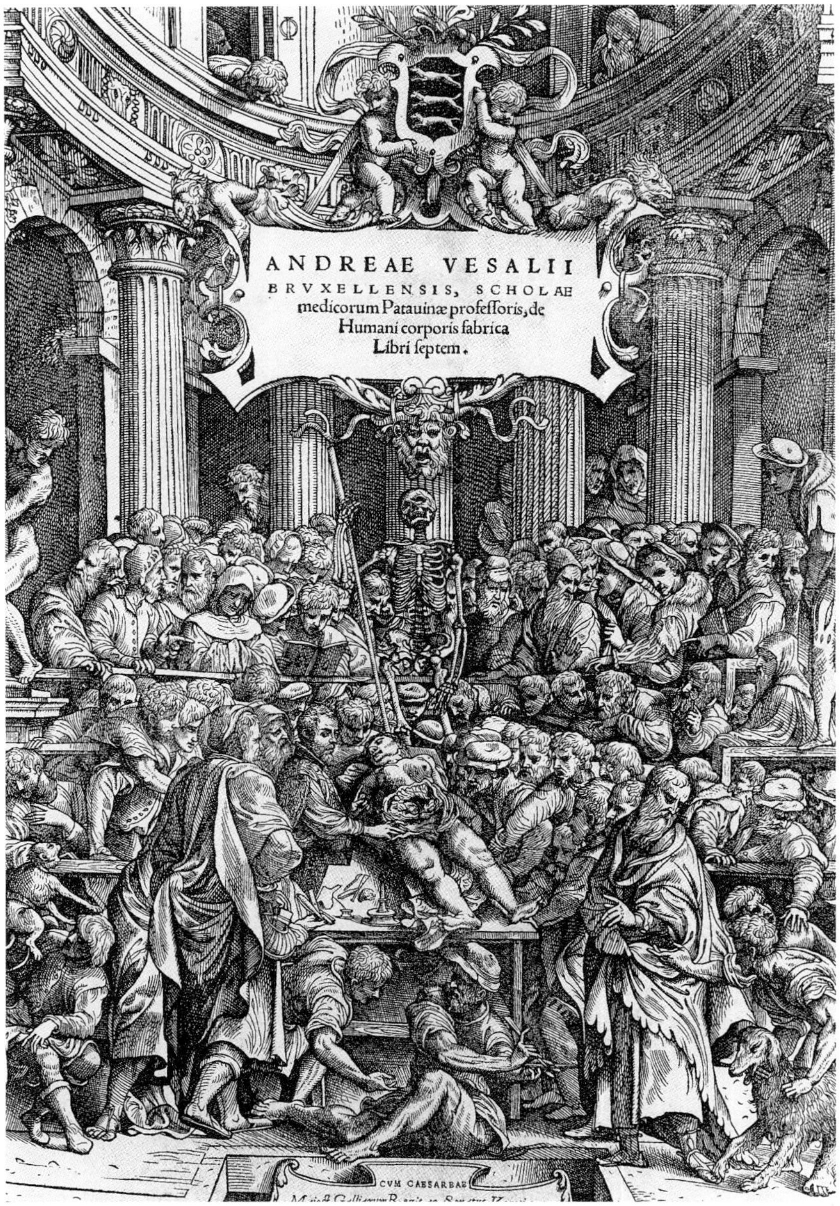

Page de titre du *De humani corporis fabrica* d'André Vésale, 1543. Paris, bibliothèque de l'École de médecine.

Le processus d'implantation de centres d'enseignement fut contrarié par l'instabilité des chaires : les facultés de médecine ne constituaient généralement pas le cœur du système universitaire (sauf dans les cas précédemment cités et sans doute dans quelques autres), et la continuité des chaires médicales dépendait donc, en grande partie, de la bonne santé économique de l'université. Quand survenaient des difficultés, les premiers postes sacrifiés étaient les chaires scientifiques : l'astrologie – c'est-à-dire l'astronomie, l'astrologie et les mathématiques – et, pour une part, la médecine. De plus, leur prestige personnel poussait quelques professeurs à aller de ville en ville, à la recherche de salaires plus élevés et d'auditoires plus larges.

Un dernier facteur d'instabilité, qui ne saurait être mésestimé, fut constitué par les divergences religieuses qu'entraîna la Réforme, divergences qui firent se rompre l'unité morale du monde chrétien. On ne peut pas comprendre l'évolution de l'enseignement dans les pays d'Europe centrale et d'Europe du Nord, si l'on ne prend pas en compte ce bouleversement spirituel ; la France eut à en souffrir les dures conséquences lorsque, pendant les guerres de Religion, les universités se dépeuplèrent. Il reste que, dans un pourcentage difficile à calculer, certaines restrictions furent seulement théoriques. Ainsi, à Montpellier : alors qu'il était obligatoire, dans les universités françaises, de présenter un certificat de baptême pour être inscrit, que les excommuniés ne pouvaient pas fréquenter les cours et que la pratique religieuse était obligatoire, Francisco de Clava observait en 1564, à l'intention de Philippe II d'Espagne qu'« à la Faculté de médecine [de Montpellier] affluent de nombreux étrangers ; parmi eux tous, il n'y a pas plus de cinq catholiques, dont deux Espagnols[5] ». Plus stricte paraît avoir été l'application de l'édit émanant de Philippe II, en 1559 : « Qu'il ne soit désormais permis à aucun de nos sujets et natifs de l'Empire d'étudier, d'enseigner, d'apprendre, de se trouver ou résider dans des universités, des ateliers ou des collèges étrangers. » Par cet édit, l'héritier de Charles Quint entendait mettre la monarchie hispanique à l'abri de l'influence de la Réforme. La même année 1559 apparut le premier Index des livres interdits, réalisé sous la direction du grand inquisiteur Fernando de Valdés, puis, en 1583-1854, celui de Gaspar de Quiroga ; d'autres suivirent dans le courant du XVIe siècle. Dans la majeure partie des universités, au milieu du XVIe siècle, il n'était guère facile, assurément, de trouver un climat de tolérance[6].

En dépit de tous ces problèmes, étudiants, professeurs et médecins sillonnaient les routes d'Europe pour visiter les centres d'étude, dispersés dans les différents pays et de niveaux scientifiques très inégaux. Rabelais témoigne de cette « dromomanie » des intellectuels dans la scène où Épistémon, précepteur de Pantagruel, exige de son élève qu'il entreprenne un long périple universitaire. Tout aussi long fut celui d'André Vésale, qui commença ses études en Belgique, les poursuivit à Montpellier et à Paris, avant de se rendre à Louvain. Diplômé à Bâle, il fut professeur à Bologne, à Padoue et à Pise. Nommé, vers 1544, médecin impérial à la cour de Charles V, il se trouvait à Madrid en 1561, quand il écrivit son *Anatomicarum Gabrielis Fallopi obseruationum examen*. Charles de Lescluse visita Marbourg, Wittemberg, Francfort, Tübingen, Mayence, Bâle. Andrés Laguna parcourut l'Europe entière et Michel Servet, après avoir traversé différents pays, mourut à Genève, condamné au bûcher par Calvin.

■ ■ ■

L'organisation des études universitaires

Le système universitaire restait analogue à celui du Moyen Âge. Le cursus des études commençait par l'apprentissage, dans les écoles, des lettres et de la grammaire. Venaient ensuite les cours de la faculté des arts, propédeutique fondée sur le schéma médiéval du *triuium* et du *quadriuium*, qui permettait d'obtenir le diplôme de maître ès arts, indispensable pour entrer à la faculté de médecine. Il ne se produisit pas non plus de grands changements dans l'organisation des études de la faculté. On ne doit pas oublier, en effet, le niveau élevé atteint par la production littéraire médiévale du Nord de l'Italie, ce qui peut expliquer la maintien de la suprématie de ses écoles, ses livres continuant à être lus et objets d'enseignement au long des siècles suivants. Il est sûr que l'on trouve posées là des questions fondamentales, telles que celle d'un enseignement pratique, s'agissant singulièrement des démonstrations anatomiques faites sur des cadavres et de l'enseignement clinique auprès des malades. Le processus ne fut pas, cependant, de simple continuité. Si, dans le cas de l'anatomie, l'époque médiévale cherchait à démontrer avant tout le pouvoir créateur de Dieu, on peut parler en effet, durant la Renaissance, d'une véritable résurrection du programme classique que les anatomistes s'attachaient à reproduire, dans tous ses détails, avec un objectif entièrement médical : approfondir les connaissances touchant la constitution du corps humain, étudier les différentes facultés de l'âme – au sens aristotélicien du terme –, identifier les causes des maladies. La nécessité de disposer de cadavres pour réaliser ces travaux favorisa, dans les villes italiennes surtout, la création de nouvelles structures légales assurant l'approvisionnement nécessaire à l'étude médicale des corps et à leur dissection, mesures accompagnées de différents rites religieux visant à résoudre le conflit que soulevait la répugnance chrétienne à l'égard de cette pratique. Dans cette démarche, qui n'impliquait aucune négation des principes galéniques, l'Italie maintint sa prééminence, et tout particulièrement Padoue, où fut construit le premier amphithéâtre anatomique permanent.

Ces travaux débouchèrent sur les grandes contributions du siècle suivant, avec le développement de l'anatomie microscopique et des découvertes aussi importantes que celle de la circulation du sang par William Harvey. Dans le domaine de la médecine clinique, Giambattista Da Monte, à Padoue, et Giorgio Baglivi, à Rome, furent les initiateurs d'une formation donnée au chevet des malades, mais ce fut seulement au XVIIe siècle et, surtout, au XVIIIe siècle, que ce type d'enseignement se répandit à travers toute l'Europe. Les facultés exigeaient, en fait, un stage de six mois dans un hôpital pour délivrer la licence et le doctorat ; depuis 1634, remplir cette condition était également indispensable à Montpellier pour accéder au titre de bachelier.

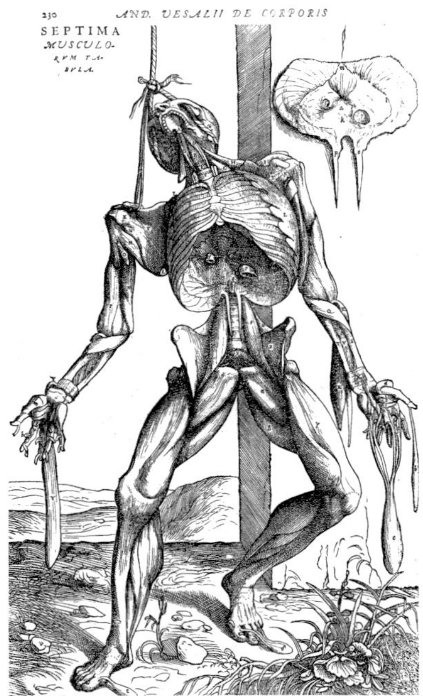

Les facultés de médecine poursuivirent un système d'enseignement qui embrassait l'anatomie, les bases d'une définition médicale du corps humain, les maladies, les règles du comportement médical et la thérapeutique. La principale nouveauté fut l'introduction des éditions humanistes des grands textes de la tradition médicale, ceux d'Hippocrate et de Galien, mais aussi ceux de Celse, de Dioscoride, de Paul d'Égine, ou ceux des grandes figures médiévales comme Averroès, Avicène et Razès. Sans doute le programme humaniste avait-il pris naissance dans les écoles médicales du XIIIe siècle et s'était-il prolongé, à des rythmes divers, dans les siècles suivants, même si les objectifs et l'expérience intellectuelle des étudiants et des professeurs ne furent pas toujours identiques – conséquence notamment de l'utilisation des nouveaux instruments de travail, qui se multiplièrent après la découverte de l'imprimerie. La Renaissance ne se limita pas cependant à l'imitation des classiques : le véritable humanisme devait rivaliser avec les œuvres des grands maîtres, de sorte que la science médicale connaîtra une authentique rénovation. Les nouveaux textes révèlent une conception nouvelle du corps humain et de la médecine ; et l'Université commença à s'ouvrir progressivement aux nouveautés scientifiques, même si l'on était bien loin encore des grandes révolutions qui se produisirent plus tard. On retiendra le rôle joué dans ce processus par le groupe des commentateurs parisiens d'Hippocrate, et spécialement par Jacques Houllier, avec son excellente édition des *Aphorismes*. Le rôle également du Louis Duret et de Guillaume de Baillou, qui mirent en pratique leur érudition et firent preuve dans leur enseignement d'un talent hors du commun, supérieur à celui de tous les autres professeurs[7].

La durée et la difficulté des études étaient variables suivant les centres. L'évolution de l'université de Valence, en Espagne, fournit des informations significatives sur le système des chaires. Dans la Charte de fondation (1499), la ville créa deux chaires : une de médecine et une de chirurgie. Marquée par une forte influence italienne, Valence fut ainsi une des premières universités d'Europe où fut introduit l'enseignement de la chirurgie. Quand les conseillers de la ville nommèrent les premiers professeurs (1501), ils attribuèrent, en outre, une deuxième chaire de médecine : la première

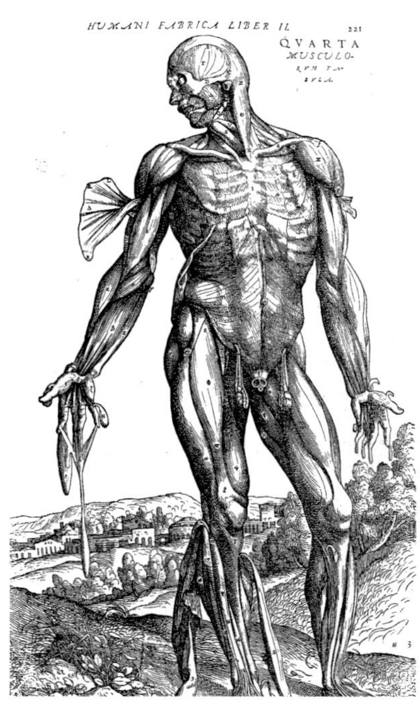

Page de droite : Planche d'anatomie : les vertèbres, par F. d'Acquapente. Venise, bibliothèque Marcienne.

Ci-contre : Troisième planche des muscles, par Jan Stefan Van Calcar, du *De humani corporis fabrica* d'André Vésale, 1543. Paris, bibliothèque des Arts décoratifs.

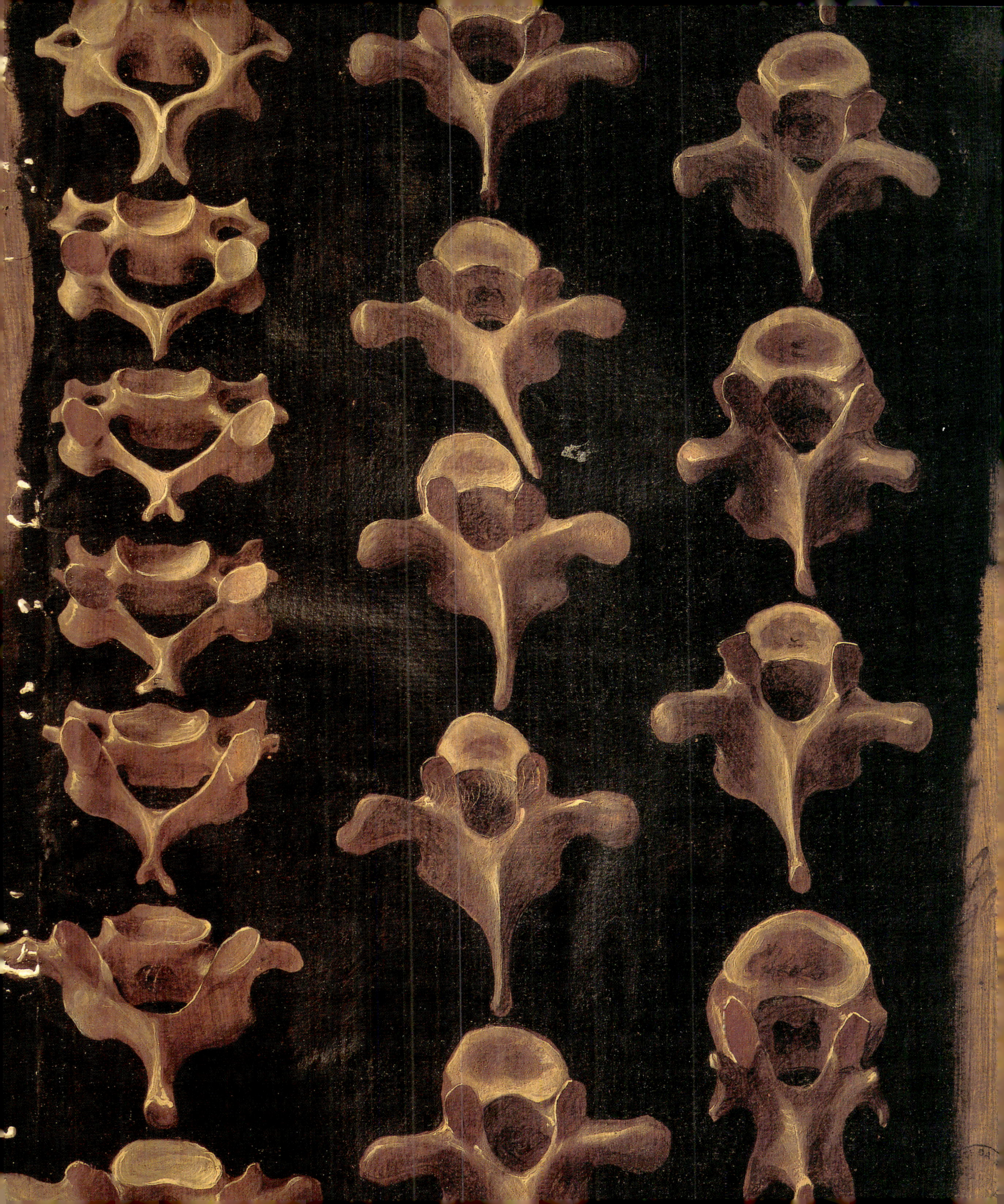

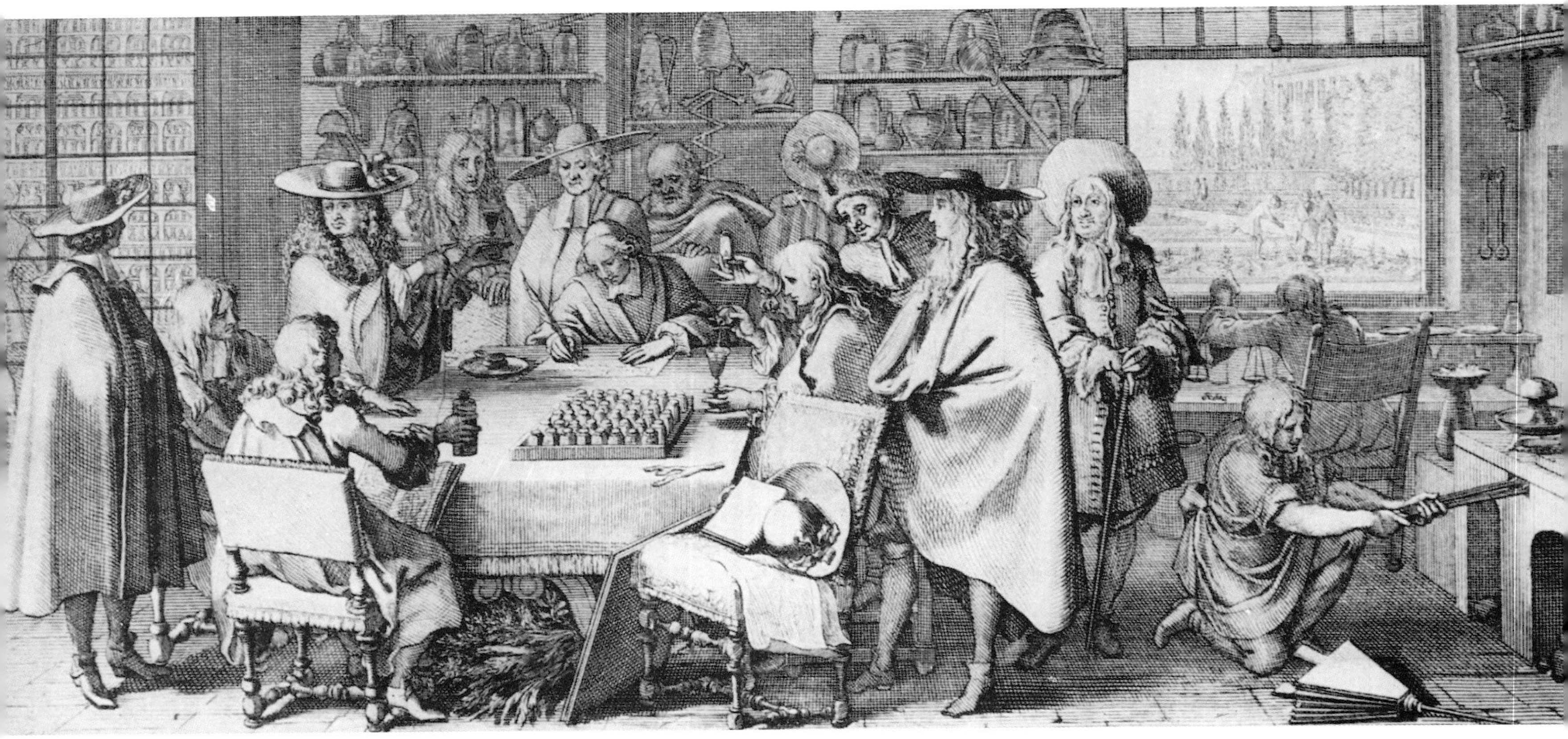

Leçon de botanique médicale dans le laboratoire du jardin du roi, XVIIe siècle. Paris, Bibliothèque nationale de France.

avait pour objet l'exposé systématique des fondements doctrinaux de la médecine ; la seconde était destinée à l'enseignement de l'anatomie, pour une moitié du cours, et à la médecine des simples, pour l'autre moitié. En 1560, cette deuxième chaire fut partagée en deux chaires indépendantes. Par ailleurs, une chaire de pratique médicale fut créée en 1548, puis une chaire hippocratique en 1567, et une chaire de pratique spécialisée en 1574. L'enseignement pratique était celui d'une méthodologie fondée sur la doctrine de Galien : le premier cours intéressait les bases générales du diagnostic et de la prescription thérapeutique ; le second, le traitement particulier à chaque type de maladie. La chaire hippocratique empruntait aux écrits d'Hippocrate les théories privilégiant l'observation clinique et l'étude du milieu ambiant des malades. L'université de Valence présente un exemple d'autant plus intéressant qu'elle fut également la seule d'Europe à consacrer une chaire aux médicaments chimiques, dans la mouvance des théories de Paracelse. Créée en 1591, cette chaire ne fut occupée que pour la durée d'un cours. La faculté compta donc huit chaires, chiffre exceptionnel pour l'époque, quand nombre des meilleures universités européennes ne disposaient que de deux ou trois chaires de médecine. L'enseignement était organisé à partir de l'étude des corpus hippocratique et galénique. Il n'existait pas de grandes différences entre les programmes d'étude des diverses universités : leur organisation était à peu près identique, et les variantes portaient surtout sur les livres qui devaient être lus. L'enseignement était essentiellement oral et théorique, mais des modèles nouveaux commençaient à se répandre, depuis l'Italie, faisant une plus large place à la pratique et ouverts sur de nouveaux espaces pédagogiques : les amphithéâtres d'anatomie et les jardins botaniques[8].

Les exigences fixées pour les études et les frais de scolarité variaient suivant les universités. Par exemple, dans une des universités les plus célèbres, celle de Paris, les fils de médecins accédaient au titre de bachelier en 28 mois. Les autres devaient passer 36 mois de *tempus auditionis*, s'ils étaient maîtres ès arts, ou 48 mois, s'ils ne l'étaient pas. Par ailleurs, les études suivies dans une autre faculté ne comptaient que pour moitié. Cinq à huit ans d'études étaient nécessaires pour obtenir le doctorat, et les seuls frais de scolarité s'élevaient entre 5 000 et 6 000 livres, somme astronomique pour l'époque.

Ces chiffres expliquent que de nombreux candidats préféraient étudier dans une ou plusieurs universités de province. Ces facultés, tout d'abord, n'exigeaient que trois années d'études et permettaient aux étudiants pressés d'achever rapidement leur cursus. Le doctorat, enfin, était accordé avec une relative facilité, y compris aux étrangers, la seule exigence étant la réussite à un examen permettant d'obtenir le titre de docteur. Telles étaient, par exemple, les conditions d'études à Nancy, et si ces diplômes ne donnaient pas le droit d'exercer la médecine dans toute la France, ils suffisaient à ceux qui ne souhaitaient pas quitter leur province et n'ambitionnaient pas d'exercer dans les grandes villes. Les protestations des grandes universités contre cette forte concurrence étaient constantes et officiellement appuyées par les autorités.

Le titre de bachelier en médecine permettait l'exercice de la profession, mais avec des restrictions. La licence était suffisante pour exercer librement, sous réserve des exigences administratives… ridiculisées par Molière dans *Le Malade imaginaire* : *uirtutem et puissanciam medicandi, purgandi, seignandi, perçandi, taillandi, coupandi et occidendi impune per totam terram*[9]. Notons encore que dans les petits centres, comme dans ceux qui étaient plus exigeants, les examens de fin d'études pouvaient se passer dans une seule session.

■ ■ ■

La formation du chirurgien

La formation du chirurgien était très différente de la formation académique et réglementée des médecins. Dans la plupart des territoires qui formaient l'Europe de l'époque, l'enseignement était de type corporatif, c'est-à-dire réglementé par une corporation, organisée en collège, auprès d'un maître, et privilégiant la pratique. C'est ainsi qu'en Castille, par exemple, pour obtenir la licence de « protomedico » il fallait présenter une attestation certifiant une pratique de quatre ans dans « un hôpital, auprès d'un chirurgien agréé, ou dans une cité ou ville ayant un chirurgien agréé, attestation confirmée par le corregidor ou l'alcade du lieu d'exercice et ratifiée par le juge ». Un autre exemple est celui du Collège des chirurgiens de Valence, chargé à la fois de la formation et du contrôle de l'exercice professionnel. C'était également ce collège qui conférait le titre permettant l'exercice légal de l'« art de la chirurgie » dans l'antique royaume. Cette corporation était associée, dans d'autres endroits, à celle des apothicaires ou intégrée à celle des médecins. Au nom de « chirurgien » se rattachaient des pratiques très différentes, depuis celles de personnalités, telles que Denys Daza Chacó, médecin universitaire et chirurgien des armées de Charles Quint, jusqu'à celles de simples barbiers et phlébotomistes, qui exerçaient dans les petites localités. Seuls les médecins étaient habilités à prescrire des drogues devant être absorbées par voie orale. Les chirurgiens et les guérisseurs ne pouvaient traiter les maladies que de manière externe, notamment les maladies de la peau, les fractures… Guérisseurs, barbiers et chirurgiens étaient autorisés à faire commerce de « remèdes secrets », tels que poudres, onguents et autres remèdes, toujours d'application externe[10].

Dans une perspective plus générale, et d'après l'enseignement reçu et les fonctions exercées, on peut distinguer, avec Granjel, trois groupes. Le premier était constitué par les « chirurgiens connaissant le latin » ou ceux qui, sans avoir obtenu la licence de médecine, avaient suivi des cours dans une université, réalisaient des opérations chirurgicales et étaient autorisés à prescrire des médicaments d'usage externe. Leur statut social et leurs revenus étaient à peu près identiques à ceux des médecins. De fait, les honoraires qu'ils percevaient dans leurs divers postes, par exemple dans un hôpital, étaient semblables ou même supérieurs à ceux des médecins. La différence résidait dans la clientèle, le prix de la visite d'un chirurgien étant généralement inférieur, et le nombre de ses patients, moindre.

Le deuxième groupe était formé par les chirurgiens « de langue vulgaire », ou ceux qui avaient suivi une formation seulement encadrée par un « maître » et qui ne connaissaient pas le latin. La formation commençait normalement, dans ce cas, aux environs de treize ou quatorze ans, avec un contrat d'apprentissage analogue à celui des autres métiers d'artisans : l'apprenti était auprès d'un maître qu'il aidait et avec qui il pratiquait tant comme chirurgien que comme barbier.

Le dernier groupe était celui des « barbiers pratiquant la saignée », des « phlébotomistes » et de ceux qui étaient uniquement autorisés à inciser, à arracher les dents, à saigner, à poser les ventouses et les sangsues. De grandes différences existaient également à l'intérieur de ce groupe. Il comprenait à la fois ceux qui

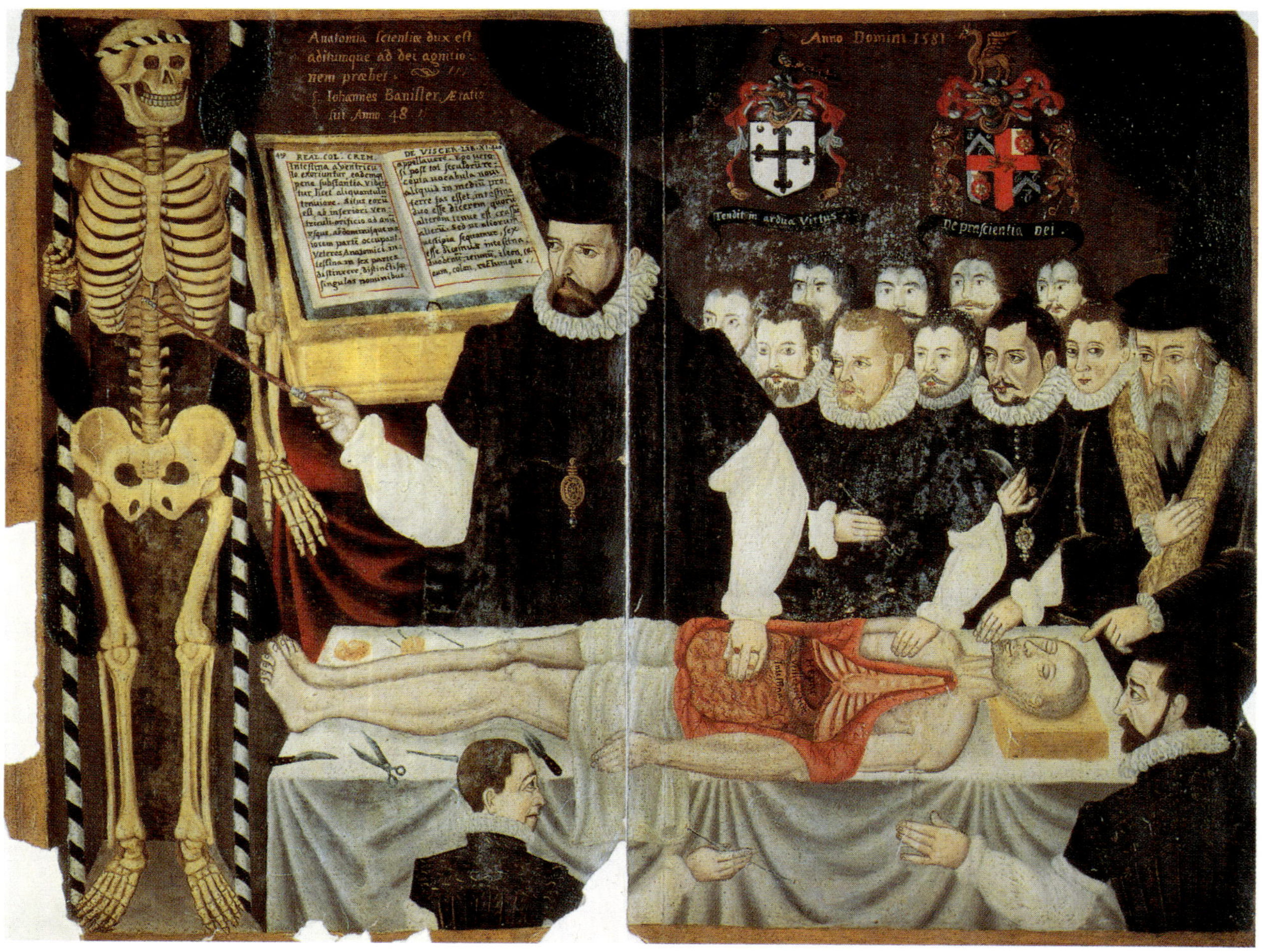

John Banister donnant une leçon d'anatomie, 1581. Université de Glasgow.

exerçaient un travail stable dans une localité, comme les « barbiers de districts », dont les contrats obéissaient aux mêmes règles que les contrats des médecins, et ceux qui, en divers endroits, apportaient une assistance médicale itinérante, procédant à quelques actes chirurgicaux particuliers – sur les yeux, les hernies, les calculs, les membres démis… Si, dans de nombreux centres ruraux, le barbier chargé de la saignée devait être l'unique praticien agréé, les barbiers exerçaient aussi dans les villes et certains d'entre eux étaient au service exclusif de la cour.

Cette différenciation se retrouve, sous différents noms, dans le reste de l'Europe. Elle se matérialisa, en France, dans le conflit qui éclata entre les chirurgiens à « robe longue », c'est-à-dire universitaires, et ceux à « robe courte », les chirurgiens-barbiers, concernant leurs droits respectifs. Il reste que, dans l'ensemble, les limites d'activité n'étaient pas clairement définies entre ces chirurgiens[11].

L'organisation professionnelle des médecins

Les médecins étaient extrêmement attachés à défendre leurs prérogatives et, avant tout, le mono-

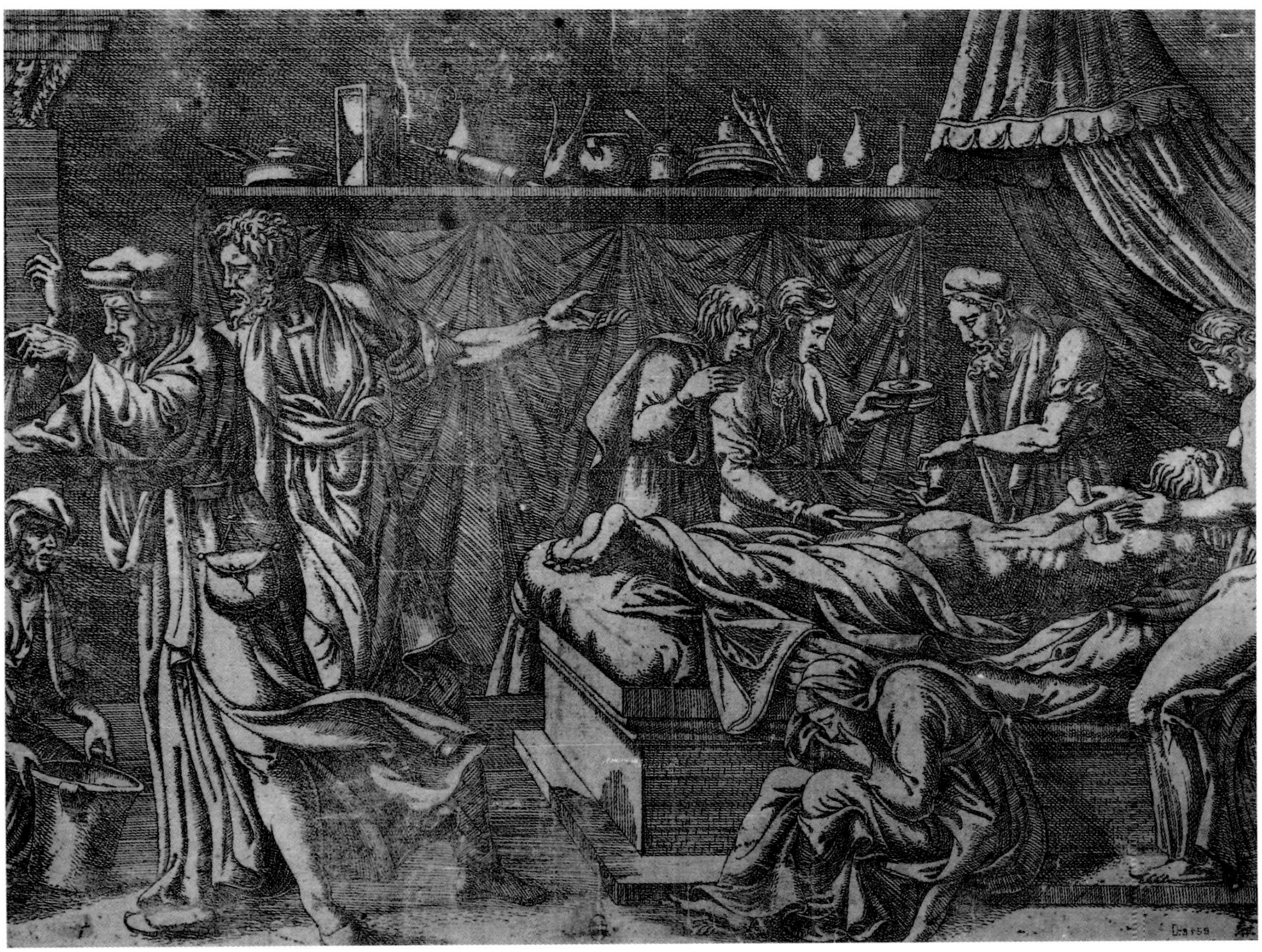

Pose de ventouses, XVIe siècle. Paris, Bibliothèque nationale de France.

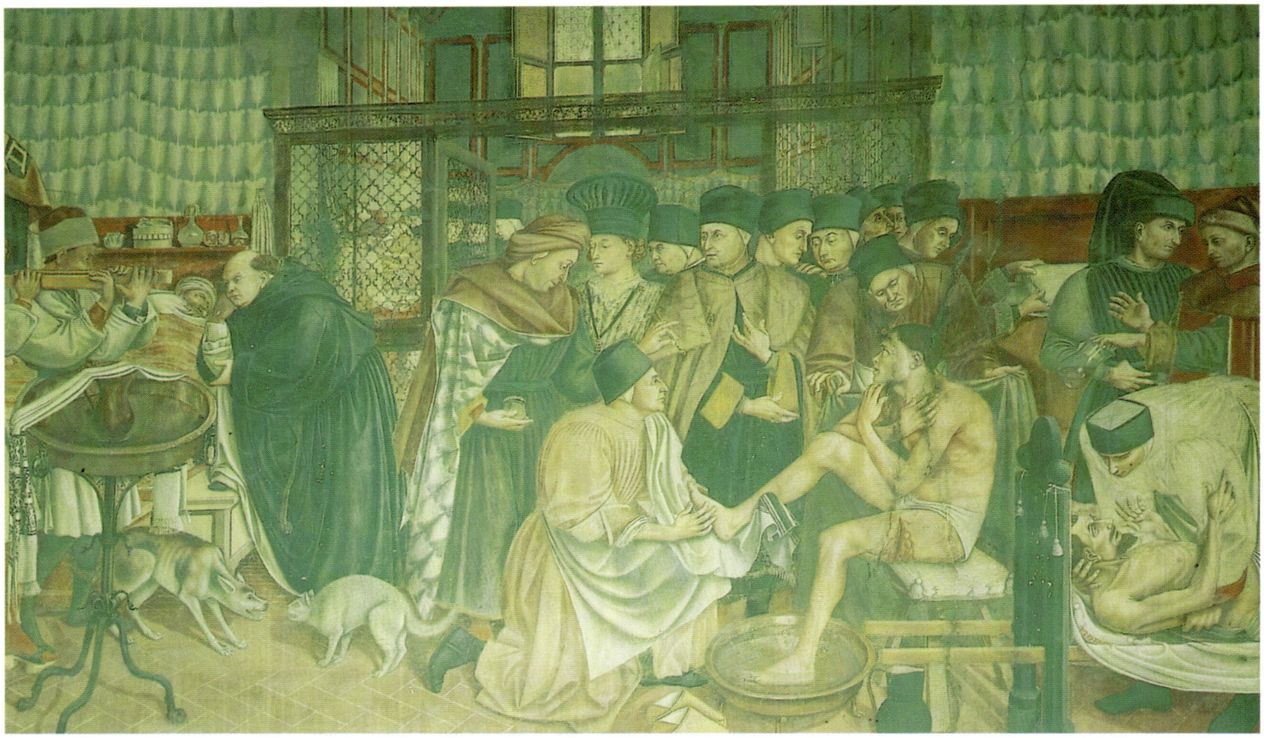

Soins des malades dans un hôpital, par Domenico di Bartolo, 1440-1444. Sienne, hôpital Santa Maria della Scala.

pole de l'assistance médicale. Le système utilisé pour atteindre cet objectif fut la création de corporations dont le nombre et les formes d'organisation furent différents suivant les pays. L'origine de ce type d'association est médiéval et son modèle fut le même que celui des corporations artisanales.

Une fois encore, c'est en Italie que se rencontrent les organisations les plus avancées, qui furent ensuite imitées dans les autres pays d'Europe. En Toscane, depuis le XIVe siècle, obligation était faite aux médecins et aux chirurgiens d'être inscrits, *matricolati*, dans la corporation des médecins et chirurgiens-barbiers : ils devaient, pour cela, avoir passé avec succès les examens afférents et avoir payé les taxes exigées. C'était la corporation qui nommait les quatre médecins jurés du *Collegio medico*. Cette institution conforta son autorité, de telle sorte qu'en 1650 le grand-duc Ferdinand II de Médicis nomma, à titre définitif, douze médecins jurés, chargés de former une institution permanente, différente de la corporation, et qui se renouvellerait d'elle-même. Ce privilège avait été précédé, en 1548, par une ordonnance de Cosme de Médicis interdisant, dans sa juridiction, la pratique de la médecine et de la chirurgie à qui n'aurait pas passé l'examen prescrit et ne serait pas inscrit dans la corporation.

On trouvait ainsi à Florence, dans la seconde moitié du XVIe siècle, deux institutions différentes : la première, traditionnelle, était la corporation à laquelle devaient appartenir tous les médecins, chirurgiens et apothicaires ; la seconde était le collège, formé par un groupe réduit mais puissant de médecins qui détenaient, en principe, le privilège d'accorder les autorisations d'exercice, et qui élargirent leur sphère d'influence et d'action en se chargeant de superviser la profession médicale dans tous les aspects de son activité. Ce collège devint l'unique conseil du gouvernement ainsi que le tribunal sanitaire pour tout ce qui concernait la médecine et la santé publique. Il assuma une fonction de régulation et de contrôle de la corporation d'origine, dans un processus de polarisation sociale qui conduisit à l'assimilation des médecins aux couches sociales élevées, mais à celle des chirurgiens, barbiers et apothicaires aux couches d'un rang inférieur. Peu à peu, le collège des médecins de Florence étendit sa juridiction sur toute la région de Florence et de Pise, malgré la présence, à Pise, d'une prestigieuse université et d'un collège local de médecins.

L'affirmation, au XVIIe siècle, du puissant collège des médecins, face à la corporation, apparaît donc comme la conséquence de la stratégie développée depuis le XVe siècle par les médecins pour se différencier toujours plus des chirurgiens-barbiers et des apothicaires. L'inscription de ces trois groupes dans une même corporation devenait ainsi purement formelle. Les médecins possédaient en effet une formation universitaire, et l'enseignement de la chirurgie était exclusivement destiné, dans ces centres, aux futurs médecins. Les chirurgiens, quant à eux, recevaient un enseignement entièrement pratique. Lorsqu'il fut décidé, au début du XVIIe siècle, à Florence, de donner une formation correcte aux chirurgiens, les écoles officielles de chirurgie furent établies dans les hôpitaux de Santa Maria Nuova, de Pistoia et de Pise, cependant que, un peu plus tard, l'enseignement de la chirurgie cessa à l'université. Il n'est donc pas surprenant que nous trouvions, en 1630, 33 médecins dans la capitale, dont 12 étaient membres du collège, constituant une véritable aristocratie.

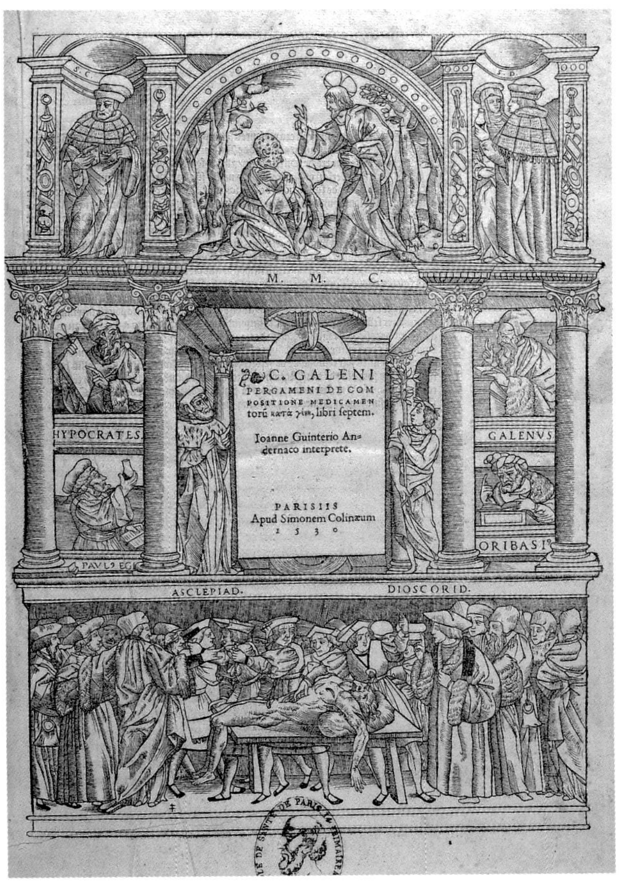

Plus ou moins transformé, ce modèle coexista avec celui des « proto-médecins », dont les prérogatives furent différentes selon les États. Le titre fait référence au premier médecin d'un monarque, directement nommé par lui, et qui se chargea progressivement de l'activité sanitaire et des conflits afférents[12]. Cette fonction traduisait le souci d'écarter les personnes sans formation, mais aussi le désir d'éloigner des responsabilités les professionnels de niveau social inférieur. Le système était pervers, une des préoccupations ayant favorisé la naissance des études universitaires de médecine ayant été la vision unitaire des questions concernant la santé. À cette époque, santé du corps et santé de l'âme étaient indissolublement liées. Il était donc nécessaire d'assurer la formation et l'orthodoxie des futurs médecins, dans une Europe médiévale où les médecins les plus célèbres étaient souvent juifs ou musulmans. Cette intronisation académique de la médecine s'accompagna peu à peu d'un processus d'affirmation sociale des professionnels, qui aboutit à la création de ces groupements professionnels.

Thomas Linacre, qui avait été formé en Italie, introduisit en Angleterre le système florentin : avec quelques médecins de la cour, il présenta au cardinal Wolsey une requête visant à instituer un collège de médecins. Les premiers statuts datent de 1518, alors que Londres subissait une de ses périodes d'épidémie, et ils déterminèrent la naissance d'une corporation de caractère extramunicipal. Celle-ci se heurta souvent à la méfiance des autorités locales. Elle se trouvait par ailleurs dans une ville qui n'avait pas d'université, et les facultés de méde-

Ouvrage de Galien traduit par Thomas Linacre en 1530. Paris, Bibliothèque de l'ancienne faculté de médecine.

cine d'Oxford et de Cambridge étaient très peu développées. En conséquence, et malgré le patronage royal, le collège se trouva dans l'incapacité d'assurer le contrôle de l'exercice de la médecine dans tout le pays, comme le prévoyaient les dispositions de la réglementation de 1523, et sa position, à Londres même, était extrêmement fragile. Les chirurgiens-barbiers et les apothicaires conservèrent donc leur indépendance en dépit de sa prétendue tutelle. Ses membres mêmes participèrent à cette marginalisation en concentrant leurs efforts sur les détails les plus insignifiants de l'organisation interne et sur le maintien de leur monopole, sans contribuer le moins du monde à l'enseignement, jusqu'en 1580, et, ce qui est pire, sans jouer le moindre rôle dans les hôpitaux et dans les problèmes de santé publique[13].

En France, une des particularités les plus remarquables fut la séparation des trois corporations chargées de l'assistance médicale : les médecins, les chirurgiens et les apothicaires. La faculté de médecine de Paris maintint une position de privilège absolu sur tout le royaume, contrôlant la délivrance des licences et la réglementation de l'exercice médical dans la capitale. Elle détenait également le privilège de déterminer le contenu et les conditions de la formation professionnelle. Rétive aux nouveautés, elle ignora la découverte de la circulation du sang jusqu'à la fin du XVIIe siècle, et alla même jusqu'à condamner, comme déviation thérapeutique, l'introduction des médicaments chimiques. Beaucoup plus ouverte fut l'attitude de Montpellier vis-à-vis de la chirurgie ou à l'égard des théories de Paracelse. Cette liberté intellectuelle lui valut l'appui de la monarchie des Bourbons qui, à partir de la seconde moitié du XVIIe siècle, encouragea officiellement la reconnaissance institutionnelle des chirurgiens, appuyée sur des études académiques, une organisation centralisée autour du chirurgien du roi, et disposant d'une aide financière importante. La juridiction de ce personnage officiel s'étendit sur un réseau beaucoup plus vaste qui incluait toutes les corporations locales de chirurgiens-barbiers. Il en résulta une élévation du statut des chirurgiens des grandes villes et la fondation, au siècle suivant, des écoles de chirurgie. Les contradictions sociales spécifiques de l'époque sont nettement mises en lumière par l'existence, parallèlement à ces organisations, dans toutes les villes de France jusqu'à la fin du Moyen Âge, de corporations de chirurgiens-barbiers et d'apothicaires, en même temps que des collèges de médecins. Après les guerres de Religion qui entraînèrent des situations nouvelles, la structure fortement centralisée de la monarchie française favorisa l'affirmation d'un pouvoir nouveau, à partir surtout du règne de Louis XIII : celui du médecin du roi, l'archiatre, devenu inspecteur des corporations des chirurgiens-barbiers et des apothicaires, et appelé à contrôler l'activité de ces corporations comme celle de leurs membres. Il fut chargé d'appliquer, dans le domaine de la santé, les mesures liées à la révocation de l'édit de Nantes, et l'interdiction faite aux huguenots d'appartenir aux corporations (1669). Au cours du XVIe siècle, un réseau serré de corporations médicales se créa également aux Pays-Bas[14].

De tous les États européens de l'époque, ce fut certainement la monarchie hispanique qui connut le système le plus complet et le plus élaboré. Il est notoire qu'il s'agissait d'une monarchie d'une extraordinaire complexité institutionnelle, même si l'on ne considère que les territoires péninsulaires. La politique officielle visant à contrôler l'exercice des professions et des activités de santé se développa donc sous des formes très diverses suivant les régions, leurs caractéristiques politiques et les marges de manœuvre qu'y avait le monarque. C'est sans doute en Castille que l'intervention de l'État fut la plus forte : grâce à la mise en place d'un appareil institutionnel complexe, la couronne y entama un processus d'élargissement de ses attributions, s'affranchissant toujours davantage des institutions et des structures qui limitaient son autorité. Cependant, dans les territoires

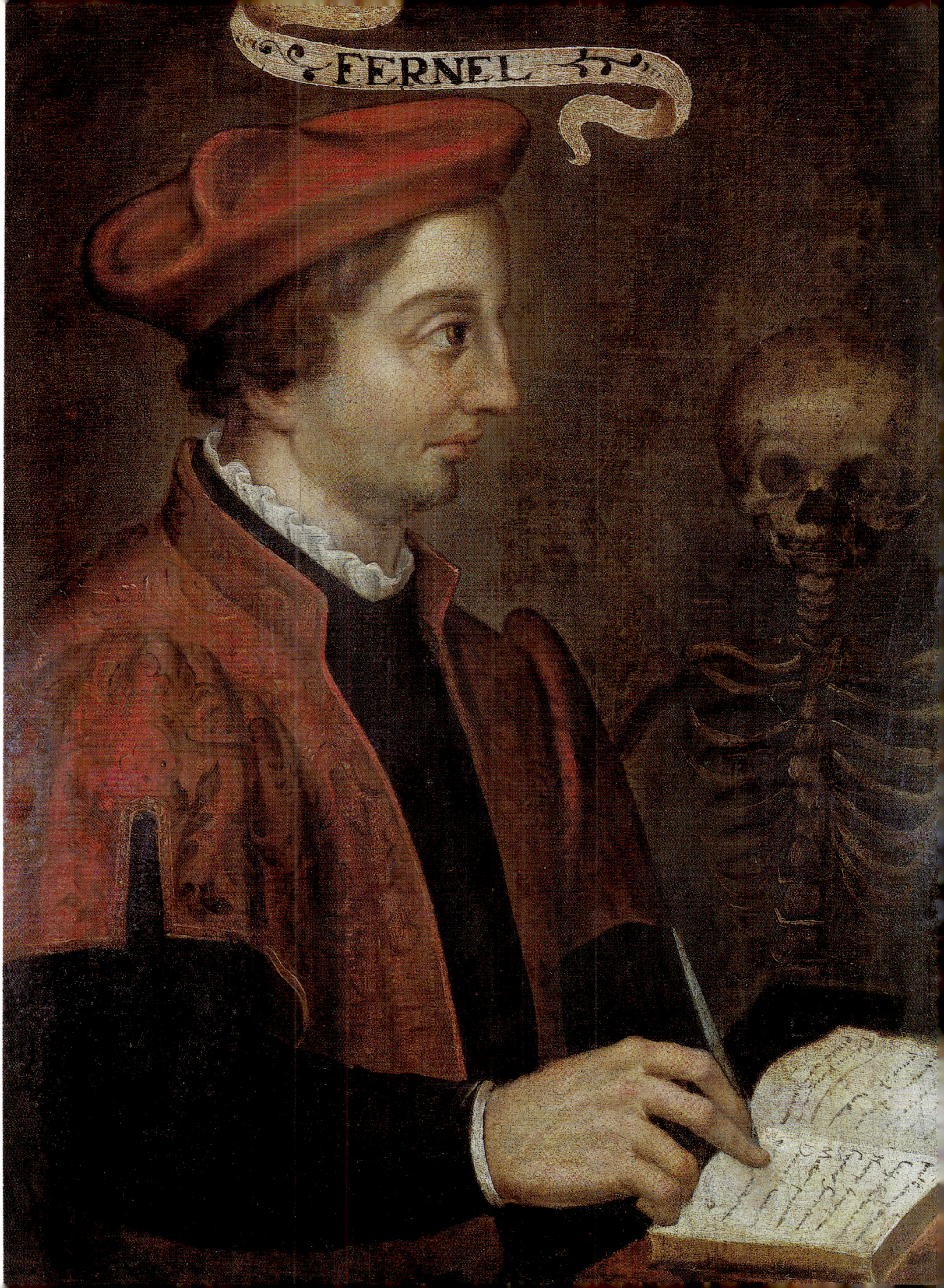

Jean Fernel médecin
nri II, XVIIe siècle. Paris,
liothèque de l'ancienne
faculté de médecine.

de la couronne d'Aragon et de Navarre – et plus encore dans ceux d'Amérique –, le contrôle de l'exercice de la médecine revêtit des caractères totalement différents, résultant de particularités politiques et institutionnelles liées à la survivance d'un régime « foral » (régime établi par une ancienne loi espagnole qui garantissait des droits et privilèges particuliers, dits *fueros*, à des groupes constitués – ainsi du *fuero ecclesiastico* –, à des villes et à des royaumes). On peut, en généralisant, dire que, tant dans la couronne d'Aragon qu'en Navarre, ce furent les institutions forales qui continuèrent à exercer le contrôle de l'enseignement, de la délivrance des diplômes et de l'exercice de la médecine, par l'entremise de structures d'évaluation qui, à Valence par exemple, dépendaient directement de l'autorité locale.

C'est dire que le système médiéval demeura inchangé, après l'union avec la Castille, dans le royaume des Rois Catholiques, et qu'il en fut de même pour le reste de la structure forale des différents royaumes. On assista cependant, dans les territoires d'Aragon comme en Navarre, et particulièrement durant le règne de Philippe II, à différentes tentatives visant à créer des systèmes de contrôle qui, grâce notamment à la nomination d'un *protomedico*, fonctionneraient au-dessus des institutions forales sans les supprimer. En aucun cas, pourtant, il ne se créa alors d'institution ayant une mission réglementée légalement et un appareil bureaucratique complet, comme le fut le Tribunal royal du protomédicat de Castille : le *protomedico*, médecin de prestige, désigné par le roi, œuvrait seul. Il n'existait pas de fonctionnaire d'État, au service de la couronne, comme le furent les membres du tribunal castillan : il s'agissait plutôt d'une nomination honorifique. Leurs fonctions étaient au demeurant imprécises, simplement mentionnées avec leur nomination, et c'est constamment qu'ils se heurtaient aux institutions forales, seules à jouer réellement un rôle.

En Castille, le Tribunal royal du protomédicat, organe collégial suprême, de caractère technique, avait pour mission de contrôler les professions de santé. Il fut le cadre institutionnel à partir duquel l'État moderne naissant entreprit de contrôler tout ce qui concernait l'exercice et la pratique de la médecine, ainsi que les personnes ayant une quelconque activité liée aux questions de santé. Il convient, en conséquence, de différencier totalement cet organisme de la figure du *protomedico* qui apparut dans d'autres parties de l'Europe.

Bien que l'organisation définitive du protomédicat n'ait été arrêtée qu'après l'édit du 11 novembre 1588, émis par Philippe II, édit qui établissait un tribunal collégial dont les membres ne pouvaient pas agir à titre personnel, ses origines remontent à l'édit émis par les Rois Catholiques, en 1477. Cette structure pyramidale fut remaniée en 1593 : à partir de cette date, et jusqu'en 1617, elle fut composée de trois *protomedicos* et de trois inspecteurs, de manière que toutes les activités conduites par le protomédicat soient toujours réalisées par trois membres. Depuis 1588 jusqu'à sa disparition, au XIXe siècle, et malgré l'instauration, au XVIIIe siècle, de subdélégations dans les territoires non castillans de la monarchie, la structure collégiale de l'institution ne connut aucun changement.

Aux termes de la législation, le Tribunal royal exerçait sa juridiction sur un périmètre de cinq lieues autour de la cour, laissant aux autorités de justice locales de Castille le règlement des affaires médicales intervenant hors de cette limite. La conséquence fut l'ingérence, dans ses fonctions, des juridictions municipales.

Durant le XVIe siècle, les fonctions du protomédicat comprenaient toutes les questions touchant le domaine de la santé, qu'elles soient de caractère administratif ou judiciaire. Il avait d'abord la charge d'accorder, après examen, les licences d'exercice aux médecins, chirurgiens et apothicaires. L'édit de 1477 élargit ces fonctions à tout un ensemble d'activités liées au domaine de la santé, telles que celles des marchands d'épices, des herboristes, des rebouteux, des sages-femmes… Une autre responsabilité du protomédicat était le contrôle de la pratique des différentes professions et activités sanitaires ; ceux qui les exerçaient – et leurs biens – étaient placés sous sa juridiction civile et criminelle, et pouvaient donc, en cas de délit, « en répondre pénalement devant [lui] dans leurs biens et dans leur personne ». Le protomédicat avait également la charge de poursuivre et de punir les pratiques parallèles, celles notamment ayant recours aux *artes magicae*, et les personnes qui exerçaient la médecine sans le titre et l'autorisation requis, que ce soit par des moyens empiriques ou scientifiques. Il devait en outre inspecter les officines et les boutiques où étaient vendus des médicaments et des épices, mission qu'il partageait avec les autorités locales[15].

Toutes ces structures et ces filtrages sociaux ne permirent pas cependant de définir plus précisément le concept de « médecin », dénomination qui impliquait essentiellement la reconnaissance du succès thérapeutique des professionnels de la santé, souvent indépendamment de la possession d'un titre et de la sanction des différents systèmes de contrôle mentionnés. Cette attitude se retrouvait dans toutes les couches de la société, et jusque dans les cours, où furent appelés les guérisseurs les plus célèbres lorsque les médecins du roi ou officiels ne réussissaient pas à soigner le malade.

L'assistance médicale

Les soins que donnaient les médecins, dans l'exercice de leur activité, se situaient à trois niveaux qui répondaient à l'organisation féodale de la société : celui des groupes sociaux les plus élevés ; celui de la bourgeoisie, qui bénéficiait d'une médecine clinique à domicile ; celui enfin des plus pauvres qui recevaient une assistance dans les hôpitaux. On rencontrait par ailleurs un large éventail de praticiens de tous genres, qui traitaient une bonne partie des problèmes de santé. L'affermissement de la position et des pratiques des médecins et de tous ceux qui se chargeaient des soins fut favorisé par l'avènement de l'individualisme dans les sociétés urbaines des XVIe et XVIIe siècles : le citadin entend dès lors disposer pleinement de son corps – un corps fragile qu'il convenait de protéger, de soigner, de conserver le plus longtemps possible. Il en résulta une demande d'assistance sanitaire qui émana de toute la société.

Les médecins des grandes familles

Dans les grandes maisons princières et nobiliaires se rencontraient des médecins dont le nombre et la réputation allaient de pair avec le rang et la richesse de ces familles. Ces docteurs jouissaient des privilèges du mécénat et d'une énorme liberté d'action : ils n'étaient pas assujettis à des obligations pesantes telles que l'enseignement universitaire ou les consultations. S'il peut nous paraître étrange, ou excessif, qu'un médecin ait eu vocation à se consacrer à une seule personne, il convient de préciser que, dans la majorité des cas, il s'occupait en réalité de toute sa famille et du personnel de service (tout au moins de celui de rang supérieur) et, surtout, de ceux qui composaient sa suite.

Il y avait cependant des vies si précieuses qu'elles exigeaient des soins exclusifs, voire la présence d'une véritable équipe de recherche à leur service. Tel fut le cas de Philippe II d'Espagne qui ordonna la construction, fournit le matériel et assura le financement de laboratoires personnels de distillation à Aranjuez (1564), Madrid (1579) et l'Escurial (1587). Au cours du XVIIIe siècle, la vogue de l'alchimie médicale entraîna la fondation d'un autre institut, le Laboratoire royal de chimie, dont l'existence fut éphémère : 1694-1723[16].

La position du médecin à la cour variait beaucoup en fonction de sa compétence et du prestige que pouvaient en retirer ses mécènes. La dédicace, à l'adresse du duc Ludovic Sforza, du précieux manuscrit *De diuina proportione*, de fra Luca Pacioli (1498), illustré par Léonard de Vinci, rend compte de la hiérarchie interne des suites princières : viennent d'abord les ecclésiastiques, puis les militaires, les personnes très savantes dans le domaine de la médecine et de l'astronomie, les architectes les plus avisés, les ingénieurs et les inventeurs féconds[17]. Dans les grandes cours, d'autre part, le prince ne cherchait pas nécessairement de bons cliniciens, mais plutôt des personnalités en vue. Ainsi le beau livre d'André Vésale, mentionné plus haut, *De corporis humanae fabrica* (1543), qui connut un énorme succès, valut à son auteur de devenir médecin impérial. Issu de la petite noblesse flamande, Vésale avait étudié à Paris et dans son pays, et toute sa carrière avait été consacrée à l'université, de telle sorte qu'il n'avait jamais soigné un malade quand il entra au service de Charles Quint. Il était anatomiste, ce que nous appellerions aujourd'hui chercheur en sciences fondamentales, mais cela ne souleva aucun obstacle à la cour, dans la mesure où il était un médecin à la mode. Vesalio, qui se préoccupait avant tout d'entretenir son prestige, refusa rarement l'invitation faite par une université de dispenser un cours. Avec le temps, cependant, son manque absolu de formation clinique se manifesta de manière patente, et le célèbre médecin-chirurgien Daza Chacón, qui était également au service de l'empereur, rapporte comment une des interventions de Vésale, pour vider un empyème, s'acheva en boucherie : « Bien qu'il fit merveilleusement les sections anatomiques, comme je le vis souvent, il était lent dans les actes chirurgicaux et pour cela, me les confiait presque tous. Il ouvrit ici entre le troisième et le quatrième espace intercostal, en tirant vers le haut, de manière à éviter les veines et les artères qui longent les côtes ; il y eut une grande hémorragie et bien qu'il eut atteint la plèvre, aucun épanchement ne se produisit. Malgré les soins diligents qui furent donnés, le malade mourut[18]. »

L'humanisme avait imposé l'image du prince comme défenseur de la culture, et c'est ainsi qu'en France, dans une démarche semblable à celle de Charles Quint,

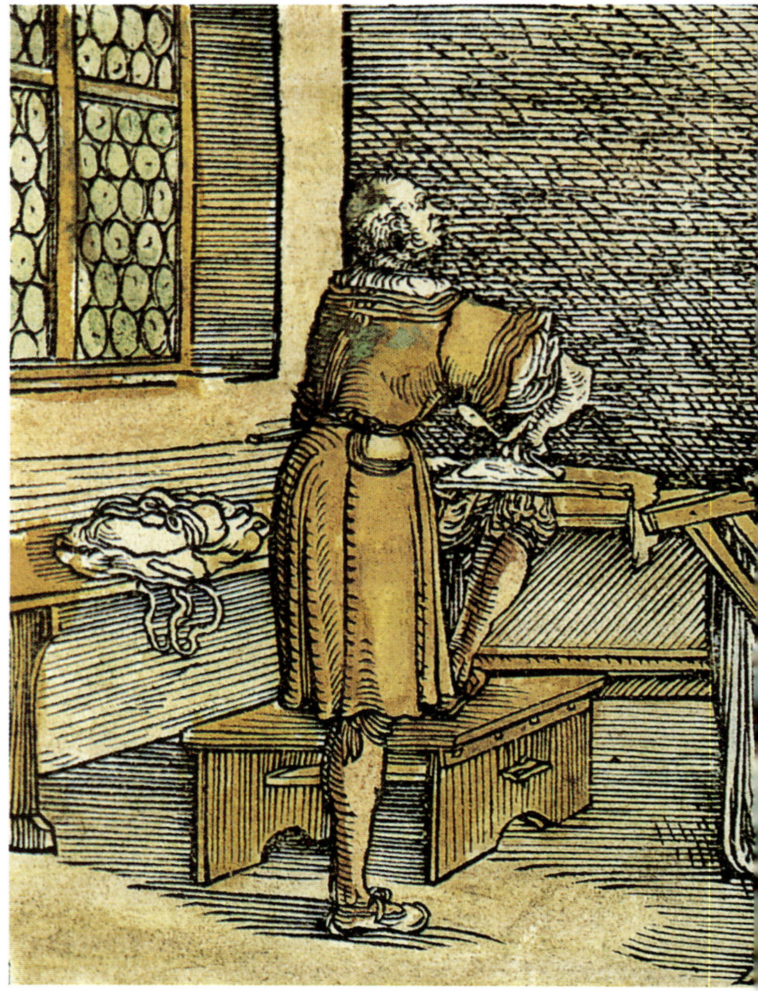

Médecin soignant un noble d'un ulcère à la jambe, 1536, gravure extraite du livre de Lobrera de Avila, *Banquete de nobles caballeros.*

François Ier demandait aux médecins d'être à la fois des cliniciens, des lettrés capables de traduire et interpréter les classiques, des courtisans et des conseillers royaux. Il n'était donc pas étrange que les médecins attachés aux grandes maisons se consacrent à la rédaction d'ouvrages, au moyen desquels ils s'efforçaient d'accroître leur prestige au sein de la cour et aussi celui de leur protecteur. Les exemples sont nombreux. Outre le cas de Vésale, un des plus significatifs est celui de Pedro de Peramato, médecin du duc de Medina Sidonia, dont la demeure seigneuriale était à Sanlúcar de Barramedad, cité proche de Séville, où il fit imprimer ses *Opera medicinalia* (1576), ce qui constituait pour l'époque une réelle curiosité dans le domaine des publications. Plus

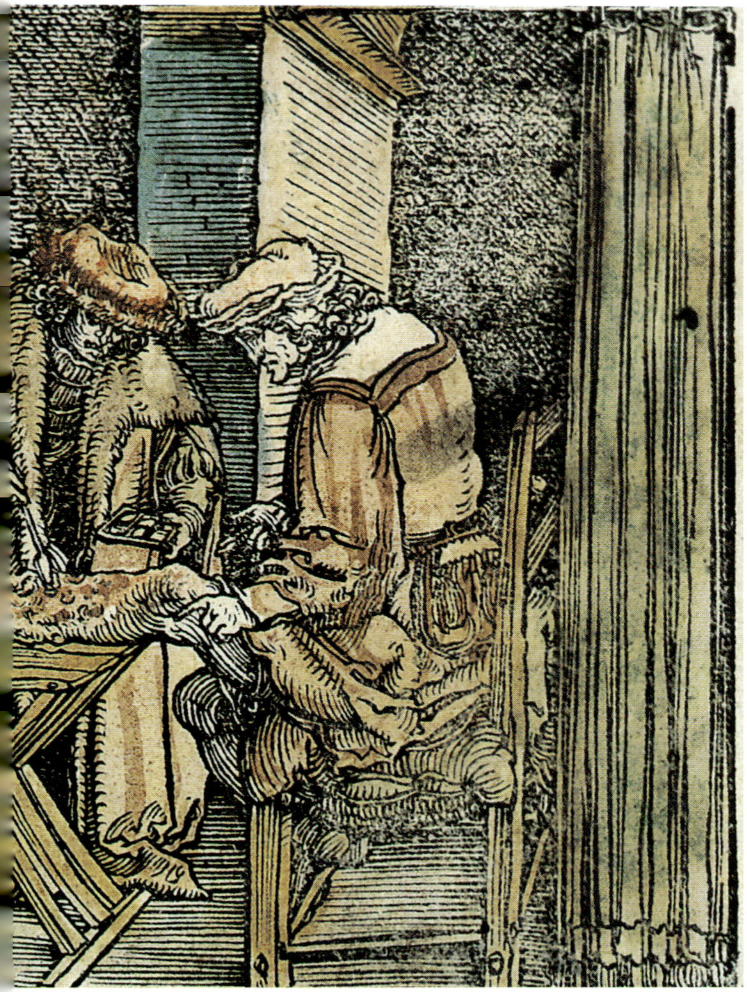

le rang était élevé, plus il était facile de s'offrir un tel luxe. Habituellement cependant, les médecins chargés de veiller quotidiennement à la santé des monarques, de leur famille et de leur maison, n'étaient pas ces personnalités prestigieuses, qui intervenaient seulement lorsque leur protecteur le souhaitait. On trouvait ainsi des types d'emplois très divers pour assurer l'assistance médicale qui, dans le cas de Louis XIII, était constituée, sous les ordres du « premier médecin » : d'un « médecin ordinaire », de « huit médecins par quartier », de « deux médecins pour servir extraordinairement à la charge de suppression par décès », de différents conseillers, dont le nombre était variable, de deux médecins sans solde, d'un médecin spagirique et distillateur ; un médecin anatomiste et botaniste de la faculté de Montpellier complétait le service. Cela ne suffisait cependant pas et, à la naissance de Louis XIV, on fit appel à l'astronome J.-B. Morin pour qu'il établisse l'horoscope du royal nouveau-né.

Nous connaissons l'organisation de la maison hispanique, qui commença à se structurer avec Charles Quint, et à laquelle son fils donna une forme plus accomplie. Le « grand chambellan » (sumiller de corps) était l'officier dont dépendaient les membres du système de santé de la cour : six médecins « de chambre », douze médecins « de famille », six chirurgiens, trois « saigneurs » et un apothicaire royal placé sous l'autorité d'un « grand apothicaire », à quoi il convient d'ajouter les laboratoires mentionnés plus haut. Il y avait aussi un service de soins pour les dames, avec un personnel spécialisé, sous les ordres d'une « infirmière » du palais[19].

En cas de besoin, les grands pouvaient envoyer leurs médecins les plus réputés au chevet d'un malade. Joseph Struthius, entre autres exemples, eut ainsi à faire un très long voyage qui le conduisit auprès du Grand Turc. C'est de toute l'Europe que médecins et chirurgiens célèbres vinrent, en 1559, sous la tente d'Henri II de France à l'agonie, abattu par un coup de lance dans un tournoi. Un an plus tard, mourut son successeur, François II, au milieu d'une forte crise politique déclenchée par la conspiration d'Amboise, qui marquait une tentative de coup d'État par les huguenots. Le chef de la faction catholique, le duc de Guise, qui se voyait en péril, « disoit mille injures » à ses médecins, rapporte Louis Régnier de La Planche, et « leur reprochoit l'avoir eux-mêmes tué ; qu'ils avoyent prins argent des hérétiques pour ce faire et qu'il les feroit tous pendre ; ils estoient larrons et abuseurs du peuple et tiroyent les gages du roi sans luy servir d'autre chose que de luy abréger ses jours ». C'était une pluie d'accusations d'incapacité, mais également de soupçons d'attentat, auxquels Ambroise Paré lui-même n'échappa pas[20].

Imaginons un instant ce qui pouvait se produire dans la capitale de la conspiration à la Renaissance : Rome qui, avant 1580, n'atteignait pas les 20 000 habitants, toute entière soumise à la domination de la cour papale, et qui, sans industries, se présentait comme une ville de services. Les conflits entre cardinaux et les luttes de pouvoir firent que l'âge moyen des papes élus au XVIe siècle était de 61-62 ans, et la durée de leur papauté de 3 à 6 ans. La conséquence principale fut le renouvellement constant des membres des cours, soumis aux caprices de la fortune, situation aggravée par le fait que le choix du Collège se portait sur des personnalités en opposition avec leurs prédécesseurs[21].

La situation des médecins royaux était par ailleurs très délicate dans la mesure où leurs fonctions ne se limitaient pas aux examens médicaux. Ils étaient également hommes de confiance et, comme tels, accomplissaient un certain nombre de missions, notamment dans le domaine diplomatique. Leurs responsabilités professionnelles les amenaient à se mêler des histoires d'alcôve, à favoriser les rencontres des époux – tâche qui n'était pas toujours facile – et à faire en sorte, surtout, qu'elles portent leurs fruits. Ils étaient par ailleurs associés aux affaires du cabinet. Il n'est donc pas étonnant qu'ils aient suivi leurs protecteurs, non seulement dans leur ascension, mais également dans leur chute. Vautier, médecin de Marie de Médicis, embastillé par le nouveau ministre Richelieu, fut non seulement libéré par son successeur Mazarin, mais également pris comme médecin par ce cardinal et élevé au rang d'« archiatre ».

Le poste n'était pas de tout repos : il fallait suivre le roi dans ses déplacements incessants, vers ses châteaux, dans ses voyages et même à la guerre. En 1558, on voit ainsi Fernel suivre Henri II dans la campagne des Flandres, et l'on peut imaginer les désagréments qu'eut à souffrir la suite qui accompagna Catherine de Médicis et son fils Charles IX dans leur long tour de France (1564-1566). Cela pourtant n'était rien en regard de

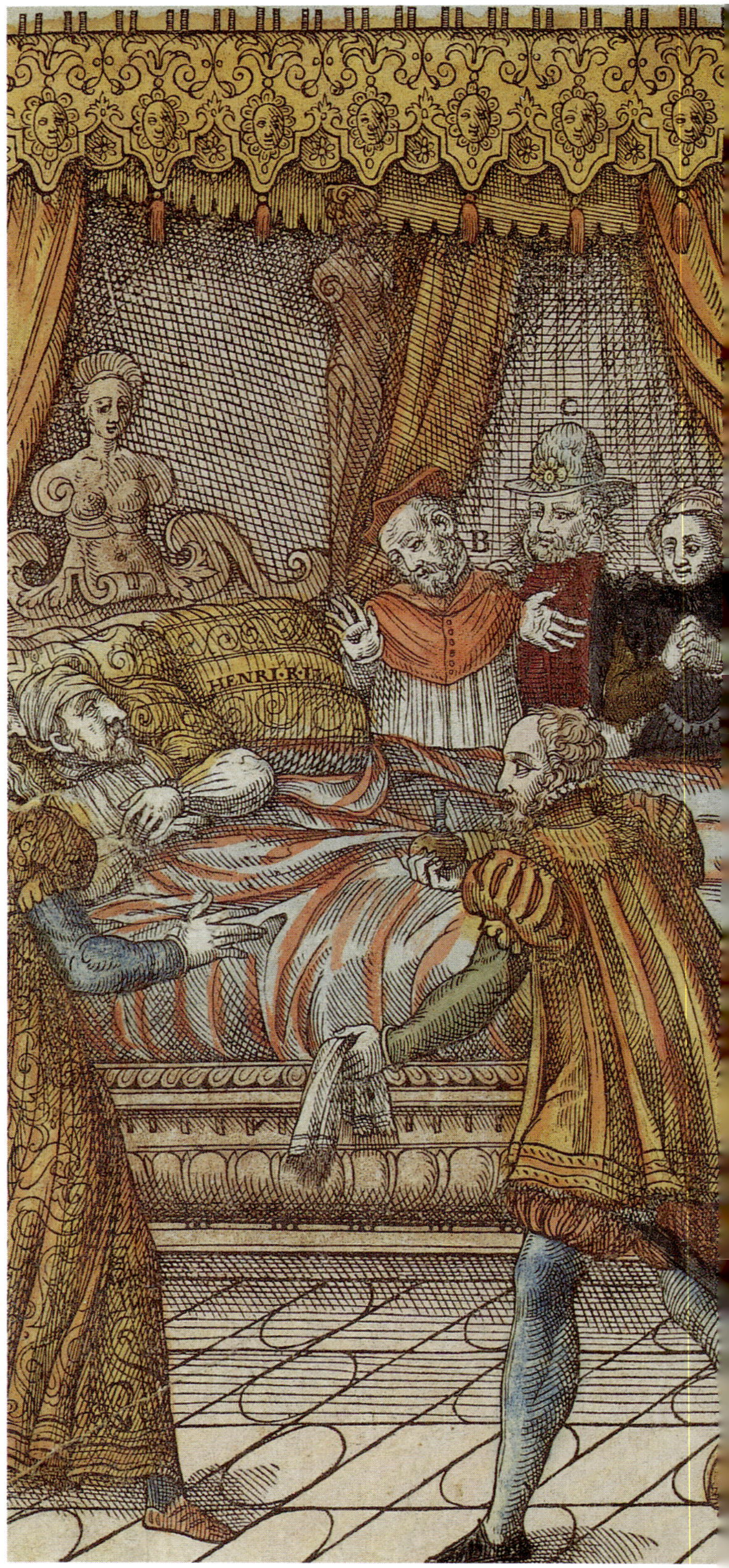

Mort d'Henri II, XVIe siècle. Collection privée. Le médecin « F » à la table est Ambroise Paré.

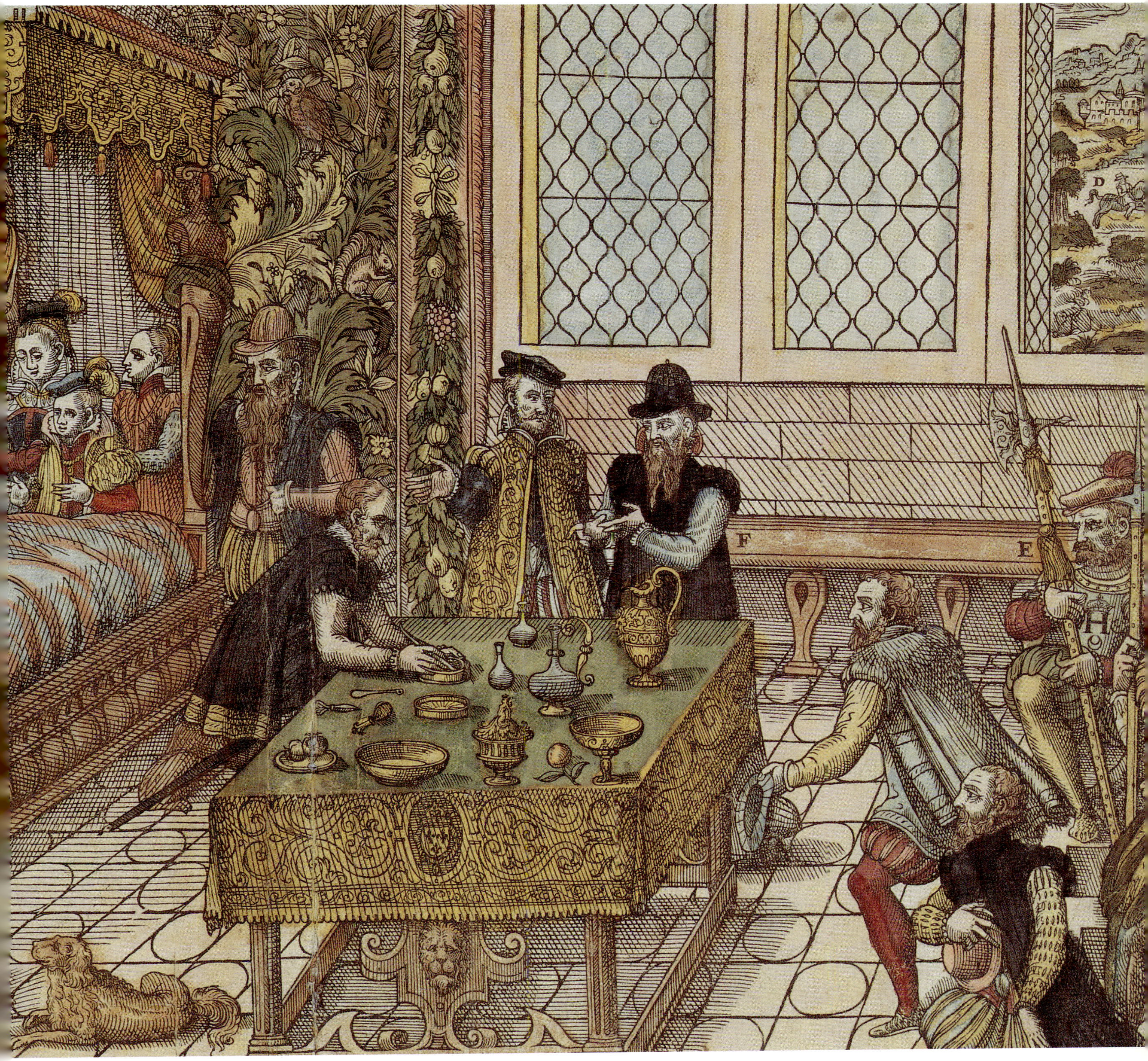
D
F
E
H

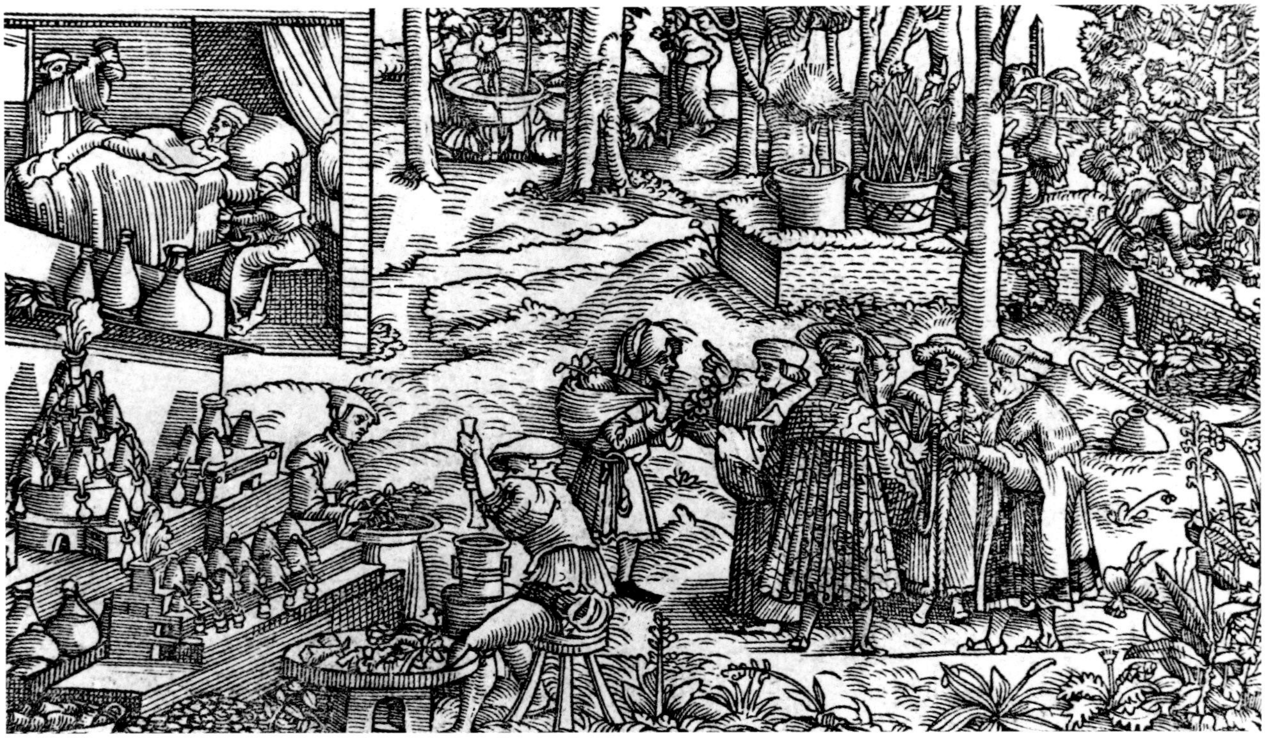

Cueillette des plantes, leur examen par les apothicaires, leur préparation et leur administration aux malades, vignette de titre pour les œuvres de médecine de Jean Dryander de Marbure, 1542. Paris, Bibliothèque de l'ancienne faculté de médecine.

la peine endurée pendant les guerres, quand l'archiatre était chargé du service de santé des armées de Sa Majesté et devait s'acquitter de tâches telles qu'établir la liste des médicaments nécessaires et surveiller le fonctionnement de l'hôpital militaire provisoire.

Les complications s'aggravaient quand le roi tombait malade en campagne. En 1658, au cours de la guerre des Flandres, Louis XIV, frappé par une fièvre maligne, dut être transporté à Calais, où arrivèrent successivement différents médecins : leurs indications thérapeutiques étaient si contradictoires que l'on finit par solliciter l'avis de Mazarin ; celui-ci se déclara pour l'emploi d'un remède spagirique : l'antimoine. Heureusement et, pourrions-nous dire, malgré tout, le roi se rétablit.

Ces médecins avaient aussi la charge, quand le roi mourait, d'ouvrir son corps et de l'embaumer, opérations auxquelles ils procédaient selon le protocole et en présence des dignitaires autorisés de la Maison royale.

Cependant, un grand nombre de ces professionnels étaient cantonnés dans une activité plus routinière, qui commençait à six heures du matin, en été, ou à huit heures, en hiver : elle consistait à se rendre auprès de la famille royale pour vérifier si elle avait bien dormi, quel était son état de santé, et à contrôler l'intégralité des aliments et des boissons qu'elle prenait. Dans les cas où les soins du personnel domestique étaient à la charge du « médecin de famille », celui-ci visitait régulièrement les malades.

On trouvait le même genre de médecins dans les maisons nobles de haut rang, ainsi que chez les grands personnages de la hiérarchie ecclésiastique. Tous confortèrent leur prestige et s'enrichirent, bien que la monarchie comme les nobles aient été souvent de mauvais payeurs ; ils se virent octroyer d'importants privilèges et recevaient des compensations de la part de leurs protecteurs : postes, charges, prébendes, honneurs et avantages de toutes sortes. Dans ces conditions, appartenir à la cour constituait un des vœux les plus chers de tout médecin[22].

Dans les villes, les médecins les plus réputés, en raison de leurs travaux à l'université ou pour leur activité clinique – une des plus hautes reconnaissances était leur nomination comme médecins d'hôpital – étaient donc appelés dans les maisons nobles les plus importantes. Toutes les cours, en effet, n'avaient pas nécessairement un médecin à leur service, d'autant que les meilleurs d'entre eux hésitaient à entrer au service d'un grand, les honoraires qu'ils recevaient pour leurs prestations à la ville étant largement supérieurs. Un des plus nobles mandataires de Valence, le patriarche Juan de Ribera, payait sans doute à son médecin un salaire égal à celui des médecins « examinateurs » de la ville, honoraires assurément très substantiels, mais accordés à un médecin qui était par ailleurs professeur d'université, « examinateur » et médecin à l'hôpital : en choisissant de servir la maison de Juan de Ribera, ce médecin, au faîte de sa carrière professionnelle, donnait le signe fort de sa réussite sociale[23].

Les soins à domicile

Cyrano de Bergerac appelait les médecins « les écuyers à mules », parce qu'ils étaient continuellement en tournée pour les visites à domicile et l'examen des malades. Toutefois, certains médecins recevaient leurs malades en consultation. D'autre part, les systèmes de diagnostic étant fondés sur l'examen des excrétions, il était possible de donner un avis à distance : des mandataires venaient prendre la *matula* (pot de chambre) dans un panier puis revenaient avec le diagnostic et le traitement. Dans certains cas, comme celui de Fernel, les malades affluaient en si grand nombre que le médecin se voyait contraint de prendre ses repas debout tout en continuant à s'occuper de la clientèle.

Les médecins de la bourgeoisie étaient des professionnels indépendants, fortunés, dont l'importance sociale et économique devait aller en grandissant jusqu'à l'avènement du médecin libéral bourgeois du XIXe siècle. En France, leur position sociale s'affermit et s'améliora sous Louis XIV, durant la seconde moitié du XVIIe siècle, ce qui leur permit de défendre leur indépendance. Guy Patin refusa ainsi la fonction de médecin de Christine de Suède et déclina même les propositions de la Seigneurie de Venise (1654 et 1657). Cela dit, seule une minorité d'entre eux pouvaient se permettre ce luxe.

En Angleterre, les universités d'Oxford et de Cambridge détenaient le privilège de délivrer les licences d'exercice de la médecine et de la chirurgie. Ce fut l'origine de conflits avec le Collège de Londres qui se voulait la seule autorité jouissant de ce droit. Les universités délivraient ces licences non seulement aux diplômés en médecine, mais également aux étudiants qui souhaitaient exercer. C'était fréquemment le cas, les étudiants étant en quête d'une source de revenus qui leur permette de financer, jusqu'à l'obtention du diplôme, leur longue période de formation.

On voit ainsi comment, malgré la volonté de contrôle de l'exercice, les visites des malades étaient faites dans les

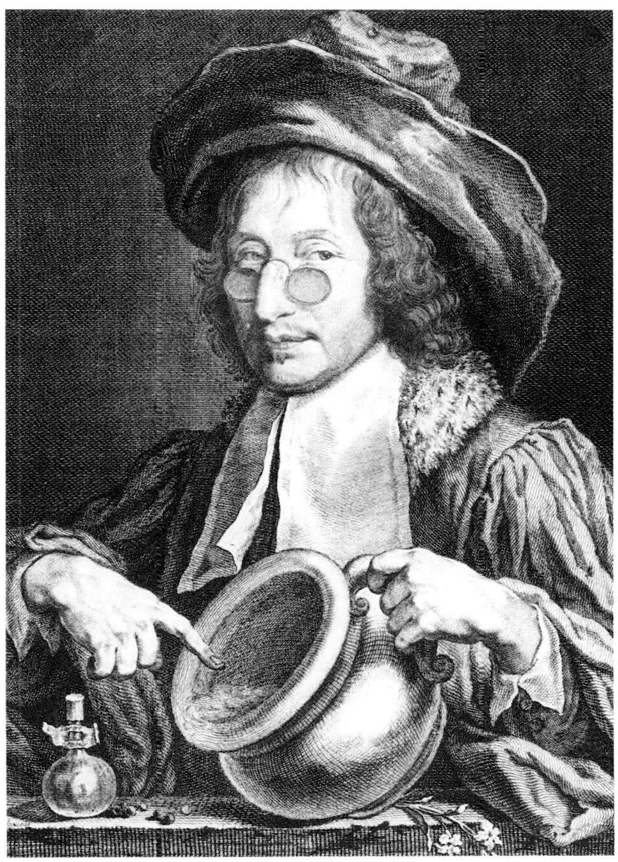

Caricature de médecin avec un bassin, gravure de Robert Nanteuil, XVIIe siècle.

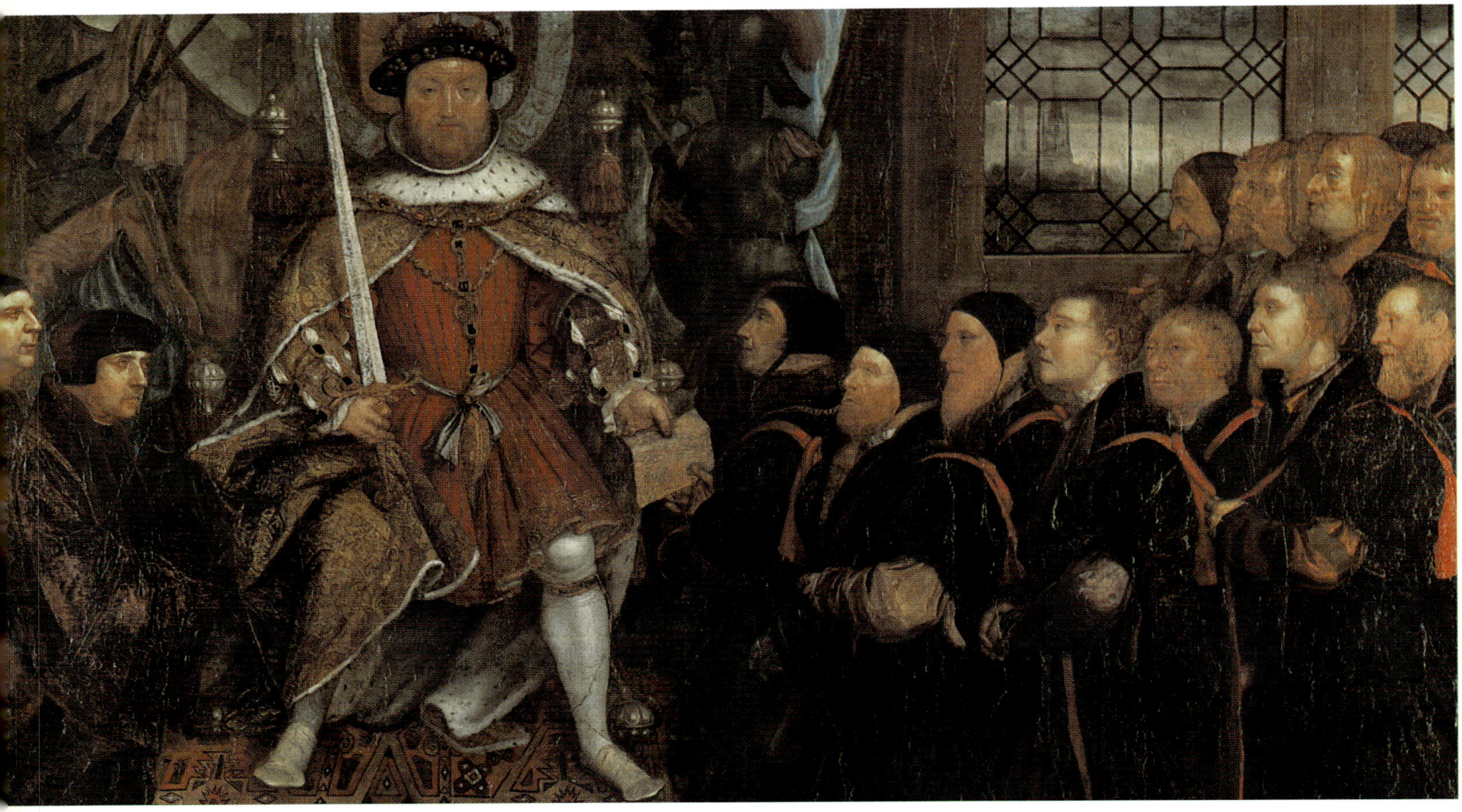

Henri VIII remettant à Thomas Vicary l'acte d'union entre les barbiers et les chirurgiens de Londres en 1540, par l'atelier de Holbein le jeune. Londres, Collège royal des chirurgiens.

villes à la fois par les médecins diplômés, par les étudiants et par toutes sortes de praticiens. En Angleterre, où les études universitaires de médecine restaient à affermir, on trouvait, dans la seconde moitié du XVIIe siècle, 98 diplômés de Cambridge, dont un tiers étaient membres du Collège de Londres ; 24 résidaient à Cambridge, où ils travaillaient comme professeurs et médecins en exercice, cependant que le restant avaient leur activité en province. Un peu plus au nord, en East Anglia, fonctionnait depuis 1550 la Compagnie des barbiers, chirurgiens et médecins qui, attitude rare pour l'époque, se montrait relativement tolérante à l'égard des praticiens itinérants. Une licence était pourtant nécessaire pour travailler à Norwich. Pour l'obtenir, il était indispensable de posséder le diplôme de médecin ou de chirurgien et d'avoir fait la preuve de sa compétence devant la Compagnie.

Dans l'Angleterre du XVIIe siècle, les praticiens munis d'une formation universitaire se rencontraient dans les différentes provinces, et une part importante d'entre eux résidaient dans les villages. Cette implantation rurale de médecins diplômés s'explique par l'initiative que prirent différentes corporations locales d'engager un médecin municipal chargé des soins de la population et nommé, par ailleurs, médecin de l'hôpital, quand celui-ci existait[24]. Quelle était la vie de ces médecins ruraux ? La vie de Bertomeu Giner, médecin de Castellón, fournit un témoignage éclairant sur cette question. Entre 1588 et 1690, il n'y eut jamais dans ce bourg plus de deux ou trois médecins, pour une population totale de 1 300 habitants. Fils d'un riche paysan, Bertomeu Giner fut nommé par la municipalité médecin de l'hôpital, avec un salaire annuel de 27 livres, somme légèrement supérieure à celle que

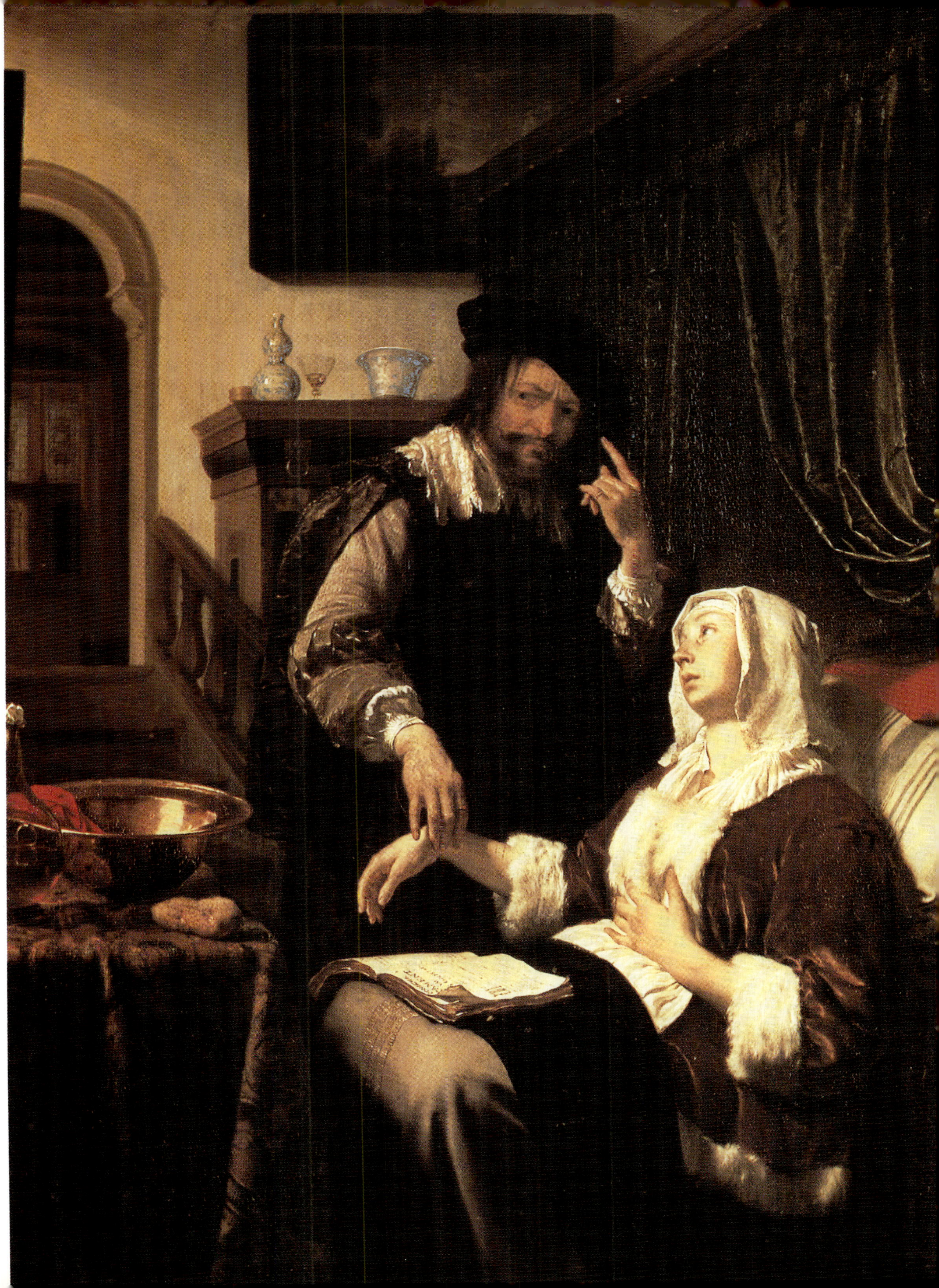

La Visite du médecin,
Frans van Mieris le Vieux,
1657. Vienne,
Kunsthistorisches Museum.

recevaient les professeurs de l'université de Valence (25 livres), mais très inférieure aux 100 livres des titulaires de l'hôpital de cette ville. La modicité du salaire était compensée par le prestige social que conférait le poste et par la situation de monopole dont ce médecin jouit toute sa vie dans cette localité, ce qui lui permettait, au moins en principe, d'avoir une clientèle choisie à sa consultation. À cette époque, l'habitude était en effet que les médecins de l'hôpital examinent les pauvres de l'établissement le matin, et une clientèle particulière l'après-midi. Il serait logique d'en conclure que les grands noms de l'aristocratie locale figuraient parmi ses clients. Rien, cependant, ne permet de l'affirmer : le livre de compte retrouvé ne porte que les versements effectués par un groupe de ses concitoyens, entre 1615 et 1629, date de sa mort, sous forme de forfait ou de primes, comme s'il s'agissait d'une assurance médicale. Au nombre des payeurs : des nobles, des ecclésiastiques, des paysans aisés, des artisans et de riches veuves. La différence entre le versement le plus élevé et le versement le plus bas va exactement du simple au double, pour une moyenne de six patients réguliers par an – ce qui représente, si l'on se fonde sur ces chiffres, moins d'un pour cent de la population de Castellón.

Particulièrement frappante, pour qui analyse les nombreuses données dont on dispose sur la situation financière de Giner, est l'absence de toute référence aux honoraires des consultations quotidiennes. Cette absence est d'autant plus surprenante que des informations sont fournies sur d'autres activités de Giner, s'agissant par exemple du développement de son patrimoine immobilier ou de ses affaires commerciales comme intermédiaire de Pedro de Codure, un marchand de Huesca – petite ville aragonaise, proche des Pyrénées, autrefois florissante –, affaires qui lui rapportaient des profits substantiels. L'ensemble de ses activités professionnelles, auxquelles s'ajoutaient ses investissements immobiliers et financiers, permirent à Giner d'amasser une fortune considérable. Cette réussite alla de pair avec son ascension sociale. Giner est, de fait, un bon exemple du parti tiré d'un titre universitaire pour s'élever dans l'échelle sociale. Son père avait dû limiter ses ambitions de représentant à l'Assemblée au dernier ordre, celui constitué par les artisans et les paysans qui possédaient la fortune exigée pour être élus. Le fils, en revanche, sera pleinement intégré à l'oligarchie municipale et parviendra même à participer au groupe dirigeant de l'Assemblée. Il fut ainsi nommé à différentes charges municipales, en particulier à la direction de la *mustasafia*, ministère ayant la responsabilité des problèmes relatifs à l'hygiène publique et à l'organisation de l'espace urbain. Il atteignit le sommet de sa brillante carrière quand il représenta la ville aux états généraux de 1626[25].

Il est vrai que Bertolomeu Giner appartenait à une petite localité où les barrières entre les différents groupes sociaux étaient moins infranchissables que dans les grandes villes, et surtout qu'à la cour. Une promotion aussi spectaculaire y aurait été beaucoup plus difficile – sans être cependant absolument impossible, comme le montrent les exemples célèbres de Sylvius et de Fernel.

Page de droite :
Soin d'un malade
à l'Hôtel-Dieu à Paris.

Les médecins fonctionnaires

L'obtention d'un titre universitaire entraînait des frais et demandait des efforts considérables que les diplômés s'efforçaient de rentabiliser au long de leur carrière professionnelle. Le nombre des étudiants était, nous l'avons dit, nettement insuffisant pour répondre aux exigences sanitaires de toute une population. Des villes qui, en raison du nombre trop faible de leurs habitants, n'offraient pas des conditions compétitives s'assurèrent la présence d'un diplômé en engageant un médecin municipal, chargé des soins des pauvres et de l'hôpital, quand il y en avait un. Certaines corporations également, qui finançaient un centre universitaire, cherchèrent une solution plus séduisante que celle d'un médecin sous contrat : elles créèrent une chaire de médecine. C'est dans cette perspective que furent fixés les termes du contrat signé, en 1526, entre Paracelse et la ville de Bâle. Cet effort budgétaire des communes permit à des villes peu importantes, où venaient habituellement les diplômés des universités les moins exigeantes, d'avoir un « docteur ». Les avantages accordés étaient considérables : mise à disposition gratuite d'une maison, exemption de certains impôts locaux, possibilité aussi d'une augmentation substantielle des revenus grâce à une clientèle privée. En effet, rien n'empêchait ces médecins d'avoir leur cabinet personnel, d'organiser leur propre système d'honoraires, voire de devenir les médecins attitrés d'une grande famille, de quelque monastère ou couvent, et des communautés religieuses ou artisanales de la ville.

Ce système se révéla particulièrement efficace pour étendre la médecine académique sur une partie importante du territoire européen. En témoignent l'étude de Raach sur la répartition des médecins dans l'Angleterre de la première moitié du XVIIe siècle, ainsi que les *Relaciones topográficas*, résultats de l'enquête minutieuse ordonnée par Philippe II pour mieux connaître la situation des habitants de la Castille. On rencontrait également des médecins municipaux dans le nord de l'Italie, dans les vallées suisses et en Allemagne, mais leurs fonctions ne se limitaient pas aux seuls soins donnés aux pauvres ; ils avaient aussi une charge de conseiller lors des épidémies et, plus largement, pour tout ce qui intéressait la santé publique[26].

Les seules communautés qui pouvaient engager un personnel de santé étaient donc les municipalités, l'Église et les corporations artisanales. C'est du moins ce que semble prouver l'échec de la tentative conduite par la confrérie valencienne du Bon Pasteur. Cette confrérie voulut appointer un médecin, avec la charge de soigner ses membres. La faculté de médecine et la municipalité réagirent immédiatement en déposant une plainte auprès du monarque, Charles II. Le projet de la confrérie fut finalement rejeté, aux termes d'un arrêt qui

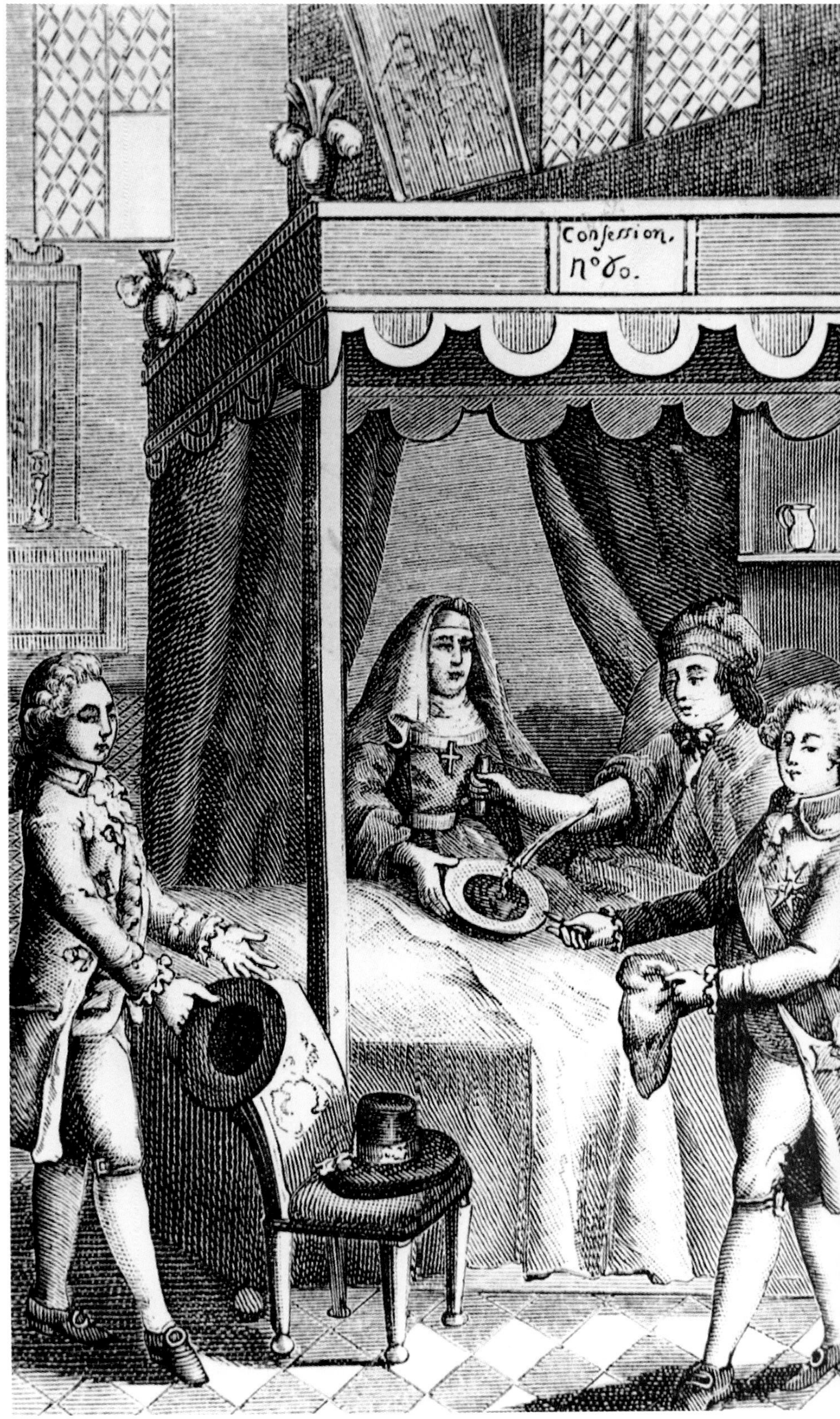

s'appuyait sur trois arguments principaux : 1° La possible extension du système à toutes les associations portait atteinte au libre exercice de la médecine et pourrait même entraîner la fermeture des facultés, faute de perspectives ouvertes aux étudiants. 2° Une interdiction préalable avait été lancée par la faculté de médecine. Cette interdiction était sanctionnée. 3° La confrérie s'était appuyée sur un subterfuge irrecevable en prétendant que le médecin consacrerait ses soins aux pauvres, les besoins de cette population étant en effet satisfaits par les paroisses et par l'hôpital[27].

La conclusion qui peut être tirée est qu'un grand nombre de médecins jouissaient d'une situation économique et sociale confortable, ouverte sur de larges perspectives de promotion. Luis Vives souligne le fait – non sans quelque exagération – dans son célèbre *De disciplinis* (1531) : « Aujourd'hui, les médecins disposent de bons revenus. Un médecin pourra vivre et se nourrir dans le bourg le plus pourri, dans le hameau le plus perdu, le plus isolé où l'on n'a même jamais entendu parler d'un quelconque des autres arts. Ces avantages si évidents et accessibles ont fasciné bien des gens qui, ruinés et désespérés, ont cherché secours dans cette profession comme on s'accroche, en dernier recours, à une ancre ou à l'espoir d'être sauf sur le sable dans un naufrage. » Il reste que les diplômés n'eurent pas tous la même chance. Un médecin en témoigne, Vallant, qui évoque les conséquences des ravages produits par les guerres et par les épidémies dont souffrit la France et le reste de l'Europe, vers le milieu du XVIIe siècle : « Il est mort bien des médecins de ma connaissance ; mais il y en a peu qui aient laissé 50 000 livres, si leurs parents ne leur en avaient laissé une partie[28]. »

L'hôpital, institution très différente aux XVIe et XVIIe siècles de ce qu'elle est aujourd'hui, avait certes, en bien des endroits, un caractère nettement médical, mais assumait aussi des fonctions particulières, notamment celle d'assistance aux couches les plus pauvres de la société[29]. Un ou plusieurs médecins s'occupaient des malades, mais la charge des soins ne reposait pas autant sur leurs épaules que dans les hôpitaux d'aujourd'hui. En effet, ils se bornaient à venir voir les malades une ou deux fois par jour, à visiter les salles et à donner les indications thérapeutiques nécessaires aux chirurgiens, aux apothicaires et aux autres membres non diplômés du personnel hospitalier. Dans de nombreux cas, comme par exemple à l'Hôpital général de Valence, les médecins titulaires, véritables notables, associaient cette charge avec d'autres fonctions – professeurs d'université et médecins de différentes institutions ou couvents – et avaient une clientèle privée. Leur collaboration, mal payée, dans ces hôpitaux, manifestait publiquement leur dévouement compatissant tout en leur permettant d'être mieux connus et d'accroître leur réputation. Dans les petites villes et quelques villages, il était fréquent, comme nous l'avons dit, que le médecin titulaire de la municipalité voit portée sur son contrat, entre autres clauses, l'obligation expresse de soigner les malades de l'hôpital local[30].

Il n'était pas difficile, en réalité, de trouver des médecins qui exerçaient les fonctions les plus diverses dans leurs communes. On peut parler, non pas exactement de « fonctionnaires », mais plutôt de collaborateurs. La justice faisait couramment appel à des médecins et à des chirurgiens. Les édiles les chargeaient d'examiner la qualité des vivres et les sollicitaient instamment, en leur offrant des salaires très élevés, quand les épidémies commençaient à ravager les villes et les campagnes. Certaines charges étaient d'authentiques sinécures : la nomination comme membre de l'Inquisition espagnole était un des postes peut-être les plus avantageux, en raison surtout de l'immunité et des privilèges qu'il conférait au personnel attaché au Saint-Office, tant dans le domaine économique que social et juridique ; dès qu'un professionnel était intégré à ce complexe bureaucratique, il ne perdait pas la moindre occasion de faire connaître publiquement son statut exceptionnel.

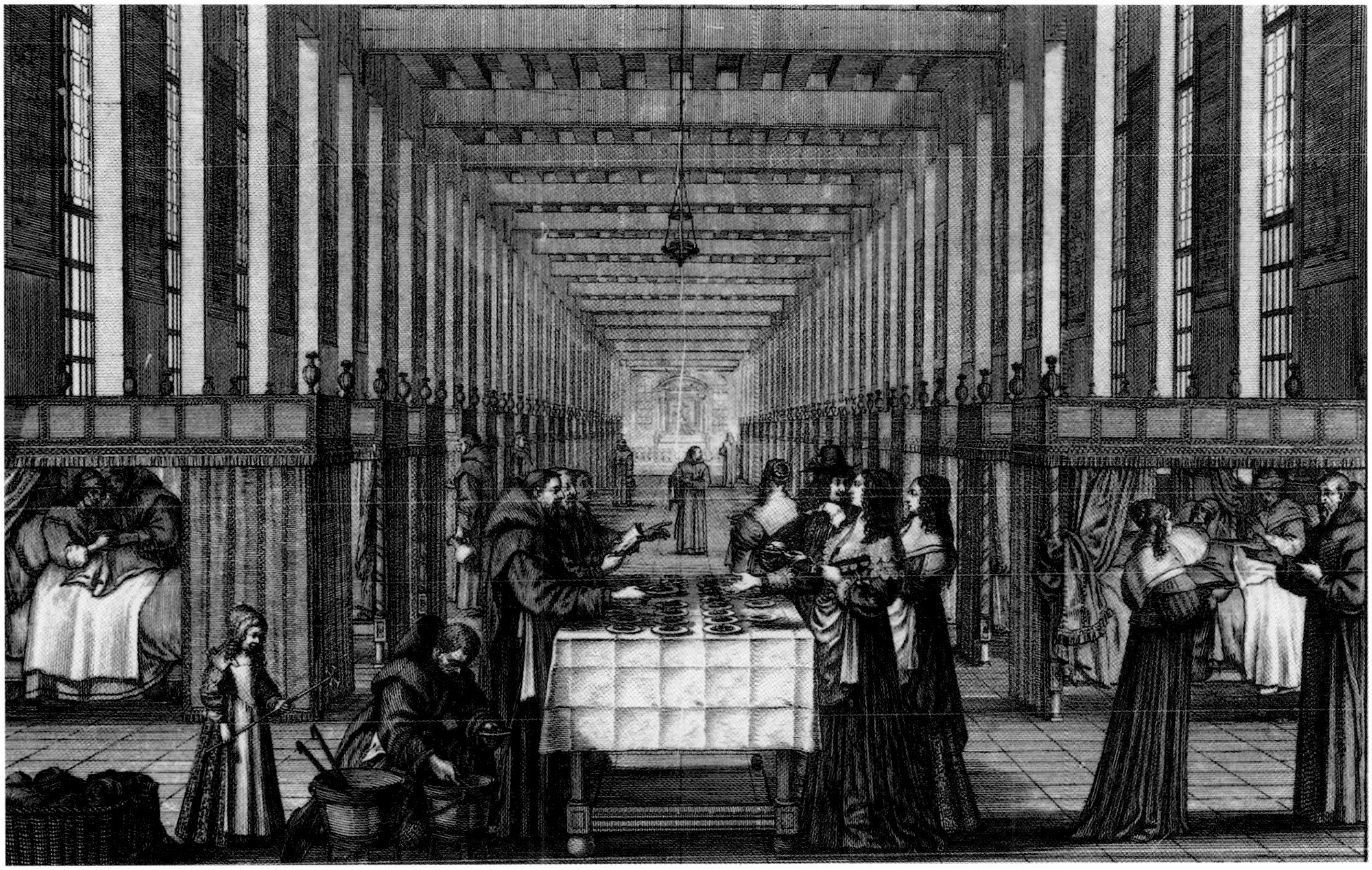

Une infirmerie de l'hôpital de la Charité à Paris, gravure de Herman Weyen d'après Abraham Bosse, XVIIe siècle. Paris, Bibliothèque nationale de France.

Chirurgiens et praticiens

La majeure partie des praticiens qui exerçaient dans les villes et dans les villages ne possédaient pas de formation universitaire. Le cas de Bertomeu Giner, qui soignait les citoyens importants et les plus pauvres, est significatif. Mais, les autres ?

On ne saurait tout d'abord négliger le fait qu'il existait des différences sensibles de situation et de possibilités entre les grandes et les petites villes. Dans les grandes villes, les corporations étaient bien établies et disposaient habituellement d'un médecin. Elles mirent souvent en place, pour leurs malades, des infirmeries dont l'activité cessait généralement quand un grand hôpital venait à assurer ce que l'on appelait, à l'époque, l'« hospitalisation générale ». Un exemple en est donné à Valence, en 1512, où la fondation de l'Hôpital général amorça la disparition, au long du XVIe siècle, des infirmeries des corporations et des confréries.

Tomber malade n'était pas seulement voir sa santé s'altérer. Cela signifiait aussi, la plupart du temps, perdre les minces revenus qui permettaient à une famille de survivre. La ligne de partage était très mince à cette époque entre le simple travailleur et le pauvre, de sorte que l'apparition de la maladie plongeait les familles dans l'indigence. Par dignité, ces travailleurs répugnaient à se présenter à l'hôpital, établissement d'accueil des miséreux. Cette situation socio-économique explique l'apparition des médecins attachés aux paroisses, c'est-à-dire engagés par elles pour donner des soins à ces « pauvres de conjoncture », parmi lesquels de nombreuses veuves. Dans d'autres cas, c'étaient les municipalités qui prenaient en charge l'assistance de cette population[31].

Les honoraires prohibitifs des médecins écartaient par ailleurs de leurs soins les classes moyennes qui, en cas de maladie, s'en remettaient aux chirurgiens. Ces derniers constituaient en effet la base de la pratique médicale, car ils étaient souvent les seuls représentants d'un service professionnel dans la plupart des communes de moins de 5 000 habitants, où se concentrait la majorité de la population européenne. Leur intervention était, en outre, indispensable auprès du médecin, dont le rôle s'arrêtait aux prescriptions thérapeutiques ; à charge pour le chirurgien de les appliquer. C'est encore à lui qu'incombait l'assistance médicale de l'armée de terre et de la marine. La multiplication des guerres et l'emploi des armes à feu furent un facteur supplémentaire, particulièrement important, dans le développement de ce corps, formé d'un personnel sanitaire de caractère polyvalent, qui avait à traiter toutes sortes d'infirmités dans l'Europe des XVIe et XVIIe siècles.

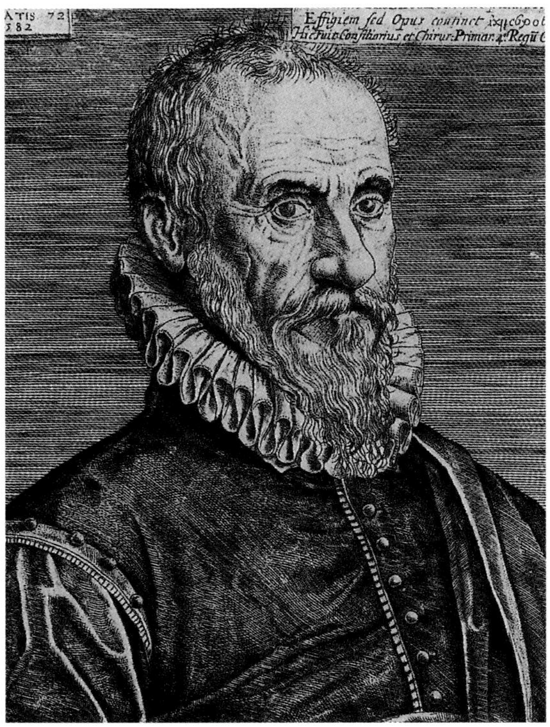

Ambroise Paré à l'âge de soixante-douze ans, gravure attribuée à Étienne Delaulne, 1582. Paris, Bibliothèque nationale de France.

En réalité, la situation des chirurgiens variait énormément suivant les pays, mais aussi les personnes. En France et en Allemagne, la considération sociale qui leur était accordée était moindre que celle de leurs collègues espagnols et italiens, à qui leurs universités proposaient une formation. Un cas très significatif est celui d'Ambroise Paré, considéré comme l'un des pères de la chirurgie moderne, personnalité de grande réputation, dans son âge mûr, mais qui dut s'élever de l'humble condition d'artisan chirurgien-barbier jusqu'à celle de professionnel célèbre. On sait, d'autre part, que les responsables de la corporation des chirurgiens de Londres, bien formés et très expérimentés, traduisirent en anglais des textes médicaux contemporains, permettant ainsi à des lecteurs qui ignoraient le latin d'accéder à un nombre important de textes d'auteurs européens. Ces œuvres contribuèrent, en même temps, à une formation plus complète des chirurgiens. Médecin de formation et chirurgien des armées de Charles Quint, Denys Daza Chacón fait un éloge vibrant de cette discipline dans son traité *Pratica y theorica de cirugía* en romance y latin (Valladolid, 1582) : « Je n'ai guère d'intérêt pour les médecins qui se complaisent jusqu'à l'excès dans la philosophie de la nature, mais qui ne portent aucun remède à ceux qu'affecte la maladie. Leur histoire est celle des figuiers sauvages, qui par leur verdure et leur fraîcheur attirent les regards, mais que leur stérilité fait maudire quand on arrive jusqu'à eux. C'est la raison qui m'a conduit à privilégier la pratique, dans mes écrits, plutôt que la théorie. » Chacón va même jusqu'à affirmer que, « des trois parties de la médecine, la plus ancienne, la plus noble, la plus difficile, la plus sûre de toutes est la chirurgie », concluant que « le bon chirurgien est le véritable médecin à cause du caractère pratique de cet art[32] ».

Les patients, par l'intermédiaire de leurs représentants à l'Assemblée, dénoncent souvent le manque de chirurgiens et les insuffisances de leur formation, avec les conséquences qui en découlent pour la population. Ainsi, une requête présentée à Madrid, en 1551, sollicite du roi le développement de l'enseignement de l'anatomie, afin que

« les médecins soient plus compétents et les malades mieux soignés » ; cette requête est renouvelée en des termes identiques au cours des années 1563, 1570 et 1586-1588. Sans doute ces protestations dissimulaient-elles aussi toutes sortes de motivations – politiques, économiques et autres – souvent inavouables. Elles traduisent cependant une préoccupation de la société, un état de l'opinion et le malaise ressenti devant cette situation[33]. Les chirurgiens les mieux connus restent, de toute manière, ceux qui avaient reçu une formation scientifique et, parmi eux, ceux qui en témoignèrent dans leurs écrits. Certains furent de véritables novateurs à la fois dans le domaine des techniques et dans celui des instruments. Dans ce dernier, les protagonistes ne furent pas nécessairement les spécialistes les plus célèbres. Ceux-là, en effet, préféraient éviter les interventions les plus risquées ou dont les suites pouvaient être fâcheuses. Tel était le cas des opérations des hernies, laissées entre les mains de spécialistes herniaires, de formation empirique, la technique utilisée entraînant presque inévitablement la castration. La première référence à une intervention permettant de conserver l'intégralité du cordon spermatique apparaît dans les écrits des grands auteurs italiens, qui en attribuaient la technique à un empirique espagnol dont on vantait l'efficacité des soins. Rappelons, par ailleurs, le prestige dont jouirent les Branca en Sicile, et, davantage encore, les Vianeo en Calabre, spécialistes bien connus (les Vianeo surtout) de chirurgie plastique, en raison notamment de la méthode qu'ils utilisaient pour les rhinoplasties. Les livres de Daza Chacón évoquent ces questions. Un témoignage plus précis est donné par Gaspare Tagliacozzi qui révéla, en 1597, le secret de la méthode « italienne ». La démarche la plus spectaculaire, cependant, fut celle de Leonardo Fioravanti qui alla jusqu'à se faire passer pour un patient et à subir une opération chirurgicale afin d'en connaître la technique. Également remarquable est l'apport, dans le domaine de l'urétrologie, des Italiens Alfonso Ferri, Battista da Rapatto – le père de Giovanni da Vigo – et de l'Espagnol Francisco Díaz. Différentes controverses sur la paternité des découvertes ayant trait au traitement des caroncles et des excroissances endurétales se développèrent. Ambroise Paré, Andrés Laguna et Francisco Díaz l'attribuèrent à la technique de l'empirique espagnol Maese Felipe, cependant qu'Amato Lusitano considérait qu'elle était le fait du professeur Lorenzo Alderete de Salamanque.

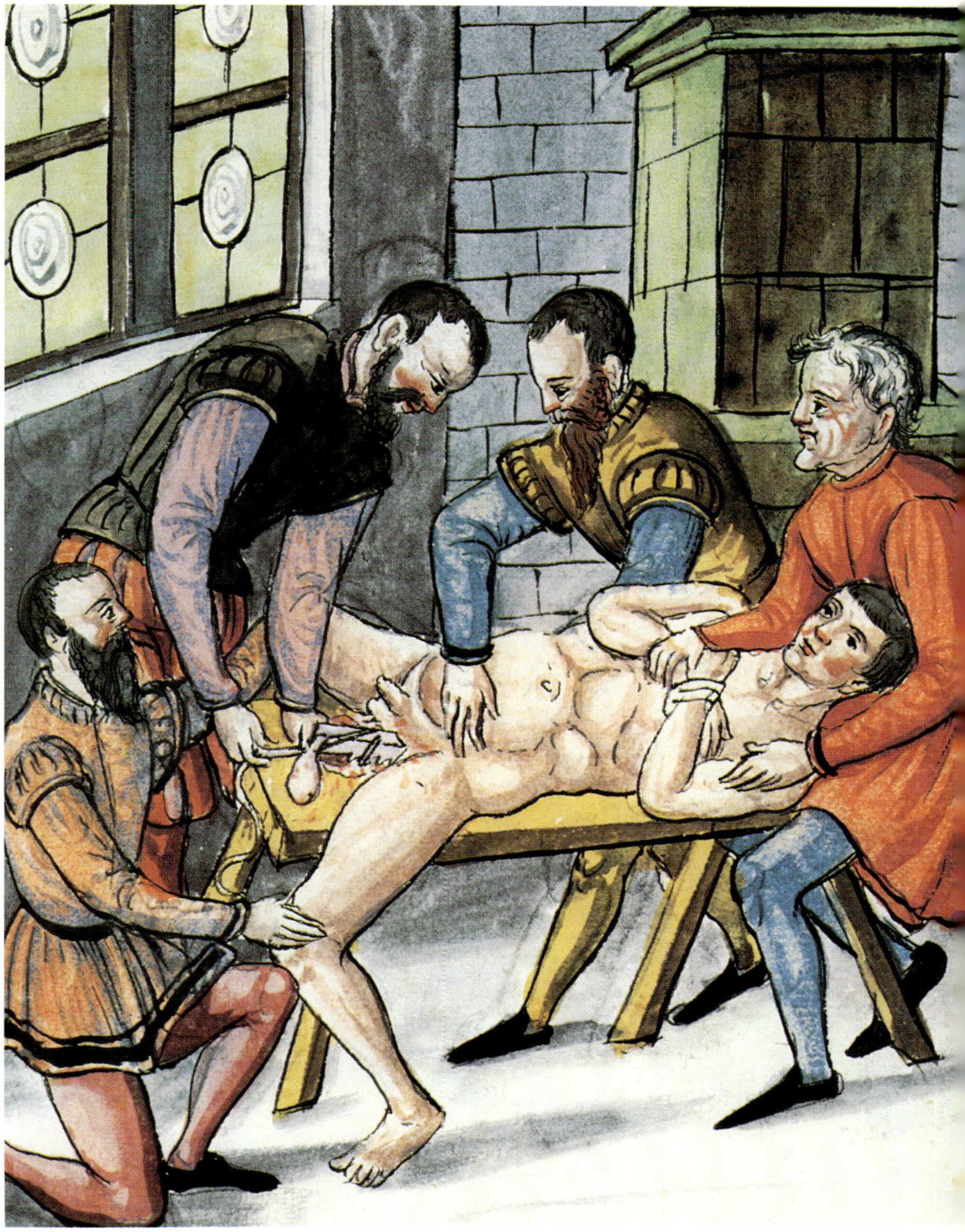

Opération d'une hernie, *Practica Copiosa*, par Caspar Stromayr, 1559.

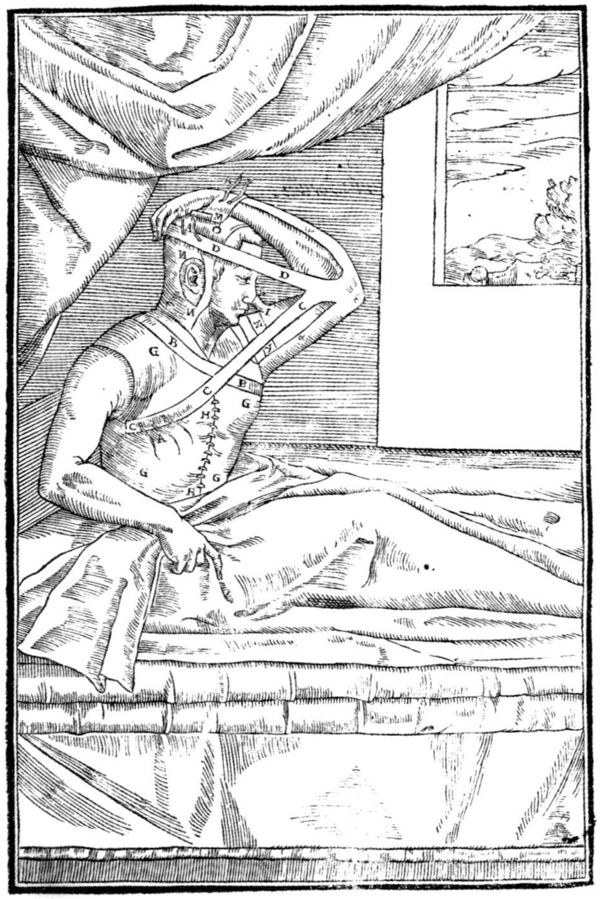

Préparation d'une greffe sur le nez avec la peau de l'avant-bras, selon Gaspar Tagliacozzi, 1597. Paris, Bibliothèque nationale de France.

Une controverse de plus grande envergure fut celle concernant la manière de traiter les blessures par armes à feu. Chirurgien du pape Jules II, Giovanni da Vigo estimait, au début du XVᵉ siècle, que ces blessures étaient caustiques et toxiques, et qu'il convenait, en conséquence, d'appliquer de l'huile bouillante et des emplâtres aromatiques pour détruire le poison dont la poudre était chargée et provoquer ainsi le « bon pus », c'est-à-dire la suppuration. À l'encontre de cette opinion, qui se maintint au cours du siècle suivant, Ambroise Paré, Bartolomeo Magi et Daza Chacón (ce dernier vraisemblablement influencé par Magi) défendirent une thérapie douce, ayant recours à des solutions qui nettoyaient et cicatrisaient. S'appuyant sur des données statistiques, le chirurgien sévillan Hidalgo de Agüero démontra pour sa part que cette méthode était également efficace pour les blessures à l'arme blanche. L'Italien Alfonson Ferri, enfin, inventa, ou du moins décrivit, la pince dentée à trois branches servant à l'extraction des projectiles. Il apparaît donc que la chirurgie n'était absolument pas une activité routinière, et que de nombreux professionnels, voire la plupart d'entre eux, étaient confrontés aux nouveautés comme aux controverses, et qu'ils s'efforçaient de prodiguer leurs soins à une population résignée devant la douleur et la maladie.
À côté des chirurgiens se trouvaient quelques groupes de praticiens ayant une position sociale définie. On identifiait sous le nom d'« algébristes » (rebouteux) ceux dont la spécialité était de réduire les fractures. Les guérisseurs étaient censés être dotés d'un pouvoir surnaturel, étranger à tout pacte démoniaque, qui leur permettait de soigner certaines maladies, particulièrement la rage. Leur prestige était grand en Espagne, et même les municipalités, grandes et petites, s'attachaient leur service. Ils prétendaient reconnaître sur le palais de leurs patients un signe distinctif : la roue de Sainte-Catherine. Les herboristes possédaient la science des vertus thérapeutiques des plantes. En Espagne, on connaissait aussi les *ensalmadores* (rebouteux) qui, depuis l'édit de 1498, avaient l'autorisation d'exercer des activités médicales et étaient spécialisés dans les soins des maladies externes – plaies, blessures, abcès, tumeurs[34].

Le recours aux charlatans, sorcières et mages était commun. Les insuffisances thérapeutiques de la médecine officielle, c'est-à-dire le galénisme – dont relevait également la chirurgie –, ainsi que le manque de personnel de santé expliquent la prolifération de ces individus qui alliaient à certaines connaissances empiriques un grand pouvoir de suggestion sur le malade.

Il serait trop facile d'attribuer le succès de cette médecine irrationnelle à l'ignorance, à la crédulité et à la pauvreté. Son audience, on ne saurait l'oublier, s'étendit à toutes les couches de la société. C'est un guérisseur qui, près du berceau de Blaise Pascal, traitait ses convulsions avec des cataplasmes magiques. Il était banal que des charlatans occupent un emploi à la cour de Louis XIV, et c'est dans un environnement de magie et de sortilèges que l'on s'efforçait d'arracher à sa faiblesse maladive le roi Charles II d'Espagne, justement surnommé El Hechizádo (« l'Ensorcelé »).

Désemparés, voulant croire à tout prix à une guérison, les malades allaient vers ceux, quels qu'ils soient, qui pouvaient leur offrir un soupçon d'espérance. Quand la science de toutes sortes de diplômés, royaux ou autres, fut mise en échec par la longue maladie du prince don Carlos, et alors que la cour de Philippe II d'Espagne disposait de quelques-uns des meilleurs médecins de l'époque, le plus ardent défenseur de la Contre-Réforme fit appel à un infidèle : le Maure de Valence, Pinterete. Celui-ci prescrivit l'application d'onguents qui, malheureusement, n'eurent pas l'effet désiré. Parmi les représentants de la médecine officielle, le malaise créé par cette décision fit place à un persiflage vindicatif devant ce fiasco. C'est fort de sa supériorité de médecin scientifique et universitaire que le chirurgien Daza Chacón donna ainsi libre cours à son ironie contre le guérisseur. Quelques années plus tard, un autre Maure, Hérónimo Pachet, parvint à guérir le futur Philippe III, jeune prince de huit ans, condamné par les médecins de la Chambre royale. Apparemment jaloux de la rude concurrence qu'il leur faisait – comme s'en indigna

L'Arracheur de dents, par Théodore Rombouts, 1620. Clermont-Ferrand, musée des Beaux-Arts.

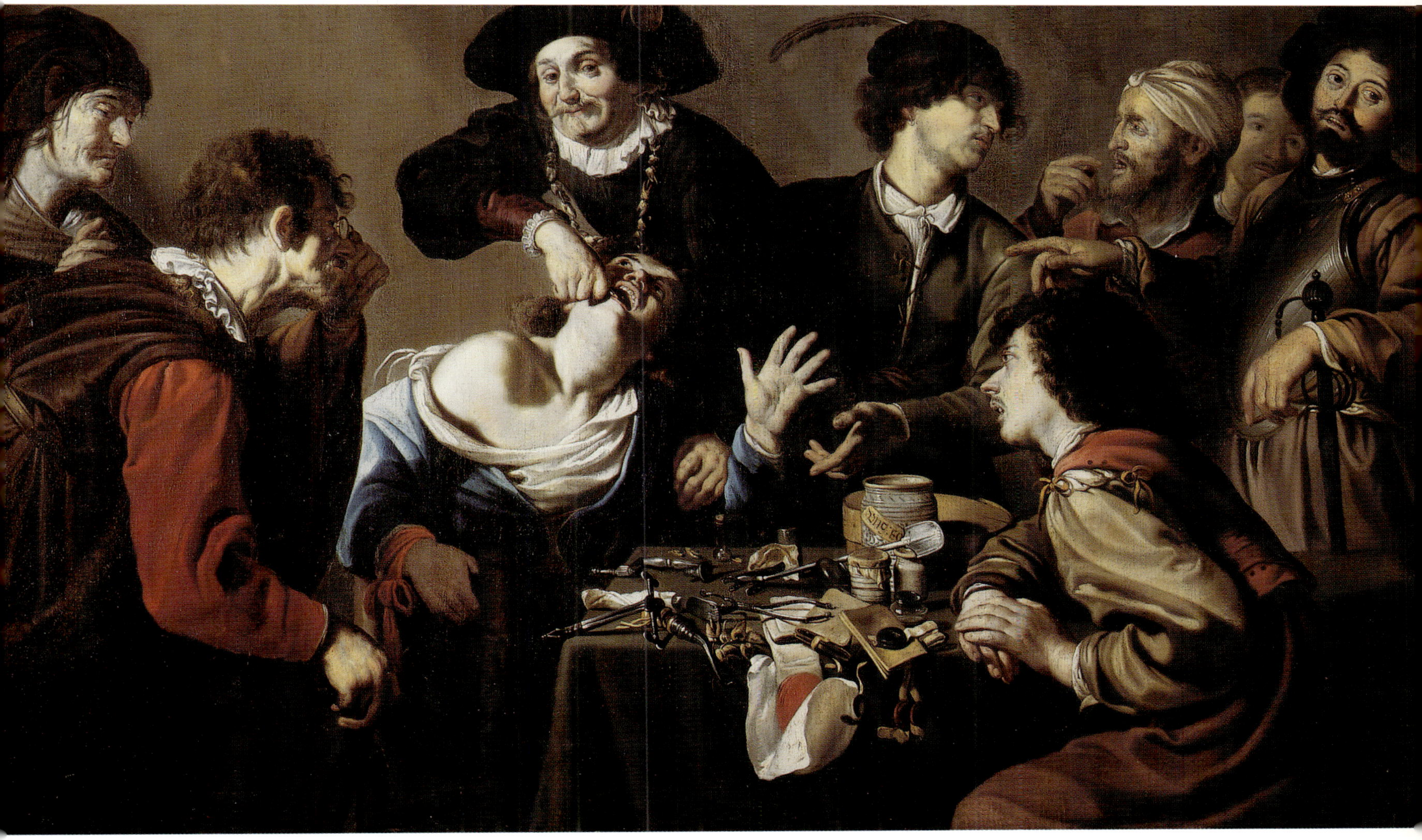

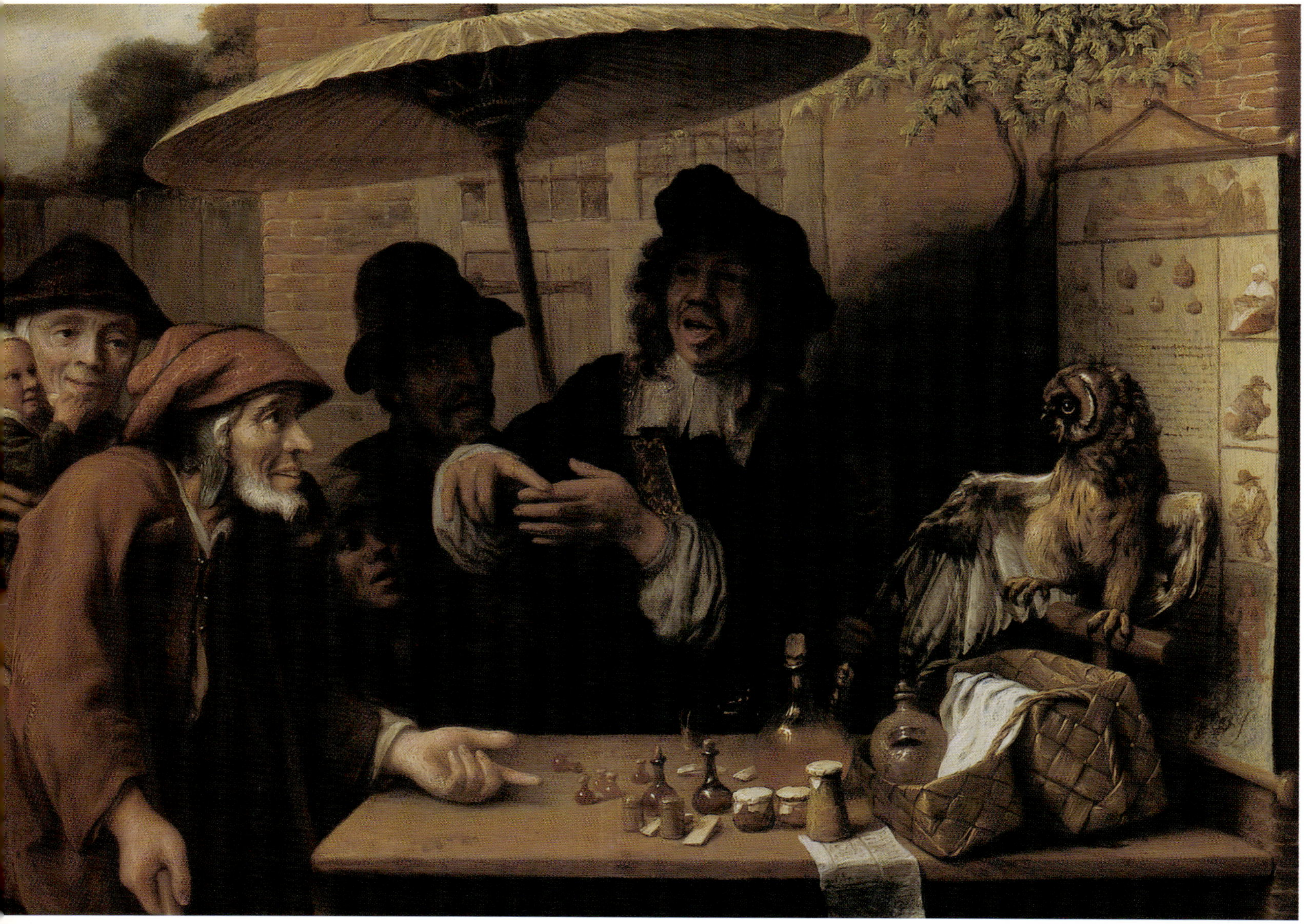

Le Charlatan, par Lambert Doomer (1622-1700). Chalon-sur-Saône, musée Denon.

l'accusé lui-même –, ceux-ci le dénoncèrent au tribunal de l'Inquisition. Pachet ne trouva aucune protection de la part du monarque, sans gratitude pour l'assistance exceptionnelle qu'il lui avait apportée. En 1588, Philippe II signa même un édit qui alourdissait les peines frappant toute pratique non officielle de la médecine, exercée sans la licence réglementaire[35].

Ces exemples permettent de mieux comprendre le faible écho qu'eurent les condamnations lancées par les intellectuels et les théologiens contre les superstitions. Leurs anathèmes étaient presque forcément voués à l'échec, dans la mesure où leur prise de position se trouvait en contradiction avec la cosmologie en fonction de laquelle étaient établis leurs schémas explicatifs des lois de la nature. En effet, conformément à la conception grecque, l'univers était perçu comme un grand organisme dont toutes les parties étaient soumises aux forces de la nature, et sur lequel se réfléchissaient les différents mouvements et transformations terrestres ou célestes. Bien des forces agissant sur la nature étant inconnues, il était

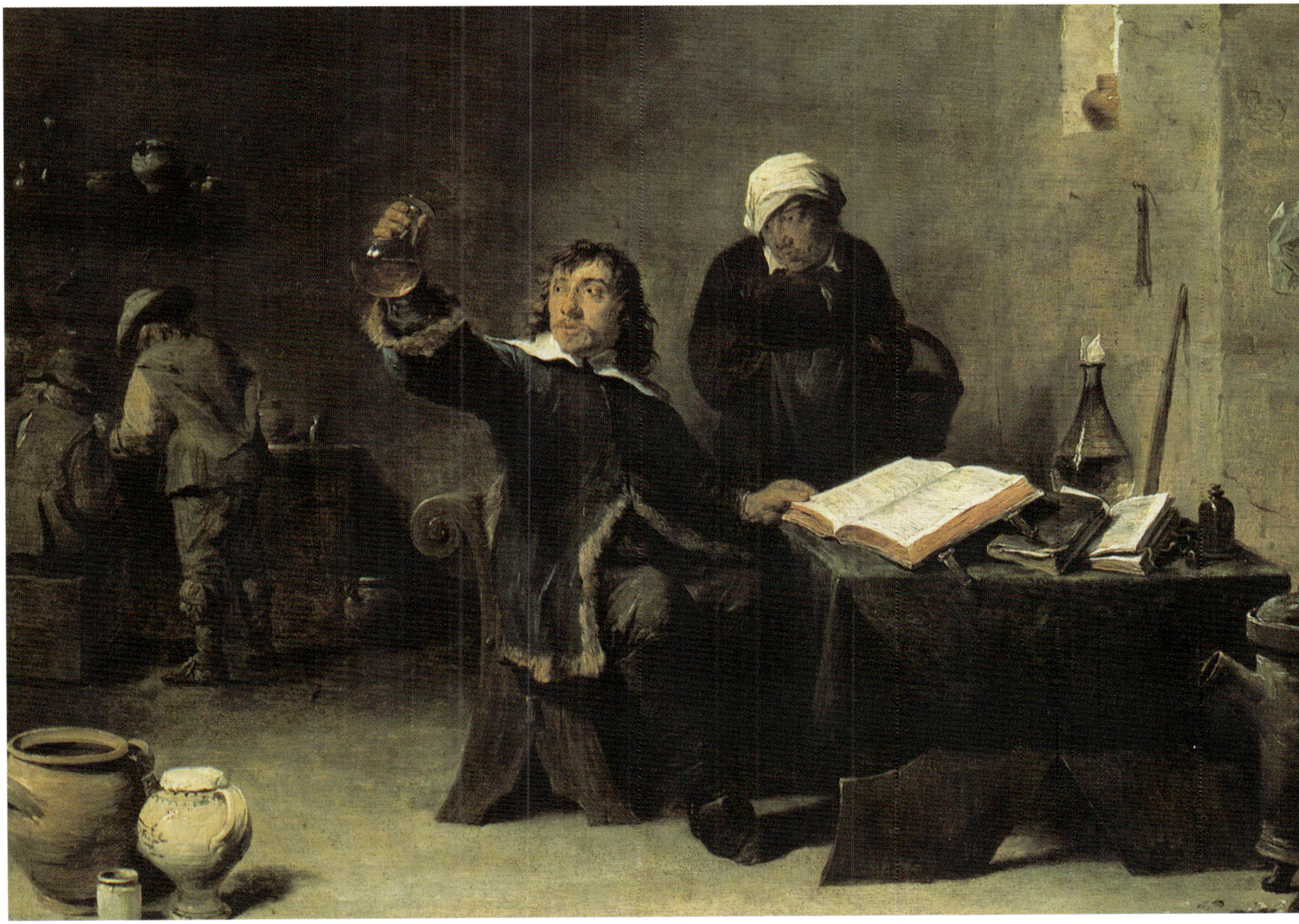

très difficile, dans ce contexte, d'extirper la superstition, alors même que la philosophie cartésienne, avec son mécanisme, donnait une nouvelle vision du monde, conçu comme une machine parfaite où les « esprits animaux » devenaient une matérialité concrète[36].

Il s'agissait donc d'une réalité complexe, où les soins médicaux étaient totalement liés aux traditions et aux coutumes de la population rurale, mais aussi urbaine. L'accès à des soins était en fait assez aisé dans les communes. Il n'était pas rare que le seigneur distribuât des médicaments. Les corporations, nous l'avons dit, engageaient des médecins municipaux et faisaient également appel à des praticiens spécialisés pour des affections telles que la cataracte ou les calculs. Si l'on ajoute la médication par les simples, les prières, les rituels magiques, il apparaît que les communes pouvaient traiter les problèmes avec leurs propres ressources et s'occuper des malades de manière acceptable, le manque d'efficacité thérapeutique étant largement compensé par un soutien psychologique[37].

Médecin examinant les urines d'une patiente, ou Le Médecin de village, par David Téniers le jeune, XVIIe siècle. Bruxelles, musées royaux des Beaux-Arts.

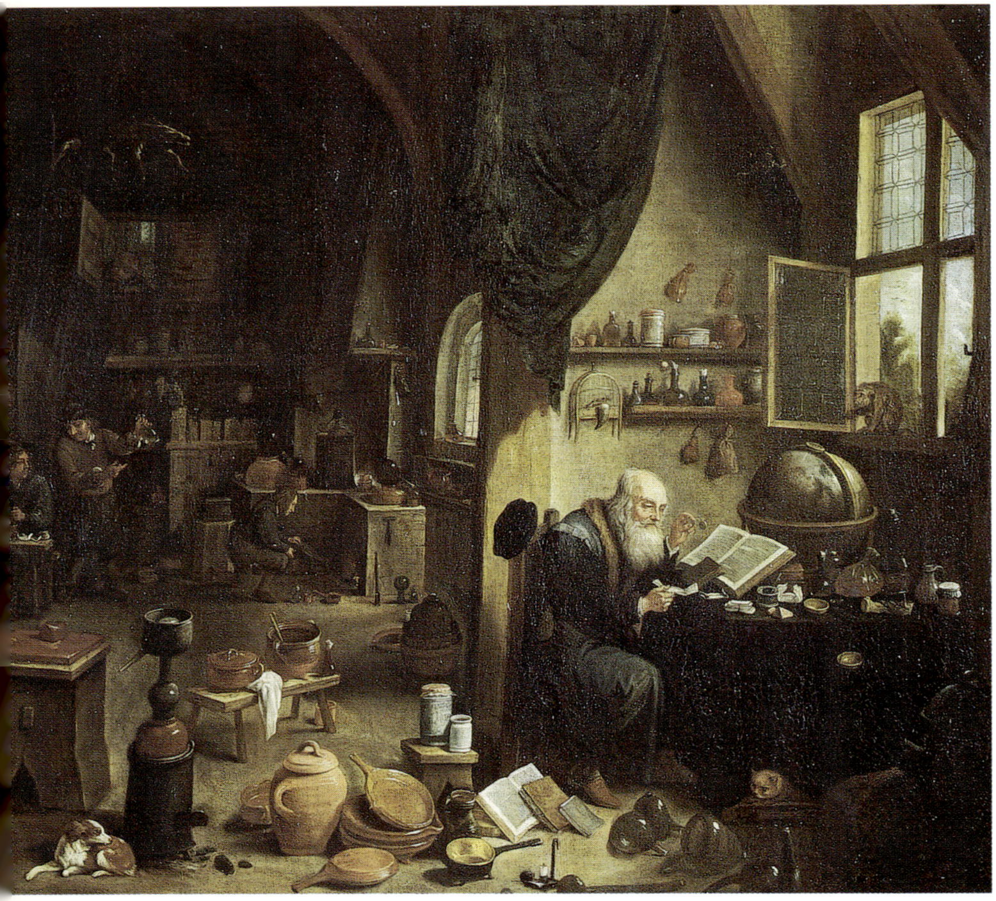

Un alchimiste dans son atelier, par David Teniers le Jeune (1610-1690). Le Mans, musée de Tesse.

Confrontés à cette situation, les médecins s'efforcèrent d'imposer leur monopole dans le domaine des soins et, à partir du XVIe siècle, exercèrent, à titre officiel, de très fortes pressions contre les guérisseurs traditionnels. L'Église affirma sa prétention à délivrer les licences, tout en s'attaquant aux pratiques magiques. Les médecins humanistes défendaient une médecine rationnelle, ainsi qu'une distribution des tâches au sein des professions médicales. En 1523, les états généraux de la couronne de Castille dénoncent, comme condamnée par les lois et décrets du royaume, l'usurpation incroyablement fréquente des noms et titres de « docteur », « maître » ou « licencié ». Ce sont, notent-ils, des illettrés sans formation aucune, qui leurrent les gens des villages et des bourgs, incapables d'identifier autre chose que le nom qu'ils entendent. Cela est préjudiciable aux études en général et à ceux qui portent légitimement le titre[38]. Ce mouvement visant à renforcer le système des licences coïncida avec une époque de préoccupation croissante devant la sorcellerie. De fait, la même assemblée rappela l'obligation, pour les médecins et les chirurgiens, d'informer les malades de l'opportunité de se confesser, particulièrement dans les cas de crises aiguës. Il était beaucoup plus difficile d'assigner cette mission aux guérisseurs. Cependant, en dépit d'autres initiatives du même type et de la pression culturelle, professionnelle et légale exercée contre les guérisseurs traditionnels, les praticiens sans licence et les représentants de la médecine magique, la situation demeura apparemment inchangée, et ni dans les capitales, ni dans les villes de province ni, *a fortiori*, dans les communes rurales, n'intervint un affaiblissement significatif de l'influence et de la position de ces groupes. La vogue de la magie, de l'astrologie, de l'alchimie effaçait les petites victoires que permettaient de remporter les mécanismes de contrôle mis en œuvre par les collèges de médecins, les officiers de l'administration ou l'Église. Les tentatives de ce type se produisaient au sein d'une société où les soins de santé étaient essentiellement dispensés à l'intérieur de la famille, mais où étaient de plus en plus nombreux ceux qui sortaient de ce cercle. Dans cet environnement, la classe en émergence des médecins universitaires se révèle alors comme constituant un groupe naissant, encore insuffisamment structuré pour disposer de l'influence qui lui eût permis d'imposer son autorité aux autres acteurs de la communauté de santé. Si – avec quelques différences d'un pays à l'autre – on accepta parfaitement que ces médecins se joignent au groupe des différents praticiens, on ne leur permit pas toutefois de rompre les liens étroits qui unissaient la communauté médicale aux guérisseurs traditionnels[39].

Le monde des femmes

S'il existait, comme l'écrit J. Henry, une opinion populaire très négative à l'égard des médecins, chirurgiens, guérisseurs et de tous ceux qui choisissaient de vivre de la médecine, considérés comme des personnages déplaisants et même nettement malfaisants, c'est à propos des femmes que cette mauvaise opinion était la plus forte.

Les soins donnés aux femmes restaient affaire de femmes, qu'il s'agisse de maladies propres à leur sexe, de la grossesse ou de l'accouchement. Les médecins diplômés ayant reçu une formation essentiellement théorique, qui ne prenait guère en compte les maladies des femmes, les soins étaient assurés à l'intérieur de la famille ou confiés aux sages-femmes. Cependant, depuis la fin du Moyen Âge, quelques changements s'étaient produits, notamment dans les villes du Nord où l'on avait commencé à créer des postes municipaux de sages-femmes appelées à assister les plus pauvres. D'autres praticiennes exerçaient une activité privée dans des familles aisées et auprès de femmes de la roture. Au cours des XVIe et XVIIe siècles, alors qu'allait s'affirmant le rôle des sages-femmes dans les villes, les chirurgiens, mais surtout les autorités publiques et religieuses, imaginèrent des moyens de contrôle toujours plus rigides de leur activité et entendirent en faire des instruments de surveillance morale et sociale. On leur demanda ainsi de lutter contre les naissances illégitimes, et notamment de profiter des douleurs de l'accouchement pour arracher aux filles-mères le nom du père ; de lutter également contre la sorcellerie, sachant que les enfants nouveaux-nés ou morts-nés constituaient les ingrédients de base des mixtures démoniaques ; de combattre enfin l'hérésie de la Réforme, en dénonçant obligatoirement les baptêmes protestants.

La formation professionnelle de ces femmes était fondée, dans la plupart des cas, sur une transmission orale des connaissances et sur un apprentissage par imitation. La seule école digne de ce nom, que nous connaissons, était celle de la maternité de l'Hôtel-Dieu, à Paris : sous la direction d'une « maîtresse » sage-femme, les élèves-apprenties recevaient pendant trois mois un enseignement pratique, au chevet des femmes pauvres qui venaient accoucher à l'Hôtel-Dieu. Quand le cours était achevé, elles recevaient le diplôme de « sage-femme de la Maternité ».

Une fois de plus, nous constatons des différences de qualification énormes en fonction des lieux et des personnes. Dans ce cas précis, les témoignages recueillis appellent d'autre part une interprétation prudente, ces écrits ayant été transmis sous la plume de médecins ou de chirurgiens en rude concurrence avec les sages-femmes et ne ménageant pas leurs attaques contre elles. Un nouveau genre de littérature médicale se développa donc, consacré aux maladies particulières des femmes et à l'obstétrique, œuvres de médecins et de chirurgiens qui considéraient, pour la plupart, qu'ils avaient sans doute à former les sages-femmes, mais que la chose était difficile car elles composaient, selon eux, une masse ignorante, maladroite en même temps que rétive. Ces auteurs rejetaient totalement le savoir obstétrique traditionnel et reprochaient aux sages-femmes leur manque de connaissance de la tradition savante ainsi que leur ignorance de l'utilisation des instruments. Ces instruments, notons-le, ne leur étaient pas en fait étrangers, puisqu'il s'agissait souvent d'objets domestiques familiers, plurifonctionnels ou dont la destination première était détournée pour un emploi occasionnel. En admettant même que ces critiques aient été fondées, on retiendra des exceptions notables : Louise Bourgeois, qui publia à Paris des *Observations diverses sur la stérilité, perte de fruict, foecondité, accouchemens et maladies des femmes et enfans nouveaux-nés* (1609), et Justina Siegemund, sage-femme à la cour de Brandebourg, auteur du traité

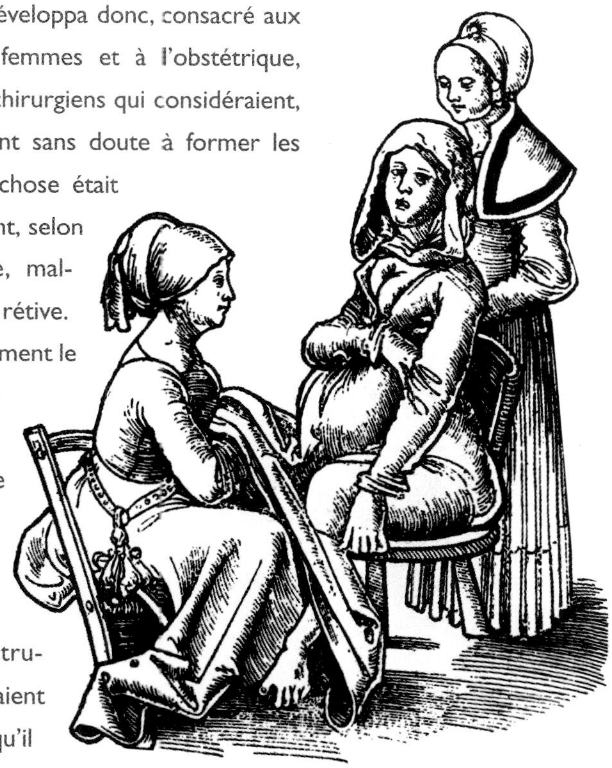

Examen d'une femme enceinte par une sage-femme, illustration du *Grand Livre de la femme enceinte*, de Jacques Rueff, tome I, p. 41.

La Sage-femme de la cour de Brandebourg, imprimé pour la première fois en 1690. La qualité de ce traité – qui s'appuyait sur la notion de « main habile » et qui présentait des techniques originales telles que l'exploration du fœtus ou l'utilisation de la baguette dans les cas de position transversale de l'enfant – ne fut jamais reconnue par les médecins et les chirurgiens. Ceux-ci le déclarèrent sans valeur, lui reprochant son ton bavard, typiquement féminin, et son manque systématique de rigueur, mais ne se privèrent pas d'y faire de larges emprunts.

Un certain nombre de chirurgiens de l'époque recherchèrent dans l'obstétrique un moyen de promotion sociale et économique. Ce fut le cas, par exemple, de Guillaume Mauquest de la Motte, qui exerçait dans une petite ville normande, Valognes. En 1683, il réussit à faire accoucher, dans de bonnes conditions, la femme d'un drapier, affectée d'une énorme hernie longtemps négligée. Il en tira une grande réputation et fut conduit à rédiger un traité sur les accouchements, publié en 1715. L'histoire est significative de l'exploitation de l'obstétrique faite, au XVIIe siècle, par des chirurgiens avides d'obtenir une reconnaissance sociale au moins égale à celle des médecins[40].

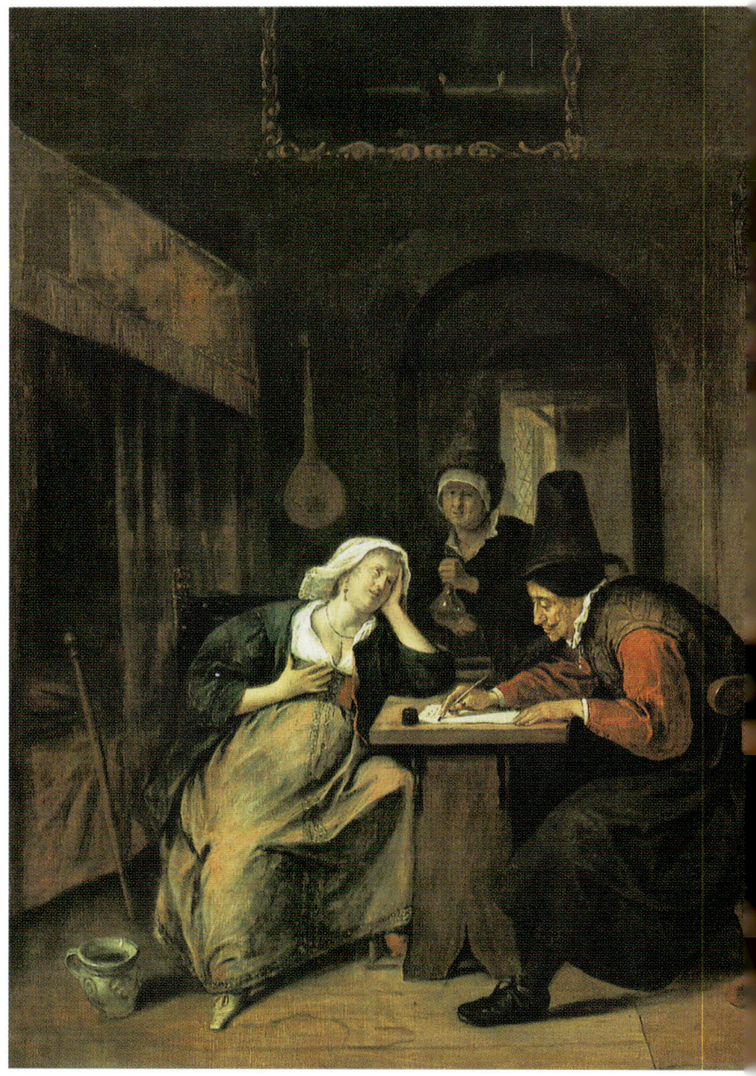

Femme enceinte en consultation, par Jan Steen, XVIIe siècle. Prague, Galerie nationale.

■ ■ ■

La pratique médicale

Il n'existe pas de grandes différences entre l'acte médical, tel qu'il est décrit dans les traités hippocratiques ou galéniques, et la pratique des médecins aux XVIe et XVIIe siècles ; leurs études, il faut s'en souvenir, étaient conduites à partir des versions scolaires des grands traités classiques, le *De arte medendi* en particulier. Cette époque vit cependant se produire des transformations, notamment celles déterminées par une conception renouvelée du corps humain et de son fonctionnement[41].

L'acte médical dans la médecine officielle

Une des fonctions essentielles du médecin était l'établissement du diagnostic. Le système tripartite évoqué plus haut, sur la base duquel était organisée l'assistance de santé, assignait comme fonctions au médecin le diagnostic, le pronostic et la prescription des médicaments. L'apothicaire préparait et donnait les médicaments, en suivant les instructions du médecin. Le chirurgien appliquait les directives thérapeutiques du médecin, surtout pour les opérations manuelles.

Si le médecin hippocratique était attentif aux lois de la nature, dont la connaissance conférerait le pouvoir de guérir, le médecin chrétien était devenu, à cette époque, l'intermédiaire entre Dieu et le patient. La première règle, du moins pour le médecin catholique, était de demander, et même de s'assurer, que le malade soit en paix avec Dieu, c'est-à-dire qu'il se soit confessé et, si possible, qu'il ait communié. C'est seulement alors qu'il pouvait entrer dans la maison du patient. L'acte médical devait commencer par un examen minutieux du corps du malade, mais on se contentait souvent de l'analyse des excrétions, principalement de l'urine, analyse qui, avec le prise du pouls, était une des bases fondamentales du diagnostic[42]. Si le médecin était consciencieux et, surtout, si le malade était un personnage important, on épiait le moindre signe susceptible de fournir une information sur le mal. En conséquence, on ne se limitait pas à un examen attentif du corps du patient ; on étudiait aussi le ciel et le moindre détail de l'environnement du malade.

L'astrologie apparaît, dans ces conditions, comme un moyen indispensable de diagnostic, et c'est ainsi qu'elle était généralement perçue. C'est en référence à ce contexte que doit être interprétée la pétition adressée à Philippe II par les états généraux de Madrid en 1570. Elle demandait que l'astrologie soit intégrée comme matière obligatoire dans le programme d'études des universités castillanes, alléguant que les médecins commettent de nombreuses erreurs parce qu'ils ne sont pas instruits des éléments d'astrologie qui permettent de connaître les mouvements des planètes et les jours critiques des malades ; d'autre part, les astrologues étant les principaux initiateurs de la médecine, il paraissait juste que leurs disciples soient également astrologues[43]. Le ciel indiquait si la conjonction des astres était, ou non, favorable au patient. Il pouvait même annoncer les grandes catastrophes : c'est ainsi que les comètes étaient d'authentiques messagères du malheur, souvent annonciatrices d'épidémies, qu'il s'agisse de la peste, la plus redoutée, ou de quelque autre sorte d'affection maligne. Tels qu'ils étaient précisément définis par la théorie miasmatique, les caractères de l'habitat et de l'environnement revêtaient également une importance cruciale pour le diagnostic des maladies et leur traitement. Le médecin devait donc connaître parfaitement les conditions de salubrité de sa ville, en accordant un intérêt spécial à la qualité des eaux et du ciel. Cet examen minutieux se terminait par un interrogatoire du malade et de sa famille afin de savoir si les troubles étaient imputables à l'ingestion d'aliments altérés, ou si le patient avait subi quelque émotion forte, tout désordre physique ou psychique étant susceptible de produire un déséquilibre humoral.

Les données ainsi recueillies permettaient au médecin d'avancer un diagnostic, dont la fonction première était de discerner si l'on se trouvait en présence d'une maladie incurable ou, au contraire, curable. Dans le premier cas, on demandait à la famille d'avertir le prêtre, la seule conduite adoptée étant un appui d'ordre moral au malade, dont se chargeaient essentiellement les ecclésiastiques. C'était, considéraient-ils, une de leurs tâches

Analogie du microcosme alchimique avec le macrocosme, 1620. Francfort, Bibliothèque nationale.

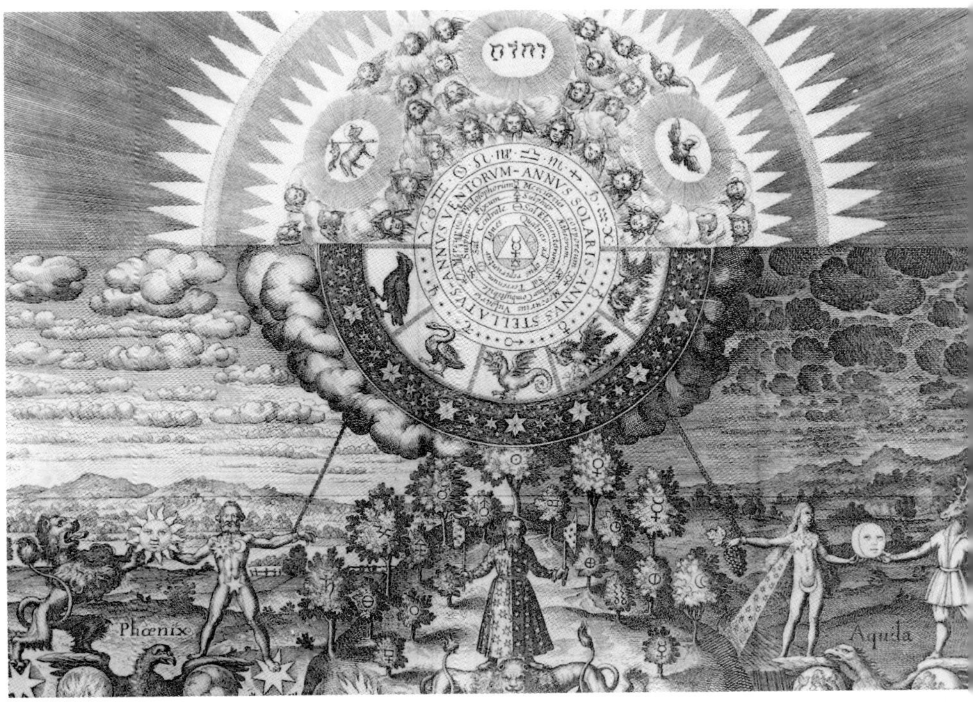

les plus délicates, qui suscitait d'ailleurs la prolifération de traités sur « l'aide pour bien mourir[44] ». C'est uniquement dans le second cas que le médecin pouvait agir et consigner les prescriptions thérapeutiques, dont l'application était à la charge de la famille ou des chirurgiens.

Les lignes maîtresses des stratégies thérapeutiques relevaient de la conception microcosmique de l'être humain. Selon cette conception, le corps était un système entièrement intégré, de sorte qu'un quelconque dérèglement, même localisé, non seulement affectait tout le corps, mais se voyait lui-même affecté par son environnement. On considérait par ailleurs comme primordial le concept de purgation, qui faisait de l'évacuation une des réactions les plus salutaires pour le corps humain, d'où la vogue de toutes sortes d'émétiques et le recours immédiat et systématique à la saignée. Cette conception synthétique de la maladie conduisit le médecin humaniste à préconiser un type de soins destinés à l'ensemble du corps et adaptés non seulement à chaque patient, c'est-à-dire à son tempérament et à ses conditions de vie, mais aussi à chaque phase d'évolution de ses différents troubles. Cela impliquait un suivi de près de la part d'un spécialiste, et même, selon le cas, une réunion de concertation, *consilium*, de plusieurs d'entre eux – procédure décriée, dont Molière propose, parmi d'autres, une peinture acide. Le régime, ou diététique, constituait l'axe central autour duquel les médecins galéniques orientaient leur action : il ne s'agissait pas seulement des aliments, mais plus généralement du mode de vie : en faisaient partie les excrétions, le sommeil, les exercices physiques, l'air que l'on respirait et le contrôle des passions, c'est-à-dire ce que l'on appelait les *res non naturales* – tout cela avec l'objectif d'aider le pouvoir guérisseur de la nature, la *uis curatrix naturae*, que possédait chaque individu.

Le médecin hippocratico-galénique poursuivait son action avec l'application de remèdes, simples ou composés, extraits pour la plupart de plantes. Leur nombre devait se multiplier à la suite de l'importation et de l'acclimatation d'une extraordinaire variété de plantes et d'animaux venus du Nouveau Monde, qui allaient révolutionner la thérapeutique de l'époque : on citera, parmi bien d'autres, la salsepareille et le quinquina. La prescription de préparations médicales, qui ne cessait de croître, permettait de justifier le prix des honoraires pour un acte de spécialiste, beaucoup plus facilement que la simple recommandation d'un régime alimentaire ou que la préparation d'une tisane[45].

Les médecins hétérodoxes

Les prétentions audacieusement affichées par la médecine de la Renaissance sur ses capacités à vaincre la maladie avaient fait naître de grandes espérances dans la société, espérances qui furent malheureusement déçues par les violentes épidémies provoquées par des maladies connues ou « nouvelles » : peste bubonique, grippe,

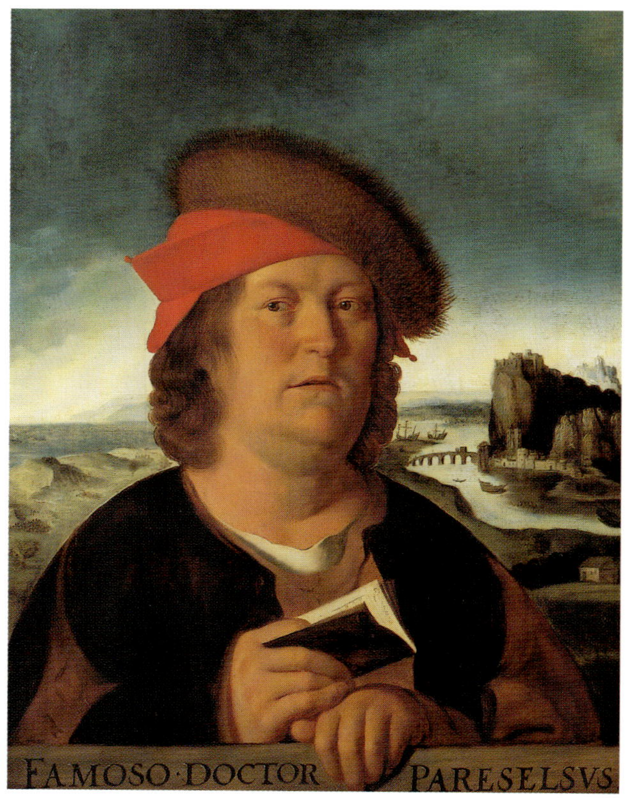

Portrait présumé de Paracelse, d'après Quentin Metsys, 1550. Paris, musée du Louvre.

typhus, syphilis... Il en résulta, dans la population, un scepticisme à l'égard de la médecine scientifique, encouragé par les représentants d'autres systèmes médicaux, généralement entourés d'un halo de mystère, soit parce qu'ils recouraient à la magie – tel était le cas de Girolamo Cardano ou de Leonardo Fioravanti –, soit en raison de leur connaissance de la chimie, comme Paracelse. Tous ces personnages se référaient à des concepts sur le corps humain et sur les causes des maladies qui étaient différents de ceux de la médecine galénique, et ils se produisaient munis d'un assortiment de drogues nouvelles et d'élixirs dont ils vantaient l'excellence à tous vents.

Dans ce contexte marqué par la recherche de la panacée, à savoir la pierre philosophale de la médecine, la rébellion la plus radicale contre la pathologie traditionnelle fut proposée par Paracelse (1493-1541). Sa médecine était fondée sur un concept absolument neuf de la maladie, dont les causes étaient identifiées dans des facteurs externes – concrètement, dans une substance toxique –, et non dans un déséquilibre interne. Il décrivit les maladies avec leurs causes spécifiques et défendit une thérapeutique chimique accordée à sa représentation du monde : celle-ci faisait de la terre un immense laboratoire chimique, riche de ressources pour un homme averti, qui était appelé à utiliser dans son cabinet les procédés de distillation, d'expérimentation, de sublimation pour la fabrication des médicaments. Paracelse condamnait par ailleurs le recours à la saignée. Tout cela trouvait son aboutissement dans la référence établie à une réalité cachée et à une ritualisation très complexe de l'activité du médecin : c'est celui-ci en effet qui connaissait la vertu des médicaments, dont chacun était spécifique à une pathologie particulière, sans que soit invoquée, pour les soins, a force des contraires, comme le voulait le galénisme.

Une démarche de même type fut celle du Bolonais Leonardo Fioravanti (1517-1588) qui établit des concepts élaborés sur la maladie, mêlant le galénisme à d'autres théories de la philosophie naturelle de son

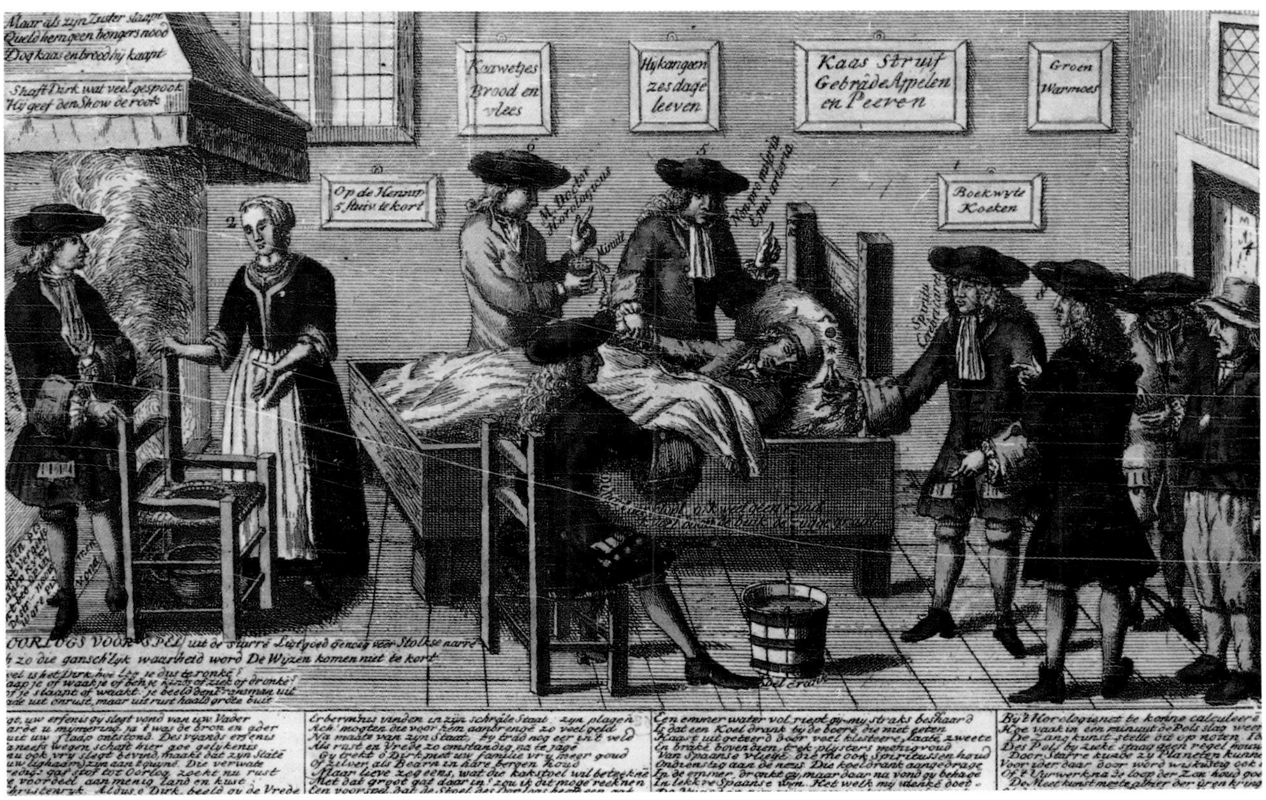

Médecins autour d'un malade. Paris. Bibliothèque nationale de France.

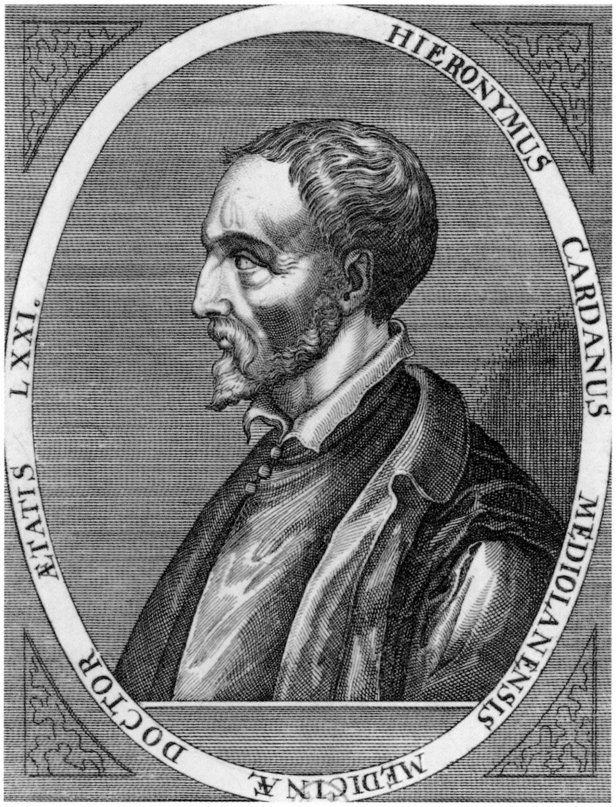

Portrait de Girolamo Cardano. Paris, Bibliothèque nationale de France.

temps[46] : il définit la maladie comme la conséquence d'une corruption du corps, qu'il était nécessaire d'éliminer en administrant un impressionnant arsenal de drogues. Fioravanti comprit rapidement, au demeurant, que compte tenu du désarroi des médecins, les nouvelles maladies offraient une occasion en or aux empiriques. À l'instar de ce qui se passa pour Paracelse, une bonne partie de la réputation de Fioravanti, qui fut qualifié de « nouvel Asclépios », s'établit sur l'efficacité de son remède contre le *morbo gallico* : une purge, à base d'une préparation de *lignum sanctum*, ou *gaïacol*. Il formula sa première prescription à Naples, où elle rencontra un tel écho dans la société que la femme du vice-roi lui demanda de l'appliquer aux malades de l'hôpital des Incurables (*Ospedale degli Incurabili*), un centre pour syphilitiques, et que le vice-roi le nomma « premier médecin ». De tels succès et de tels honneurs firent que, durant son séjour à Rome, un groupe de médecins le dénonça comme usurpateur, et qu'il fut ensuite en butte, au cours de ses voyages, à des plaintes continuelles déposées par des médecins qui se sentaient menacés par sa méthode hétérodoxe de traiter les maladies et par la réputation qu'il avait acquise. Ces attaques se poursuivirent, pour de semblables raisons, même après qu'il eut obtenu, en 1570, le doctorat de médecine. Différente est la personnalité de Girolamo Cardano (1501-1576), qui conserva une activité plus conforme aux principes de la médecine officielle. Il exerça dans des villes aussi importantes que Milan, Bologne et Rome, où devait également se rendre plus tard Fioravanti. Une des bases de sa pratique médicale fut sa fidélité à la diète, même s'il en avait une approche originale, et malgré son intérêt pour l'anatomie qui l'amena à entretenir des contacts permanents avec quelques-uns des anatomistes les plus connus de l'époque. Il reste que Cardano fut l'un des plus ardents défenseurs de la magie naturelle en Italie, ce qui se reflète également dans ses idées sur l'influence des forces occultes et du sommeil tant sur la maladie que sur son traitement[47].

Dans le monde où s'exerçait officiellement la médecine, tous les médecins n'étaient pas du type – impitoyablement raillé par Molière – des médicastres hautains, liés à une pratique routinière, convaincus de leur parfaite érudition sur tous les phénomènes de la nature, et qui abordaient leurs patients en lançant quantité de formules latines pour marquer leur supériorité sur les guérisseurs et revendiquer leur origine universitaire. Les sphères médicales et leurs théories n'étaient pas, de fait, impénétrables les unes aux autres. À l'intérieur même du galénisme, des personnalités de grande stature scientifique, telles que Andrés Laguna, n'hésitent pas à emprunter aux empiriques informations et enseignements. Cette attitude ouverte fut également adoptée par la plupart des diplômés qui eurent recours, très rapidement et très tôt, à la riche provision de drogues venues des Indes, et qui en firent un élément du galénisme. On vit aussi, en différentes occasions, naître des discussions, qui peuvent aujourd'hui paraître byzantines, mais qui, à l'époque, tendaient à améliorer l'efficacité thérapeutique de certaines pratiques : ainsi celles concernant la localisation des saignées, près ou loin des zones affectées – c'est-à-dire suivant la méthode hippocratique ou arabe –, ou celles sur l'opportunité d'effectuer la purge avant ou après la saignée[48].

On trouvait d'autre part des médecins défenseurs du « paracelsisme » : Adam von Bodenstein, Peter Perna, Petrus Severinus, Joseph Duchesne, parmi d'autres, adoptèrent et firent connaître les textes de Paracelse entre 1570 et 1620. Le résultat de leur démarche fut l'apparition du médecin spagirique qui, comme nous l'avons vu, n'était pas aussi marginal que l'on pourrait le penser – bien moins même –, et qui trouva ses premières illustrations notamment dans la synthèse présentée par Robert Fludd, dans la *Pharmacopoeia* anglaise de 1618, et dans la vaste production de Jan Baptista Van Helmont. Ces travaux, ainsi que ceux de Franciscus La Boë et de Thomas Willis, exercèrent une influence notable, grâce à laquelle la médecine chimique fut prise en considération par un nombre important de médecins qui, non seulement leur consacrèrent des traités et défendirent l'excellence des drogues parfaites ou chimiques, mais commencèrent aussi à les utiliser assez largement[49]. Ce processus n'aurait assurément pas été possible si la médecine n'avait pas intégré avec une rapidité remarquable les apports nouveaux de la physiologie expérimentale dans le discours médical et – ce qui nous intéresse plus directement ici – dans la pratique médicale. On ne peut donc pas parler, loin s'en faut, d'une conception commune, au sein de la médecine, de la maladie et de son traitement.

En face des médecins, nous trouvons l'ensemble des praticiens qui, dans la rude concurrence qu'ils entretenaient avec les médecins, imitaient leurs manières, mais offraient cependant des services distincts. Dans le plus grand nombre de cas, la ligne de séparation était, nous l'avons dit, matérialisée par la possession d'un titre que certains praticiens, comme Fioravanti, parvinrent à obtenir. D'autres s'efforcèrent de contourner les interdits et les limitations, comme par exemple le Maure de Valence, Jover, qui, vers 1570, affirmait régler les dernières formalités lui permettant d'être reçu docteur à l'université catalane de Lérica, mais, des années plus tard, fut poursuivi par l'Inquisition pour n'avoir pas concrétisé ses dires[50].

La médecine militaire

Malgré toutes les frontières qui tendaient à se dresser entre les différents groupes de praticiens, il existait un domaine, très étendu à l'époque, où la présence d'un personnel de santé se révélait primordiale et sur lequel régnaient les chirurgiens : la guerre et l'armée. Leur présence dominante et nécessaire s'expliquait par le fait

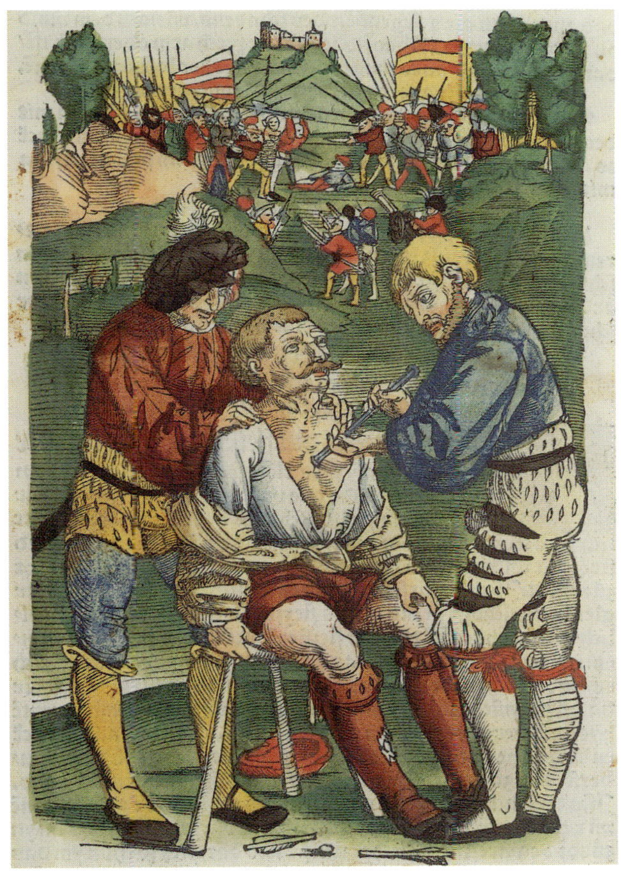

Extraction d'une pointe de flèche, gravure de J. Wechtlin dans *Feldbuch der Wundarztney* de Hans von Gersdorff. Strasbourg, 1540.

que la majeure partie des interventions concernaient les soins aux blessés, mais la vérité est que les épidémies et les maladies tuaient davantage de soldats que les balles et les piques. Cette situation permet de comprendre la présence de plus en plus courante, à mesure que l'on entre dans le XVIIe siècle, d'un médecin des armées en campagne. Le nombre des soldats qui ne revenaient pas dans leurs foyers est réellement impressionnant. On peut dire que signer son engagement constituait, au XVIIe siècle surtout, une véritable sentence de mort : on a calculé qu'un quart ou un cinquième des soldats mouraient la première année de leur engagement sous les drapeaux, proportion aggravée au long du siècle. Les journées étaient épuisantes, les conditions de vie extrêmement dures, et les armes toujours plus meurtrières.

L'épuisement, la faim, les maladies décimaient les armées, dont les effectifs diminuaient de manière encore plus dramatique quand elles étaient victimes d'épidémies, particulièrement le typhus, indissociable, comme la syphilis, des armées et de la guerre. Mais la peste bubonique fut l'une des plus meurtrières. C'est elle qui frappa les troupes et les populations engagées dans la guerre de Mantoue (1630-1631) et qui se trouvèrent confrontées à sa terrible apparition en plein conflit. Dans de tels cas, la présence d'un médecin pouvait le faire entrer dans l'histoire, ce qui advint pour Chirac, nommé en 1692 médecin de l'armée du Roussillon par le maréchal de Noailles et qui parvint à atténuer les ravages de la dysenterie chez les assiégeants de la forteresse de Rosas. Deux ans plus tard, il fut atteint d'urticaire alors qu'il luttait contre la terrible attaque de rougeole, de vérole et de paludisme qui dévastait le port de Rochefort.

Goodman évoque différents exemples de médecins et de chirurgiens au service de l'armée, à titre provisoire ou permanent, tels les six médecins (au moins) et les cinq chirurgiens de l'Invincible Armada, ou les médecins et les chirurgiens qui travaillèrent dans les nombreux hôpitaux de campagne : « La nomination des médecins et des chirurgiens militaires était, en certains cas, de la responsabilité des commandants de l'armée ; souvent, on sollicitait l'avis du premier médecin du Roi, Valles. » Il existait par ailleurs une charge de *protomedico*, qui fut confiée à Cristobal Pérez de Herrera, avec autorité pour « soumettre à examen toutes les personnes qui désiraient exercer les fonctions de médecins, chirurgiens, apothicaires, barbiers dans les dites galères et, s'ils étaient jugés habiles et compétents, avec pouvoir de leur accorder et de leur délivrer, sous sa signature, l'attestation de cet examen ». Il y eut une charge identique pour l'armée affectée au duché de Milan, qui fut confiée à Lope Bastardo. Celui-ci avait pour mission de recruter des professionnels bien formés et de refuser ceux qu'il jugerait inaptes ; personne ne pourrait exercer sans son approbation, et il garantissait la qualité des soins médicaux dispensés aux troupes[51].

Les chirurgiens eurent à faire face aux conséquences du perfectionnement des armes à feu expérimentées au XVIIe siècle ; il leur devenait de plus en plus difficile de réparer des os brisés par les mousquets et les boulets. Cette activité fut celle, non seulement de quelques-uns des chirurgiens universitaires les plus célèbres, tels que Daza Valdés, mais aussi de certains des plus novateurs, au nombre desquels l'un des plus brillants fut sans doute Ambroise Paré. Dans leur difficile travail, les chirurgiens eurent également à prendre en compte, à partir du XVIIe siècle, la manière nouvelle d'envisager, en termes de physique galénique, les principes de fonctionnement du corps humain introduits par le mécanisme. La formulation, par William Harvey, de la théorie de la circulation du sang permit d'affronter, avec de meilleures chances de réussite, le problème des hémorragies. La médecine spagirique se tourna également vers la chirurgie, et Paracelse lui-même rédigea un manuel sur le traitement des blessés (1536). Au siècle suivant, Johann Sigismund Elssholtz essaya de pratiquer des anesthésies au moyen d'injections intraveineuses d'opiacés, sans succès cependant, et les interventions conservèrent leur caractère violent et douloureux, dont

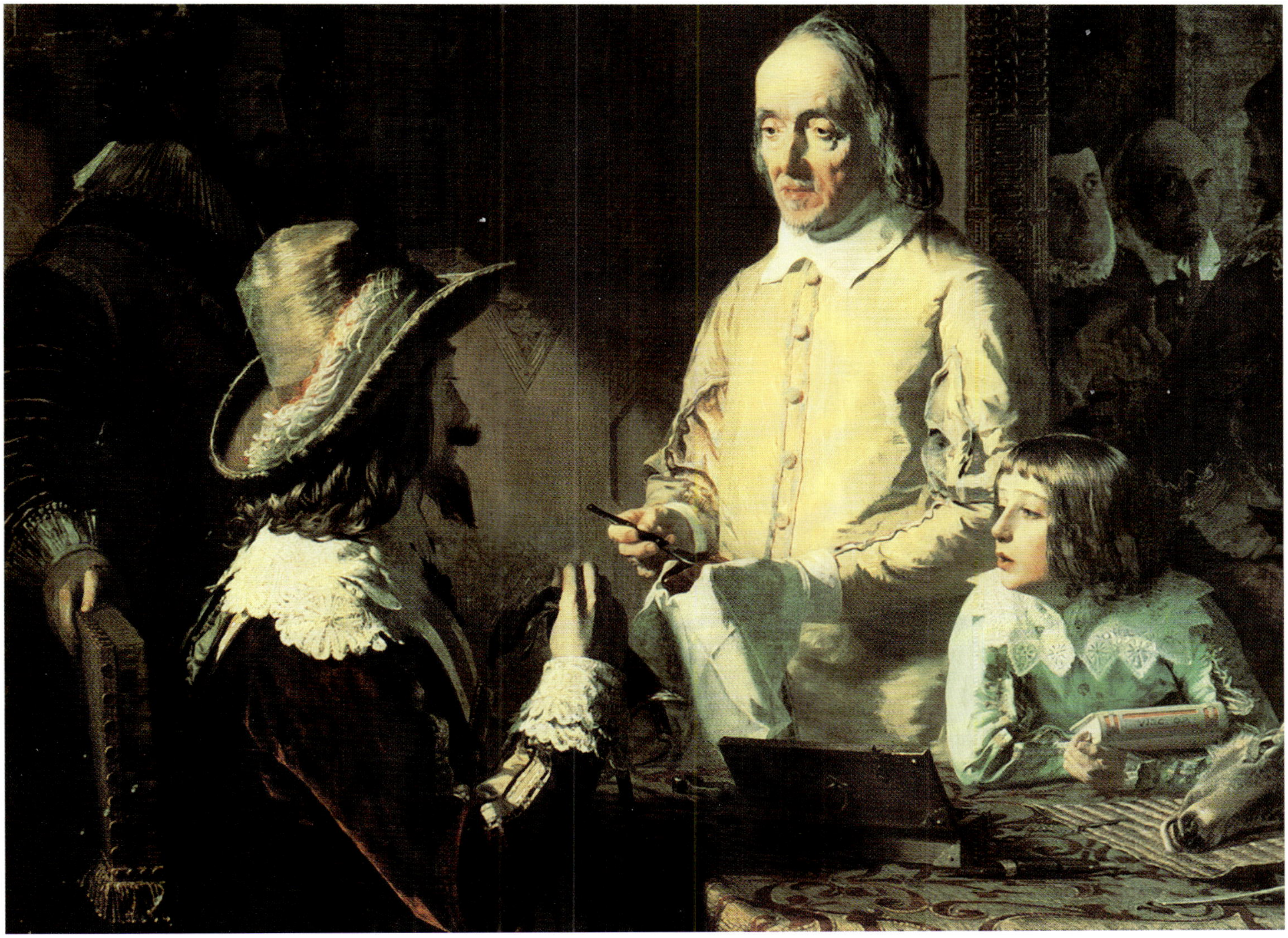

les conséquences, alors inconnues, étaient aggravées par les traitements débilitants – diète, saignées, purges. Pour ces raisons et parce que l'armée, on ne saurait l'oublier, appartient à la société de son temps, il n'est guère surprenant que l'on ait pu y trouver des empiriques et des spécialistes de pratiques superstitieuses, les guérisseurs notamment, qui prétendaient guérir les blessures avec des charmes.

Si, jusqu'en 1708, aucun édit ne prescrivit en France la création et l'organisation d'un service hospitalier militaire dans les zones frontières et sur les lieux des combats, les premières mentions dont nous disposons sur l'organisation d'hôpitaux de campagne, de caractère mobile et temporaire, remontent aux campagnes des Rois Catholiques contre le royaume musulman de Grenade, lors du siège de Baza (1489). De plus grande notoriété cependant fut l'hôpital de la Reine, établi à Santa Fe, où l'on trouvait, selon le témoignage du chroniqueur royal Hernán Pérez del Pulgard, « des médecins et des chirurgiens, mais aussi des serviteurs, des lits, du linge et des remèdes », et où les soldats recevaient des soins entièrement gratuits. Les déplacements continuels des armées de Charles Quint entraînèrent la création de formations hospitalières mobiles. Après le siège de Landrecies, en 1544, Daza Chacón resta sur place pendant quatre mois, sur ordre de l'empereur, pour s'occuper,

William Harvey exposant à Charles Ier d'Angleterre sa théorie sur la circulation du sang, par Robert Hannah, 1848. Londres, Royal college of physicians.

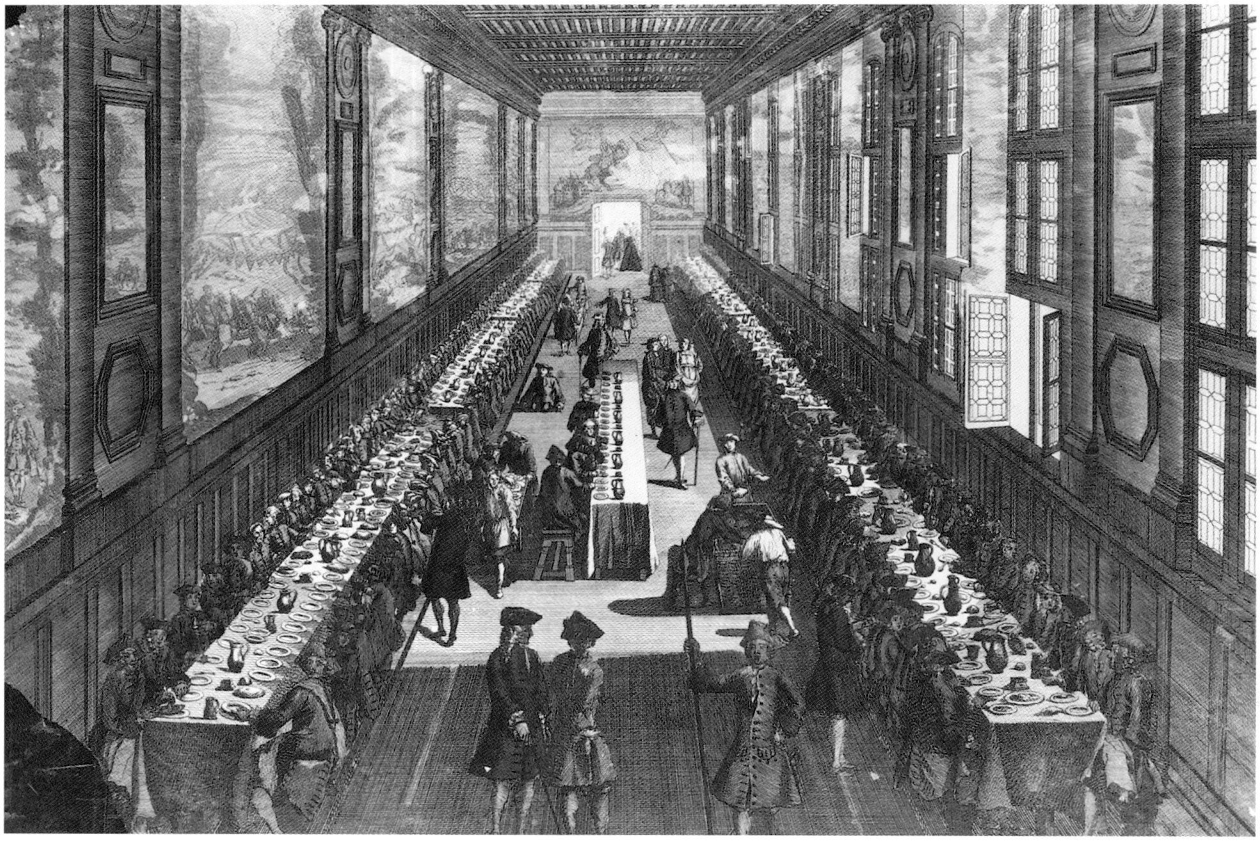

Vue du réfectoire de l'hôtel royal des Invalides à Paris.

aidé par huit chirurgiens, de donner des soins à huit cents malades. L'hôpital de campagne français du siège d'Amiens, la « Maison des blessés de Longpré », fut installé en 1597, à l'initiative de Sully et d'Henri IV. Et l'hôpital de San Pedro, que les troupes anglaises établirent à Amsterdam, commença à fonctionner en 1587.

En ce qui concerne les hôpitaux militaires fixes, ou de garnison, on citera celui fondé en 1571 à Pampelune, qui fonctionna jusqu'en 1625. En Flandres, le duc de Parme décida de créer un centre de soin à Malines, en 1585. Son activité se prolongea jusqu'en 1717. Avec le temps, il parvint à compter 333 lits et un personnel de 49 personnes, dont 4 médecins, 9 chirurgiens et 6 assistants. On y soignait, avec un certain succès, les soldats de l'armée espagnole souffrant des maladies les plus diverses : *morbo gallico*, typhus, blessures de guerre, ainsi que troubles psychologiques et traumatismes provoqués par les combats, ce que l'on nommait à l'époque « mal de cœur ». Le financement de ce service était très complexe : à la dotation royale s'ajoutaient la retenue d'un réal sur la solde mensuelle de chaque soldat et le complément tiré des nombreuses amendes infligées pour blasphème aux officiers et au reste de la troupe. Soulignons que cet établissement fonctionnait également comme centre de formation des chirurgiens militaires, mission assurée par le chirurgien-major.

En réalité, il semble que la plupart des officiers n'avaient que peu de temps pour s'occuper de leurs malades, hormis quelques cas exceptionnels. Le plus qu'ils faisaient, d'ordinaire, était de rapprocher les soldats malades des hôpitaux civils de la région où on les soignait, à charge pour l'armée de payer ces soins. Cependant, l'idée d'une réintégration des effectifs s'affirma progressivement, et tous les pays imitèrent l'exemple de l'armée espagnole : la

France construisit, en 1670, l'hôtel des Invalides pour les soldats malades et les vétérans ; en 1692, un hôpital financé par la couronne fut implanté sur les terres flamandes qui venaient de passer entre les mains du Roi-Soleil ; on fonda également, en Angleterre, les hôpitaux militaires de Kilmainham (Dublin) en 1681, et de Chelsea (Londres) en 1684 ; d'autres suivirent.

S'agissant de l'organisation des services de santé de l'armée, une des tâches principales de la corporation londonienne des chirurgiens-barbiers était de répartir les chirurgiens entre l'armée de terre et la marine. En France, dans les années 1631-1639, un certain Citois fut nommé « médecin ordonné » pour servir sous les ordres du grand maître de la navigation. Le port de Brest eut un médecin à partir de 1674, et celui de Rochefort, à partir de 1675. Dans ce dernier port, et sur une initiative de Colbert, avait été fondé, en 1672, l'Hôpital général de la marine pour le Ponant, cependant que l'hôpital de Toulon était pour le Levant, et que Brest devait disposer d'un hôpital naval en 1684. Toutes ces dispositions favorisèrent l'émission de l'ordonnance du 13 avril 1689, qui réglait le fonctionnement des hôpitaux de l'armée et des ports[52].

La lutte contre l'épidémie

Il n'est guère douteux que nos aïeux considéraient l'épidémie comme un des moments les plus dramatiques de l'existence, avec son horrible cortège de douleur et de mort. C'est à différentes reprises que les XVIe et XVIIe siècles eurent à souffrir de ses atteintes ; une des plus marquantes fut la terrible peste qui ravagea l'Europe dans la seconde moitié du XVIIe siècle, provoquant une mortalité qui donne véritablement le frisson. Les causes du mal se trouvaient toujours liées à un enchevêtrement complexe de désastres naturels et météorologiques : perte des récoltes, conjonctions astrales particulièrement néfastes, apparition de comètes et corruption de l'air. Certains chercheurs avaient approfondi la théorie de la contagion, d'autres modèles étaient également proposés, comme les célèbres *seminalia* (« semences ») dont a parlé Fracastori. D'autres encore pratiquèrent des autopsies afin de rechercher les lésions ou altérations quelconques qui permettraient de s'attaquer à la maladie avec de plus grandes chances de succès. La forme commune de lutte contre le mal continua cependant d'être le cordon sanitaire, c'est-à-dire l'isolement des populations atteintes et la quarantaine, sur le modèle des mesures initiées dans quelques communes italiennes du bas Moyen Âge. Une décision de la municipalité de Valence, au XVIe siècle, justifie ces mesures en ces termes : « Quand Notre Seigneur est amené, à cause de nos péchés et de nos fautes, à frapper cette ville de la peste, ceux qui sont affectés de ce mal peuvent être éloignés de la communauté, l'expérience ayant montré qu'une fois écartés les pestiférés, le mal trouve remède[53]. »

Le premier problème que devaient résoudre les médecins et les autorités était le diagnostic même du mal. Pour certains, on pouvait conclure à une épidémie quand un grand nombre de personnes décédaient le même jour ; à Valence, par exemple, on retenait le nombre de vingt mille pour une population supérieure à cinquante mille habitants. Une deuxième école mettait l'accent sur les signes médicaux, et notamment : une fièvre brusque et élevée, accompagnée de frissons, un état général d'extrême délabrement, les indices donnés par le pouls d'une affection du cœur, des vomissements, une douleur de côté et la prostration, l'apparition ensuite de ganglions, d'abcès, de bubons ou d'anthrax. Mais elle relevait aussi que les temps de disette étaient « particulièrement susceptibles de provoquer la peste », et que la chaleur et l'humidité favorisaient « la putréfaction des corps ». Les médecins se voyaient par ailleurs soumis, dans leur tâche, aux pressions des autorités locales qui se refusaient à accepter la terrifiante évidence et cherchaient à échapper, par tous les moyens, à la dure expérience de l'isolement et à la paralysie totale de leur ville. Une fois le mal diagnostiqué, la vie en effet s'arrêtait, et toutes les énergies, tous les efforts se concentraient exclusivement sur la lutte contre l'épidémie – dont on ne saurait oublier qu'elle était également perçue comme la manifestation de la colère divine contre les pécheurs.

Lorsqu'une population était officiellement reconnue contaminée, elle se retrouvait isolée, et il ne restait dans la ville même que ceux qui n'avaient pas pu en sortir, soit parce qu'ils avaient trop attendu pour fuir, soit parce qu'ils n'avaient pas d'endroit où aller. L'autorité civile organisait et coordonnait alors la lutte contre la maladie, tout en portant une attention particulière aux mesures d'ordre public. Elle publiait d'abord un arrêté d'expulsion des mendiants et des prostituées. Elle utilisait ensuite tous les moyens possibles pour que le pain ne manquât pas aux citoyens. Elle donnait d'autre part les directives nécessaires pour que soit aménagée une maison ou construit un hôpital *extramuros*, permettant d'accueillir les malades. Elle lançait également un appel au personnel de santé pour qu'il se range sous ses ordres, mais malgré l'interdiction faite par la loi à ce personnel d'abandonner ses concitoyens, leur désertion n'était pas rare, ce qui rendait extrêmement difficile le recours à des soins spécialisés.

Il n'était pas non plus facile de faire respecter l'isolement qu'en différentes occasions des personnes sans scrupule parvinrent à interrompre, avec pour conséquence d'aggraver la situation et de faire s'étendre la contagion. La cité se trouvait confrontée à d'autres problèmes importants. Le premier était les énormes frais nécessaires pour lutter contre l'épidémie. Le deuxième problème était humain : on ne trouvait pas, en effet, assez de personnel pour constituer les équipes chargées de maintenir l'ordre public et de nettoyer la ville. Un prêtre de Valence, Gavalda, brosse le tableau de cette situation : « Je suis entré à Valence au mois d'octobre [1647]. Il y régnait deuil et douleur, à voir que la mortalité était si grande que les bras des fossoyeurs ne suffisaient plus pour enterrer les corps. La ville fournissait aux paroisses des chariots qui allaient à travers les rues, ramassant les cadavres que l'on avait fait descendre par les fenêtres, certains enveloppés de draps, d'autres sans rien. On ne trouvait personne qui souhaite les enterrer ou, à plus forte raison, préparer leur sépulture. Pour ce travail et pour conduire les chariots, la cité se servait d'esclaves qu'elle achetait, et comme cela ne suffisait pas, elle avait recours à quelques prisonniers qu'elle libérait ou à qui elle faisait grâce en échange de ce service. Les rues étaient terrorisées par le bruit des chariots et leur grincement, que tous connaissaient bien et que tous redoutaient, alors qu'ils voyaient chargés sur ces chariots ceux que peu auparavant ils avaient vu en bonne santé. Affligeante et désolante était la rigueur de ce mal dont l'issue courante était la mort. Tout cela faisait que les hommes allaient, défaillants, par les rues et que ne pouvaient plus songer qu'à leur salut éternel ceux qui, comme les chrétiens, devaient attendre, en s'y étant préparés, l'heure fatale qui s'approchait si vite[54]. »

Quand une personne tombait malade dans une maison, les autorités devaient obligatoirement en être informées. Accompagné d'un groupe armé, un médecin venait alors l'examiner. Le vêtement porté par le « médecin de la peste », ce que nous pourrions appeler son uniforme, rendait la scène encore plus poignante. Il était constitué d'une « robe de taffetas », dont la couleur, en général violette, était un signe distinctif du médecin, d'« un costume de toile cirée et de la cagoule. À cette tenue s'ajoutait le fameux masque en bec de corbin, fauz nez bourré d'aromates ». Le but recherché était d'éviter de respirer directement le même air que celui des personnes atteintes. Pour ne pas toucher le malade et tout ce qui avait été en contact avec lui, le médecin portait des gants et utilisait une « verge blanche ou rouge, dite canne de Saint-Roch ». C'était le médecin qui avait la responsabilité de la lutte contre la maladie. Ainsi était-il obligé de rester dans la cité, d'étudier la maladie, ses possibilités de traitement, et d'assurer gratuitement le soin des pauvres. Il était également chargé de contrôler les aliments et d'éviter que se ven-

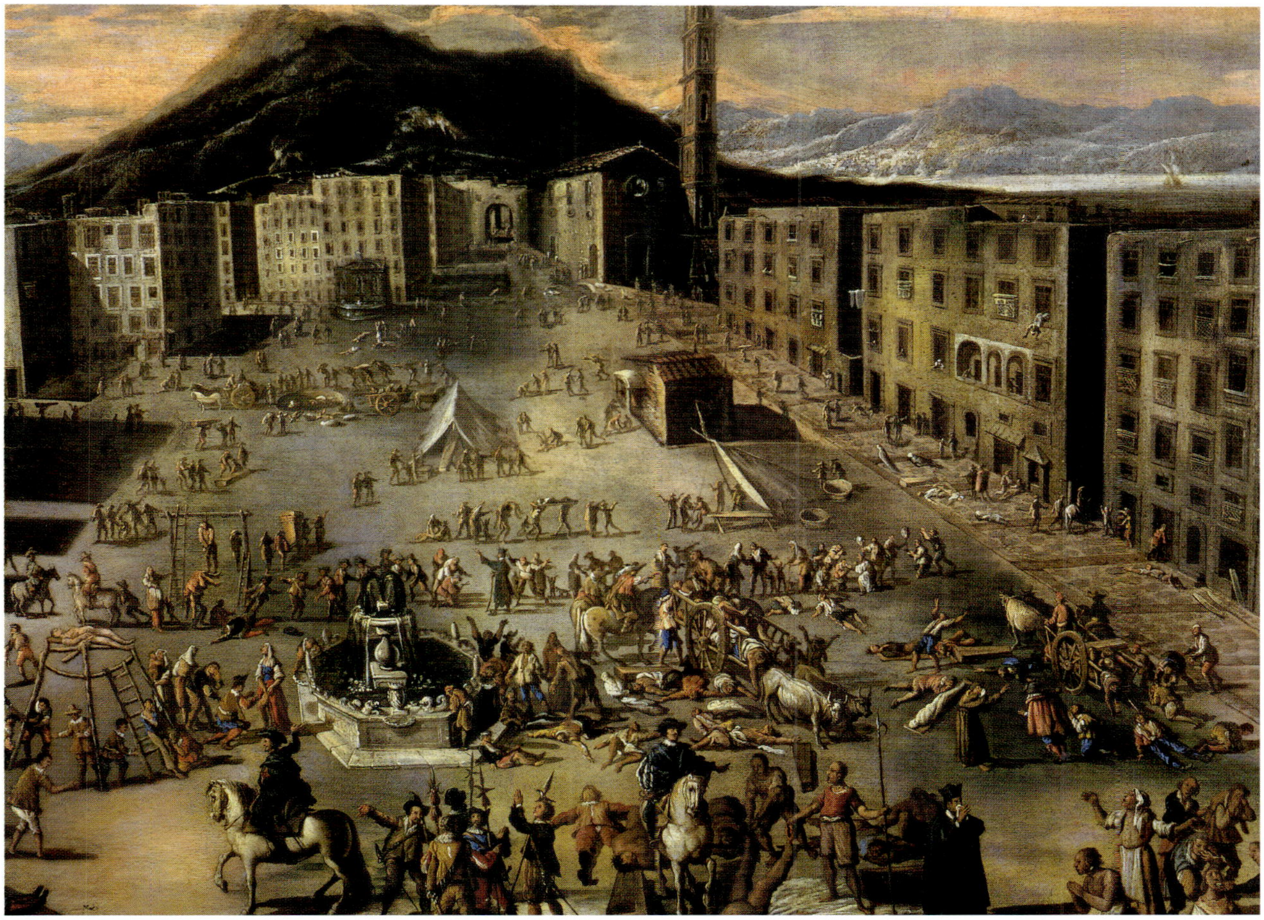

La Place du marché à Naples pendant la peste de 1656, par Micco Spadaro, XVIIe siècle. Naples, Museo nazionale di San Martino.

dent ou se consomment ceux qui étaient considérés comme nuisibles en période de peste : la morue, les artichauts, les lupins verts, les melons, les concombres, les produits lactés et la viande d'animaux sauvages. Mais sa première tâche était de visiter les malades et de déclarer aux autorités tous les cas de peste qu'il venait à connaître. Lorsque le docteur avait déclaré un malade contaminé, celui-ci était transporté dans un centre de soins, et ses proches étaient tenus de respecter la quarantaine dans leurs propres maisons. Le traitement des malades consistait essentiellement en un régime alimentaire approprié et au repos imposé, de manière à « éviter toute agitation inhabituelle ou susceptible de troubler les humeurs ». On administrait également des remèdes à base de rue ou avec de la glace, et quand les ganglions gonflaient, les chirurgiens les ouvraient afin de faciliter l'évacuation des humeurs corrompues. Les soins des malades hospitalisés étaient confiés aux religieux – le travail d'infirmerie ne constituait pas cependant une profession, avec des fonctions spécifiques –, aidés par des « auxiliaires » qui s'occupaient essentiellement de la propreté des dépendances. Pour les étrangers et ceux dont l'état s'améliorait, on ouvrait d'autres centres de convalescence ou de quarantaine, également isolés et sans contact avec l'extérieur, où les malades restaient internés jusqu'à ce que le médecin leur délivre le bulletin de sortie, quand il considérait que le bubon était guéri ou que les plaies s'étaient refermées. Devant les rares succès remportés par les médecins dans leur lutte contre la maladie, certains auteurs de traités, du type le plus rationaliste, tel l'humaniste Andrés Laguna, en arriveront à dire que « si, pour nous préserver d'elle, les moyens utilisés ne suffisent pas, il ne restera rien d'autre que la clémence divine[55] ». Une telle déclaration d'impuissance reflétait largement l'état d'esprit de ses contemporains : durant toute l'épidémie, les rues et les églises étaient emplies de dévots qui imploraient cette clémence divine. Assez rapidement, toutefois, ce genre d'excès commença à être mis en question, non seulement par des médecins, mais aussi par des religieux. Le jésuite Vicente Arcayna, par exemple, signalait que les médecins de Valence attribuaient le taux plus élevé de mortalité des femmes et des enfants « aux contacts entre les personnes à l'occasion des processions, exercices de pénitence, fatigue des garçons et des fillettes qui allaient dans ces processions[56] ». L'accord était en revanche total pour célébrer toutes sortes de liturgies, actions de grâces et festivités lorsqu'il était établi que l'épidémie avait pris fin.

En regard de tout ce qui vient d'être dit, on ne retiendra que comme élément d'une problématique beaucoup plus large le jugement du moraliste français Crucé (1623) qui affirmait que, pour un soldat enrichi à la guerre « il s'en rencontre cinquante qui n'en ont retiré que blessures et infirmités incurables ». Les blessures et les maladies incurables n'avaient pas les soldats pour seules cibles, mais que la mort, la maladie et la misère touchèrent l'ensemble de la population européenne, au XVIIe siècle surtout, qui ne connut que quatre années de paix complète, et durant lequel hommes et femmes eurent à souffrir d'épidémies aussi brutales que celle évoquée et dont on a calculé qu'elle vit disparaître à peu près un tiers de la population. On en arrive ainsi à affirmer qu'il pouvait être souvent plus sûr d'être à l'intérieur de l'armée qu'en dehors d'elle. Dans ces conditions, la tâche fut lourde pour ceux à qui il revenait de soigner la population, tâche d'autant plus lourde qu'ils ne disposaient pas – et ils le savaient – des remèdes nécessaires pour la plupart des affections. On vit donc se développer toutes sortes de nouveautés.

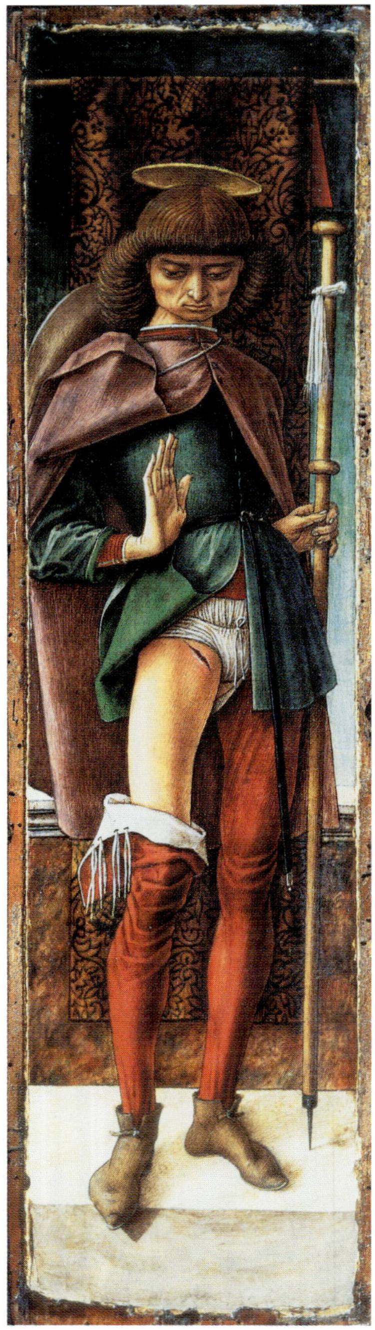

Saint Roch, par Carlo Crivelli, XVe siècle. Londres, Wallace Collection.

Dans leur activité quotidienne, les médecins eurent à subir la concurrence de divers praticiens et, ce qui est pire, de charlatans, qui offraient quantité de produits miracles et attiraient massivement une population défiante à l'égard des possibilités thérapeutiques de la médecine officielle. Il y eut cependant bien des médecins qui conservèrent avec fermeté leur probité professionnelle. Nombre d'entre eux, nous l'avons vu, restèrent fidèlement à leur poste dans les moments les plus difficiles, s'efforçant de soulager leurs compatriotes avec les pauvres armes, doctrinales et thérapeutiques, dont ils disposaient. Il y eut également un ensemble de professionnels dont la curiosité scientifique favorisa l'essor des connaissances touchant le corps humain et son fonctionnement, déterminant progressivement des progrès importants dans le traitement des maladies. Ce fut enfin Thomas Sydenham qui soutint la nécessité d'élaborer une taxinomie nosologique, un des concepts clés de la médecine scientifique moderne, mais qui mettra plus d'un siècle pour voir le jour.

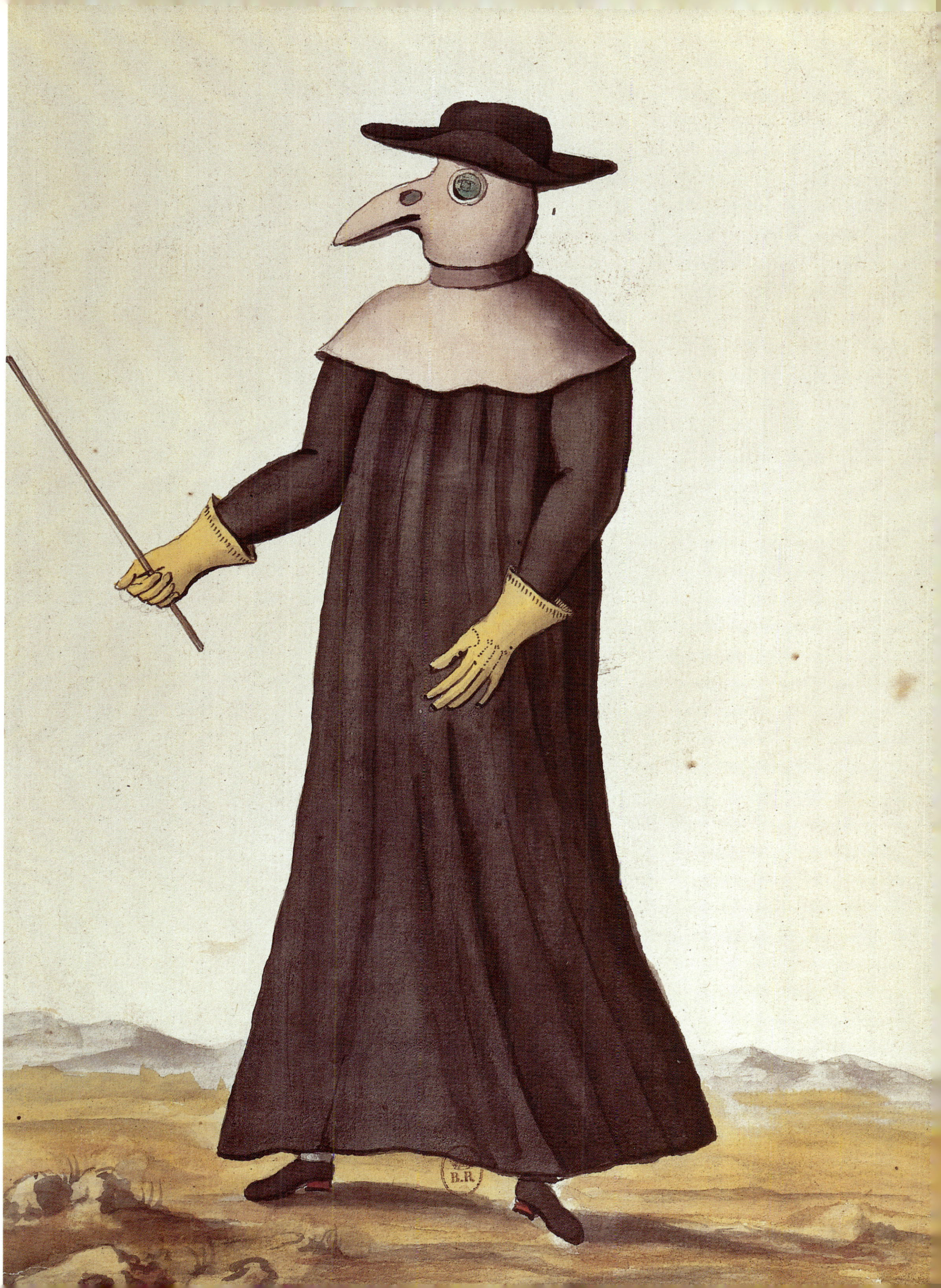

ostume destiné à préserver
les médecins de la peste
e même qu'au XVIIe siècle).
elle de l'époque de la peste
à Marseille, 1720.
ris, Bibliothèque nationale
de France.

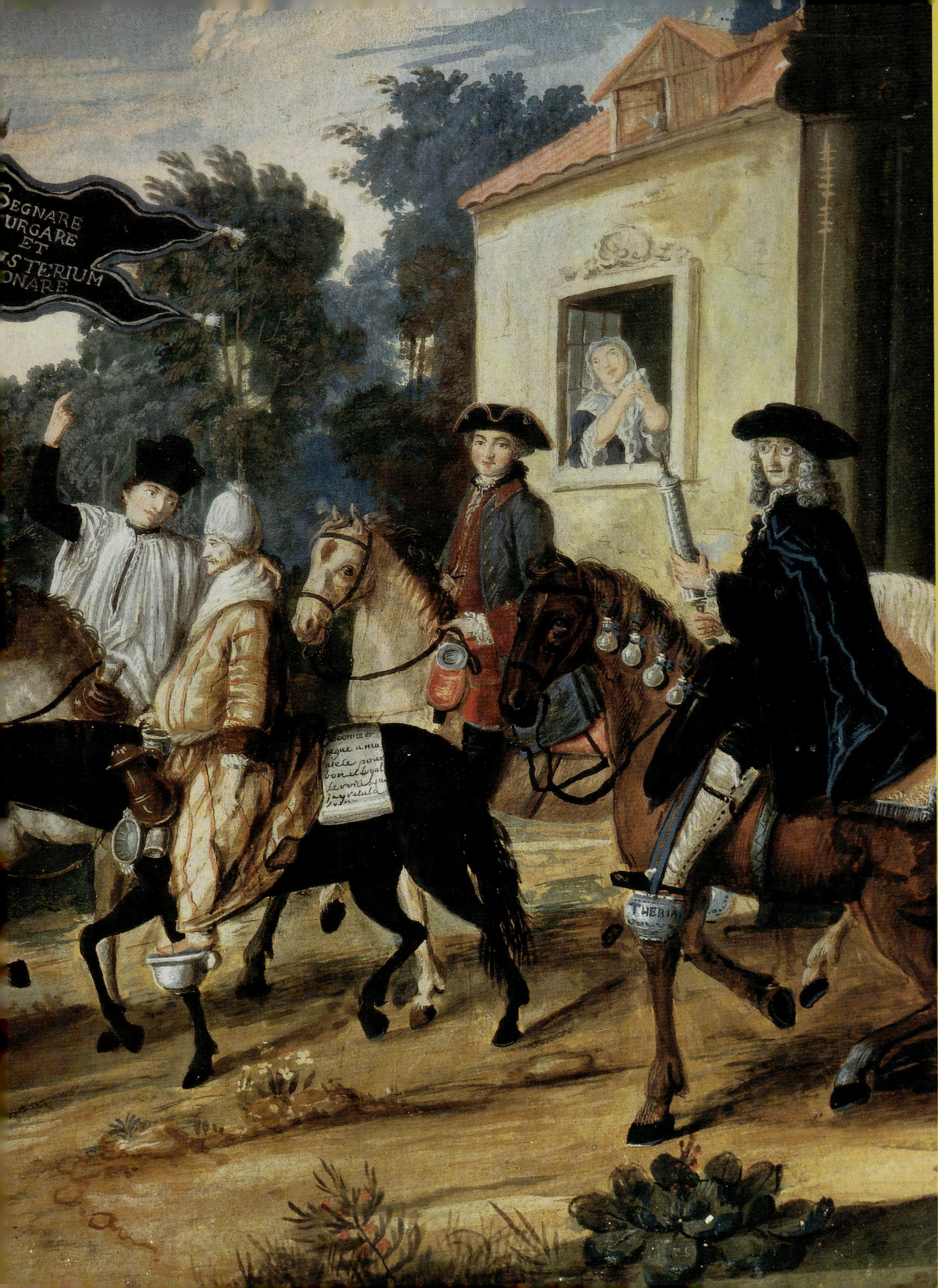

Cortège de médecins
chirurgiens, caricature pa
Senemont,
XVIIIe siècle.
Paris, collection privée.

CHAPITRE 5

Le médecin au XVIIIe siècle

Jackie Pigeaud

Peut-on, sinon au prix d'une abstraction délicate, parler *du* médecin au XVIIIe siècle ? C'est, de toute façon, une question théorique. Naturellement, sur un sujet décidément *général*, planera le danger des *généralités*. Le médecin au XVIIIe siècle est un être de raison, sinon une fiction. Je ne pense pas seulement à la différence entre les talents et la culture des médecins. Cette période est aussi extrêmement riche, très fertile en changements. Il faudrait parler plutôt *des* médecins du XVIIIe siècle, en gardant présent à la mémoire que le personnage, le rôle, la place du médecin dans la société est une question que se posent les médecins eux-mêmes. Cette question va d'ailleurs devenir institutionnelle à la veille et au moment de la Révolution française. Évidemment, on pourrait essayer de classer les médecins, comme le fait Bordeu : « J'ai réduit les médecins, écrit-il, à huit classes principales : 1° les empiriques, ou ceux qui ne suivent que l'expérience ; 2° les dogmatiques, et notamment les mécaniciens ou les physiciens modernes ; 3° les observateurs qui, dans le traitement des maladies, suivent la nature pour guide ; 4° les praticiens, les pyrrhoniens ou les antisystématiques, qui composent leur secte des débris des autres ; 5° les médecins militaires ; 6° les médecins théologiens ; 7° les médecins philosophes ; 8° les médecins juristes[1]. » Cette classification n'est ni pire ni meilleure qu'une autre. Si je la cite, c'est pour noter la grande diversité des attitudes des médecins. Quoiqu'un peu anarchiques, ces distinctions ne sont pas sans intérêt. Naturellement, il ne faudra pas perdre de vue que nous réfléchissons sur la figure du médecin au XVIIIe siècle, et qu'il ne convient pas d'y substituer une histoire générale de la médecine, ni des monographies de médecins. Il ne s'agit pas là d'une histoire de la médecine au XVIIIe siècle, ce qui serait bien impossible en si peu d'espace ; ce que nous essayons, en ces quelques pages, est, modestement, de donner une vue sur les problèmes qu'un médecin de fiction, qui serait contemporain à tout son siècle, pouvait rencontrer au cours de ce XVIIIe siècle si complexe.

Et ce médecin, l'imaginerons-nous venu de l'école de Montpellier, étudiant de Padoue ou de Paris, lecteur de Boerhaave, sectateur de Stahl, chimiste, mécaniste, vitaliste ? On voit que le vertige pourrait nous gagner ; et pourtant, on aurait tort de perdre son sang-froid.

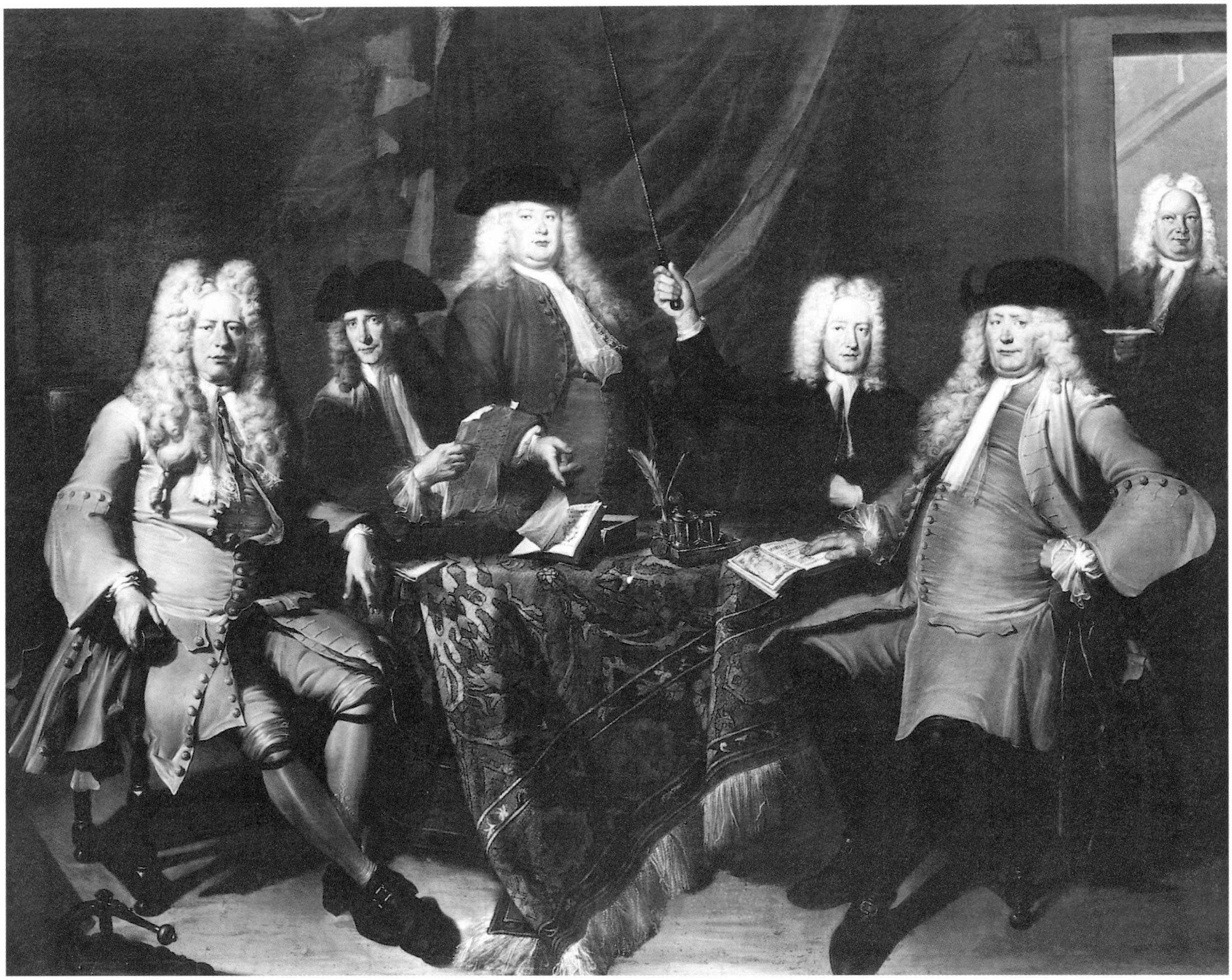

Les Inspecteurs du collegium medicum, par Cornelis Troost (1697-1750), 1724. Amsterdam, Rijksmuseum.

Car il est vrai qu'il y a de grandes permanences en même temps que des évolutions que l'on peut suivre, et même grâce à notre fiction. Notre médecin ne peut pas ne pas avoir une connaissance, plus ou moins précise, des grands débats théoriques. Il a forcément entendu parler de Stahl, d'Hoffmann, de Morgagni. Il se heurte aux mêmes problèmes de la pharmacopée que ses confrères.

Il faut définir d'ailleurs l'extension de ce que nous considérerons comme le XVIIIe siècle, du point de vue de la médecine. Le découpage est toujours soumis à controverse. Mais je pense que l'on peut partir de Baglivi (1668-1707), ce médecin italien très considérable que Pinel réédita encore en 1788, pour aller jusqu'à Bichat dont l'œuvre est résolument novatrice et marque une vraie scansion. Bichat, qui meurt en 1802, ouvre des voies inédites, fécondant une nouvelle[2] médecine.

Et puis il y a médecins et médecins. Il y a, par exemple, de grands médecins et des médecins ordinaires ; des médecins qui se distinguent par leurs théories, d'autres davantage par leur pratique. « Un médecin

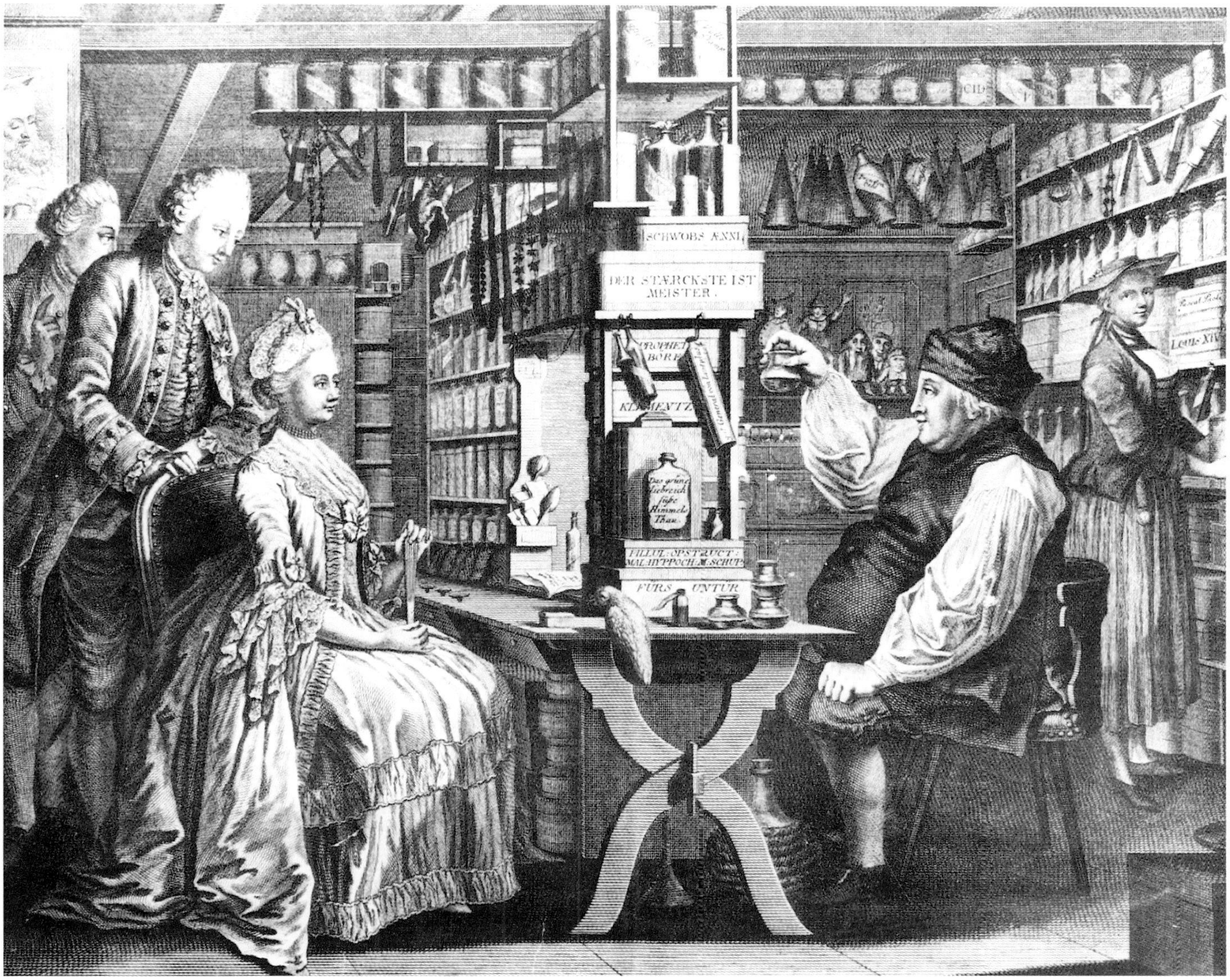

Reconstitution de la chambre où Michel Schuppach, connu sous le nom de « médecin de la montagne », tenait ses consultations. XVIIIe siècle. Suisse.

de génie est le plus magnifique présent que la nature puisse faire au monde », écrit l'auteur de l'article « Médecin » du *Dictionnaire des Sciences médicales* de Panckouke (1819). C'est vrai, mais il est rare. Je donnerai place à quelques grandes figures, comme Bordeu qui nous permettra de faire le point au milieu du XVIIIe siècle, à la fois pour les débats théoriques et la pratique.

À la fin de ce siècle, on assiste aussi aux débuts d'une spécialisation théorique. Je pense d'abord à la « maladie mentale » et à l'apparition du médecin aliéniste, avec Pinel ; la médecine légale prend également son essor. La question de l'hôpital a donné lieu à de grands rapports et de belles réflexions à la fin du siècle, avant et pendant la période révolutionnaire. C'est un moment où la médecine change et où apparaît un médecin nouveau. Celui-là n'oublie pas, malgré tout, qu'il fait partie d'une tradition. La grande figure « oraculaire » d'Hippocrate est toujours présente, et elle organise toutes les figures possibles de médecins, même si cette question-là, en elle-même, est très difficile[3].

■ ■ ■

La culture d'un médecin

J'aime bien ce passage de Bordeu qui fait parler un vieux médecin de chez lui, d'une vallée pyrénéenne, sans doute son père ou il lui ressemble fort. « Entrons, me dit-il un jour, dans ma bibliothèque… Mon premier livre c'est la Bible du concile de Trente ; je la lis et l'admire, j'y trouve même de très bons préceptes de médecine… ensuite mes livres de prières… et puis les hommes de Plutarque… Ce paquet de feuilles volantes que vous voyez sont les lambeaux des Arabes, Rhazès, Avicenne et quelques autres : j'ai déchiré le reste de ces ouvrages, comme inutile… J'ai conservé et élagué de la même manière quelques livres de Galien et de ces autres, qu'un libraire a décorés du nom de *Princes de la médecine*[4]… Rivière de Montpellier est chez moi tout entier, hors ses contes sur les éléments. C'était un des grands hommes du métier que ce Rivière ; qu'il ait pillé ou non le gros Sennert[5], il était bon… son prédécesseur Rondelet était excellent aussi… de même que Ranchin et Dulaurens dont je préfère l'anatomie à celle du Riolan… Voilà les *Aphorismes* d'Hippocrate et quelques autres livres de ce prince de la médecine… Dioscoride et Mesué étaient des têtes bien meublées… J'ai aussi le Fernel tout entier, et il est usé à force que nous l'avons lu, car il parle bien élégamment… Ce Baillou veut trop imiter Hippocrate ; ses petites histoires sur les bourgeois de Paris m'ennuient : elles sont la plupart trop étranglées pour être utiles[6]… Duret, dont vous voyez le commentaire sur les Coaces[7], était trop sec, trop austère. […] Vous connaissez sans doute la médecine de Chauliac[8]… et celle d'Oribaze… et celle de Paracelse, le plus médecin de tous les fous et le plus fou de tous les médecins… voilà le bon Ambroise Paré […]. Ce Van Helmont qui est le vainqueur de l'ancienne école fait mes délices ; je le prends souvent le soir pour m'endormir gaîment… Je ne hais pas Deleboé[9]… Je lis aussi mon Rabelais… et j'ai quelques lettres du Gui Patin… Voilà Montaigne : je me suis défait de Bayle pour de bonnes raisons… Virgile, Corneille et Molière sont les seuls poètes que j'aime, avec quelques restes de nos troubadours et de nos chansons de la vallée… Je ne vous parle pas de mes auteurs espagnols ; ils valent bien vos François […]. Voici mes manuscrits et ceux de mes pères. C'est un corps de médecine propre à notre pays ; je le destine pour mon fils. Il m'a emporté de très bons morceaux de Stahl que je regrette beaucoup. Stahl est à mon avis le roi des modernes, qui me paraissent avoir un peu trop loué Sydenham… car son rival Morton[10], que j'ai placé auprès de lui, n'était pas un sot… non plus que Willis[11] qui m'amuse… Ce livret n'est-il pas du Chirac[12] ? Sa tête était bien bouillante… J'ai ouï parler de Boerhaave que je ne lirai point, sur ce qu'on m'en dit… J'ai assez lu… Il faut dans notre état beaucoup plus voir et méditer qu'il ne faut lire… Je ne lis même pas la gazette, non plus que toutes les thèses de vos facultés : en voilà quelques-unes que j'ai collées sur de la toile pour me faire un paravent pour l'hiver[13]… »
Ce texte est beaucoup plus évocateur qu'une bibliographie, beaucoup plus riche aussi. Sans doute Bordeu s'amuse-t-il ; et il y a du bonhomme Chrysale chez le vieux. Mais cette simplicité du côté des dogmes ne doit pas déplaire à notre médecin. Examinons un peu cette bibliothèque. Je ne parlerai pas de tout le monde, mais de ce qui me semble très représentatif.

Que le vieux médecin n'aime pas beaucoup l'excellent Baillou (1538-1616) n'est pas très étonnant. C'est un grand médecin, mais de l'école de Paris (et non de Montpellier, d'où vient évidemment le bonhomme). On me dira que Fernel aussi, son maître, est parisien, et que le vieux le respecte. Oui, mais Baillou est le médecin de Paris, je veux dire que Paris est son objet. Il a écrit les *Épidémies* de Paris, comme Hippocrate avait décrit celles de Thasos. Paris est, pour lui, Thasos. C'est à l'occasion des épidémies parisiennes de 1570 qu'il a entrepris de noter « les changements annuels des saisons, leurs états rares et leurs variations, afin d'en conserver le souvenir… à l'exemple du divin vieillard[14] [Hippocrate] », et de rédiger ses *Épidémies* et *Éphémérides*. C'est le modèle de la constitution, au sens hippocratique, c'est-à-dire la description des conditions météorologiques d'un lieu donné, pendant une durée déterminée, et des maladies qui s'y rencontrent alors. Baillou sera réédité à Genève, chez Tournes, avec une préface de Tronchin, en 1762. Et ce n'est pas une entreprise d'« histoire de la médecine ». Il faut faire très attention aux rééditions et aux traductions. Le XVIIIe siècle est un siècle de rééditions magnifiques.

Sydenham (1624-1689), « l'Hippocrate anglais », comme on l'a appelé, n'est pas beaucoup mieux traité que Baillou. C'est pourtant l'autre grand « descripteur », celui des *Épidémies* et des *Constitutions de Londres*, réunissant le modèle des *Épidémies* et celui d'*Air, Eaux et Lieux* du *Corpus hippocratique*. Très grand médecin et très important pour la pensée médicale du XVIIIe siècle, référence obligée. La traduction française, par Jault, date seulement de 1776. Sydenham est aussi une référence pour la pharmacopée ; il passe pour avoir découvert la manière d'administrer le quinquina dans les fièvres intermittentes. Il est également l'auteur de la composition du laudanum qui porte son nom. Sydenham ou Baillou ? Le débat occupe l'école de Montpellier, comme on le voit encore chez Barthez (1734-1806), le grand homme de Montpellier : Sydenham a introduit « des hypothèses vaines et vagues, qui vont chercher les causes des épidémies dans des mouvements intestins que recèlent les entrailles de la terre […]. Sydenham ne vaut pas Baillou ». Chez Sydenham, « on trouve un défaut de lecture […] qui l'a privé des secours qu'il eût reçus des Médecins Hippocratiques », écrit Barthez dans son *Discours sur le génie d'Hippocrate*, prononcé le 4 messidor de l'an IX, à l'école de médecine de Montpellier[15]. Mais l'anglophobie de l'époque n'est peut-être pas étrangère à ces jugements.

Jean Fernel (1497-1558), grand médecin aussi, a publié en 1542 le traité *De naturali parte medicinae* considéré comme la première étude monographique moderne de physiologie. On lui doit même le terme de « physiologie[16] ». Quant à Duret (1527-1586), érudit, humaniste, grand commentateur d'Hippocrate, on le rééditera encore en 1784[17]. Les *Œuvres complètes* de Lazare Rivière (1589-1665), qui a apporté la « chimiâtrie » à

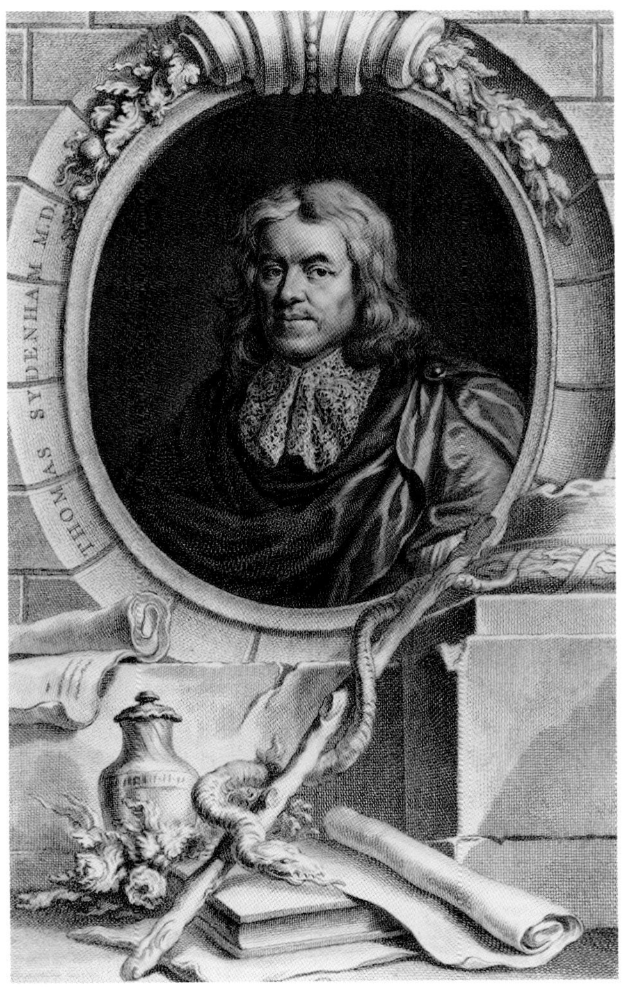

Portrait de Sydenham. Paris, Bibliothèque nationale de France.

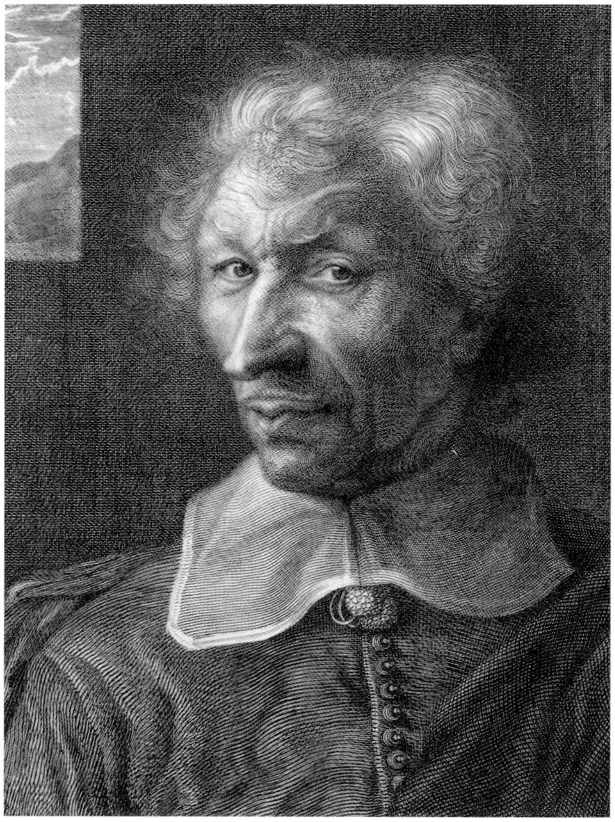

Portrait de Guy Patin. Paris, Bibliothèque nationale de France.

Montpellier, sont rééditées à Genève en 1737[18]. Peut-être est-ce l'édition du vieillard. Guy Patin (1601-1672), qui méprise Rivière, qu'il appelle *medicus proletarius*, est le porte-parole de la faculté de médecine de Paris, grand « saigneur » devant l'Éternel (il fait saigner jusqu'à trente fois pour une fièvre continue[19]). Il ne croit ni à la circulation du sang, ni aux vertus du quinquina, mais il est là pour ses *Lettres*, pleines de verve et de drôlerie.

Ainsi notre vieux médecin refusait de lire Boerhaave. Ce n'est peut-être pas ce qui l'honore le plus. Profitons-en, néanmoins, pour dire quelques mots de cet « Hippocrate du Nord », illustrissime dans toute l'Europe, et qui, comme tel, nous importe beaucoup.

On appelait Hermann Boerhaave[20] (1668-1738) le *Praeceptor*, écrit Haller[21] qui a suivi ses cours en 1725, 1726, 1727. « Homme à l'esprit divin, dit Haller, amateur de toutes choses, bienveillant à l'égard des jaloux et des adversaires, ne disant du mal de personne, [...] disert, bon orateur, abondant, de telle sorte que rien ne manquait à ses propos [...]. Destiné d'abord aux études religieuses, il connaissait fort bien les langues savantes. Il était très éclairé en mathématiques. Sa vie était très simple. Ses conseils étaient demandés dans toute l'Europe [...]. Il revint à la méthode d'Hippocrate et de Sydenham [...]. Il aimait les médicaments efficaces, qui ne trompassent point l'espoir du médecin [...] ; il faisait le plus grand cas de la friction et de l'équitation ; il aimait la chirurgie [...] ; il mettait pourtant au-dessus de tous les arts la chimie et la pratiquait. »

Il succéda à son maître Drelincourt, à Leyde. C'est alors qu'il commença ses leçons qui devaient attirer l'Europe entière. Il fut ensuite chargé du Jardin des Plantes et de l'enseignement de la botanique ; en 1718, il devint aussi titulaire de la chaire de chimie. Il fit ouvrir aux étudiants un hôpital où, deux fois par semaine, il leur donnait un enseignement clinique, interrogeant les malades, comme le rapporte encore Haller qui y assista[22]. Cet enseignement « au lit du malade » est une nouveauté.

Il n'est pas exagéré de dire que l'Europe apprit la médecine dans son livre des *Institutions*[23], qui fut plus tard traduit du latin en français par de La Mettrie[24]. La première partie est consacrée à la physiologie ; ensuite on étudie la pathologie, les maladies des parties solides et liquides, les changements d'aspect. Boerhaave passe vite sur l'hygiène et la prophylaxie. La dernière partie est vouée à la thérapeutique. Haller a donné des *Praelectiones Academicas in proprias Institutiones Rei Medicae*[25].

Ses *Aphorismes*[26] sont un « petit livre d'or dans son style très bref », tout dans l'esprit d'Hippocrate et de Sydenham, écrit Haller. Ces *Aphorismes* ont été très longuement commentés, dans un livre en cinq volumes fort répandu et fort lu, par un élève de Boerhaave, Van Swieten[27]. Un auteur récent écrit : « C'est en vain que l'on chercherait dans l'œuvre médicale de Boerhaave d'importantes découvertes. Son succès et sa renommée résident moins dans l'originalité de sa pensée ou dans l'ouverture de nouvelles perspectives que dans sa puissance de synthèse[28]. » « Comme savant Boerhaave n'est l'égal ni de Vésale, ni de Newton ou Huygens ; mais son influence comme professeur a été sans rivale[29]. » Boerhaave est bien le *précepteur* de son siècle. Comme tel, son influence fut bénéfique. Il sut être aussi un modérateur. Par exemple, aimant la chimie, il sut la mettre à sa place : « Assurément servante incomparable de la médecine, il n'y a pas de pire maîtresse », écrit-il dans les *Prolégomènes* de ses *Institutions*. L'idéal, pour lui, était la mécanique de Newton qui « s'efforce de saisir les phénomènes naturels observés en termes mathématiques[30] ». L'affluence de ses étudiants était telle à Leyde que l'on dut abattre les remparts de la ville pour y bâtir des logements.

Il ne faut pas oublier l'influence qu'il eut, par l'intermédiaire de ses élèves, dans de nombreuses cours d'Europe. Ce sont deux de ceux-là, Van Swieten et De Haën, qui fondèrent l'école viennoise. En 1785, voici ce que l'on écrit encore dans le *Journal de Médecine, Chirurgie, Pharmacie*[31] : « Si la chimie, la mécanique & les mathématiques ne peuvent plus dominer aujourd'hui la médecine, *si depuis Boerhaave cette science est enseignée & pratiquée dans l'Europe d'une manière uniforme*[32], c'est que la médecine systématique l'a cédé partout à la médecine d'observation, et que cette médecine *est également cultivée de tous les côtés.* »

Il fallut attendre Haller pour retrouver un tel rayonnement et une telle puissance à former des esprits. Un médecin de la seconde moitié du siècle ne peut pas, en effet, manquer les *Primae linae physiologiae in usum praelectionum Academicarum* de Haller. La première édition, de 1747, remporta un succès immédiat. « Lorsque Haller publia celui de ses ouvrages qu'il estimait le plus, ses *Premières Lignes de Physiologie*[33], écrit Vicq d'Azyr, il s'éleva dans les écoles un grand murmure ; on était accoutumé à trouver dans les écrits de ce genre de longs raisonnements, presque toujours dénués de preuves, des opinions extraordinaires ou des fictions brillantes. Dans celui-ci, on fut étonné de ne voir que des faits nombreux, des détails précis, des conséquences rap des, etc.[34] » Le succès de l'ouvrage dura jusqu'à la fin du siècle[35].

Donc notre bonhomme s'est privé de Boerhaave. Mais il déplore la perte de son Stahl (1660-1734). C'est que la pensée de Stahl était très présente à l'école de Montpellier. Stahl est le fondateur de l'« animisme » qui explique toute la physiologie et la pathologie par les interventions de l'âme sur les activités du corps[36]. « D'après Stahl, écrit Littré[37], les mouvements, quels qu'ils soient, qui se produisent dans le corps vivant, se font dans un but déterminé ; ils sont ordonnés d'avance pour résister à la corruption de la matière, pour l'isoler et la rejeter quand elle est corrompue ; la notion du but à atteindre règle le choix et l'efficacité des moyens ; notion du but, choix des moyens, implique intelligence ; et, comme dans le corps, l'intelligence est le privilège de l'âme, c'est l'âme qui régit toutes les actions du corps. » Stahl est aussi un grand chimiste, l'auteur des *Fundamenta chymiae* (1723) et l'inventeur du « phlogiston[38] ».

Mais écoutons-le, dans sa *Dissertation médico-philosophique*[39], marquer les limites entre les « disciplines » : « C'est avec raison, sans doute, que les Anciens avaient soutenu que là *où le physicien finit, le médecin commence*[40]. Cependant la vraie difficulté en ceci, c'est de savoir découvrir le point précis et bien déterminé qui constitue les limites de la physique[41] ; le point où cette science est vraiment distincte et séparée de la médecine si bien que celle-ci puisse entrer dans son vrai domaine et dominer tous les phénomènes qui sont uniquement et absolument de son ressort. Le défaut de cette reconnaissance [...] engendre un inconvénient plus grand, [...] savoir : que les études spéculatives physiques introduites et admises dans la science médicale, ainsi que la considération de certains phénomènes, bien que vrais en eux-mêmes, n'ont cependant aucune utilité réelle et fondamentale pour le but que s'efforce sans cesse d'atteindre l'art médical proprement dit. »

Théorie et pratique, voilà bien le problème que nous allons retrouver sans cesse et qui intéresse, au premier chef, tout médecin praticien. *Bonus theoreticus, malus practicus*, écrit Stahl qui fut bien le théoricien le plus discuté de son temps et pourtant un praticien admiré : « Stahl est le plus grand médecin qui ait paru depuis Hippocrate, il a ramené la médecine dans le cercle des faits qui lui sont propres », écrit Cabanis[42].

« Van Helmont[43] (1578-1644) pour s'endormir gaîment... Le bonhomme a de ces idées. » Comment faut-il l'entendre ? Dieu sait s'il n'est pas drôle, ce grand rêveur. Le prend-il pour un romancier ? « Van Helmont, écrit Barker[44], se forma des sectateurs plutôt en éblouissant et en mettant de la confusion dans leurs esprits, qu'en leur donnant de nouvelles lumières. Il se trouve en médecine, comme dans les autres sciences, une certaine façon d'écrire, qui toute dépourvue de sens qu'elle soit dans le fond, ne laisse pas néanmoins d'avoir un air de sagesse et de mystère à cause de son obscurité » ; et Barker se livre à une longue satire du style de Van Helmont, « architecture grecque chargée d'ornements gothiques ».

Son *Ortus Medicinae*[45] est un merveilleux monstre. Se souvient-on que c'est lui qui a inventé le mot « gas » [gaz] ? Deux mots de sa théorie de l'archée, que j'emprunte à Halleux : « L'archée ou principe vital [...] gouverne et régule l'ensemble de l'organisme, c'est-à-dire qu'il coordonne les diverses impulsions indissociables de la matière vivante (*archeus influus*). Il siège dans le *duumvirat* du foie et de la rate. Chaque organe possède son propre archée (*archeus insitus*) qui est le gardien de l'organe, responsable de son programme de fonctionnement et, par exemple, de la sélection et de l'assimilation de la nourriture par chaque organe[46]. » Van Helmont propose des vues très originales sur la digestion, sur la force de l'imagination[47].

Je ne quitterai pas le vieux médecin sans évoquer sa culture que l'on dirait maintenant « littéraire ». « Celui qui donne tout son temps aux études médicales fait bien ; celui qui, en s'y livrant avec la même ardeur, sait consacrer quelques moments à la littérature, fait mieux... Un médecin qui ne connaît pas les chefs-d'œuvre des grands écrivains de son pays déshonore le titre qu'il porte », écrira l'auteur de l'article « Médecin », dans le *Dictionnaire des Sciences médicales* de Panckoucke[48]. Notre bonhomme lit les *Vies* de Plutarque, mais bien sûr c'est pour s'affermir l'esprit ; Pinel en recommandera encore la lecture dans cette perspective. Il lit son Rabelais, qui est aussi un confrère, ne l'oublions pas. Dans le même article, l'auteur cite et recommande, lui aussi, Gui Patin, son savoir, son charme, sa conversation et ajoute « Mais qui fut plus savant, qui est plus célèbre que notre Rabelais ? Cet homme étonnant possédait une érudition prodigieuse [...]. Je ne dois pas oublier que c'est le même homme qui a donné une édition assez correcte des *Aphorismes* d'Hippocrate[49] ».

Montaigne est peut-être chez le vieux médecin à la fois comme un philosophe et un compatriote.

■ ■ ■

La confusion

Les médecins ne cessent de se plaindre du grand désordre où se trouve la médecine. Je prends l'exemple de ce *Projet de réformation de la médecine*[50], d'un certain Le François, médecin parisien.

L'auteur commence par constater la grande confusion qui règne : « Il y a une forte confusion dans la théorie et dans la pratique de la médecine. Les traités sont [...] pleins d'obscurité, d'incertitude et de faussetés. La manière dont on l'enseigne est très défectueuse ; l'exercice en est fort mal réglé. La partie de la médecine qui concerne la manière de traiter les maladies, et qui est la plus importante, est cependant celle qui est la moins exacte, et la moins parfaite [...] ; et ce qui met le comble au désordre, c'est qu'il y a beaucoup de malversation dans les médicaments[51]. »

La confusion est une constatation et une déploration permanentes au XVIIIe siècle. Chaque médecin la perçoit et veut d'abord mettre de l'ordre.

Le François fait la critique des thèses : « La plupart des disputes que l'on entend aux thèses de médecine sont fondées sur des imaginations de systèmes, et par conséquent elles sont plus pernicieuses qu'utiles[52] [...]. On apprend dans les écoles la structure du corps humain, et ce qu'il y a de connu dans ses fonctions ; on y enseigne les propriétés et les qualités des aliments et des médicaments tant simples que composés. Mais l'on ne descend guère dans le particulier des maladies... Ce qui porte à cela, c'est que cette matière est trop étendue, pour la traiter dans les leçons publiques, qui ne peuvent suffire pour toutes les choses qu'il faut qu'un médecin apprenne[53].»

Les livres sont défectueux, les leçons publiques sont insuffisantes. Il faut que les futurs médecins « suivent, pendant un temps considérable, les médecins des hôpitaux dans la visite de leurs malades[54] ». C'est toujours la même demande : que l'on enseigne au lit du malade ! Mais les médecins des hôpitaux sont surchargés, ils n'ont pas le temps, et « il y a lieu de craindre qu'ils ne prennent pas toujours les meilleurs moyens de traiter les maladies. Ainsi, bien loin d'apprendre par une bonne méthode pour les guérir, il peut arriver qu'on se laisse prévenir pour une fort mauvaise ».

Que dire des drogues ? Les malversations dans les médicaments sont constantes : « Les drogues sont défectueuses, soit parce qu'elles ne sont pas de la meilleure sorte, soit parce qu'elles sont falsifiées, soit parce qu'elles sont ou altérées ou gâtées[55]. »

Il faut donc régler les études, écrire de bons traités, avoir de bons professeurs. Quant à la pratique, il faut y mettre de l'ordre, c'est-à-dire sanctionner les médecins négligents. Il faut des règlements pour remédier aux abus dans les professions d'herboriste, d'apothicaire, et commettre des personnes éclairées pour l'exécution des règlements.

Les contrôles des médicaments étaient pourtant institutionnalisés. Il suffit de prendre le petit livre *Ritus et insigniora saluberrimi medicorum Parisiensium ordinis*

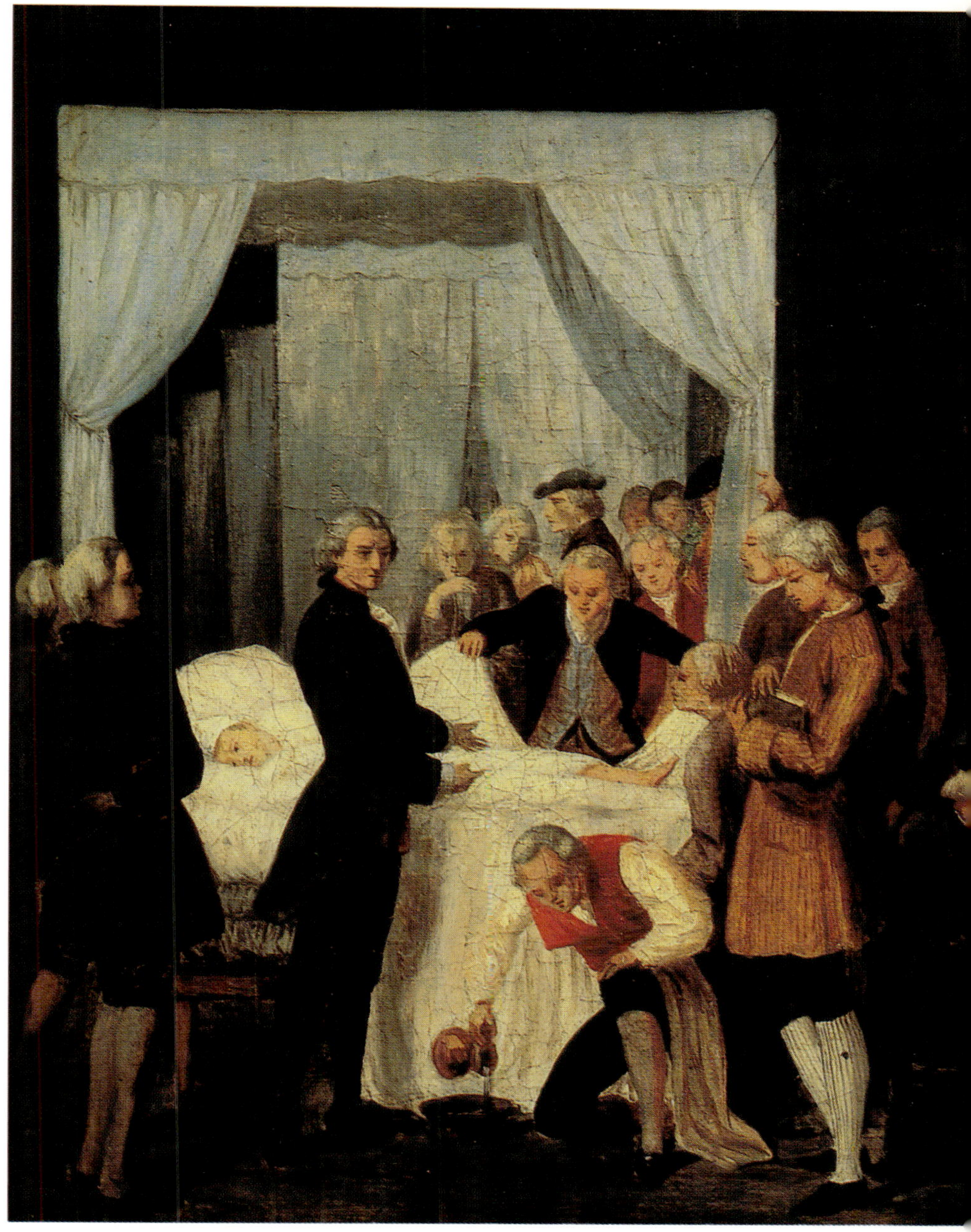

La Visite au médecin, XVIIIe siècle. Rome, musée historique national d'Art sanitaire.

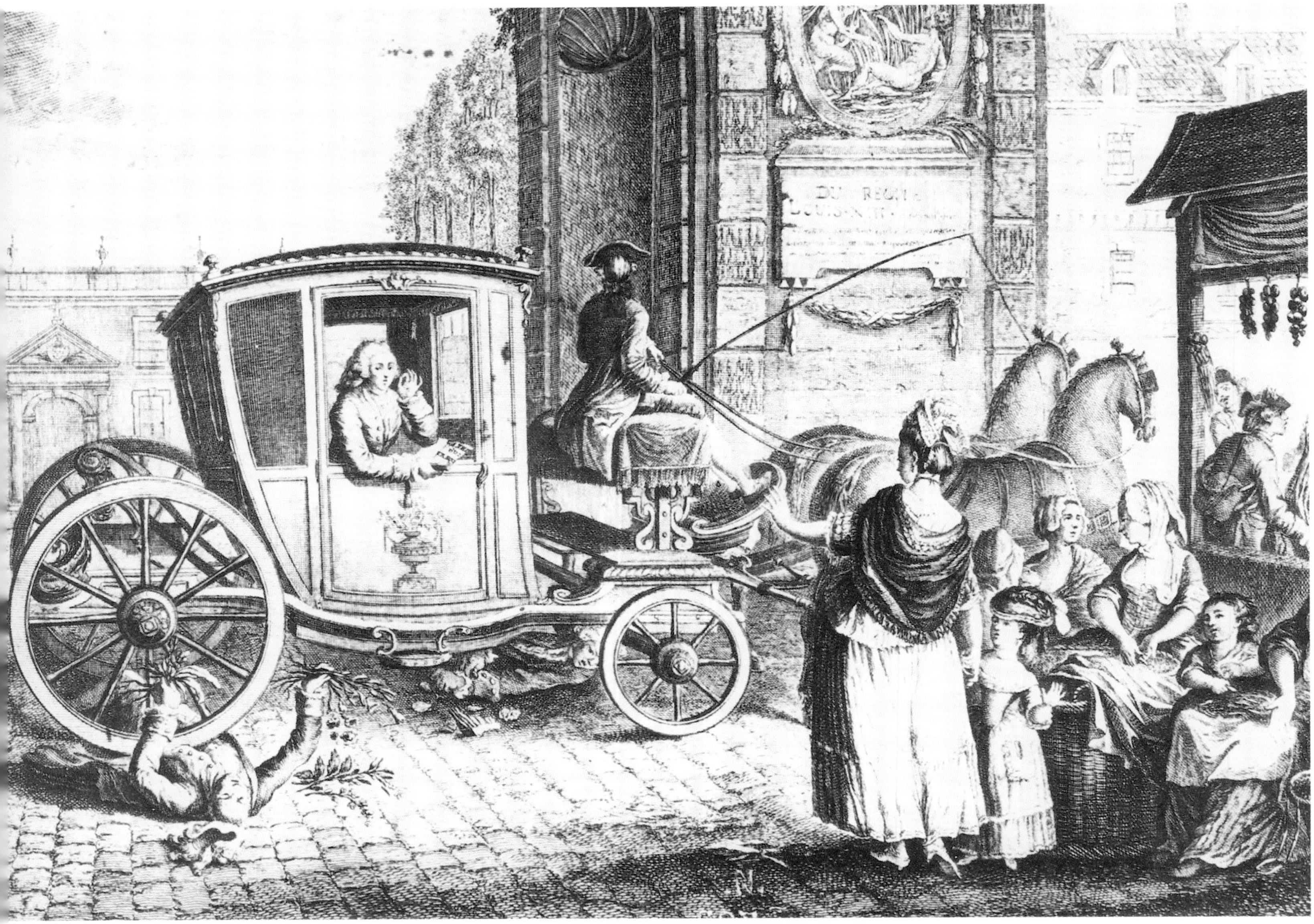

Les Médecins botanistes et minéralogistes écrasés par le médecin à la mode, XVIIIe siècle. Paris, Bibliothèque nationale de France.

Decreta, par J. B. Doye, doyen de la Faculté[56], pour examiner quels sont les charges et les devoirs du médecin qui étudie à Paris, ses liens juridiques avec les apothicaires et les chirurgiens. On peut y lire le formulaire suivant : « Maître… & Maître… Docteurs régents de la Faculté de Médecine en l'Université de Paris, & à présent Professeurs en Pharmacie, & en cette qualité députés de la Faculté pour la visite des boutiques & drogues de tous les apothicaires et épiciers […] déclarent aux Maîtres et Gardes de la communauté desdits marchands apothicaires (épiciers) que (conformément…) ils sont convenus […] de commencer ladite visite demain […] & qu'ils la continueront pendant le même mois, à tels jours, heures et lieux qu'ils jugeront à propos. » Les gardes devront amener un huissier « pour saisir les drogues qui se trouveront défectueuses[57] ».

La polypharmacie, le pullulement des remèdes reste une obsession encore à la fin du siècle. Le Parlement attribuera à la Société royale de Médecine la connaissance des remèdes[58] : « Les possesseurs des remèdes

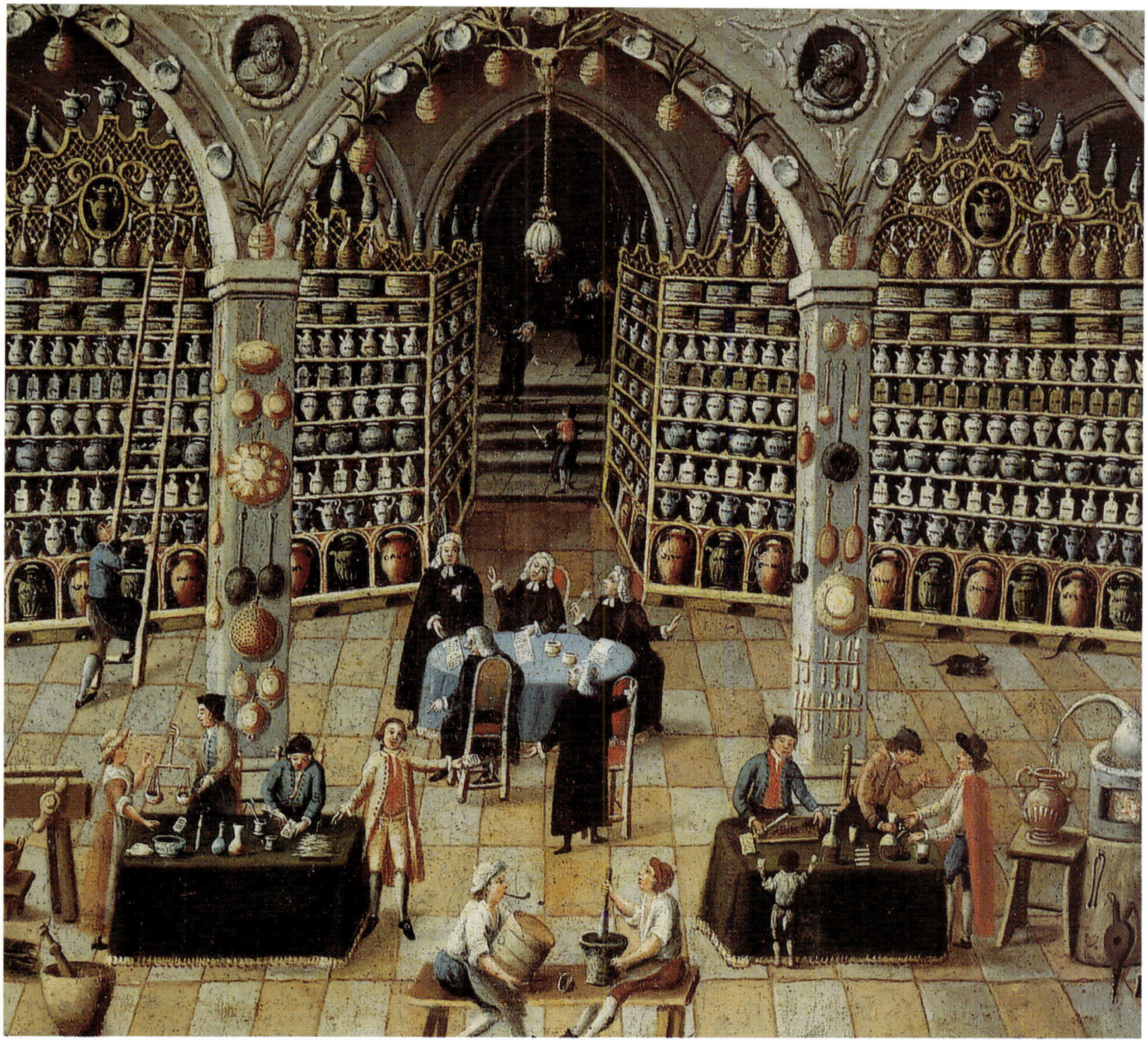

Examen d'un apothicaire, XVIIIe siècle.
Paris, faculté de pharmacie de l'université René Descartes.

proposés sont obligés de remettre une certaine quantité de leur préparation, avec un exposé des vertus qu'ils lui attribuent & des circonstances dans lesquelles il convient, selon eux, de l'employer [...]. La Société nomme deux commissaires[59]. »

Pinel manifeste un sentiment de dégoût à l'égard de la polypharmacie, sa méfiance vis-à-vis de ce que l'on appelait les « médications héroïques ». Il propose de « simplifier au dernier degré la matière médicale, de la réduire à un certain nombre de plantes indigènes d'une vertu constatée, ou à des substances chimiques simples ou très peu composées ». Bref, il croit en la médecine expectante, comme on l'appelle, celle qui s'oppose à l'agissante (nous verrons plus loin la discussion) : « Ce serait un grand et beau sujet à traiter en médecine que celui des maladies qui sont aggravées par un traitement inconsidéré et sans méthode, ou par un abus de remèdes, lorsqu'il aurait fallu se borner à une expectation sage et mesurée ou, ce qui diffère peu, à un usage extrêmement circonspect de certains médicaments simples[60]. »

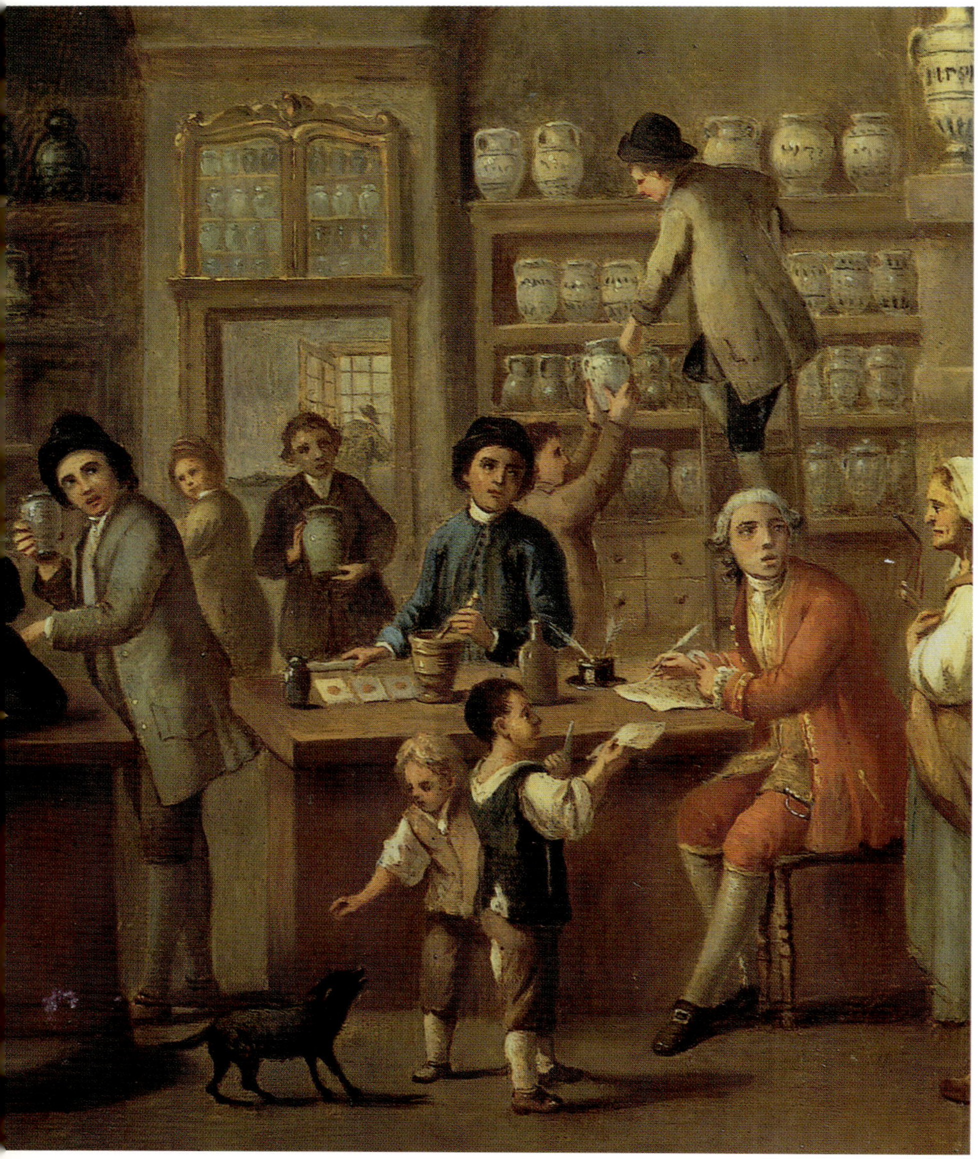

Intérieur d'une pharmacie, XVIIIe siècle. Rome, musée historique national d'Art sanitaire.

La théorie et la pratique

Il y a une telle distorsion entre les deux, parfois, que l'on se demande quel peut être le lien. Je pense que la réponse la plus nette, même si elle nous paraît paradoxale, a été donnée par Baglivi.

D'abord il éprouve le besoin d'un « coup d'œil historique » et de se resituer dans l'histoire de la médecine. C'est un mouvement que l'on retrouve très souvent chez les médecins. Il faut d'abord s'orienter. Pour Baglivi, le vrai fondement de la médecine est Hippocrate. L'essentiel, selon lui, dans l'histoire qui suit Hippocrate, est l'arrivée de la distinction, de la séparation entre théorie et pratique. Certes, il y a un gain des modernes incontestable du côté de la théorie. La mathématique, les analogies physiques sont importantes. Mais, du point de vue de la pratique, aucun progrès très notable n'est apparu. Et, assure-t-il, « il n'y a pas de passage logique entre théorie et pratique ». La théorie reste du côté de « l'explication rationnelle ». Elle satisfait le besoin de rationalité. Mais la pratique n'a pas besoin d'aller plus loin que l'évidence. L'anatomie est du côté de la théorie. Telle est la phrase de Baglivi : « Il suffit, pour guérir, de savoir distinguer par expérience les phases diverses des mouvements morbides dans les fluides animaux, les périodes de progrès, de déclin ou de terminaison. » Autrement dit, il suffit de suivre les leçons d'Hippocrate et d'observer les humeurs. « J'ai exploré, écrit-il, toutes les routes, je n'en ai trouvé qu'une qui puisse mener à une méthode sûre dans le traitement des maladies ; c'est la doctrine de Cos, que ma propre expérience m'a habitué à regarder comme le produit d'un oracle. Aussi ai-je abandonné tous les autres livres pour ne lire que ceux d'Hippocrate. Le médecin qui aura gardé dans sa mémoire tous les principes qu'ils contiennent, qui aura saisi les rapports qui les lient, et qui en aura fait l'application lorsqu'il sera appelé au lit du malade, se trompera rarement dans l'exercice de sa profession [...]. Plusieurs obstacles ont retardé les progrès de l'école hippocratique ; savoir : le mépris qu'on professe généralement pour les médecins de l'Antiquité, les fausses opinions et les préjugés auxquels on s'est attaché comme à des idoles, les fausses comparaisons, l'abus des indications, les lectures faites sans choix et sans discernement, une interprétation mal entendue des auteurs, la manie de créer des systèmes, la désuétude enfin du langage aphoristique. »

On voit que Baglivi pose bien la question de la spécificité du médecin en ce début de XVIIIe siècle[61].

« C'est en sachant obéir à la nature que le médecin peut arriver à recouvrer des droits sur elle », dit Baglivi. Or, il y a deux manières d'y parvenir : l'observation, pour la pratique, et les dissections, pour les théories. La médecine « est plongée chaque jour dans une confusion de plus en plus épaisse » (p. 236).

« Quel est en effet le but de la théorie ? C'est de rendre raison des phénomènes morbides ; c'est de donner, d'une manière exacte, le rapport ou la différence entre l'état actuel et l'état qui l'a précédé ; c'est de rechercher les causes secrètes des maladies et la vraie source des causes elles-mêmes ; c'est enfin d'écarter mille difficultés de cette nature, afin de permettre au médecin de marcher, non point comme un empirique, mais d'un pas ferme et libre à la recherche des indications curatives. »

« Le but de la pratique, au contraire, sa fonction, c'est d'étudier la marche, l'histoire des maladies ; c'est de remplir les indications, de choisir les remèdes ; c'est de soumettre aux lois de l'expérience tout ce qui peut [...] contribuer à la perfection du traitement. Si un médecin [...] veut soumettre aveuglément la pratique aux règles de la théorie, il doit renoncer pour jamais à toute espèce de succès thérapeutique. »

Les médecins se mirent donc enfin à examiner les structures du corps et les phénomènes de l'organisme, en appliquant à cet examen les principes de la géométrie mécanique, les expériences physico-mécaniques et celles de la chimie. À peine furent-ils entrés dans cette voie salutaire qu'ils se trouvèrent tout à coup en face d'une foule de choses inconnues aux siècles passés, et l'on put reconnaître alors que le corps humain, considéré sous le point de vue des actes physiques, n'était au fond qu'un ensemble de mouvements empruntés à la mécanique ou à la chimie, quoique déterminés par les lois d'un ordre

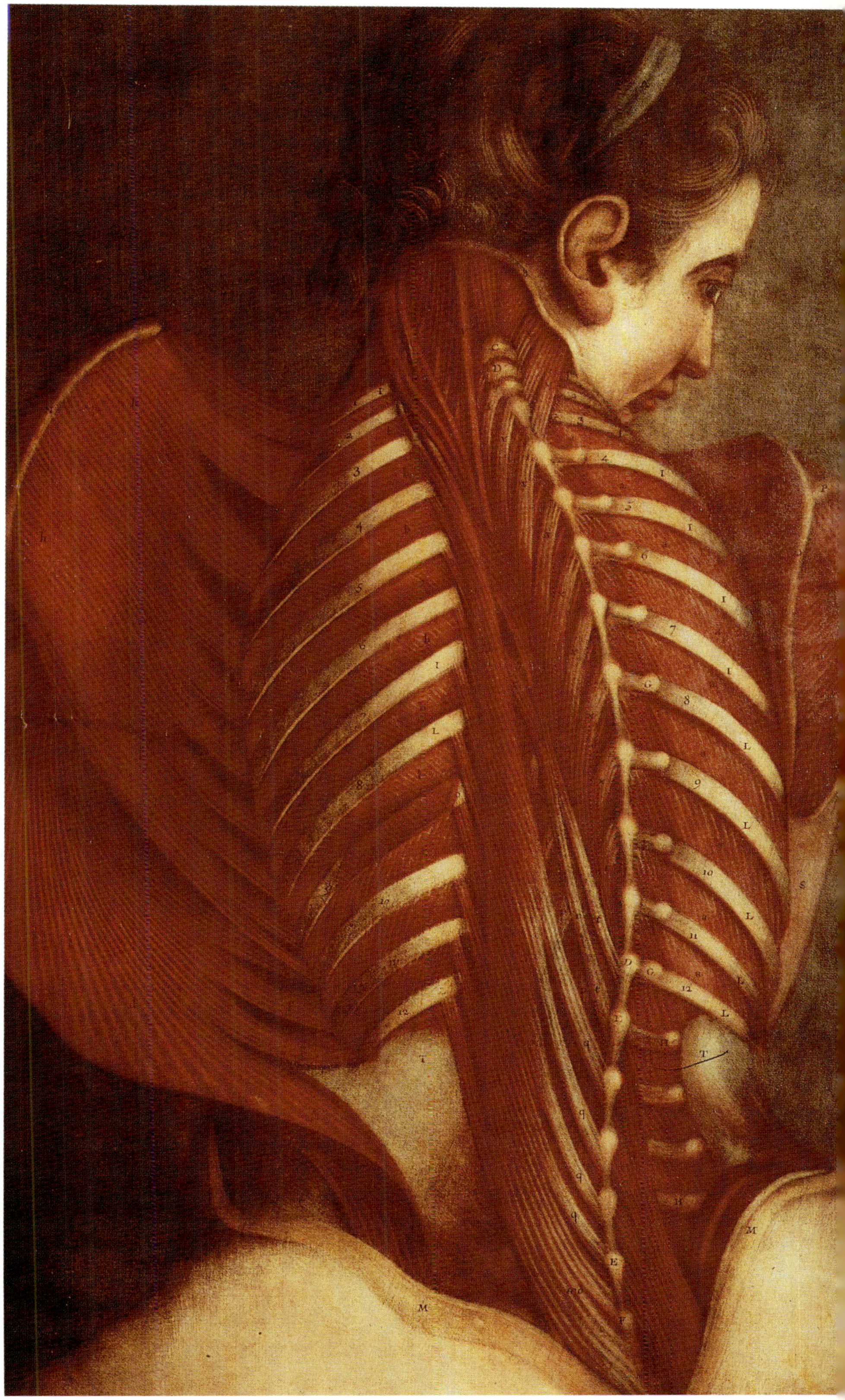

Page précédente, à droite : Femme vue de dos, planche extraite de *Myologie complète en couleur et de grandeur naturelle*, par Jacques Fabien Gautier d'Agoty, 1746. Paris, Bibliothèque nationale de France.

purement mathématique. « Ces mâchoires armées de dents, qu'est-ce autre chose que des tenailles ? L'estomac, c'est une cornue ; les veines, les artères, le système entier de vaisseaux, ce sont des tubes hydrauliques ; le cœur, c'est un ressort, les viscères ne sont que des cribles, des filtres ; le poumon n'est qu'un soufflet ; qu'est-ce que les muscles, sinon des cordes ? Qu'est-ce que l'angle oculaire, si ce n'est une poulie ? [...] Laissons aux chimistes, avec leurs grands mots de fusion, de sublimation, de précipitation, vouloir expliquer la nature et chercher ainsi à établir une philosophie à part[62] » (p. 242). Tel apparaît donc, dans ces analogies, le modèle mécanique.

Quelle est alors la raison qui empêche de passer de la théorie à la pratique ?

« Si les maladies n'étaient jamais qu'un résultat de quelque lésion des solides de l'économie, rien ne serait facile comme la recherche et l'examen des causes morbides, au moyen des principes dont nous venons de parler ; mais il est loin d'en être ainsi : presque toutes, au contraire, ont leur source dans quelque modification des fluides, et par conséquent c'est une chose toute naturelle si des principes théorético-philosophiques sont impuissants à nous éclairer jamais sur la cause véritable et essentielle des maladies » (p. 243).

On voit donc ici l'échec de la théorie. « Il faut avouer qu'il n'est pas absolument indispensable de connaître la forme et la texture intime des molécules qui constituent les liquides animaux. [...] Il faut bien avouer que l'art de guérir ne s'obtient qu'à force d'usage et d'exercice » (p. 243). « Le plus subtil mathématicien du monde est toujours moins subtil que la nature elle-même » (p. 244). C'est la médecine arabe, selon Baglivi, qui est responsable de la séparation entre la théorie et la pratique. Il faut simplifier et organiser. Là est l'avenir de la médecine. Là est l'illusion. J'ai cité longuement, mais c'est que le raisonnement est fort intéressant, et que ce genre de discussion est beaucoup plus important même que les systèmes désignés.

■ ■ ■

Les systèmes

Les systèmes servent à amuser, à aider les médecins contre les charlatans. Ils n'ont jamais servi à trouver un remède, disait Le François[63]. Le mépris où l'on tient la médecine vient des systèmes. Il n'y a que la voie de l'expérience[64]. Il faut recueillir les observations des autres médecins ; lutter contre ceux qui exercent sans avoir appris. On ne peut ici qu'évoquer ces systèmes. Mais il faut le faire, car ils font partie des conversations et des préoccupations des médecins. J'ai cité Stahl et Van Helmont. Il faudrait ajouter l'« iatromécanisme » d'Hoffmann[65] (1660-1742), le rival de Stahl. « Il faut chercher la raison formelle et l'essence de la vie dans les mouvements qui se produisent en la machine de notre corps, machine si ingénieusement agencée au moyen du ressort des solides et d'innombrables tubes de diverse grandeur, forme et figure – d'où l'appellation qu'on devrait lui donner d'hydraulico-élastique », écrit Hoffmann[66]. Je simplifie outrageusement, mais il faut camper la scène. Tout au long du XVIIIe siècle, on continuera de se battre pour ou contre les médecins mécaniciens, les médecins chimistes[67], etc. Les « iatrophysiciens » expliquent les phénomènes vitaux par le mouvement des particules solides soumises aux lois de la mécanique, négligeant les propriétés intrinsèques de la matière. Les « iatrochimistes » attribuent des qualités cachées à la matière.

Mais il faut faire un sort particulier, du point de vue des systèmes, à l'opposition entre le mécanisme et le vitalisme. Cette grande simplification fait gagner les débats en clarté, sinon en efficacité[68].

Le mécanisme[69]

La pensée de Descartes est déterminante. Son traité *De l'Homme*, rédigé sans doute en 1632, resté inachevé, sera publié en 1662 dans la traduction latine de Florent Schyul, puis en 1664 dans le texte français original. Grmek attire l'attention sur le *Discours de la méthode* (1637) qui reprend des passages du traité *De l'Homme* (5e partie). Il tente d'expliquer « par de simples lois mécaniques toutes les fonctions de cette machine anthropoïde », comme l'écrit Grmek. Le *De motu animalium* de Borelli (1608-1679), rédigé aux alentours de 1660, ouvrage considérable, ne fut divulgué que par une édition posthume en 1680-1681[70] (2 vol.). Il décompose le mouvement des membres en modèles géométriques, et y applique les lois de la statique, calculant la force des muscles par une analogie avec les leviers. Il faut ajouter le nom de Baglivi, « le plus sensé et le plus cicéronien des iatromécaniciens », comme l'appelle Daremberg.

Le vitalisme[71]

« Le vitalisme a pris naissance, vers le milieu du XVIIIe siècle, du constat de crise du modèle alors dominant en médecine, le mécanisme », écrit Roselyne Rey[72]. C'est vrai du point de vue de l'histoire des concepts. Du point de vue des idées, on peut le discuter[73]. Certes, tous les médecins du temps n'ont pas lu *Impetum faciens*[74]..., le gros livre de Kaauw Boerhaave, le neveu du grand Boerhaave, qui fait venir le principe d'Hippocrate. En fait, cette origine hippocratique de l'« élan vital » n'est rien moins que sûre, du point de vue philologique. Il faudrait faire l'histoire d'une expression : celle de l'*enormôn* (l'« élan » ?) d'Hippocrate. Dans son *Histoire*[75], Sprengel écrit, comme une chose allant de soi : « Mais cette théorie [des qualités douces, acides, amères et salées des humeurs] lui appartient bien moins probablement que la doctrine de la force vitale qu'il appelle enormôn et qui déploie son activité dans les maladies dont elle détermine la solution. Cependant nous sommes en droit de conjecturer que cet enormôn était la même chose que la nature, et qu'il avait son siège dans la chaleur inhérente au corps[76]. »

Cette expression de l'*enormôn* renvoie, en fait, au texte d'*Épidémies* VI[77]. Le texte des *Épidémies* n'est pas clair. Le sens est plus que flou. Galien ne fait pas de ce passage le centre théorique, le noyau de la pensée d'Hippocrate. Il fait cependant partie de la vulgate du vitalisme. On y croit « dur comme fer ».

Le témoignage de Bordeu est là encore très précieux. Parlant de ses professeurs de Montpellier, et notamment de Fizes (1690-1765), il écrit[78] : « Fizes [...] ne cessait de nous parler du *principe vital* auquel il prétendait que la fièvre et ses suites sont directement opposées. *Febris principio vitali directa opposita :* notre Professeur l'a répété cent fois[79]. » Les étudiants posent des questions ; ils demandent pourquoi ce principe « créateur d'une fièvre quelquefois salutaire, procurait aussi la fièvre destructrice de la vie. Nous demandions enfin ce que c'est que ce principe vital qui opère le blanc et le noir, qui préside à ce qui lui est opposé, comme à ce qui est nécessaire à son existence ? Fizes nous en donnait plusieurs définitions, mais toutes obscures, n'apprenant rien ; c'était des vaisseaux engorgés ou libres, des sucs épais ou dissous, des lois d'hydraulique et de mécanique : en un mot nous crûmes découvrir que ce que Fizes nous enseignait n'était... qu'une suite d'énoncés embarrassés, inintelligibles, faux et paraissant imaginés pour ne pas user du langage connu aux médecins ; pour ne pas prononcer le mot de *Nature*, sacré chez les Anciens, ni celui d'âme conservatrice, sacré chez les animistes que notre Professeur n'aimait point, non plus que les Helmontiens [...]. Le système de Fizes paraissait être dans l'oubli, le nom de *principe vital* commençait à vieillir ; mais il vient de prendre un nouvel éclat entre les mains d'un successeur de Fizes. M. Barthez, s'élevant bien au-dessus de son devancier, n'a retenu que son expression[80] ».

Bordeu fait allusion à l'*Oratio academica*, consacrée au *principe vital*, prononcée par Barthez à Montpellier en 1772 et publiée l'année suivante[81].

■ ■ ■

La conformité des Anciens et des Modernes. Importance de Barker

Un des grands problèmes qui se posent aux médecins du XVIIIe siècle, pris, comme on le voit, entre l'histoire et la pratique, est celui d'harmoniser et de comprendre, d'assimiler. C'est pourquoi l'ouvrage de Barker est si important. C'est l'*Essai sur la conformité de la médecine ancienne et moderne dans le traitement des maladies aiguës, traduit de l'anglais par M. Schomberg, nouvelle édition revue et corrigée par M. Lorry*, Cavelier, Paris, 1768[82]. Laennec en fait encore grand éloge.

Le principal dessein de ce traité est de laver « l'Art », comme on disait, du reproche des différends, « en faisant voir qu'il y a une règle de pratique sûre, au moins pour les maladies aiguës ; et que les meilleurs médecins de tous les âges s'y sont conformés dans le traitement de ces maladies » (62). Les observations d'Hippocrate « convenaient également à la Lybie et à la Scythie, c'est-à-dire à des climats plus différents l'un de l'autre que la Grèce ne l'est de l'Angleterre » (61). Peut-être les délais ont-ils changé ; mais les mêmes fièvres finissent à présent par les mêmes évacuations[83] (63). En vérité, « il y a une méthode ou règle invariable sur laquelle les médecins doivent se conduire dans les maladies aiguës, [et] les plus excellents médecins de tous les âges se sont accordés dans la manière d'interpréter et d'appliquer cette règle » (376). « Il est vrai que nous avons ajouté plusieurs choses à la pratique des Anciens, & que nous en avons changé d'autres... Les Anciens ne se servaient ni de vésicatoires, ni de sels volatils ; ils ne connaissaient point le quinquina ; mais nos médecins suivent les mêmes indications générales quoique pour y répondre ils prennent des voies différentes » (380). Le texte finit, bien sûr, par une allusion au texte hippocratique *De l'Ancienne Médecine*. C'est évidemment la voie, la route (ce que signifie le mot grec *hodos*, avec lequel on a fait « méthode ») qu'il faut retrouver. Elle seule permet l'assimilation, la conciliation. Elle est la ligne de démarcation qui permet de renvoyer les Asclépiade[84], les Paracelse, les Van Helmont à leurs *a priori*. « Il y a eu depuis lui plusieurs Asclépiades en médecine, qui ont toujours commencé à paraître suivant que les divers systèmes de philosophie ont pris le dessus. Car les chimistes nous en ont fourni une secte, les Cartésiens une autre, & les Épicuriens modernes, restaurateurs de la Philosophie des atomes, une troisième » (234). Mais cette route hippocratique est aussi celle qui permet d'indiquer un sens et de comprendre à la fois le vitalisme et le mécanisme, de les intégrer. Les chimistes, les cartésiens, les épicuriens modernes et leurs atomes avaient obscurci la voie jusqu'à ce que Sydenham arrivât enfin. C'est l'observation de la nature et non le raisonnement *a priori* qui fait la médecine. Il ne faut pas abandonner ce *sentier battu* (268).

Quant à Galien, dit Barker, « bien que ce grand restaurateur de la doctrine hippocratique se soit beaucoup trop laissé aller à de nombreuses spéculations excessivement subtiles dans les causes et les effets des remèdes, dans la pratique pourtant il a suivi d'un pied sûr la nature comme guide, et son interprète le plus fiable, Hippocrate[85] ».

Lorry (1726-1783) est plus nuancé, dans sa préface à l'édition de Barker[86] : « Faut-il, comme certains le veulent, jeter aux orties la Physique et la Chimie ?... Mais quoi ? aucune conséquence tirée des faits physiques et chimiques n'est-elle vraie ? N'en avons-nous pas emprunté des lumières même pratiques ? Ce serait combattre l'évidence, que de s'obstiner à le nier... Au contraire, c'est aux travaux des plus savants des hommes, Fernel, Baillou, Harvey, Malpighi, Borelli, Bellini, Perrault, Boerhaave, que notre Art doit son accroissement dans ces derniers siècles, pendant que la plupart des observateurs empiriques sont ensevelis dans le néant... Sans doute on doit faire un très grand cas des Tables Météorologiques et Nosologiques qui s'impriment actuellement dans toutes les parties de l'Europe ; mais on conviendra avec le savant M. Desmars, que la simplicité des observations d'Hippocrate sur les *Épidémies*, est bien aussi estimable[87]. »

L'influence de Galien s'estompe irrémédiablement, comme l'a bien montré Owsei Temkin[88]. Est-ce sous les coups de boutoir de Van Helmont, comme on l'a dit ? C'est vrai, mais c'est plus complexe. Ainsi pour la question du rapport de l'âme et du corps, la problématique du *Quod animi mores*... (faut-il aller à la moralité par la parole ou le régime) est-elle encore efficace chez le médecin Gaub ?

Le chemin hippocratique est vraiment ce qui permet de ne pas se perdre, et si l'on s'est perdu, de se retrouver. Il faut prendre cette image très au sérieux. On parle souvent, à propos du XVIIIe siècle, de néo-hippocratisme. Soit. Cela n'a pas grand sens si l'on ne précise pas. Il y a *des* retours à Hippocrate.

Hippocrate au XVIIIe siècle

Immense sujet qui m'occupe souvent[89]. Je ne crois pas bonne l'expression convenue de néo-hippocratisme. Elle masque les différents retours à Hippocrate et, surtout, les différentes raisons de ces retours ou renaissances. Nous en avons déjà éclairé une ; elle exige un chemin reconnu pour sa clarté et son efficacité, celui du traité d'*Ancienne Médecine*, du *Corpus hippocratique*. C'est le chemin de l'unité de la médecine. Je pense que presque tous les médecins praticiens, s'ils ne sont pas entichés de quelque folie systématique particulière, qu'ils soient érudits ou non, sont d'accord avec ce principe. On peut distinguer deux grandes directions, qui ne sont pas divergentes, mais qui marquent les deux aspects de ce que l'on appelle la Constitution (grec : *katastasis*) hippocratique[90], telle qu'on la trouve par exemple dans les *Épidémies*[91] I et III d'Hippocrate ; c'est-à-dire la description des malades, dans un lieu donné, pendant une période donnée, et les conditions générales dans lesquelles ces individus ont été malades, et qui peuvent donner la raison de ces maladies. Mais le génie hippocratique des *Épidémies* I et III est de ne pas saturer de causalité les descriptions des malades, et de laisser libre l'interprétation des médecins pour les siècles suivants[92]. C'est ce qui définit, en quelque sorte, ce que l'on appelle de temps à autre, « l'esprit hippocratique » ; expression que Roselyne Rey trouve, à tort, vide de sens[93].

En fait, on est là placé devant le grand fait hippocratique et qui assure sa survie, tant que la médecine restera essentiellement une méditation sur les textes. Hippocrate a coupé sa réflexion sur les causes de la description des malades. Le coup de génie d'Hippocrate est d'avoir séparé l'attirail étiologique et théorique de la description[94].

C'est ce que fait remarquer Bordeu : « [Hippocrate] nous a laissé, pour ainsi dire, une encyclopédie de médecine, dans laquelle chaque secte peut trouver des préceptes et des exemples [...]. Sa théorie et sa physique, qui ont vieilli, ne lui auraient pas conservé une si grande réputation, sans les observations et les détails sur quelques remèdes, qu'il copia peut-être ou qu'il imita[95]. »

Le XVIIIe siècle a réédité et commenté systématiquement les descriptions des malades, dans des éditions qu'il faut citer, car elles ont été largement répandues, et ont dû être les compagnes de notre médecin idéal.

Très important et toujours cité est l'ouvrage de Henry Cope[96] : *Demonstratio medico-practica prognosticorum Hippocratis, ea conferendo cum aegrotorum historiis in libro primo et tertio Epidemiorum descriptos*[97] (Dublinii, 1736). Le texte hippocratique est tenu pour un recueil de médecine pratique, dont les leçons sont immédiatement transposables à la réalité de l'époque, et qui peut s'éclairer depuis l'expérience contemporaine : « Je n'ai trouvé aucune autre voie plus efficace qui réponde à mes vœux que, pour démontrer la vérité des observations hippocratiques [...], écrit-il. Beaucoup de médecins ont sué sur ces textes ; leurs opinions diverses, leurs querelles les ont beaucoup obscurcies. Je pensais qu'il n'y aurait pas de meilleurs remèdes à ce mal que de comparer ces observations avec les maladies mêmes et les symptômes qui arrivent aux malades. Et en effet si elles quadrent, alors on doit les estimer très exactes, même si on ignore la raison des événements » (VIII).

Très connu, très apprécié, aussi, l'ouvrage de M. Desmars : *Épidémiques d'Hippocrate, traduites du grec ; avec des réflexions sur les constitutions épidémiques suivies des 42 histoires rapportées par cet ancien médecin, et du commentaire de Galien sur ces histoires. On y a joint un mémoire sur la mortalité des moutons en Boulonnois, dans les années 1761 et 1762, et une lettre sur la mortalité des chiens, dans l'année 1763, dans laquelle sont développées les vues d'Hippocrate sur les constitutions* (La Vve d'Houry, Paris, 1767, 2e éd. 1798).

« Lorsqu'Hippocrate, écrit-il, s'est proposé de traiter des maladies considérées dans chaque individu, il a rassemblé 42 histoires de malades qui, par la diversité de leurs symptômes, de leur durée, de leurs crises, etc., contiennent tous les cas particuliers » (p. IX). « Tel est le plan général des *Épidémies*, qui ne suppose aucun système, aucune méthode arbitraire ; qui ne redoute les opinions d'aucune secte ; qui n'offre que des faits choisis, rangés, mesurés avec la sagesse la plus profonde » (pp. IX-X).

Mais dans cette catégorie d'ouvrages, on doit ajouter celui de J. F. Aubry, qui commence par une histoire de la médecine et qui se poursuit par des traductions commentées des descriptions des malades des *Épidémies* I et III : *Les Oracles de Cos, Ouvrage intéressant pour les jeunes médecins, utile aux chirurgiens, curés, ou autres ayant charge d'âmes, et curieux pour tout lecteur capable d'une attention raisonnable* (Cavelier, Paris, 1776[98]).

« L'Ancienne Médecine, écrit Aubry, donne la méthode dont les Géomètres se sont toujours servis pour parvenir aux plus sublimes découvertes » (p. 62).

Suivre Hippocrate ne veut pas dire que l'on abandonne anatomie, physique, chimie. Bien au contraire, il faut ajouter les mathématiques, la mécanique, l'hydraulique, l'optique et l'astronomie. Aubry fait l'éloge « de ce qu'on appelle désormais médecine expérimentale », en prenant l'exemple de la petite vérole (p. 71), dont nous reparlerons.

Je profite de cette évocation d'Aubry pour faire remarquer plusieurs choses ; c'est une œuvre de vulgarisation et d'utilité publique qu'il a entreprise. Elle s'adresse à tout médecin, chirurgien mais aussi curé ou *pater familias*, à tous ceux qui exercent une « médecine de proximité ». Il évoque, au passage, une question que nous n'aurons pas le temps de traiter, celle de l'expérimentation. C'est un problème fort difficile, et la notion même s'en élabore au XVIIIe siècle[99].

À ces éditions des *Épidémies*, il faudrait ajouter, comme très influentes, celle de John Freind (1675-1728), grand médecin anglais – *Hippocratis De morbis popularibus liber primus et tertius. His accomodavit novem de febribus commentarios*, Johannes Freind, Londini, 1717 – et celle dite du chevalier Floyer, Sir John Floyer – *A comment on Forty Two Histories discribed by Hippocrates in the First and Third Books of His Epidemics...*, London, 1726. On a peine aujourd'hui à se représenter l'importance de ces malades, présents à la mémoire des médecins, comme références et comme aptitude à devenir des cas. Philiscos, Silénos sont les patients de chacun. Il faudrait les suivre dans les carnets des médecins.

Nous remarquerons aussi l'importance des langues. On traduit beaucoup. On traduit en latin, on traduit en langue vernaculaire, on traduit dans toute l'Europe. Le médecin qui ne connaît pas le grec, qui connaît mal son latin, trouvera une traduction française.

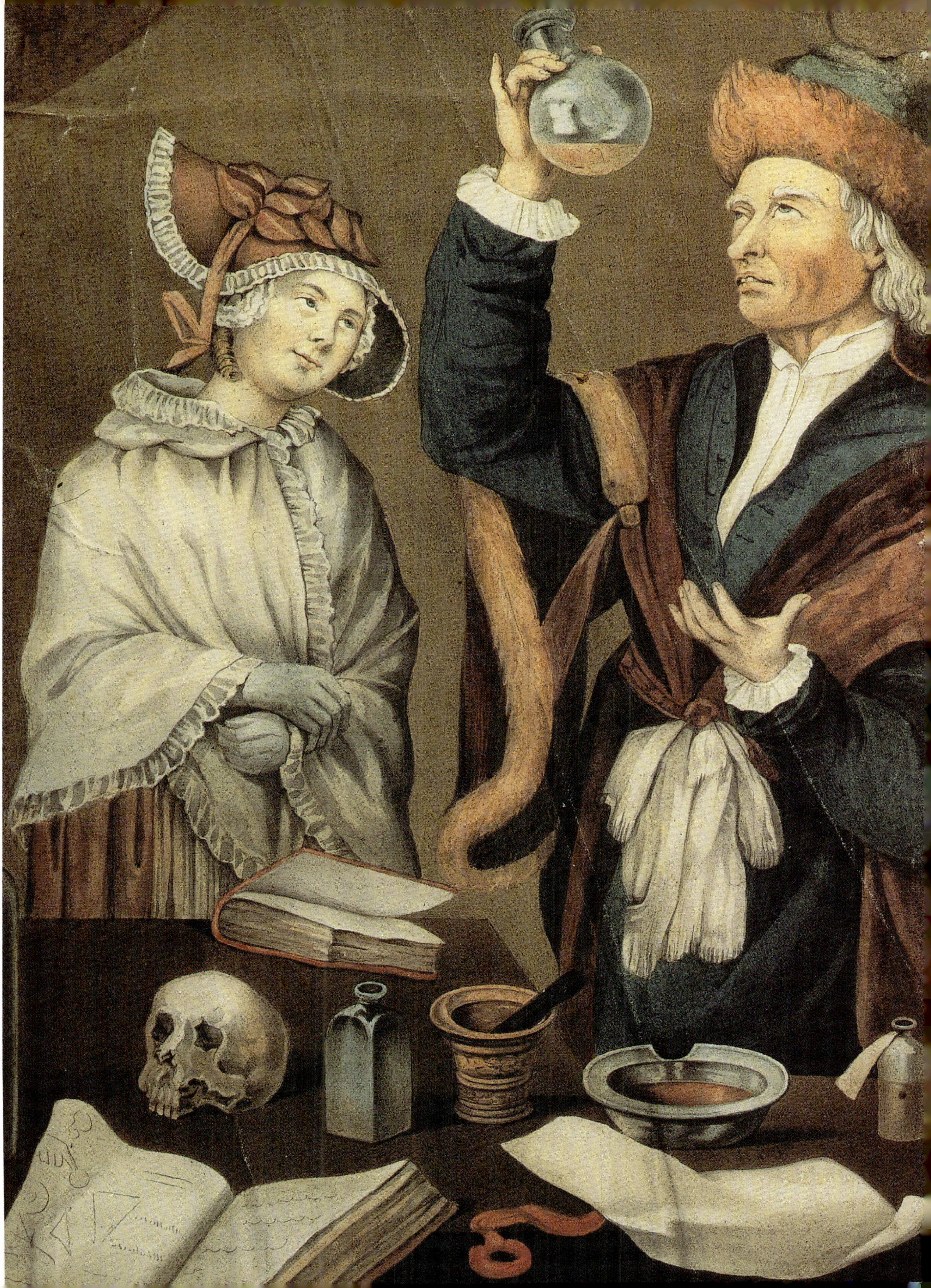

lèbre médecin Sansanietto examine les urines d'une malade, gravure de Springer, XVIIIe siècle. Rome, musée historique national d'Art sanitaire.

L'aspect météorologique, climatique des constitutions

Cette direction va être systématiquement exploitée, avec la recherche des effets climatiques et météorologiques, avec le début de statistiques programmées, et les publications du père Cotte[100], entre autres événements importants. Le père Louis Cotte est l'auteur d'un *Traité de Météorologie*, imprimé en 1774, et des *Mémoires sur la Météorologie*, de 1788. Il a été chargé d'organiser, par la Société royale, ce que l'on peut bien appeler des réseaux d'information. La Société royale publie des tableaux récapitulatifs, où sont données les conditions météorologiques de chaque ville, les maladies qui surgirent à ce moment. Il est évident que cela concerne à la fois une conception épidémiologique au sens hippocratique du terme (description des maladies qui ont régné sur un dème), et une conception moderne de l'épidémie et sa contagiosité. Je pense, par exemple, à la description d'une épizootie de Bernardino Ramazzini, *De contagiosa epidemia quae in Patavino Agro, & tota fere Veneta Ditione in boves irrepsit*[101], et à sa *De peste Viennensi Dissertatio*[102].

Les descriptions de ces « épidémies » servent aussi à la prophylaxie et à l'hygiène.

■ ■ ■

La solitude du médecin

Il faut aider le médecin solitaire, et le soignant quel qu'il soit, fût-il le prêtre. J'ai là, sous les yeux, un recueil intitulé *Essai de Médecine théorique et pratique, ouvrage périodique dédié aux amis de l'Humanité*, par MM. Morizot, Brion & Devoiry, paru à Genève en 1782. Comme souvent, le prospectus de ce genre d'ouvrage est intéressant. « À la vue des maladies qui désolent l'humanité, l'homme sensible jette des gémissements, laisse échapper quelques larmes : efforts hélas impuissants pour le soulagement de ses semblables. Si à ce cœur humain si généreux, le même homme réunit des connaissances profondes dans l'art de guérir, il s'arme du courage le plus héroïque. » On perçoit le ton. « Le but que nous nous sommes proposé, c'est de seconder le zèle des personnes éloignées des secours de l'Art dans le soulagement des pauvres malades [...] loin des murs que nous habitons, dans le fond des campagnes, sous des toits de chaume et de gazon » (p. 10). « Ce sera avec plaisir sans doute que MM. les Curés verront ici rédigées les connaissances qu'ils ont acquises des maladies par l'âge et par l'expérience. » Les jeunes prêtres pourront rapidement se former « à cette partie essentielle du saint Ministère ».

Le médecin de la fin du XVIIIe siècle est moins seul pourtant. Un grand problème a toujours été celui de l'enseignement, mais un autre très grand problème est celui de la communication. Une solution, mais qui reste très aristocratique, est celle des académies et des *Observations* adressées à ces académies. Je songe notamment à l'Académie des Curieux de Nature[103]. Les réseaux organisés par le père Cotte, par exemple, ont dû contribuer au désenclavement, comme on dirait maintenant, du petit médecin de province. Si l'on regarde les tables des années 1776-1777 de la Société royale de Médecine[104], on voit correspondre aussi bien le petit médecin de Luçon, dans le bas Poitou, que celui d'Avranches, de Bourbonne-les-Bains ou de Paris. La Société royale de Médecine, instituée d'abord par un arrêt du Conseil de 1776, ensuite par lettres patentes de 1778 et 1780, est chargée de recueillir les observations faites par des médecins des provinces, de veiller au traitement des épidémies et d'en publier l'histoire[105]. À côté de la notice du « petit » médecin, on peut lire aussi, par exemple, la *Constitution de l'année 1777 observée à Paris*, par le célèbre Lorry[106].

Il faudrait parler longuement du rôle des sociétés et académies. « Toutes les sciences qui se perfectionnent par l'observation ont besoin d'être cultivées en commun », écrit Vicq d'Azyr[107]. La climatologie, l'épidémiologie, la prophylaxie, l'hygiène de vie profitent évidemment de ces mémoires qui les suscitent en même temps.

Il y a, par-derrière ces observations, une théorisation qui se révèle, dans une belle clarté, avec l'œuvre de Cabanis, *Les Rapports du physique et du moral*, et les éditions d'Hippocrate, comme celle d'*Airs, Eaux, Lieux* par Coray[108]. Il est évident que la synthèse de Cabanis est capitale du point de vue de l'hippocratisme et du syncrétisme médical[109]. Il faut lire, de ce point de vue, *Du degré de certitude de la Médecine*[110] (Paris, an XI-1803, 2e éd.), et surtout *Coup d'œil sur les Révolutions et sur la Réforme de la Médecine*[111] (Paris, an XII-1804).

■ ■ ■

Les maladies. Quelles maladies ?

« La petite vérole, le mal vénérien et le scorbut des époques précédentes continuent encore, écrit Astruc[112], mais l'Europe n'a point éprouvé dans cette époque des maladies nouvelles, car je ne pense pas qu'il faille donner ce nom à une espèce de fièvre qui parut à Leipzig [...] en 1652. » Il s'agit de ce que l'on appela la fièvre miliaire[113], une « conception nosologique » qui disparaît, comme entité, au XIXe siècle[114]. L'épidémiologie au XVIIIe siècle, au sens moderne du terme, serait un énorme sujet en soi. Mais il faut bien en évoquer l'arrière-plan. Elle concerne d'abord les fléaux[115].

La peste[116]. La France ne l'avait plus connue depuis 1669. Elle revient en force à Marseille en 1720 (50 000 Marseillais périrent). « L'épidémie qui éclate à Marseille en 1720 est la dernière grande épidémie de peste en Europe occidentale », écrit J.-N. Biraben[117]. Le médecin est bien entendu tout à fait désemparé. Encore faut-il qu'il évite les erreurs grossières, comme de ne pas reconnaître la peste – ou de ne la point reconnaître pour contagieuse –, ou encore d'utiliser trop de saignées. Biraben cite les Archives des Bouches-du-Rhône : à Vitrolles, « le médecin Manen visitait au commencement ceux qui étaient en état de le bien payer, mais comme ses remèdes, et surtout ses saignées qu'il faisait d'abord lui-même eurent toujours un succès funeste, on ne l'appelait plus depuis longtemps lorsqu'il mourut au mois de février[118] ». « Les médecins manquent, certains ont fui. Malgré le rappel à l'ordre des échevins prononçant exclusions et

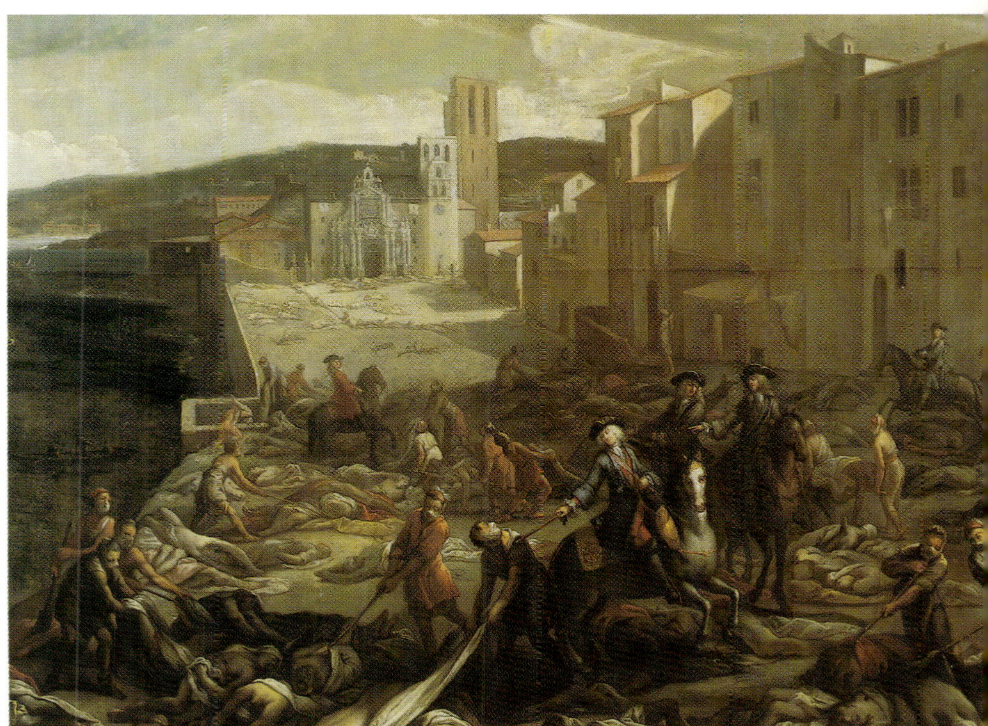

La Peste à Marseille en 1721, par Michel Serre, vers 1721. Montpellier, musée Atger.

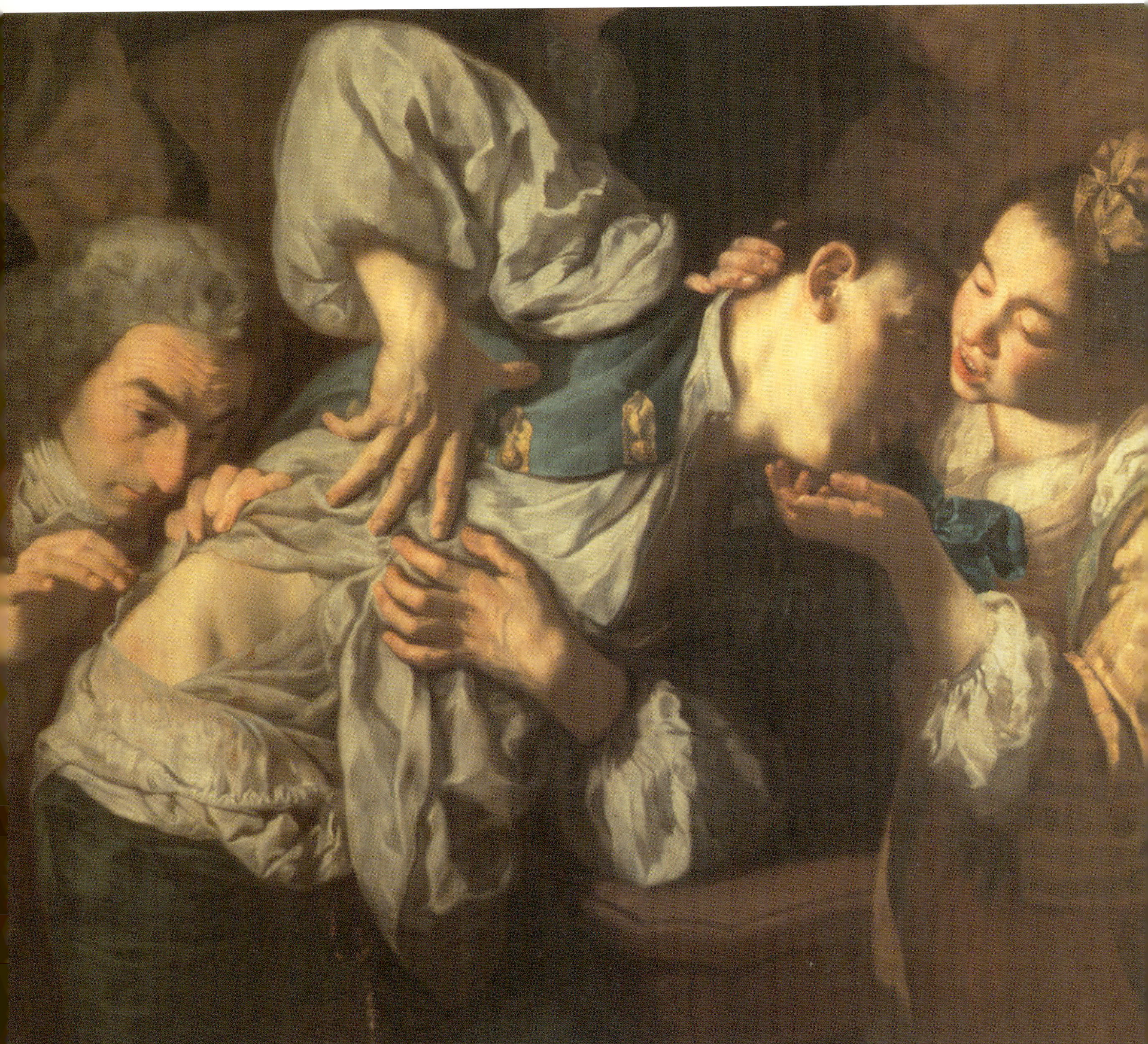

déchéances, sur les 11 agrégés de Marseille, 3 sont partis dès le début du mal, et sur les 8 qui restent [...] 5 contractent la peste dont 2 guérissent mais il n'en reste que 3 actifs. Quant aux chirurgiens, il en meurt 25 sur 30, et pour les uns comme pour les autres, on doit faire appel aux volontaires. Dans l'ensemble ils jouissent de peu de considération à cause de l'inefficacité de leurs thérapeutiques[119]. »

La rougeole sévit particulièrement en Angleterre où Sydenham (1676) la décrit et la distingue de la scarlatine et de la variole. La varicelle a été définie et distinguée de la variole par William Heberden en 1767[120].

La variole. C'est elle la grande tueuse. Au XVIIIe siècle, selon Darmon, elle aurait fait soixante millions de morts[121]. Endémique, avec des poussées épidémiques, capricieuse, elle fait 14 000 morts à Paris en 1716, 20 000 en 1723, 2 000 à Montpellier en 1744-1745, 6 000 à Rome en 1752. « Dans les campagnes, la variole frappe à intervalles d'autant plus longs que l'isolement est plus grand, mais sa virulence s'accroît avec les nouvelles générations. Les épidémies sont tantôt très meurtrières, tantôt bénignes, les taux de mortalité variant de 4 ou 5 % à 18 ou 20 %, avec une moyenne de 10 % et un taux identique de séquelles, dont la cécité[122]. »

Il faut ajouter le paludisme – le typhus, lui, est relégué en Espagne, en Italie, en Europe centrale au XVIIIe siècle –, la fièvre typhoïde, la suette, la syphilis, la tuberculose, la grippe, la diphtérie, la rage, la coqueluche...

La rage reste une grande préoccupation. Elle donnera lieu au rapport d'Andry, *Recherches sur la rage* et *Suite des recherches sur la rage*, lu le 22 décembre 1778.

Sans parler de « nouvelles maladies », apparaissent de nouvelles formes de maladies, ou de nouvelles conceptions ; je pense, par exemple, aux « maladies professionnelles » que le grand médecin italien Ramazzini (1633-1714) commence à décrire (*De Morbis artificum... Diatriba*, « Essai sur les maladies des artisans[123] »).

■ ■ ■

Médecine agissante, ou médecine expectante ?

La question posee par l'Académie de Dijon en 1776 appartient parfaitement à l'époque et à ses préoccupations de médecine pratique. Il faut lire le mémoire qui a remporté le prix au jugement de l'académie de Dijon, le 18 août 1776, sur la question posée en ces termes : *Quelles sont les maladies dans lesquelles la médecine agissante est préférable à l'expectante, et celle-ci à l'agissante, et à quels signes le médecin reconnaît qu'il doit agir, ou rester dans l'inaction, en attendant le moment favorable pour placer les remèdes ?* par M. Voulonne, docteur en médecine de la faculté de Montpellier, Avignon, 1776.

C'est un livre important, fort lu, fort loué, que l'on trouve sans cesse cité. Je mettrais volontiers en exergue de son livre cette belle phrase de l'auteur : « La vie des hommes ne nous paraît point faite pour être hasardée sur une conjecture[124] » (p. 83). « Il est donc démontré, écrit Voulonne, que parmi les maladies sans nombre qui affligent l'humanité, il en est où l'on peut et où l'on doit tout attendre de l'application d'un secours étranger ; mais il est en même temps demontré qu'il en est d'autres aussi dont on ne saurait approcher la main sans s'exposer à les aigrir[125]. »

« Il est donc vrai, et nous pouvons enfin partir de cette vérité comme d'un principe fondamental, que la Nature, qui dirige toutes les opérations de l'animal dans l'état de santé, ne l'abandonne point dans l'état de maladie[126]. » Pour « regarder la médecine comme agissante », il n'est pas nécessaire qu'elle emploie un

Page de gauche : *Le Blessé*, par Gaspare Traversi, XVIIIe siècle, huile sur toile. Naples, museo di Capodimonte.

médicament proprement dit, ni même un moyen mécanique ou chirurgical ; « elle mérite également ce titre, lorsqu'elle se sert d'un secours moral, si ce secours est capable de produire un changement un peu remarquable[127] » (p. 29).

La médecine expectante est résolument optimiste. Elle est « pleine de confiance en la sagesse de la Nature », elle ne « l'interroge que pour lui obéir » et « se contente de l'accompagner sans la précéder jamais » (p. 37). Ce qui n'exclut pas la médecine agissante, quand le principe morbifique est connu et « qu'il est attaquable par des moyens moins dangereux qu'il ne l'est lui-même [...] ; quand la nature va au-delà ou demeure évidemment en deçà de ses forces ; quand elle s'égare évidemment dans la direction de ses forces » (p. 58-59).

■ ■ ■

L'avancement lent de la médecine

Il existe, on le voit, on le sent, des progrès importants dans ce siècle ; cela s'accélère à la fin du siècle. « L'histoire des 10 dernières années du XVIIIe siècle n'est pas moins fertile en événements que celle de 10 siècles entiers », écrit le grand Sprengel[128]. Mais les suites sont longues à attendre. Il est évident que les systèmes, comme on disait, ont plus d'influence, du moins dans les discussions que l'on en fait, sur les soins et la médication, que les découvertes importantes de la physiologie. D'ailleurs, les anatomistes et les praticiens se regardent souvent en chiens de faïence. Ni « l'irritabilité » de Haller, ni Bordeu et ses *Recherches anatomiques sur la position des glandes et sur leur action*[129] ne peuvent avoir d'influence immé-

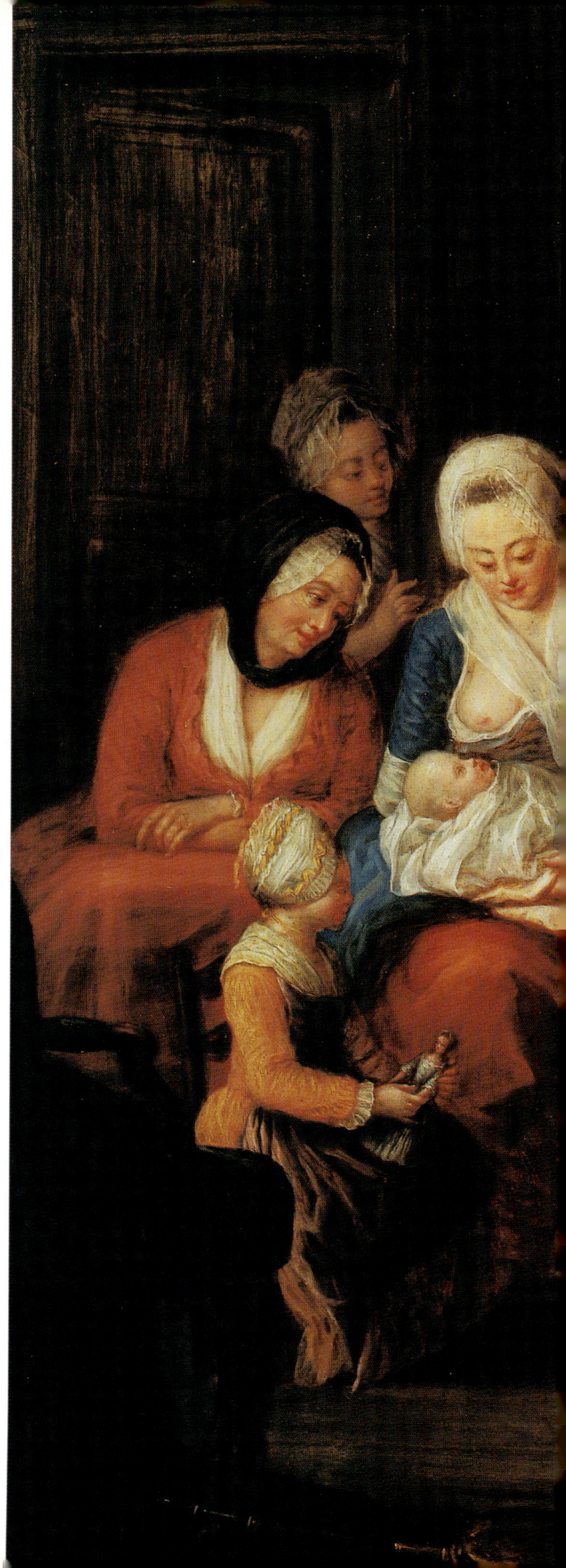

Visite d'un médecin, par Pierre Adrien Choquet, XVIIIe siècle. Abbeville, musée Boucher de Perthes.

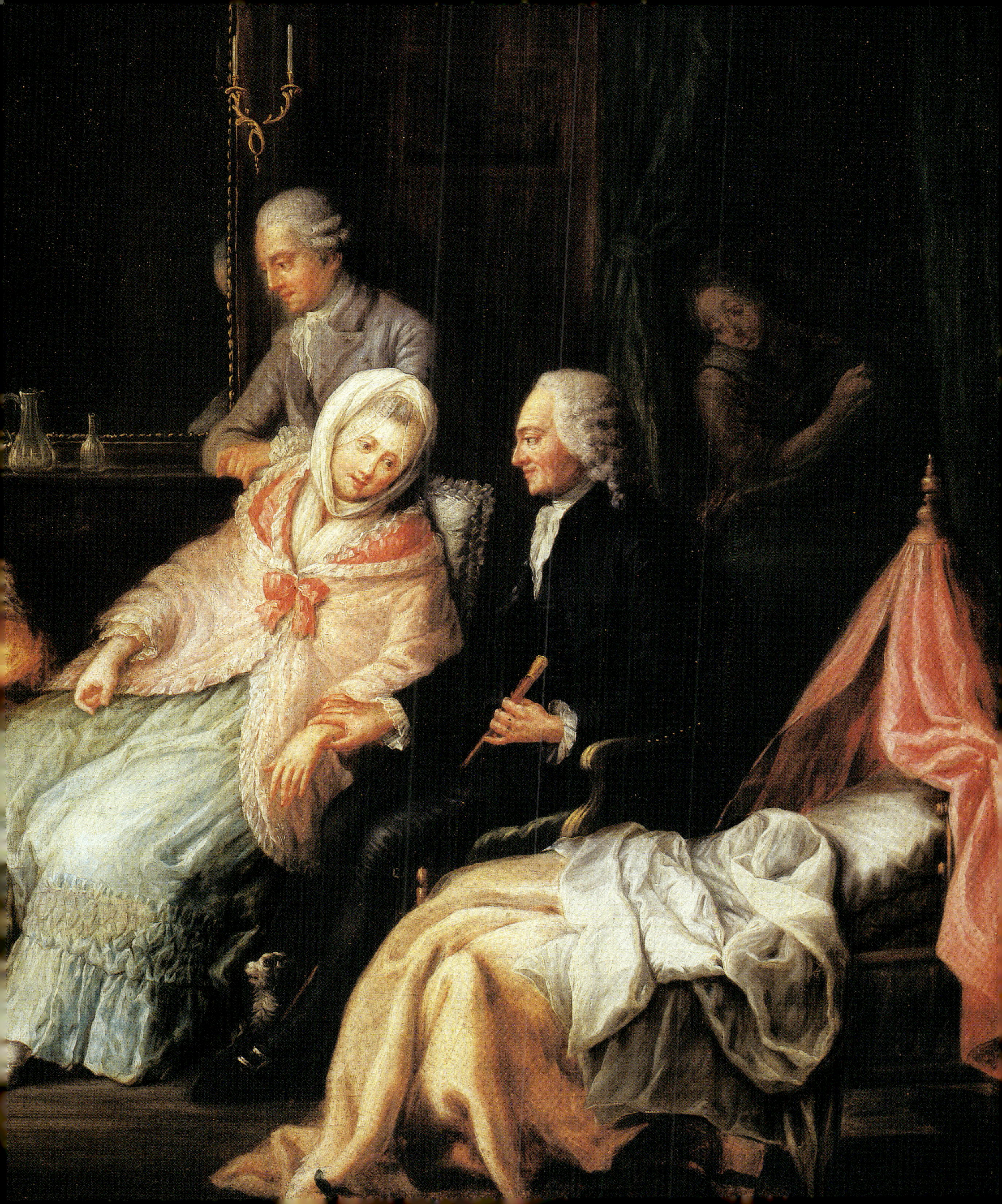

diate sur une pharmacopée qui reste très aléatoire.

« Bien des gens, déplore Bordeu, regardent l'anatomie, qu'ils appellent l'*anatomie fine*, comme fort inutile, ou du moins comme indifférente pour la pratique[130]. » Il avoue qu'il lui est arrivé lui-même souvent de considérer le temps consacré à l'anatomie comme perdu. « Mais je ne me suis point rebuté, et je crois être parvenu à sentir que l'anatomie bien entendue est très applicable à la pratique, ou que du moins on ne doit pas se décider légèrement sur cette matière. » Malheureusement, les anatomistes « ne s'occupent qu'à étudier le cadavre, ils perdent de vue le corps vivant[131] ».

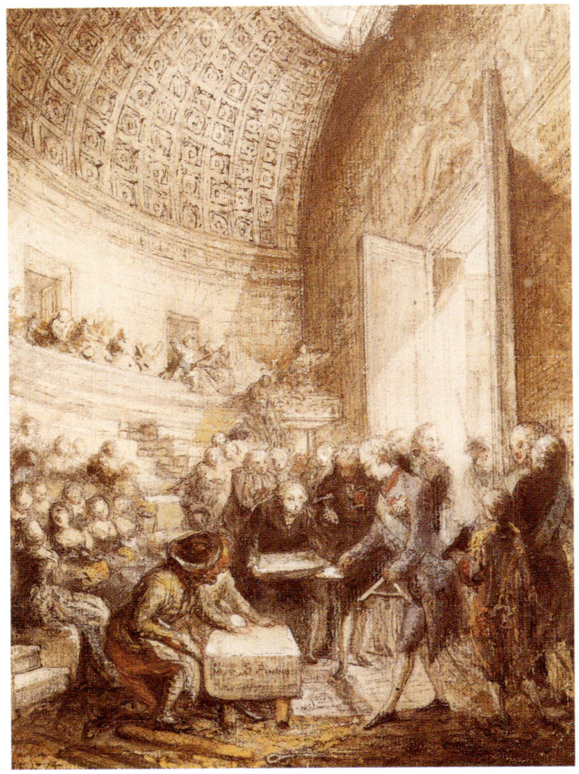

Visite de l'amphithéâtre de chirurgie, par Gabriel de Saint-Aubin, 1774. Paris, musée Carnavalet .

Et pourtant, il y a Morgagni, le vrai fondateur de l'anatomie pathologique. Son œuvre est immense. Mais quelle a été son influence ?

On ne fait pas de l'histoire en collectionnant des dates. Il faut faire attention à ce que l'on pourrait appeler l'effet-retard. Par exemple, s'il est un ouvrage capital pour l'évolution de la médecine, c'est bien celui de Morgagni, le *De sedibus et causis morborum per anatomen indagatis*[132] (Venise, 1761). Comme l'écrit excellemment M. Grmek, « l'œuvre de Morgagni représente une coupure épistémologique dans l'histoire de la médecine. Or, ni lui-même… ni les médecins de la fin du siècle ne comprirent toute la portée de son œuvre. La perspective historique leur manquait. Il fallait franchir un seuil nouveau dans la conceptualisation de la maladie pour pouvoir saisir en quoi consistait l'innovation conceptuelle[133] ». Grmek constate « les résistances que rencontrait la pathologie organique dans les milieux médicaux français » de la fin du XVIIIe siècle. « Les nosologues, écrit-il, intéressés par la description clinique et la classification des maladies s'en tenaient à l'avertissement de Boissier de Sauvages et croyaient que " par la méthode du siège de la maladie, on n'obtiendrait jamais l'évidence qui établit le caractère de la maladie "[134]. » Grmek rappelle la méfiance de Cabanis, l'attitude ambiguë de Pinel, nosographe lui aussi, qui glorifie certes Morgagni, mais sans en tenir compte ni dans ses définitions, ni dans sa pratique. Il faudra attendre Laennec (« Enfin parut Morgagni ! ») pour que soit reconnue la vraie grandeur de Morgagni.

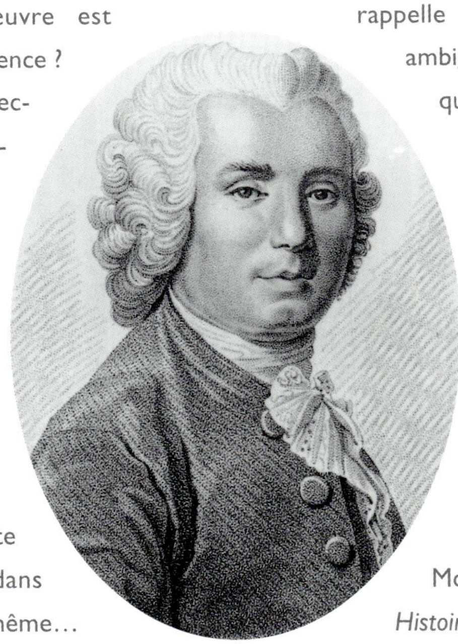

Portrait de Bordeu. Paris, Bibliothèque nationale de France.

Néanmoins la France aussi compte de grands anatomistes, par exemple Antoine Portal (1742-1832), qui, grand admirateur de Morgagni, publie en 1770 son ouvrage *Histoire de l'anatomie et de la chirurgie, contenant l'origine et les progrès de ces sciences*. Il contribuera activement à la fondation de l'Académie de médecine en 1820[135].

■ ■ ■

Défendre la médecine

Mais de quel ordre sera le « progrès » de la médecine ? La médecine est terminée, achevée, accomplie. On a suffisamment d'observations et de remèdes. Il suffit de faire l'inventaire et de mettre les choses en ordre. C'est Cabanis (1757-1808), encore, qui témoigne de cet esprit « encyclopédiste » : « Vingt-cinq ou trente années suffiraient aujourd'hui pour vérifier toutes les observations ; le même espace de temps suffirait encore pour répéter toutes les expériences et pour en constater les résultats. Ce premier travail terminé, il ne s'agirait plus que de perfectionner les méthodes pratiques[136] [...]. Ce n'est pas de nouveaux remèdes dont nous avons besoin ; c'est d'une bonne méthode d'employer ceux que nous possédons[137]. »

La médecine doit sans cesse se défendre, et même revendiquer pour son existence. « Bien des ouvrages de Cabanis, écrit Ackerknecht, en particulier celui qui traite *Du degré de certitude en médecine* (1797) ne peuvent être compris que si l'on considère qu'ils ont été écrits pour défendre la médecine... et pour réfuter les accusations de " superstition " proférées à son encontre par Rousseau[138]. »

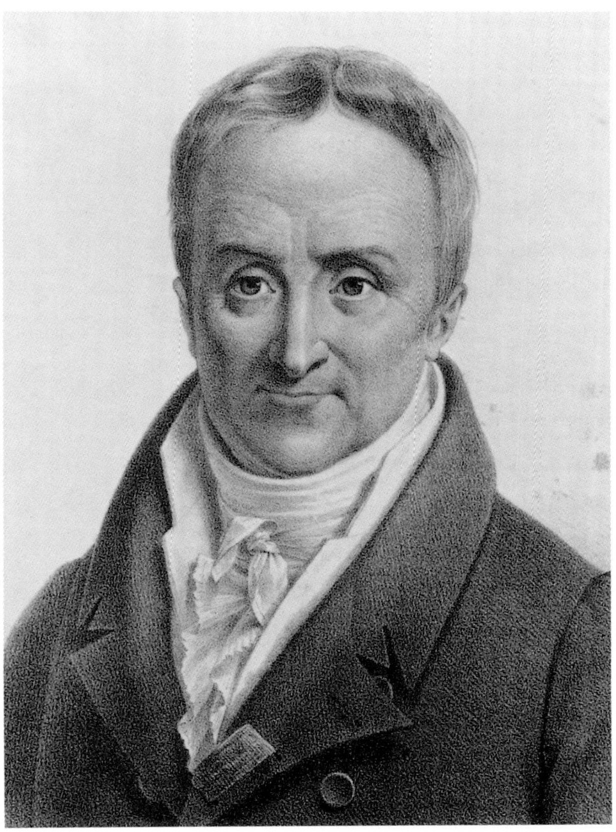

Portrait de Pinel.
Paris, Bibliothèque nationale de France.

■ ■ ■

La question de la nosographie. Le problème du cas. Subsumer sous un concept.

Diagnostiquer ou pronostiquer ? Cette question est issue, elle aussi, d'Hippocrate. Pour nous, il est évident que la première affaire du médecin est de subsumer la maladie sous un concept, de reconnaître un « cas ». Mais le cas ne va pas de soi, si l'on ose dire[139]. C'est tout une histoire. Il y faut impliquer Sydenham aussi bien que *La Critique de la raison pure* de Kant. Je ferai simplement remarquer ici le retour en force du pronostic, au début du XVIIIe siècle, avec la réédition du grand texte de Prosper Alpin (1553-1616) *De praesagienda vita et morte aegrotantium*[140] *libri septem* (Leyde,

1733), et à la fin de ce siècle, avec la réédition de Duret, *Interpretationes in magni Hippocratis Coactas Praenotiones*[141] (Lugduni, 1784) dont nous avons parlé plus haut. C'est à l'intérieur de cette question qu'il faut examiner l'importance des nosographies. Est-ce le malade ou la maladie qui importe d'abord[142] ?

Les médecins fréquentent évidemment l'ouvrage de Boissier de Sauvages (1706-1767), l'illustre Montpelliérain, cette immense et complexe *Nosologia Methodica sistens Morborum Classes juxta Sydenhami mentem & Botanicorum ordinem*[143]. Elle fut traduite deux fois en français[144]. Gigantesque travail que l'entreprise de Sauvages ! « Il s'agit de donner la description de 1 800 espèces de maladies, sans compter 400 variétés d'affections différentes ; il faut les désigner par leurs caractères, par leurs noms, par leurs genres ; il faut en donner une théorie courte et succincte, et indiquer la méthode curative qui leur convient[145]. » Cela doit servir au médecin, jeune ou non, expérimenté ou moins habile, pour le servir et l'aider, le sauver du renoncement ou de la témérité. Cette classification est trop lourde. Et l'on essayera de simplifier. Pinel, citant un médecin[146] qui joue au géomètre : « Une maladie étant donnée, trouver le remède », est d'avis que la phrase marque plus de présomption que de sagesse. La bonne question serait plutôt celle-ci : « Une maladie étant donnée, déterminer son vrai caractère et le rang qu'elle doit occuper dans un tableau nosologique », écrit Pinel[147]. Il y a eu les efforts laborieux de Sauvages, Cullen[148], etc., écrit-il. Mais on aboutit à « une extrême surcharge du tableau ». Il est donc important, ce qu'il a fait, de constituer une bonne nosographie, simplifiée et rendue claire, pour lui, grâce aux principes de l'analyse condillacienne. C'est l'objet de *La Nosographie philosophique ou la Méthode de l'analyse appliquée à la médecine*[149] (Paris, an VI).

Page de droite : *Le Marchand d'orviétan*, par Étienne Jeaurat, XVIIIe siècle. Paris, musée Cognacq-Jay.

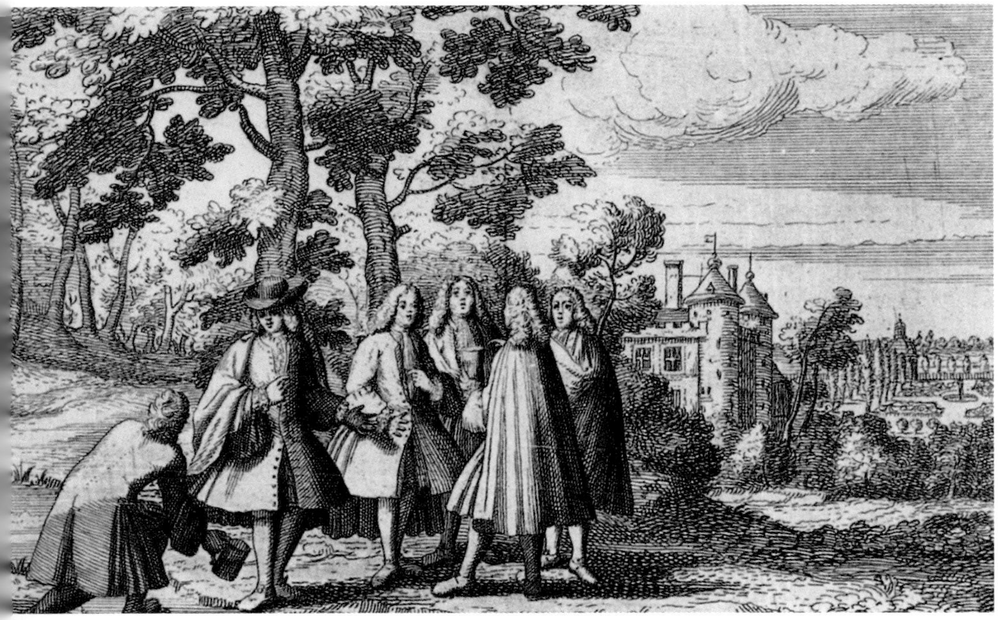

Le roi fait examiner par trois médecins la source des eaux minérales joignant le château de Mariemont. Paris, Bibliothèque nationale de France.

■ ■ ■

La pharmacopée. Quels remèdes ?

Voici ce qu'écrit le médecin J. Astruc : « La Pharmacie n'est plus chargée d'un si grand nombre de compositions officinales, mais celles qu'on a retenues sont les meilleures [...]. On les prépare avec plus de connaissance, parce qu'on est mieux instruit de la nature des drogues, et avec plus de soin et d'exactitude, parce qu'on n'est plus accablé par le nombre. Il est important que les médecins continuent à concourir au même but, en rendant leurs ordonnances plus simples, afin de mieux distinguer l'effet de chaque remède. On est entièrement revenu de la faiblesse que nos pères avaient eue pour l'astrologie et pour les talismans [...]. On a déjà acquis dans cette époque trois remèdes que l'Amérique a fournis, le *quinquina*, l'*ipecacuanha*, et le *simarouba*[150]. » Le quinquina, « nous n'avions point de fébrifuge aussi

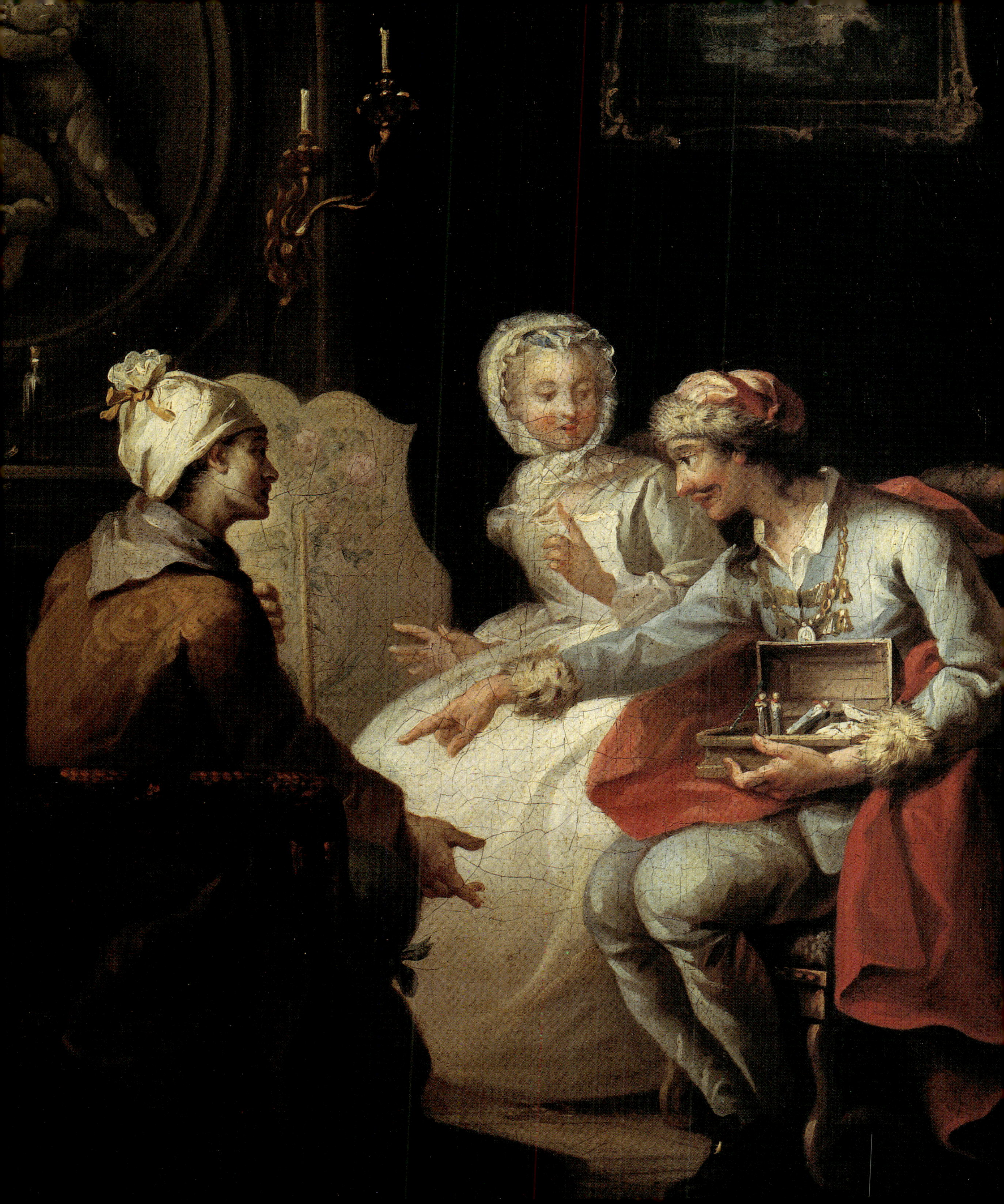

sûr et aussi efficace ». L'ipecacuanha, *Radix brasiliana*, « véritable spécifique de la dysenterie ». Le simarouba, « spécifique dans les dévoiements séreux. Il y a apparence que cette propriété vient en partie de la vertu diurétique[151] ».

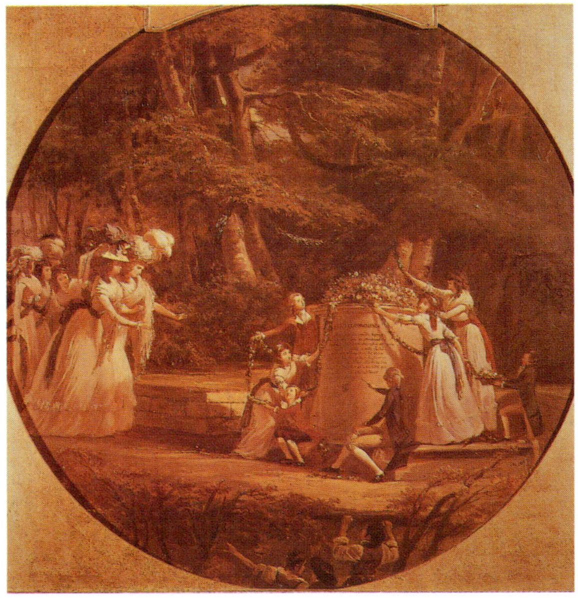

La Duchesse d'Orléans en cure à Spa, par A. Faure, XVIIIe siècle.

La simplification de la pharmacopée est un signe de progrès souligné aussi par Vicq d'Azyr. C'est une avancée contre le charlatanisme. Ainsi la Société de Médecine, depuis quatorze années, n'a-t-elle « approuvé que quatre remèdes, dont deux seulement sont nouveaux [...], et elle en a rejeté plus de huit cents, comme elle peut le prouver par ses registres et surtout par trois listes imprimées qu'elle a fait paraître depuis l'année 1778 jusqu'à l'année 1782, et que tous ces examens et analyses ont été faits gratuitement[152] ».

Même attitude chez Fourcroy, dans son *Traité sur l'art de connaître et d'employer les médicaments*, publié en 1785 : « Tant qu'on fera usage des remèdes composés de la pharmacopée galénique, tant que la routine continuera à dicter aux médecins les formules compliquées d'un plus ou moins grand nombre de médicaments, on ne pourra jamais rien savoir d'exact sur leurs véritables propriétés. L'ancienne école de Cos employait des remèdes simples ; elle ne se servait point de ces mélanges informes qui surchargent nos dispensaires[153]. » Simplifier, simplifier. Pourtant la thériaque reste au *Codex* de Paris jusqu'à la fin du XIXe siècle.

Page de droite : *La vaccination contre la variole de Edward Jenner en 1796*, par Gaston Mélingue, 1879. Paris, Académie nationale de médecine.

On se perdrait dans les remèdes et les façons de soigner. Je signale tout de même l'importance renouvelée des eaux minérales. Bordeu ne tarit pas d'éloges sur ses Pyrénées[154] : « Les eaux minérales ont beaucoup plus d'avantages. Les siècles les plus reculés en adoptèrent l'usage ; il en reste une preuve dans les *Œuvres* d'Hippocrate. Les Romains s'arrêtaient à toutes les sources chaudes. Pline en est le témoin. Il y en a où ces payens avaient placé des Divinités particulières ; il reste des traces de leurs *ex-voto*. Les Nymphes, les Naïades et les Dieux guérisseurs étaient très bien logés dans ces lieux alors solitaires, et où s'opéraient les cures miraculeuses, à l'ombre d'antiques forêts, où les échos portaient au loin les merveilles[155]. »

■ ■ ■

Nouvelles actions thérapeutiques

Là aussi, il faut écouter les médecins du temps. Que dit Astruc, par exemple ? « Je ne dois pas omettre deux pratiques, qu'on a proposées dans cette époque, et qu'on propose encore, comme très utiles à la médecine. La première est la « transfusion du sang » [...]. La seconde pratique est l'« inoculation de la petite vérole » [156]. »

Nous entrons là dans les grand débats. La question de la transfusion reste sans doute plus intime, et son avenir est encore imprévisible[157]. Mais les grandes questions qui passionnent sont : « Faut-il inoculer ? » et, plus tard, « Faut-il vacciner ? » Voilà de quoi les médecins discutent.

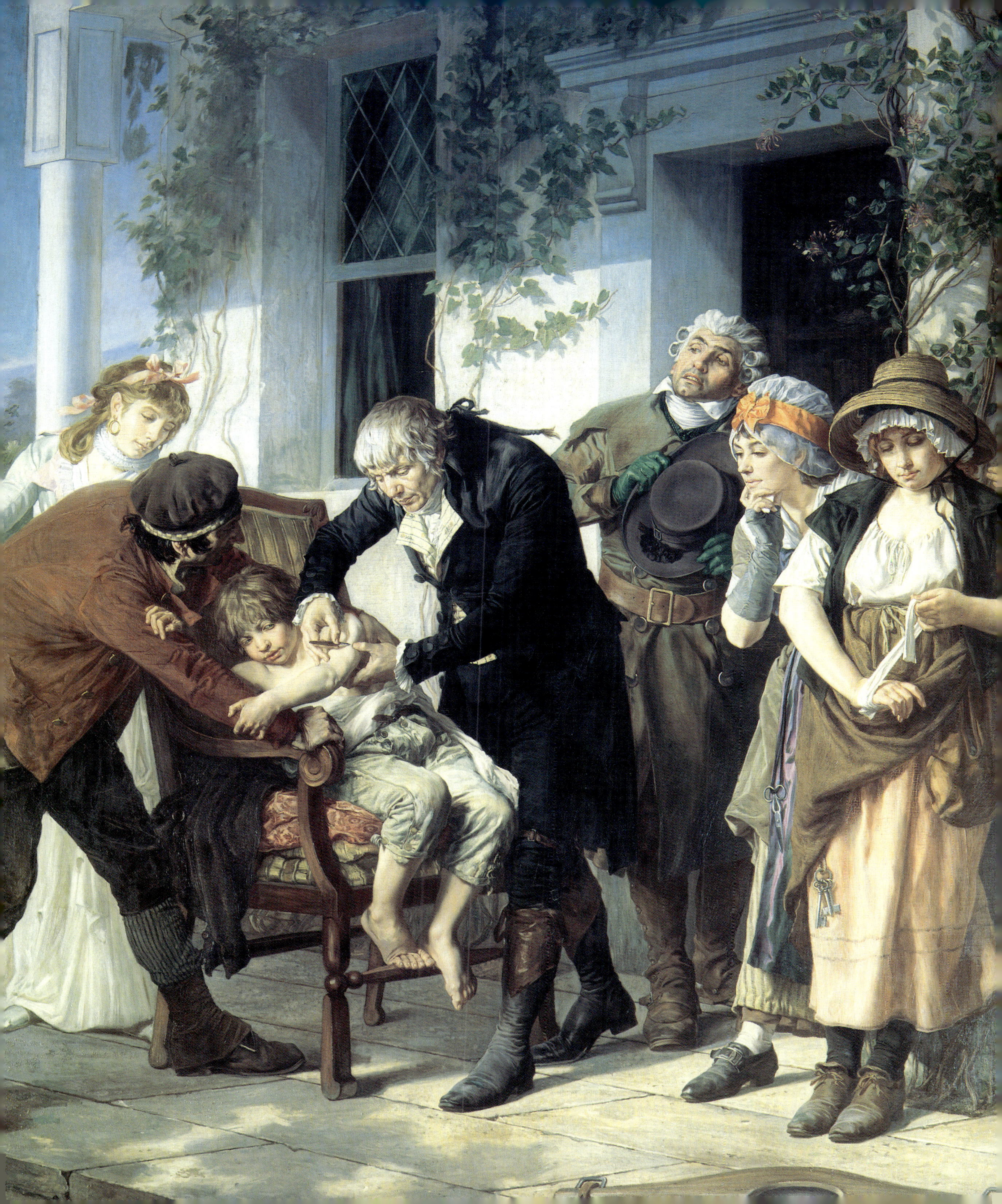

La variolisation[158]

Pratiquée en Chine, en Inde et en Perse pour modérer la violence de la variole « naturelle », l'inoculation fut introduite à Constantinople par Timoni[159] et Pilarino, lors de l'épidémie de 1673. Importée en Angleterre par Lady Montagu, elle se répandit dans le reste de l'Europe[160]. La France fut une des dernières nations à adopter la méthode, en 1764. La faculté de médecine de Paris, consultée par le Parlement, rendit un arrêt le 8 juin 1763, par 52 voix contre 26, en faveur de l'inoculation dans le royaume[161].

Bordeu applaudit la décision du Parlement. Il faut des libertés au médecin ; mais il lui faut aussi des freins, des lois. Il faut donc que les juristes s'en mêlent. « Le public nous goûtera mieux lorsque nous aurons l'approbation, et que nous suivrons l'approbation de la puissance souveraine, qui veille sur les intérêts de la société, de même que sur notre doctrine et nos mœurs. Puisse la vigilance du Parlement, appui de nos règles, de nos statuts et de notre existence, ne pas s'arrêter précisément à ce qui regarde l'inoculation[162]. »

Bordeu évoque ce que nous appelons maintenant le « pouvoir médical ». Attention, dit-il, à la tyrannie des médecins !

Mais la question de la légitimité de l'inoculation a été fort discutée, dans des polémiques très vives. Il suffit de lire la vigoureuse réaction contre les « inoculistes », comme on disait alors, du médecin De Haen[163], *Réfutation de l'inoculation*. Je cite le texte dans l'édition de 1774[164], mais il renvoie lui-même à ses *Questions sur l'inoculation* de 1757[165]. Cette longue réfutation est conçue comme une réponse à deux partisans de l'inoculation, La Condamine[166] et, surtout, Tissot, docteur de la faculté de Montpellier, médecin très célèbre à Lausanne, auteurs l'un d'une *Dissertation*, lue dans la Société de l'Académie royale des sciences, l'autre d'une *Lettre*, en 1759.

L'argument des partisans de l'inoculation, qui est tout à fait faux selon De Haen et qu'il faut donc réfuter, est double. Cet argument, en effet, veut que tous les hommes, s'ils vivent assez vieux, auront nécessairement la petite vérole et que personne ne l'a jamais qu'une fois. Je passe évidemment sur la quantité d'exemples requis pour la démonstration, et qui devraient, selon De Haen, clore la bouche des « inoculistes ».

Un autre argument, qu'il faut aussi réfuter, est d'ordre statistique. Ainsi sur cinq ou sept personnes qui ont la petite vérole naturelle, il en mourrait une, « tandis qu'il ne meurt presque personne de mille, et même de deux mille, qui l'ont eu par inoculation. Telle est la voix unanime de tous les partisans de l'inoculation ». En fait, on maquille les chiffres, dit De Haen. Par exemple, les inoculistes ne prennent pas en compte, sur 1 000 morts, les 365 enfants qui meurent en dessous de 2 ans. D'autre part, cela vaut-il la peine de prendre de tels risques ? « La petite vérole est infiniment moins meurtrière que les inoculateurs ne le prétendent », écrit-il encore[167]. « Maitland[168], chirurgien, a fait en Angleterre la première inoculation, il avait demeuré à Constantinople, et il en avait appris la méthode de ceux qui, parmi les Grecs, exerçaient cette profession. C'est donc ce Maitland qui a appris aux Anglais la manière convenable d'inoculer. Voyons quels sont les effets qui en ont résulté », écrit De Haen[169]. Un mort sur quarante-sept inoculés à Boston, en Nouvelle-Angleterre, par exemple. « Je conclus donc encore, que suivant les règles, quelque rectifiées qu'elles soient, l'inoculation n'est pas permise en conscience[170]. »

Cette inoculation est pratiquée par des médecins à la fois courageux et peu rassurés. Je cite, par exemple, ce court compte rendu : « Doute sur une inoculation », par M. Ricary, médecin à Dignes[171] : « Le petit Roustan, âgé d'environ deux ans et demi, d'une complexion faible et délicate, après avoir été préparé pour l'inoculation de la petite vérole, fut inoculé par la méthode des incisions, le 10 août 1784, à neuf heures et demie du matin. » La piqûre fut cicatrisée le 12 septembre. « D'après l'exposé ci-dessus, écrit le bon docteur, je demande si l'enfant est à l'abri de la petite vérole ou non ; si la diarrhée qui le prit le 23 [...] n'a pas été un moyen dont s'est servi la nature pour évacuer la matière varioleuse et l'empêcher par là de se porter à la peau. »

« La génération des Lumières se passionne pour cet arsenal de moyens nouveaux qui permet de modifier le cours de la fatalité », écrit A. M. Moulin[172].

Jenner, le « bienfaiteur de l'humanité », comme on l'a appelé et l'expression n'est pas excessive, allait changer les termes du débat en « inventant » la vaccine[173]. Le 14 mai 1796, Edward Jenner, un apothicaire-chirurgien de Berkeley (Gloucestershire), préleva la substance d'un bouton de cow-pox que la trayeuse de la vache Blossom, Sarah Nelmes, portait au bras ; il l'inocula à James Phipps[174], un garçon de huit ans en bonne santé, en pratiquant deux incisions superficielles longues d'environ un demi-pouce. Le 1er juillet, la variole lui fut inoculée par plusieurs piqûres et incisions superficielles. Aucune maladie ne s'ensuivit (Jan Bailey). Mais les débats ne furent pas clos pour autant, concernant cette fois la vaccine.

L'électricité

La question de l'électrothérapie, dont l'importance nous échappe un peu maintenant, est fort discutée en cette fin du XVIIIe siècle[175]. Il n'est que de consulter le *Mémoire sur le traitement électrique, administré à 82 malades* par M. Mauduyt, lu le 18 décembre 1778 à la Société royale de Médecine[176].

Le traitement s'essaye sur les paralysies, rhumatismes, rhumatismes goutteux, la surdité, la goutte sereine, les suppressions. Mauduyt présente un grand tableau récapitulatif (p. 410), avec, par colonnes, « noms des malades leur âge, date de la maladie, causes probables de la maladie, durée du traitement, effets arrivés pendant le traitement, état des malades au bout d'un temps déterminé depuis la fin du traitement ». Suit un long commentaire, où l'on apprend aussi qu'il a traité du « lait épanché », des stupeurs et engourdissements, des maladies des yeux.

Mauduyt conclut en disant que, sans doute, il aura été trop peu enthousiaste pour certains médecins, trop optimiste pour les antagonistes. C'est aux médecins, ses confrères, de se faire une opinion à partir de ce rapport. Ce rapport est suivi d'un long mémoire *Sur les effets généraux, la nature & l'usage du fluide électrique, considéré comme médicament.* On y apprend que l'électricité positive accélère les pulsations du pouls dans la proportion de 6 à 80 ; que la négative en diminue le nombre dans celle de 2 à 80 ; que l'électricité augmente « l'insensible transpiration[177] » ; qu'il arrive que les malades électrisés rendent des urines troubles ; que des parties affectées de douleurs anciennes en ont été délivrées par l'usage de l'électricité, etc. Suit un long exposé *De la manière d'employer l'électricité* (pp. 439-452). Pronostic : « Si l'on consulte l'expérience, [...] il paraîtra que la paralysie est de toutes les maladies celle dans laquelle elle est suivie d'un succès plus fréquent et plus complet. » Elle donne des succès aussi dans la suppression des règles ; on peut en espérer dans le traitement du rhumatisme. Le succès chez les paralytiques semble si avéré que, dans la suite de ses recherches, la Société demande à Mauduyt d'exclure ces malades[178].

L'aimantation

La Société royale nomme Andry et Thouret commissaires pour suivre « les effets relatifs aux propriétés médicales de l'aimant[179] ».

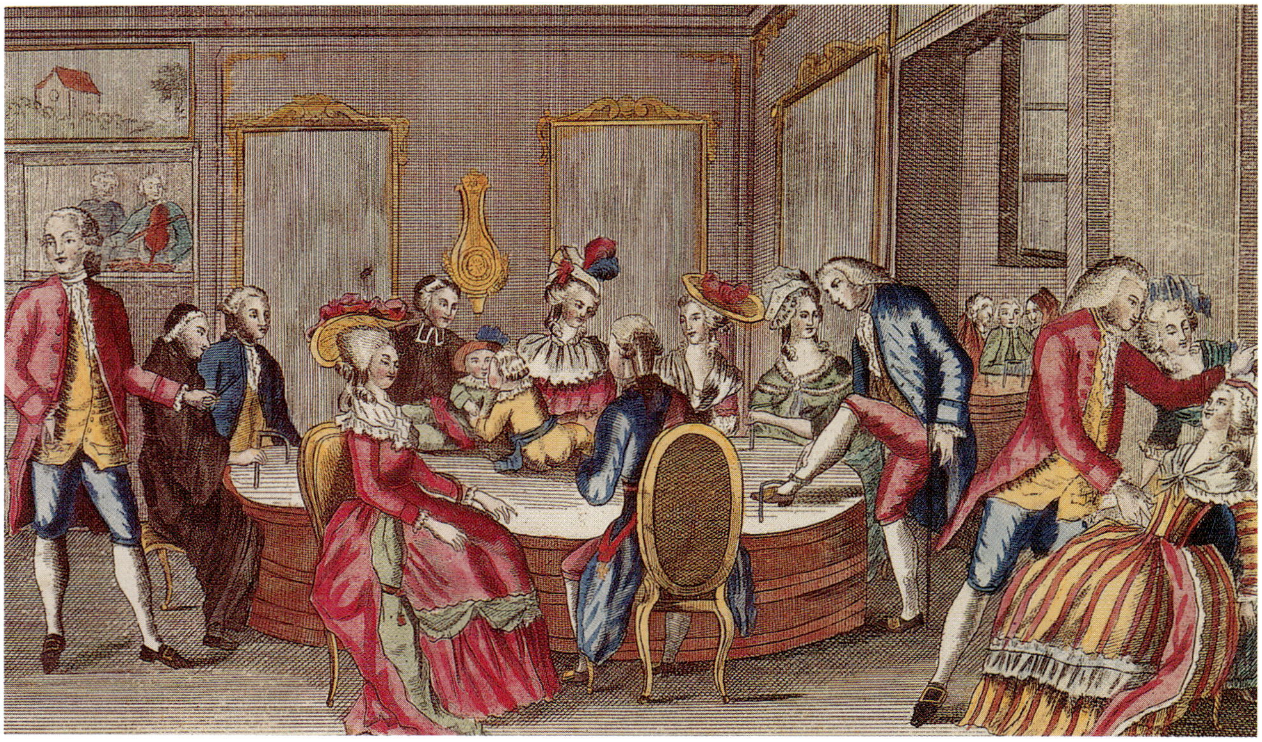

Utilisation du baquet de Mesmer, vers 1784. Paris, musée Carnavalet.

Le magnétisme animal

Cela fait partie, pour Sprengel, le grand historien de la médecine du XVIIIe siècle, du retour des thaumaturges. Il n'y a pas lieu ici de discuter de Mesmer, de sa baguette ou de son baquet ; mais le mesmérisme secoue le monde médical, et met en jeu le rapport médecin-malade. Imposture ou non, quelque chose « fonctionne ». On constate, quelle qu'elle soit, une efficacité. Voici ce qu'écrit le très sérieux Thouret, docteur régent de la Faculté et membre de la Société royale de Médecine[180] : « Un nombre considérable de personnes croient, dit-on, à sa doctrine ; plusieurs même se louent de sa méthode, et dans ce nombre il en est dont les qualités, l'esprit, le rang méritent les plus grands égards… Quelques personnes enfin ont encore dans leur croyance de plus respectables motifs ; l'amour du bien public, dont elles pensent que les intérêts sont liés à ceux de cette découverte. Est-ce par des plaisanteries qu'on doit entrer en discussion avec de pareilles personnes ? » Peut-être Thouret fait-il allusion à des piécettes comme *Les Docteurs modernes*, pièce jouée au Théâtre-Italien, le 16 novembre 1784. Les très sérieuses commissions royales, là aussi, sont chargées de juger très officiellement de la vérité et de l'efficacité du phénomène magnétique. « Le Roi a nommé le 12 mars 1784 des médecins choisis dans la Faculté de Paris, Messieurs Borie, Sallin, d'Arcet, Guillotin, pour faire l'examen et lui rendre compte du magnétisme animal […] ; sur la demande de ces quatre médecins, Sa Majesté a nommé pour procéder avec eux à cet examen, cinq membres de l'Académie royale des Sciences, Messieurs Franklin, Le Roy, Bailly, de Bory, Lavoisier[181]. »

La rénovation des hôpitaux

Quelque chose se prépare là de très important. On procède, dans ce domaine confus, à des observations et des rapports. *Le Journal de Médecine,*

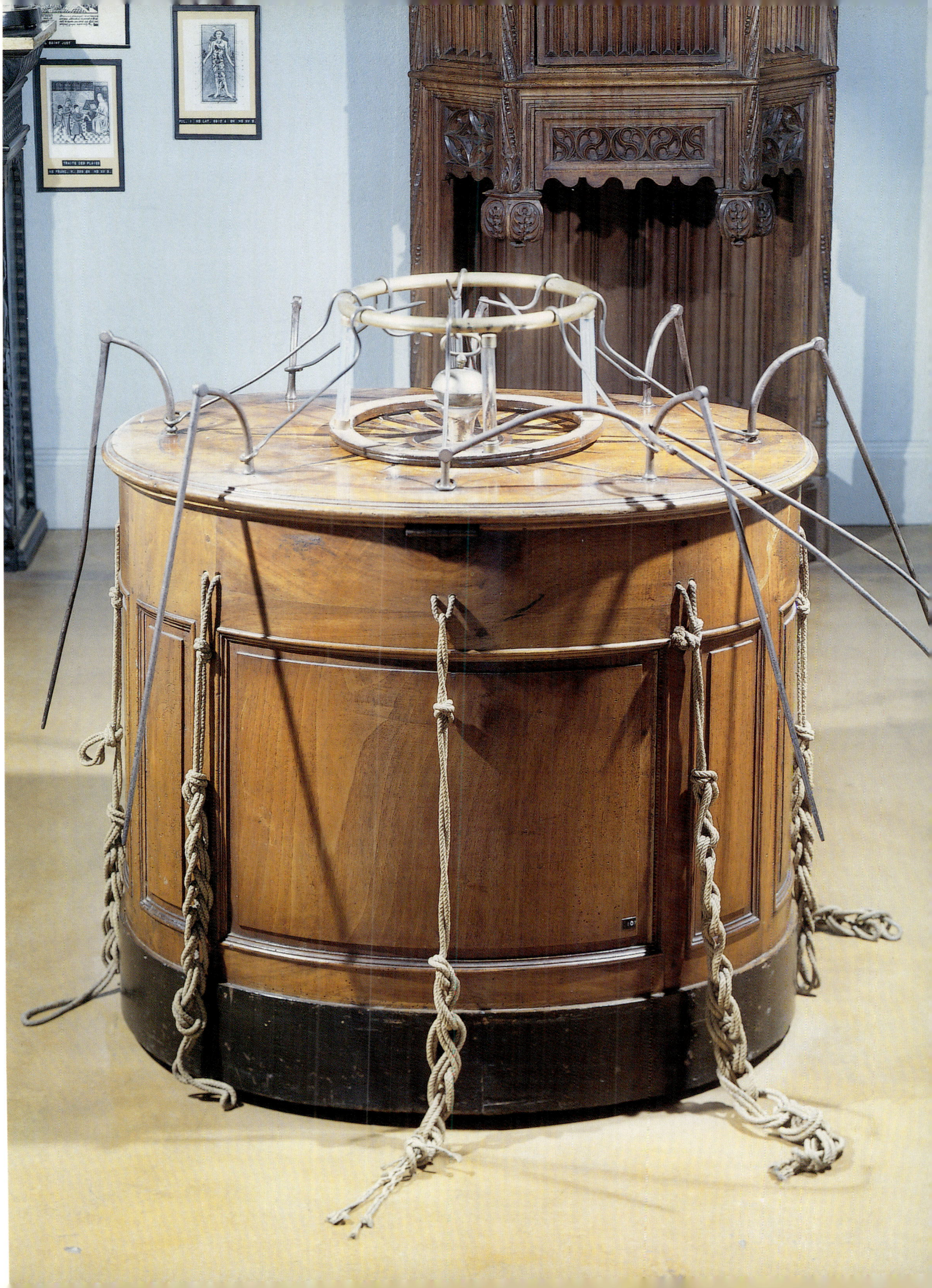

Le baquet de Mesmer.
Lyon, musée de l'Histoire
de la médecine

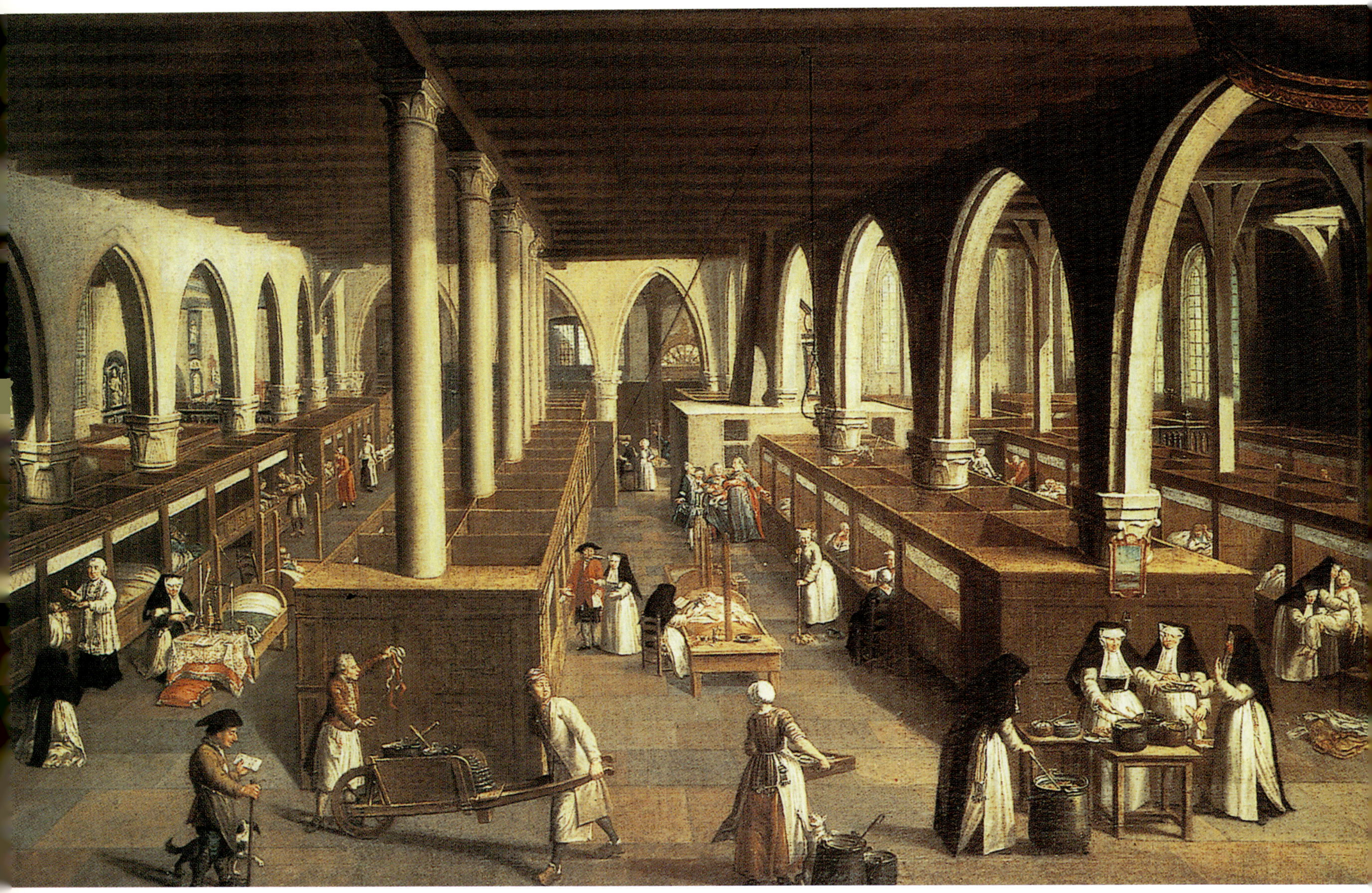

Vue de l'hôpital de Bruges, par J. Beeblock, 1778. Bruges, Memlingmuseum.

Chirurgie, Pharmacie publie, par exemple, à la rubrique des « Observations faites dans le département des hôpitaux civils[182] », une « Description topographique de l'hospice de Saint-Sulpice ; institution, règles et usages de cette maison » (p. 16-46) et « Institution de l'hospice des Pauvres Enfants trouvés atteints de la maladie vénérienne, faite à Paris en 1780[183] » (p. 289-336). Il faut naturellement citer le fameux rapport de Tenon[184], qui fut chargé en 1785, par Louis XVI, d'un rapport sur les hôpitaux. Dans son *Mémoire*, il décrit l'état de l'Hôtel-Dieu. L'architecte Poyet proposa un projet de translation de cet hôpital, qui fut examiné par une commission nommée par l'Académie[185].

Dans ce *Journal de Médecine*, paraît aussi, en août 1785, dans la même rubrique des *Observations faites dans le département des hôpitaux civils*, un long rapport intitulé « Instruction sur la manière de gouverner les insensés, et de travailler à leur guérison dans les asiles qui leur sont destinés[186] ».

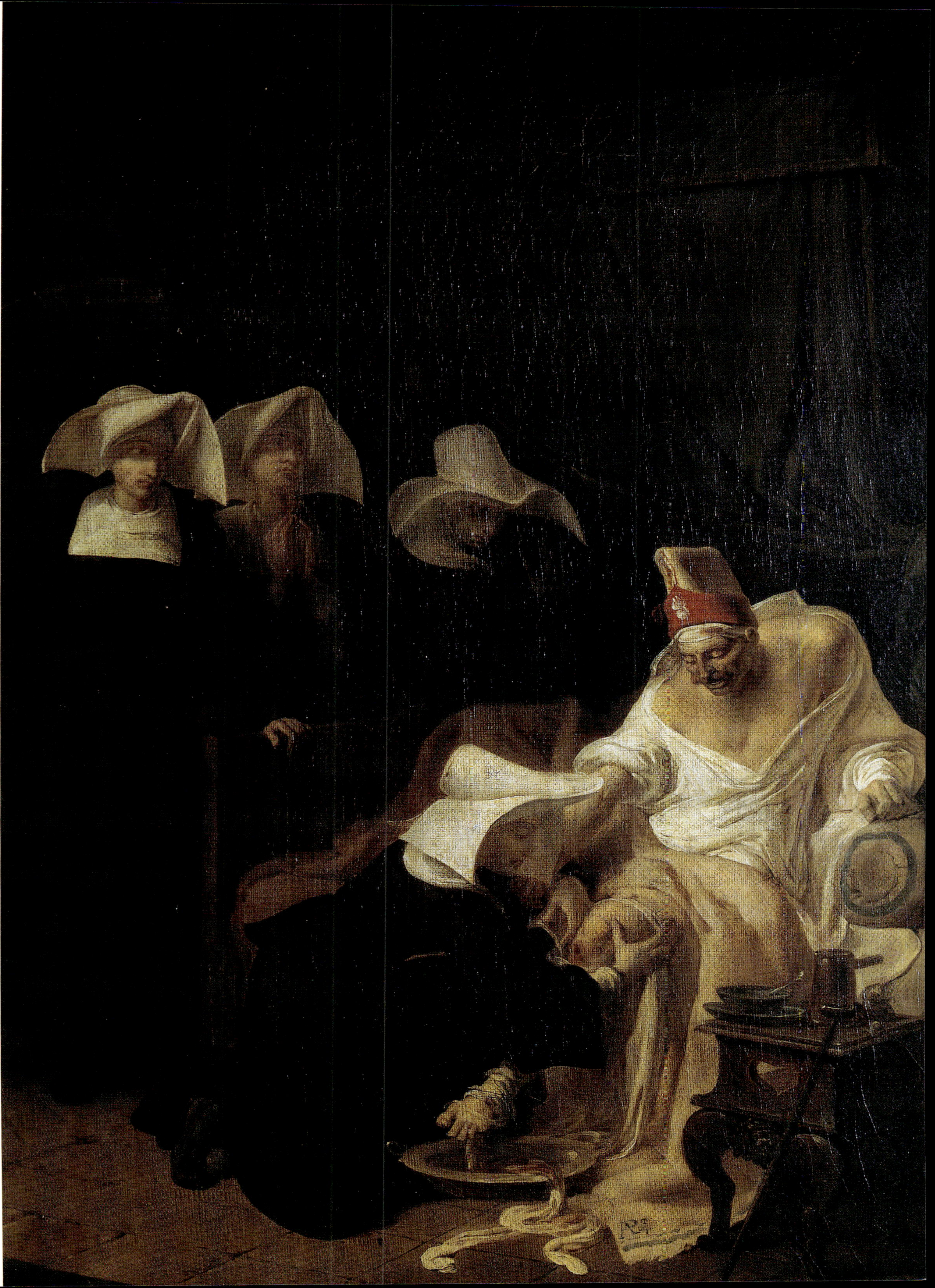

érieur d'un hôpital militaire,

par L.A.L. de Pellicot,

XVIIIᵉ siècle.

Là commence une réflexion sur la classification des maladies en rapport avec l'espace hospitalier, mais aussi la spécialisation de ce que l'on appellera plus tard les maladies mentales. Pinel arrive.

On voit que l'art médical est en transformation en cette fin de siècle. Il faut supposer, bien évidemment, que notre médecin participe à ces transformations. Il ne peut pas ne pas le faire ; on voit que ce sont des débats publics, des questionnements qui n'intéressent pas seulement une « élite ».

Naturellement, il faut lire aussi les réflexions théoriques, par exemple celles de Cabanis ; on se reportera à son libelle : *Quelques principes et quelques vues sur les Secours Publics, extrait de rapports faits à la commission des hôpitaux de Paris en 1791, 1792, 1793*[187].

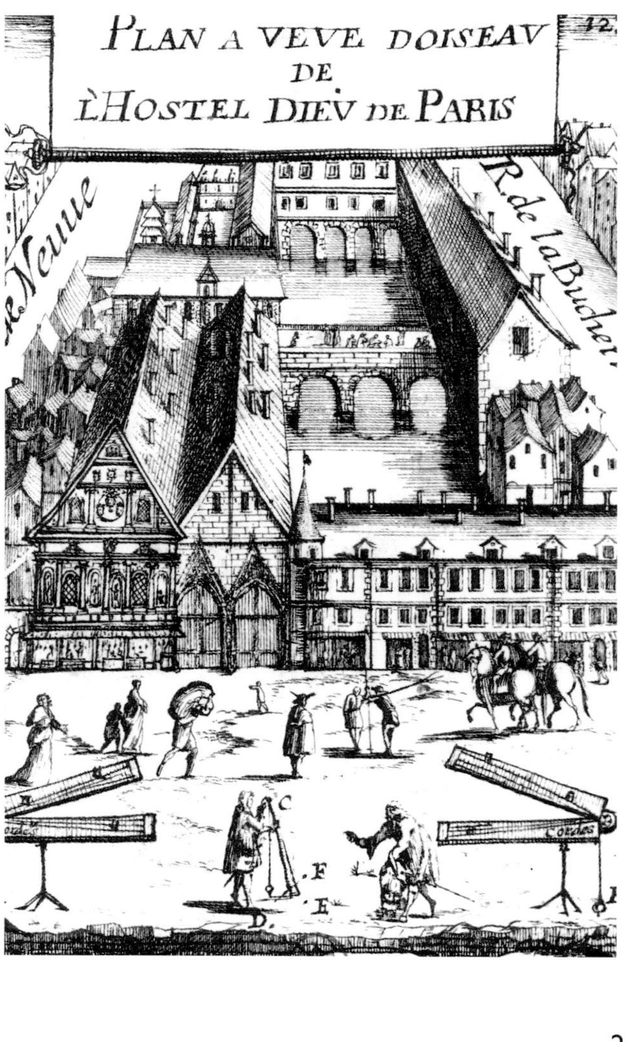

Vue de l'Hôtel-Dieu à Paris, 1703. Paris, Bibliothèque nationale de France.

■ ■ ■

La question de la douleur

Évidemment, la question du sens de la douleur s'est posée aux médecins dès l'Antiquité[188]. Le XVIIIe siècle l'a méditée[189]. Qu'on lise, par exemple, Marc-Antoine Petit, *Discours sur la douleur prononcé à l'ouverture du cours d'anatomie et de chirurgie de l'Hospice général des malades de Lyon*, le 28 brumaire, an VII (1799) :

« Citoyens, je viens vous entretenir un moment d'un de vos ennemis, de l'éternel ennemi du genre humain ; d'un tyran qui frappe avec une égale cruauté, l'enfance et la vieillesse, la faiblesse et la force[190] [...]. On agit contre la sensibilité par l'emploi des remèdes narcotiques et des calmants, par l'usage bien dirigé des six choses non naturelles, et par les secours moraux[191]. »

Quels sont les calmants ?

« L'opium et ses différentes préparations forment presque seuls la classe la plus efficace des remèdes narcotiques ou assoupissants... Qu'elle soit cependant avare la main qui donne l'opium, surtout si la douleur est symptomatique, chez le sujet jeune. »

Galien et Alexandre de Tralles conseillaient de l'unir toujours « aux plus puissants antispasmodiques, tels que le camphre et le castoreum » ; voir aussi les « sages combinaisons » dans la « thériaque, le diascordium, le laudanum de Sydenham, ou les pilules de cynoglosse[192] ».

Le vin (usage interne et externe). Le froid et l'application de la glace. Hippocrate, comme plus tard Hoffmann, écrit Petit, utilisait déjà le froid : « Nous placerons donc le froid au rang des narcotiques » (p. 107).

Il faut ajouter les calmants généraux comme le camphre, le quinquina, etc. On peut agir aussi par l'air, les aliments et les boissons, le sommeil et la veille, le mouvement et le repos, les passions de l'âme, etc.

La question de l'anesthésie se pose. J. P. Peter a republié l'*Essai* de Sassard, chirurgien principal de l'hôpital de la Charité de Paris[193]. Sassard constate « l'état horrible dans lequel jette la douleur [...] ; aussi de tout temps les personnes qui se sont occupées de l'art de guérir ont-elles prescrit des remèdes qui tendent à la calmer, si toutefois ils ne la détruisent pas entièrement. Les livres de médecine fourmillent de recettes qui toutes remplissent le but proposé. L'art de ce côté a bien mérité de la part des hommes ». On peut trouver ces vues bien optimistes. Sassard se fonde sur l'analogie pour proposer des perspectives sur ce que l'on pourrait appeler, de manière anachronique, l'anesthésie opératoire : « Puisqu'il est évident que des douleurs violentes telles que celles des coliques, des cancers et autres sont apaisées et même détruites par l'usage des narcotiques, qui est-ce qui empêcherait que l'on ne fît prendre, avant la plupart de nos opérations, un narcotique dont la dose, appropriée à l'âge et au tempérament des personnes, mènerait au bout d'un certain temps au sommeil, et en évanouissant la sensibilité des parties, pourrait dans certains cas éluder la douleur et dans d'autres la diminuer et la rendre supportable[194] ? »

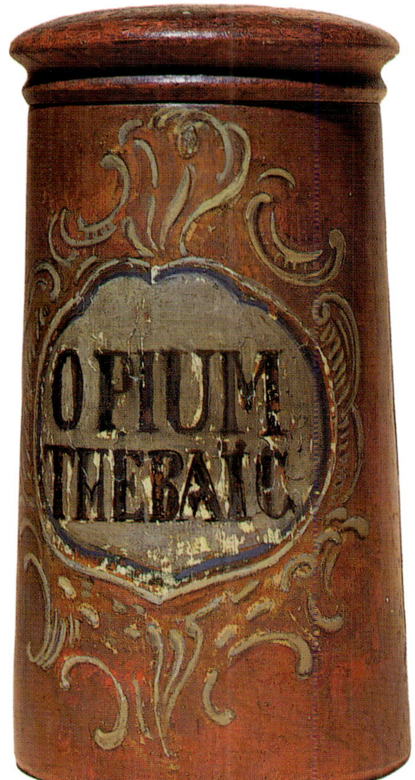

Pot à opium en bois, XVIIe siècle. Paris, collection Cotinat.

■ ■ ■

Le retour des grands systèmes. Le cas de John Brown

Né en 1735 ou 1736, à Buncle, dans le comté de Berwick (Écosse), il publie en 1779 ses *Elementa medicinae*[195] qui devaient pour un temps révolutionner la médecine. La doctrine est simple ; on peut l'apprendre en peu de temps. Il en est de même pour la thérapeutique. C'est le nouveau Thessalus, diront ses ennemis, faisant allusion au médecin de l'école méthodique, de l'époque de Néron, qui prétendait enseigner la médecine en six mois. Ce n'est d'ailleurs pas un hasard, comme je l'ai montré, si l'influence de Brown arrive surtout par l'Italie, où l'on a vu, au XVIIIe siècle, un retour en force de l'école méthodique. Il y a, selon Brown, deux diathèses : il appelle « diathèse sthénique » cet état du corps d'où résultent les maladies ou les opportunités avec excès d'incitation ; et « diathèse antisthénique ou asthénique », celle qui donne lieu aux maladies ou aux opportunités de la seconde forme. « L'indication curative est, dans la diathèse sthénique, de diminuer ; dans la diathèse asthénique d'augmenter l'incitation jusqu'à ce qu'on l'ait ramenée au terme moyen qui constitue la santé. Les débilitants qui guérissent une maladie sthénique guérissent toutes les autres [...]. Telle est la simplicité à laquelle l'art est porté qu'un médecin, arrivé au lit d'un malade, n'a que trois choses à déterminer : d'abord si la maladie est générale ou locale ; ensuite quand elle est générale, si elle est asthénique ou sthénique ; enfin quelle en est la mesure. » C'est ce que disent les *Éléments*. Danger, dira et répétera Laennec. On néglige l'observation, la nosologie et la distinction des cas semblables, sans laquelle il n'y a pas de bonne médecine.

■ ■ ■

L'enseignement de la médecine. Importance capitale de la Révolution

Dans la période 1792-1794, l'enseignement de la médecine a été suspendu ; et durant les années 1792-1803, aucun diplôme de médecine n'a été décerné. Le nouvel enseignement sera l'œuvre de la Révolution. Comme le rappelle Ackercknecht[196], Desbois de Rochefort avait introduit l'enseignement clinique à la Charité en 1780, enseignement poursuivi par Corvisart en 1788 ; Desault avait lui aussi institué un enseignement de cette nature à l'Hôtel-Dieu en 1787. « Mais ces hommes-là n'appartenaient pas au monde universitaire. » L'enseignement à la faculté de médecine ne comportait que des cours magistraux en latin, où l'on ne faisait que commenter les écrits d'Hippocrate, de Galien et de quelques Arabes. Les cinq professeurs étaient tirés au sort chaque année parmi des médecins parisiens.

Dans son célèbre rapport, Fourcroy écrit[197] : « Peu lire, beaucoup voir et beaucoup faire, telle sera la base du nouvel enseignement que les Comités vous proposent de décréter. Ce qui a manqué jusqu'ici aux écoles de médecine, la pratique même de l'art, l'observation au lit des malades, deviendra une des principales parties de cet enseignement. »

À la suite de ce rapport, la Convention promulgua, le 4 décembre 1794 (14 frimaire, an III), une loi instituant trois nouvelles « écoles de santé » à Paris, Montpellier et Strasbourg. Pourtant Vicq d'Azyr, dans son rapport sur la réorganisation de l'enseignement de la médecine, avait désigné aussi les villes de Bordeaux et de Nantes. En 1796, l'école de santé de Paris devint école de médecine.

L'autre grande nouveauté de ce rapport était la réunification de la médecine et de la chirurgie. En 1797, on créa une école de dissection adjointe à l'école de médecine, destinée à recevoir une élite de cent vingt étudiants. Dans son discours de 1800, Thouret se félicitait de la création de l'enseignement clinique. Trois cliniques nouvelles ont été instituées, pour l'inoculation, le traitement des maladies syphilitiques et la pratique des accouchements. Thouret se réjouissait aussi de ce que la médecine légale, l'histoire de la médecine, l'hygiène, la physique, la chimie biologique et l'histoire naturelle fussent enseignées dans la nouvelle école.

Pour la province, on me permettra de prendre l'exemple de Nantes. Cette cité était le chef-lieu de l'Université bretonne, et sa faculté de médecine a été fondée en 1460, en même temps que les autres facultés de l'Université. Nantes fut dotée au XVIIIe siècle d'une école de chirurgie, organisée en 1741. Ces deux institutions disparurent en 1793. « Elles furent à Nantes ce qu'elles furent partout ailleurs en France,

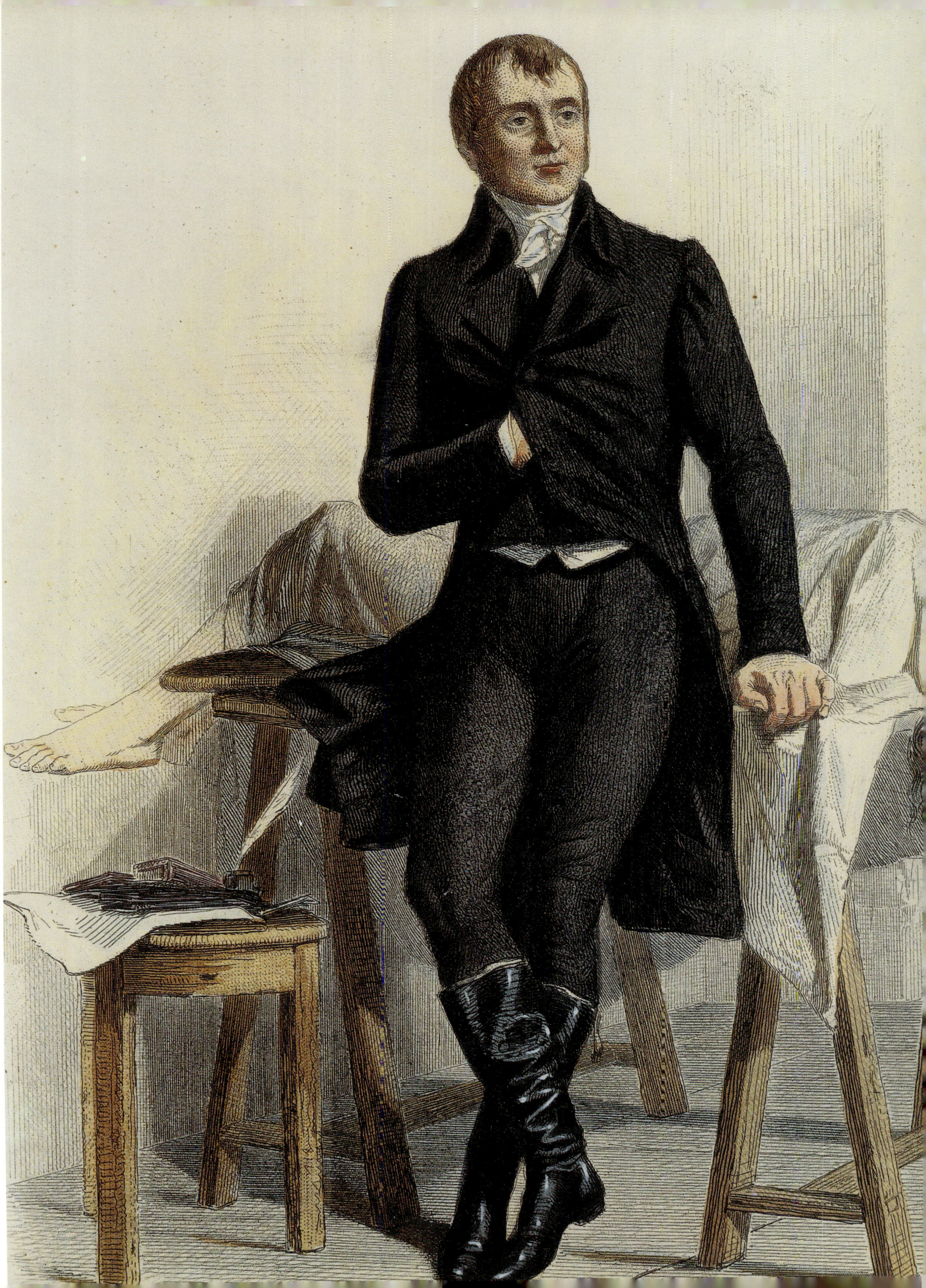

L'anatomiste Xavier Bichat.
Paris, bibliothèque
des Arts décoratifs.

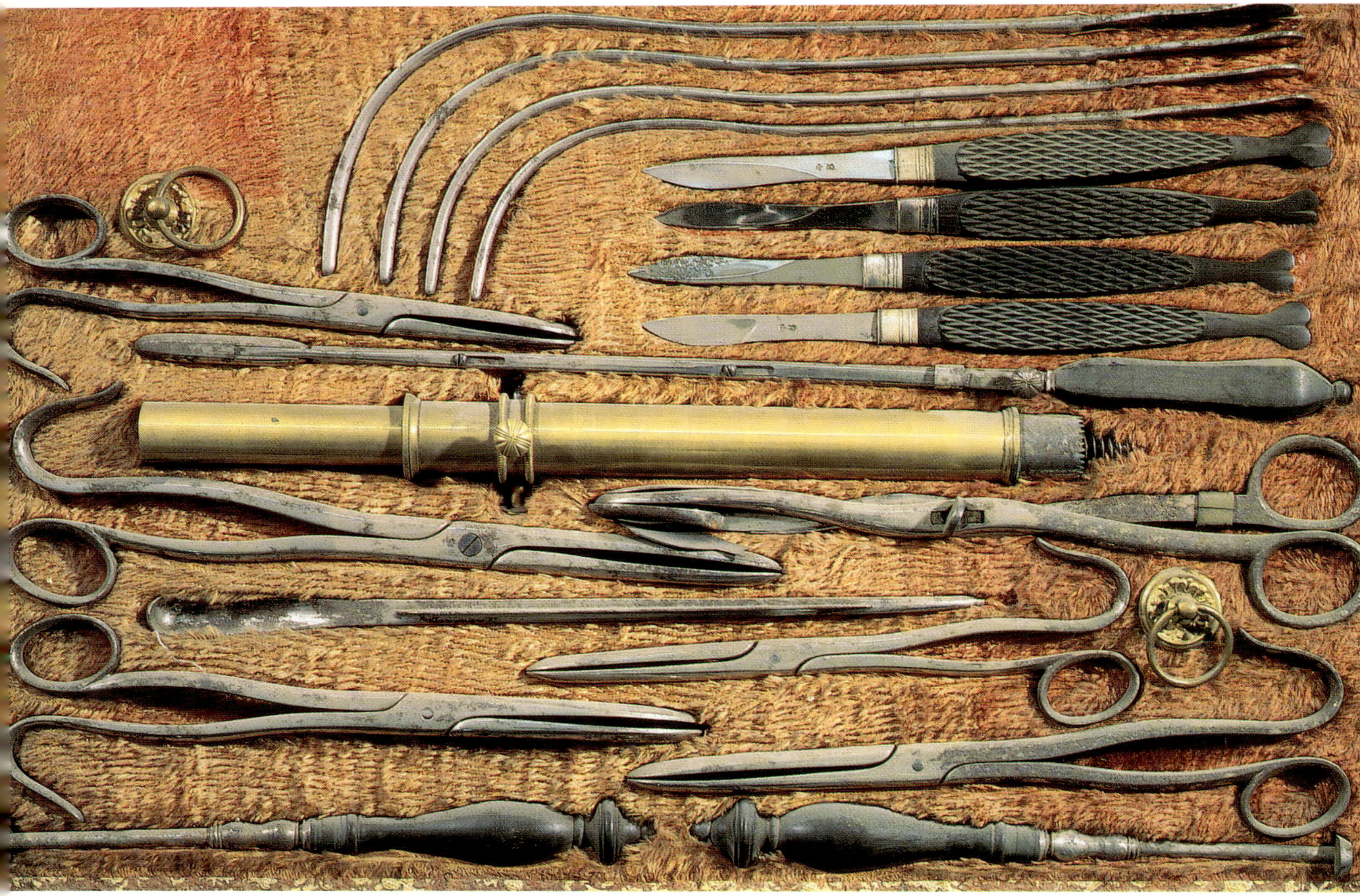

Trousse de chirurgien, XVIIIe siècle.

écrit Rouxeau, ce que pouvaient être des écoles tenues systématiquement éloignées des hôpitaux et qui ne s'appuyaient guère que sur de stériles discussions scholastiques[198]. »

« Vers le milieu du XVIIIe siècle, précise Rouxeau, il entra dans les attributions du premier des chirurgiens internes de l'Hôtel-Dieu, le gagnant-maîtrise, comme on l'appelait, de faire des cours d'anatomie et de chirurgie aux 25 ou 30 apprentis chirurgiens qui étaient admis en qualité d'externes, à l'intérieur de l'établissement, pour y suivre la visite des malades et s'y initier à la pratique des pansements. »

■ ■ ■

Médecine vétérinaire

Les médecins s'intéressent de très près aux épizooties. On l'a vu dans l'œuvre de Ramazzini, et plus tard dans celle de Desmars[199]. C'est aussi le cas de Vicq d'Azyr. C'est que cela concerne aussi la proximité humaine. Mais du point de vue des animaux eux-mêmes et de leurs soins, on peut dire qu'une spécialisation se développe avec

« l'immortel créateur en France des écoles vétérinaires », Claude Bourgelat[200] (1712-1779). Il faut son-ger à l'œuvre de Daubenton (1716-1799), par exemple à son mémoire *Sur le régime le plus nécessaire aux trou-peaux*[201]. « Le régime des troupeaux est une des parties les plus importantes de la médecine vétérinaire. On ne peut établir solidement cette science que par des expériences exactes et par des observations souvent répétées sur les animaux. » Mémoire qui a remporté le prix proposé en 1776 sur les différentes questions, notamment « déter-miner, par une description exacte des symptômes, à quel genre de maladie on doit rapporter l'épizootie de 1774, 1775 & 1776, dans la Flandre, l'Artois, l'Ardresis, le Calaisis, le Boulonnais et l'Artois » (p. 616 *sq*.). En 1783, un enseignement lui est confié à l'école vétérinaire d'Alfort, concernant l'économie rurale.

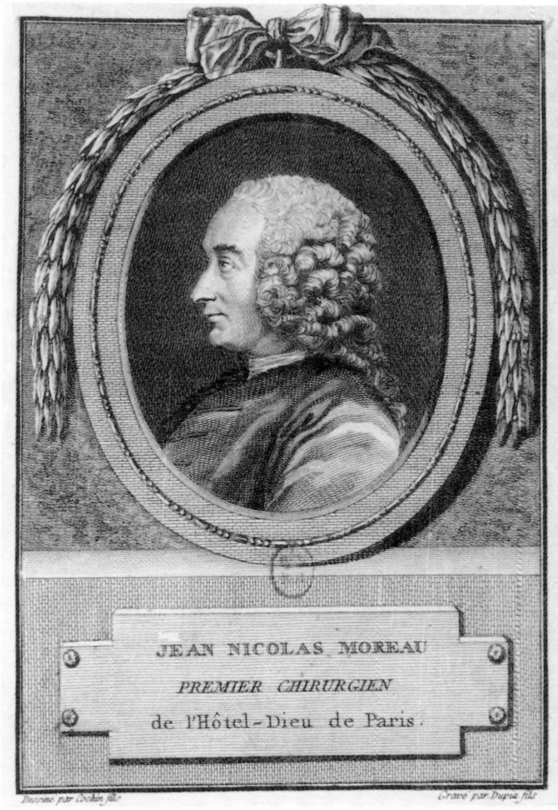

Jean Nicolas Moreau, premier chirurgien de l'Hôtel-Dieu, XVIIIe siècle. Paris, Bibliothèque nationale de France.

■ ■ ■

Conclusion

Ce n'est pas une histoire de la médecine que nous avons tenté d'esquisser, ni une histoire de la pensée médicale, quoique nous y touchions parfois. Qu'on ne se plaigne pas non plus de ne pas trouver beaucoup de noms de médecins. C'est que nous avons essayé de tenir à notre sujet, qui est d'envisager la *Weltanschauung* d'un médecin « moyen » au long du XVIIIe siècle, d'un médecin virtuel dirions-nous maintenant. Nous serions heureux si l'on pouvait y voir un peu plus clair, en si peu de pages.

On aurait pu traiter autrement le sujet On aurait pu, par exemple, s'intéresser surtout à l'aspect social, à la situation, au rôle du médecin dans la société de son temps. Combien gagnait un médecin, par exemple ? Selon Corlieu[202], on compte à Paris 139 médecins et 171 chirurgiens pour une population de 610 000 habitants en 1792. « Portal, médecin consultant très en vogue, gagnait 43 000 francs en 1788 [...]. Le praticien moyen ne pouvait demander au mieux que le quart de ce qu'exigeaient les princes de la profession[203]. »

Je ne nie pas que ces questions aient de l'intérêt. Ce n'est pas le sujet que je me suis donné. Ce qui m'a préoccupé, c'est le médecin face à sa pratique, aux exigences de son art, à sa culture ; c'est pourquoi j'ai fait attention de prendre comme références des textes vulgarisés, dont il devait avoir eu facilement connaissance, et j'ai fait allusion à des débats qu'il pouvait avoir avec ses confrères ou patients.

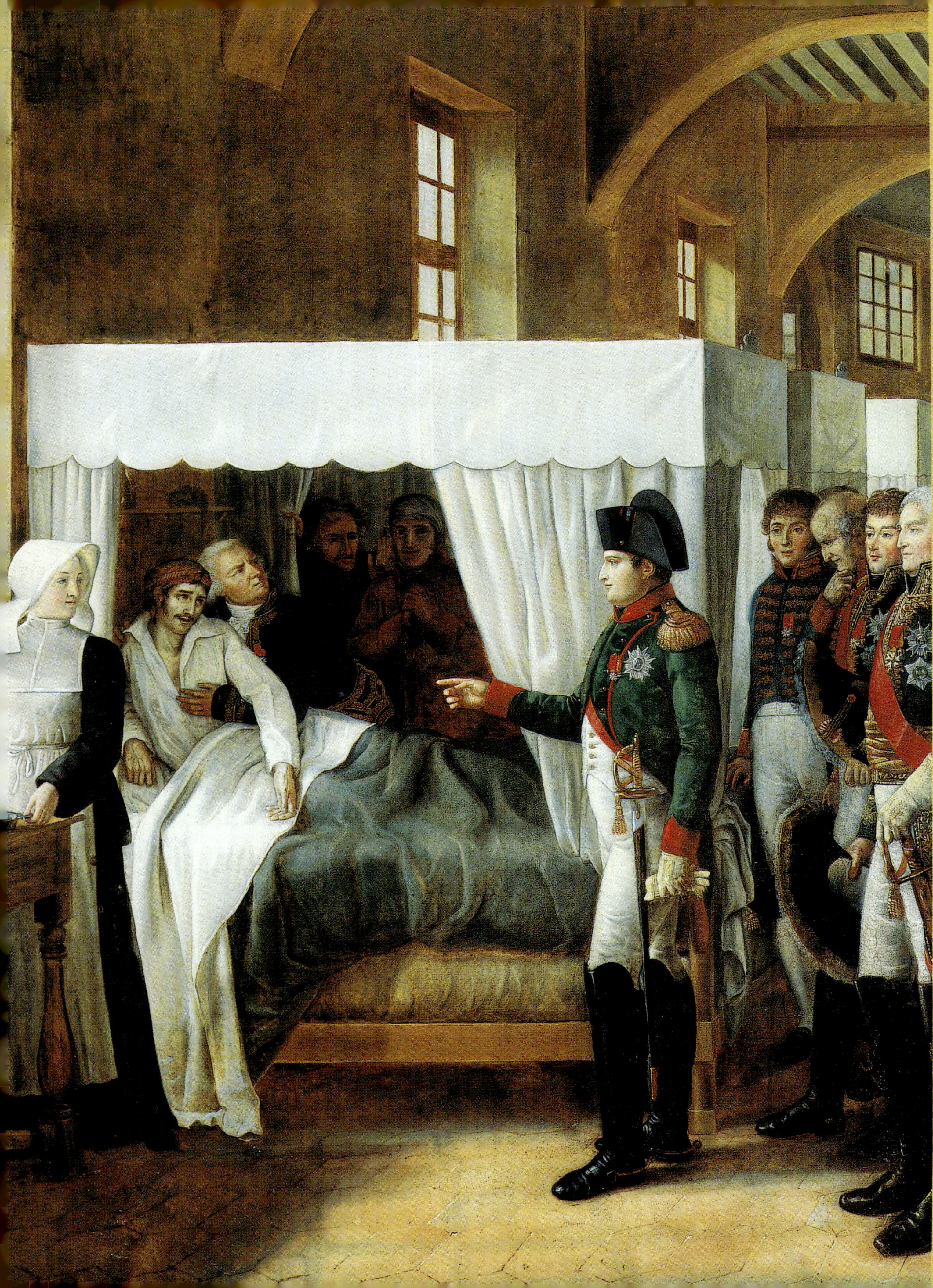

Napoléon visitant l'infirme
des Invalides le 11 février
Château de Versailles.

CHAPITRE 6

Le médecin au XIXe siècle

I

LE MÉDECIN DE LA FIN DU XVIIIe SIÈCLE AUX ANNÉES 1880

Olivier Faure

À lire l'histoire des médecins à travers le seul prisme de la science et de la technique, la période concernée n'a guère bonne presse. Au mieux, elle est celle des prémices du triomphe ultérieur de la médecine scientifique incarnée par Claude Bernard, Louis Pasteur, Koch et quelques autres. Au pire, elle est le dernier avatar d'une médecine irrationnelle, encombrée de théories spéculatives, dont le plus bel exemple est la médecine physiologique de Broussais et les sangsues qui l'accompagnent. La médecine subit aussi une défaite retentissante face au choléra, alors la maladie phare. Qu'ils agissent sans retenue ou laissent faire la nature, les médecins demeurent inefficaces. Beaucoup, du reste, le reconnaissent et s'en désolent. Tout naturellement, leur situation matérielle et sociale est à l'unisson. Souvent présentés sous des jours peu aimables par la littérature et la caricature, les médecins se répandent en lamentations. Accablés par la concurrence, assaillis par les charlatans, méprisés par l'État, grugés par leurs clients, ils seraient, à les entendre, les plus malheureux des hommes.

Pourtant, malgré ces difficultés bien réelles, cette époque est aussi celle pendant laquelle la médecine aperçoit pour la première fois, avec la vaccination antivariolique, la perspective d'une victoire définitive sur une maladie et par extension sur *la* maladie. L'essentiel du changement ne réside pourtant pas dans l'efficacité thérapeutique croissante, mais dans la place grandissante du médecin dans la société. Toujours plus nombreux, les médecins bénéficient, quoi qu'ils en disent, d'une protection publique renforcée face à leurs concurrents et d'un statut plus conforme à leurs vœux. Plus encore que leur situation matérielle, le statut social, le prestige intellectuel et le rôle politique des médecins s'accroissent de façon spectaculaire. Tous ces acquis sont en grande partie dus à leur capacité de se regrouper et de mettre sur pied des stratégies efficaces pour défendre leur profession et améliorer leurs positions. Si elles réussissent aussi bien, c'est également parce qu'elles répondent aux aspirations profondes de la société. De plus en plus de personnes sont désireuses et capables de faire appel au médecin pour être mieux protégées contre la maladie et vivre plus longtemps. De plus en plus souvent, les gouvernants et les élites dirigeantes voient dans la médecine et les médecins une science et des hommes capables de traiter, non seulement des maladies individuelles et physiques, mais aussi les problèmes de la société.

Cet apparent paradoxe, où l'on voit la réussite sociale des médecins anticiper leur efficacité technique, montre bien que la médecine et l'histoire de la médecine ne dépendent pas seulement de l'évolution d'un savoir abstrait, indépendant de la société et du génie de quelques individus d'exception, mais bien de l'état d'une société tout entière. L'époque considérée se prête d'autant mieux à la démonstration qu'elle a été, depuis une vingtaine d'années, l'objet de nombreuses études menées dans cette optique. Grâce à elles[1], on peut donc suivre les cheminements individuels et collectifs des médecins ordinaires et ne plus se limiter aux « grandes » personnalités. Si l'on renonce à établir des palmarès rétrospectifs inutiles, on s'aperçoit que, loin de mériter notre curiosité un peu distraite et condescendante, les obscurs médecins du premier XIXe siècle peuvent nous apprendre beaucoup sur leurs successeurs et, plus largement, sur nous-mêmes.

■ ■ ■

De la vocation à l'installation

À partir de la fin du XVIIIe siècle, se destiner à soigner les autres devient une vocation de plus en plus fréquente, malgré les exigences croissantes d'une formation largement rénovée.

Des professions attirantes

L'existence de plusieurs catégories de médecins permet l'accès de jeunes gens d'origine relativement modeste à l'art de guérir. En Angleterre, jusqu'en 1886, il est possible de devenir chirurgien ou apothicaire en suivant seulement un apprentissage chez un maître installé. Si l'apprentissage est long (cinq ans) et payant, on peut trouver des stages à partir de 50 livres qui, de fait, suffisent pour exercer l'ensemble de la médecine, quel que soit le titre acquis[2]. En Prusse et dans de nombreux autres États allemands, il existe, à côté des médecins, deux ou trois classes de chirurgiens dont les dernières sont accessibles sans beaucoup d'exigences financières et intellectuelles[3]. Même en France, où la distinction entre médecine et chirurgie a été abolie, la loi de Ventôse an XI crée, à côté du doctorat, un diplôme d'officier de santé auquel on peut prétendre à l'issue d'études plus courtes ou d'une formation pratique « sous » un docteur (six ans) ou dans un hôpital (cinq ans[4]).

Anciennes, ces distinctions ne peuvent suffire à expliquer l'engouement pour les professions médicales qui se produit au début du XIXe siècle. La conjoncture spécifique joue un rôle majeur. Dans la France de la Révolution et de l'Empire, soumise à un quart de siècle de guerres ininterrompues, de nombreux jeunes gens ont acquis, lors de

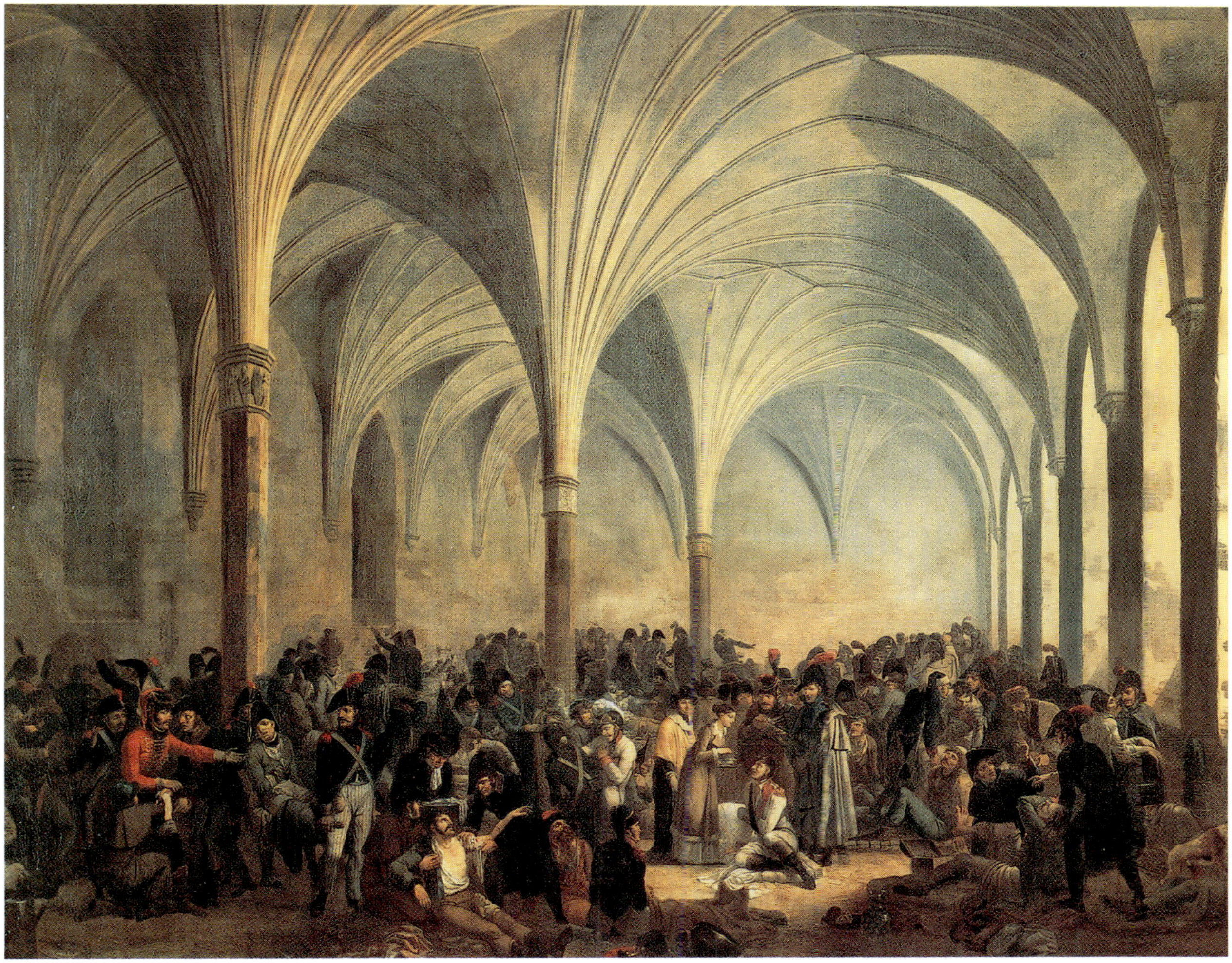

Hôpital militaire à Marienbourg, en juin 1807. Château de Versailles.

leur passage aux armées, une expérience médicale et chirurgicale qu'une partie d'entre eux souhaitent valoriser dans la vie civile[5]. Le phénomène existe aussi en Angleterre où le service de santé des armées recrute jusqu'à trois cents chirurgiens par an dans les dernières années des guerres napoléoniennes. En France, la suppression de tout contrôle de la profession médicale pendant la Révolution (1792-1803) a permis l'entrée dans la profession d'un nombre indéterminé de jeunes gens sans diplôme ni formation. Une partie d'entre eux profitent des dispositions transitoires libérales de la loi de Ventôse pour se faire intégrer dans le corps des officiers de santé en présentant un certificat signé du maire et de deux notables de leur commune[6].

La multiplication des vocations est surtout liée à des transformations plus profondes de la société. L'enrichissement relatif au XVIIIe siècle accroît les effectifs de la petite et de la moyenne bourgeoisie. Si celle-ci privilégie parfois le commerce et l'industrie, elle ne dédaigne pas pour ses enfants, surtout en Allemagne et en France, les états jugés plus nobles de la fonction publique, de l'armée et des professions libérales. Par ailleurs, la fréquentation des collèges, *grammar schools* et autres *gymnasium* s'est étendue. Nombre de jeunes gens s'y sont enthousiasmés pour les sciences exactes, dont l'enseignement se développe, et ont pu voir dans les études médicales un moyen de satisfaire leur passion. Les vocations médicales sont aussi de plus en plus prisées dans la mesure où la profession apparaît comme un bon moyen de mettre en pratique l'idéal des Lumières, en faisant preuve de philanthropie, en œuvrant pour le bien commun et le triomphe du progrès. Enfin, l'intérêt tout court rejoint les passions scientifiques et les projets humanitaires. À partir de la fin du siècle, la médecine semble, à tort ou à raison, une bonne affaire. Le développement spectaculaire du commerce des remèdes, la multiplication des réclames dans les journaux indiquent que la santé devient un marché porteur et en pleine expansion[7]. Si les effets sont surtout nets dans l'accroissement du nombre de chimistes et de droguistes en Angleterre, il est loin d'être exclu que l'attrait pour les professions médicales ne naisse pas aussi du sentiment diffus qu'il existe une demande à satisfaire.

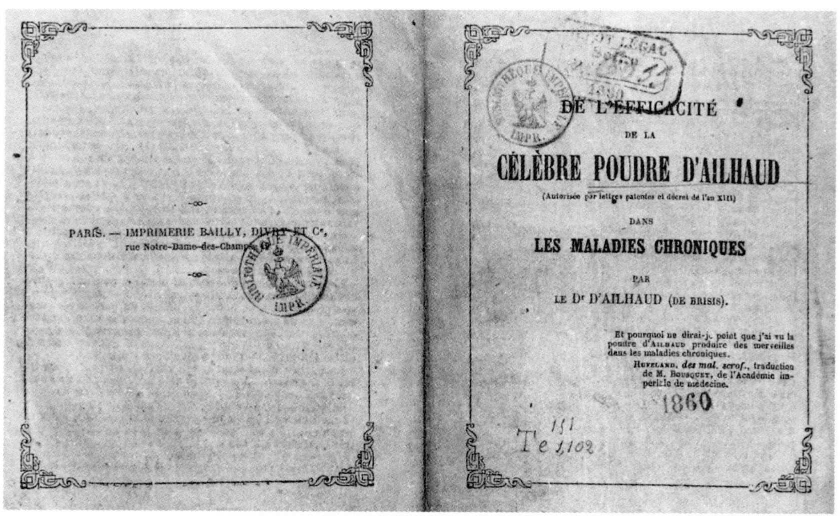
PARIS. — IMPRIMERIE BAILLY, DIVRY ET Ce, rue Notre-Dame-des-Champs

DE L'EFFICACITÉ DE LA CÉLÈBRE POUDRE D'AILHAUD

(Autorisée par lettres patentes et décret de l'an XIII)

DANS LES MALADIES CHRONIQUES

PAR LE Dr D'AILHAUD (DE BRISIS).

1860

Réclame pour la célèbre poudre d'Ailhaud, sous l'Empire. Paris, Bibliothèque nationale de France.

Des dispositifs malthusiens

Il ne faut cependant pas exagérer l'importance de la ruée vers les études médicales. Si les effectifs augmentent, ils ne dépassent pas quelques milliers pour chaque pays. En France, il n'y a guère plus de cinq cents étudiants en médecine au moment où se reconstitue l'enseignement médical, après la tourmente révolutionnaire. Une trentaine d'années plus tard, il y en a six fois plus (trois mille, dont les deux tiers à Paris). Cette hausse spectaculaire est néanmoins compensée par une baisse des effectifs dans la vingtaine d'écoles secondaires de médecine. Héritières des cours pratiques institués à la fin de l'Ancien Régime et sous la Révolution, légalisées au début du siècle sous le nom de « cours pratiques », transformées en écoles en 1820, ces institutions sont en butte à l'hostilité des facultés. Les études qui y sont faites ne sont pas valides pour l'accès au doctorat, et les financements purement locaux (hôpitaux, communes, départements) sont si limités que les conditions d'enseignement y deviennent répulsives. Ayant rarement dépassé la centaine d'inscrits, pour les plus grandes, ces écoles voient leurs effectifs s'effondrer[8]. Le schéma n'est guère différent en Allemagne. Après une baisse marquée au tournant du siècle, les universités allemandes des années 1830 totalisent un peu plus de deux mille étudiants en médecine. L'augmentation s'accélère dans les années qui suivent. Entre 1832 et 1841, le nombre des candidats aux examens d'État passe, en Prusse, de 164 à 382. Il triple pour le seul diplôme de chirurgien de première classe, en liaison avec l'ouverture, entre 1822 et 1831, de quatre écoles médico-chirurgicales spécialement destinées à la formation de ce corps. Malgré ces hausses, les effectifs restent faibles. En effet, les lieux de formation sont rares et les études, malgré tout, coûteuses. Si l'Allemagne compte encore dix-neuf universités en 1819, dix-huit ont été fermées dans les trente années précédentes[9]. En France, on est passé d'une vingtaine de facultés sous l'Ancien Régime à trois (Paris, Montpellier, Strasbourg) à partir de 1803. En Grande-Bretagne, la plupart des universités sont écossaises (Édimbourg, Glasgow, Aberdeen [deux], Sant-Andrew) ne laissant à l'Angleterre que trois établissements (Oxford, Cambridge, Londres) et à l'Irlande un seul (Dublin). Ces universités ne sont guère attirantes, à l'image de celle de Sant-Andrew qui se contente de vendre des *medical degrees* sans assurer le moindre

Page de droite : Dominique Larrey amputant le capitaine Rebsomen à la bataille de Hanau. Paris, musée du Val-de-Grâce.

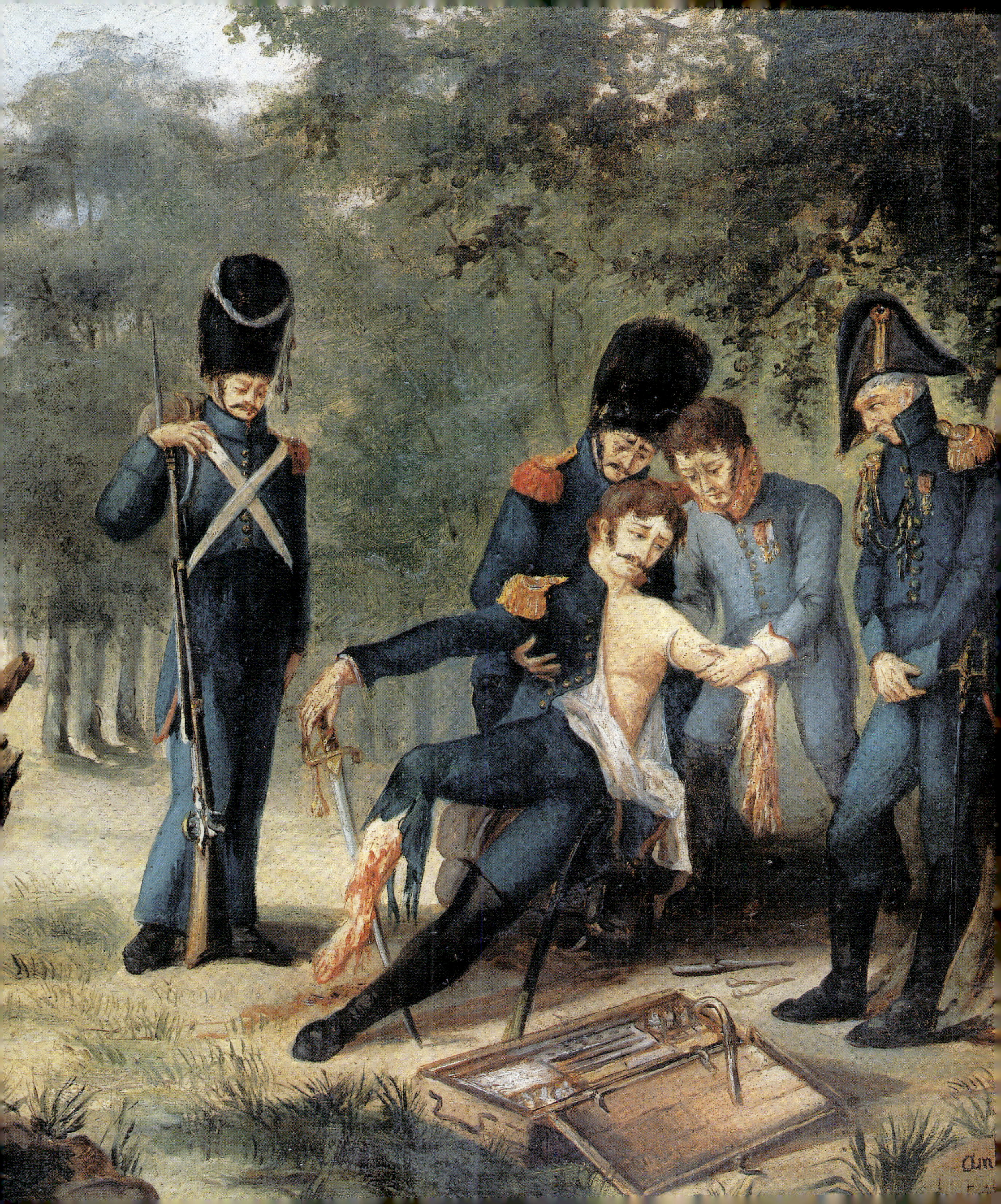

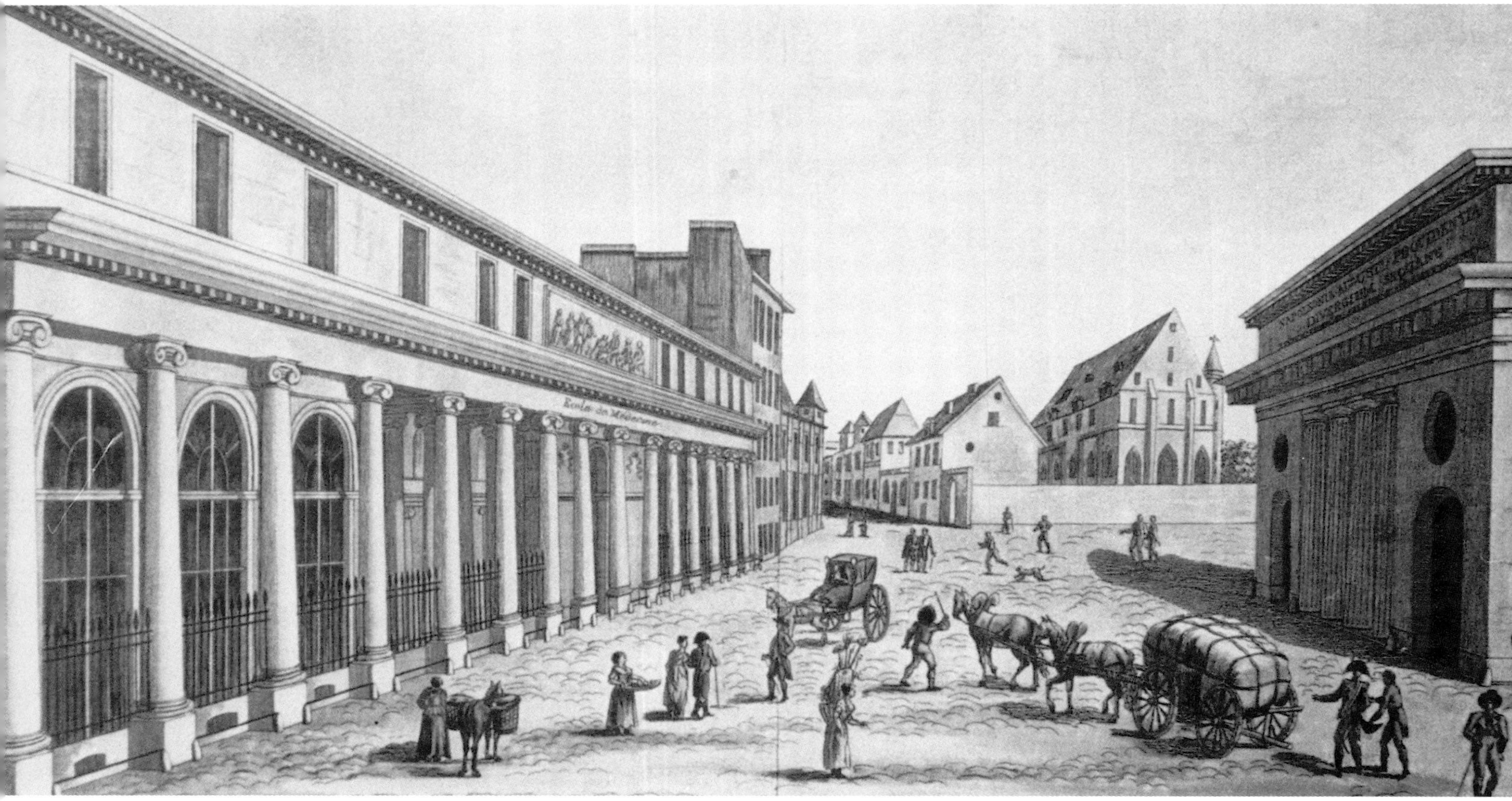

Vue de l'école de Médecine au XIXe siècle.

enseignement. Parmi ses plus célèbres clients, l'université a la chance historique de compter Edward Jenner (1749-1823) qui y achète son doctorat en 1792, après avoir exercé comme chirurgien-apothicaire pendant une vingtaine d'années. Oxford n'est guère mieux lotie : les cours sur la théorie et la pratique de la médecine ont rarement lieu tant les étudiants sont rares (quinze grades de docteur conférés entre 1822 et 1834[10]). Entreprendre des études de médecine signifie pour la plupart des candidats une installation dans une ville éloignée et les frais que cela suppose. Le scénario est particulièrement fréquent en Allemagne où la plupart des universités sont installées dans de petites villes (Tübingen, Göttingen, Marburg, Greifswald), et en Angleterre où règne un décalage évident entre la géographie universitaire et celle de la population. Aux frais de logement viennent s'ajouter des frais d'inscription élevés, car les universités sont soumises à la règle de l'autofinancement. En France, par exemple, il faut compter 1 000 francs de droits divers pour accéder au doctorat, mais l'investissement total est estimé à 12 000 ou 15 000 francs dans les années 1830. Le coût de l'accès aux grades inférieurs est moins élevé, mais il est loin d'être négligeable. En France, la gratuité de la scolarité dans les écoles secondaires ne dure pas, et les droits annuels dépassent bientôt la centaine de francs. Avec trois années d'études et des droits d'examen de 200 francs, l'accès à l'officiat de santé revient à 500 francs et l'investissement peut monter à une somme dix fois supérieure. En Angleterre, où la concurrence pousse les apprentis à rechercher les meilleurs maîtres et les meilleurs cours hospitaliers, le cursus le plus huppé peut atteindre les 1 000 livres, ce qui représente quatre années de gain d'un praticien moyen.

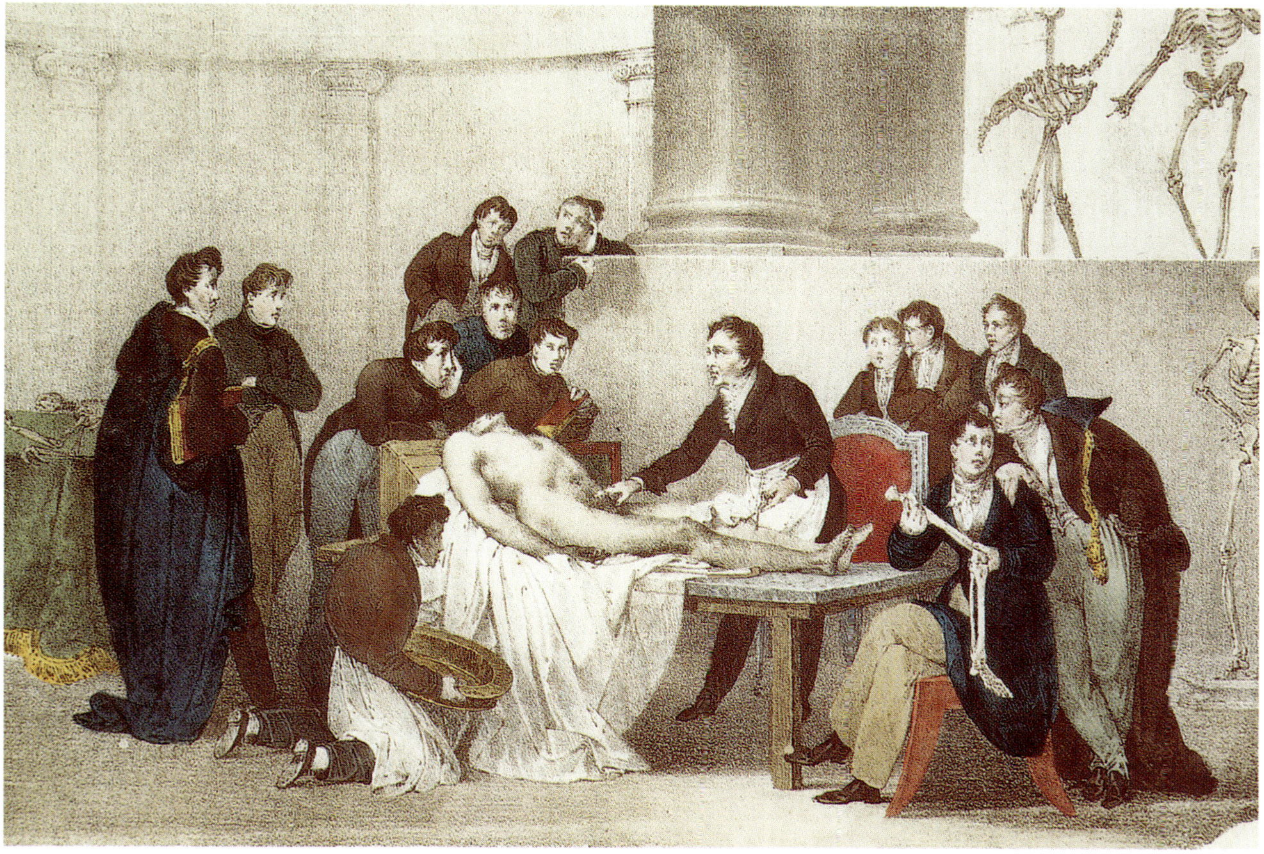

Leçon d'anatomie, XIXe siècle.

Paris, musée Carnavalet.

Le triomphe de l'enseignement clinique

Ces droits permettent d'accéder à un formation nettement rénovée, même si elle est dispensée dans des conditions souvent difficiles. Former des praticiens au lit des malades, une évidence pour nous, est à l'époque une véritable révolution. À l'extrême fin du XVIIIe siècle, l'enseignement clinique, introduit à Leyde, Pavie et Vienne au cours des décennies précédentes, est devenu commun. En France, il n'est plus réservé aux spectateurs chanceux des leçons informelles données par Desault (1744-1795) et Desbois (1750-1786) dans les hôpitaux de Paris, par M. A. Petit (1756-1811) et Cartier (1768-1839) dans ceux de Lyon : il est devenu essentiel dans le programme de l'École centrale de santé puis des trois facultés françaises. Pendant leurs études, les étudiants doivent fréquenter en parallèle les salles de cours, les amphithéâtres de dissection et les salles des hôpitaux[11]. L'enseignement clinique résume presque entièrement la formation donnée dans les cours pratiques de médecine, de chirurgie et de pharmacie devenus écoles secondaires. Le développement de l'enseignement clinique est encore plus spectaculaire en Allemagne. Entre le milieu du XVIIIe siècle et 1828, les dix-neuf facultés de médecine ouvrent des hôpitaux académiques ou des cliniques hospitalières tout entières consacrées à la formation pratique des étudiants. De plus, ces cliniques forment des instituts en général pourvus de financements confortables. En Grande-Bretagne, où les universités sont rares et en déclin – à l'exception de celle d'Édimbourg –, l'enseignement clinique se réfugie dans les *voluntary hospitals* où des médecins et chirurgiens donnent des leçons payantes ; leur fréquentation pendant un an devient un complément presque obligé de l'apprentissage traditionnel des chirurgiens et du cursus universitaire des médecins.

La réalité de cet enseignement clinique est plus difficile à saisir. Les étudiants apprennent d'abord à regarder le malade, à l'interroger, à interpréter ses réponses. Ils sont aussi initiés à quelques techniques simples récemment introduites, comme la palpation chère à Corvisart (1755-1821), la percussion codifiée par Auenbrugger (1722-1798), et l'auscultation médiate pratiquée à l'aide du stéthoscope mis au point par Laennec (1781-1826) et ses élèves. Ce simple cylindre en bois est l'un des seuls appareils en usage, celui du thermomètre ne se répandant qu'à partir des années 1860. Dans ce domaine comme dans d'autres, les obstacles essentiels ne sont ni techniques ni financiers. La morale y joue son rôle et explique largement les résistances opposées à la mise en place de cliniques d'accouchements et la réticence à l'exploration des parties intimes du corps féminin. La pénurie de cadavres, pratiquement permanente, est le principal obstacle à la généralisation de la démarche anatomo-clinique. Essentiellement mise au point par le Français Bichat, elle consiste à mettre en relation les symptômes du malade vivant et les lésions de ses organes après sa mort pour mieux connaître la maladie. Les familles, soucieuses de respecter la dépouille mortelle de leurs proches, s'opposent, quand elles le peuvent, à cette opération, réduisant les hôpitaux à utiliser les cadavres des seuls malades morts dans l'isolement. Face à cette situation, se met en place un véritable trafic de cadavres dont peuvent profiter les seuls étudiants suffisamment riches pour payer cette denrée rare dont les cours ont tendance à flamber. À côté de ces problèmes généraux, chaque pays connaît des caractéristiques particulières. Dans les petites universités allemandes (une centaine d'étudiants en moyenne) ainsi que dans les cours pratiques français, les faibles effectifs permettent à l'étudiant de jouer un rôle actif, et aux professeurs d'être sensibles à la pédagogie. Ces derniers multiplient les interrogations, confient aux étudiants les plus avancés les répétitions, les démonstrations et les préparations anatomiques. En revanche, dans les universités françaises et en particulier à Paris, les cours de clinique suivis par cent cinquante ou deux cents étudiants sont vite privés de toute efficacité. Dès le début du siècle, Corvisart lui-même se plaint que « les élèves ne voient rien, n'apprennent rien ». Seuls ceux qui ont la chance de réussir les concours hospitaliers de l'internat et de l'externat bénéficient d'une véritable formation clinique approfondie. Créés au début du siècle à Paris, Lyon et Marseille pour aider au fonctionnement des services hospitaliers, ils n'offrent

Laennec oscultant un enfant avec un stéthoscope, par Robert Thom, 1954.

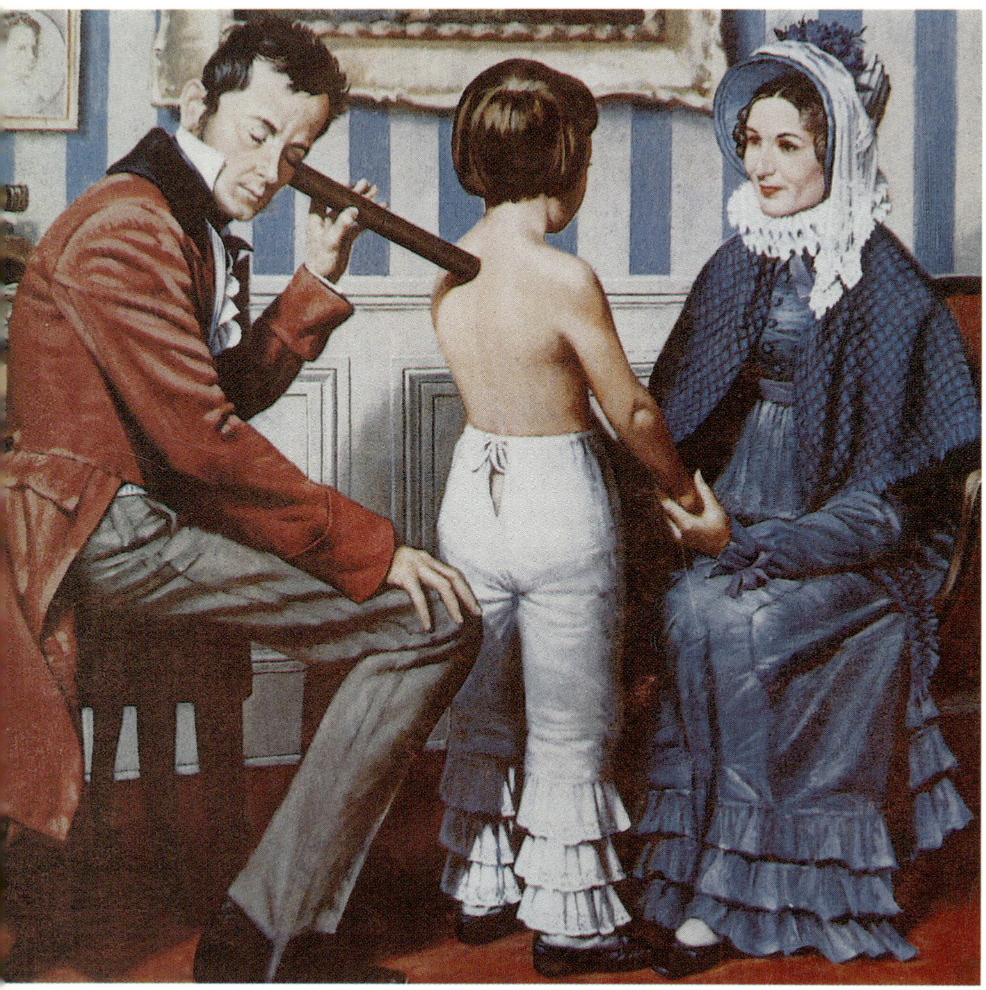

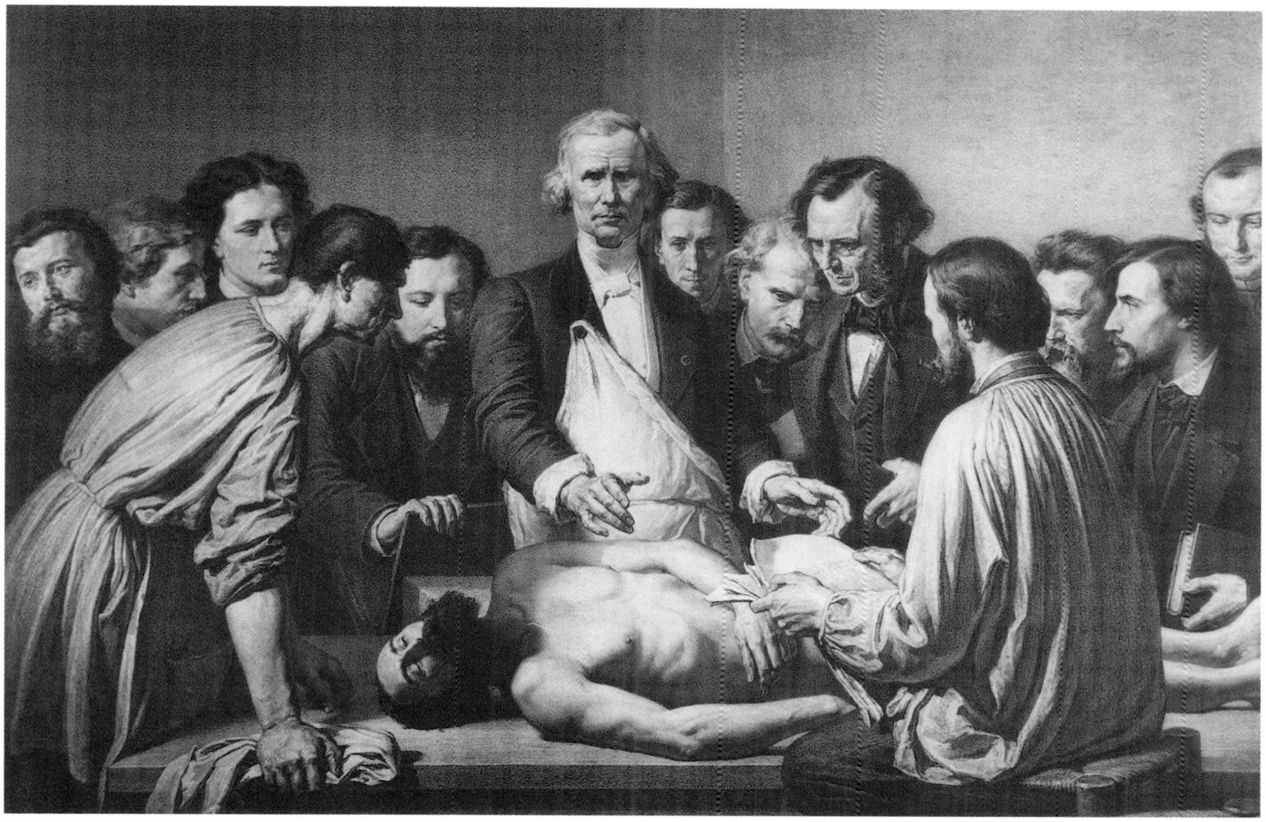

La leçon d'anatomie de Velpeau, XIXe siècle. Paris, musée Carnavalet.

qu'un nombre de places limité et sont l'objet de luttes acharnées. Celles-ci favorisent, hélas, plutôt les bons élèves doués de mémoire et de brillant que les meilleurs observateurs.

En dehors des leçons cliniques et d'anatomie, le reste de la formation est encore plus mal connu. Traditionnellement, on oppose les universités françaises et allemandes. Dans les premières, l'enseignement des sciences dites auxiliaires (chimie, botanique) est jugé superflu par l'élite des médecins cliniciens, et Trousseau (1801-1867) déplore en 1842 que les étudiants usent leurs premières années d'études dans l'étude excessive des sciences préparatoires au lieu de se rendre au chevet des malades. En Allemagne, au contraire, ces sciences, auxquelles s'ajoutent les mathématiques, la physique et la philosophie, sont fondamentales. De 1825 à 1861 en Prusse, la maîtrise de ces disciplines, jugée par la réussite au *tentamen philosophicum,* est une condition *sine qua non* pour la poursuite des études et l'accès aux leçons cliniques. Si cette approche qui privilégie la culture générale et la spéculation est d'abord un handicap, elle devient un avantage à partir de 1850 puisqu'elle permet aux futurs médecins allemands, férus de chimie, de mieux maîtriser la démarche expérimentale que leurs collègues français.

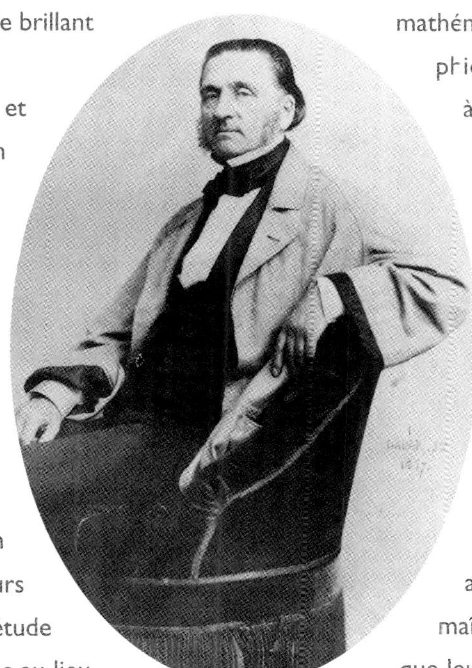

Le médecin Trousseau, photographie de Nadar, 1857. Paris, musée d'Histoire de la médecine.

L'affrontement des théories

Il serait toutefois excessif de réduire l'enseignement à la seule succession de démarches scientifiques pures. La science médicale est également liée aux traditions, aux débats politico-philosophiques et aux querelles internes au monde universitaire. Si la vieille théorie des humeurs est officiellement vilipendée, il n'est pas sûr qu'elle n'influence pas les théories plus modernes, comme la doctrine physiologique de Broussais (1772-1838) qui triomphe en France dans les années 1825-1835. Cherchant une explication unique aux processus morbides, elle les localise anatomiquement dans la muqueuse intestinale et les qualifie physiologiquement par le phénomène de l'irritation. Ses réponses thérapeutiques ne tranchent pourtant pas radicalement avec la médecine des humeurs puisqu'elles privilégient les émissions sanguines, même si les discrètes sangsues remplacent généralement les saignées massives. Souvent moquée, la théorie de Broussais montre bien le compromis fait entre la tradition et les acquis de la méthode anatomo-clinique. Les causes principales de son succès ne viennent pourtant pas de là, mais de ses liens avec les débats politiques. Libéral et adversaire de la Restauration, Broussais sait fort bien lier message scientifique et message politique. L'adhésion à sa doctrine manifeste chez les étudiants autant leur attachement à la Révolution et leur refus du système en place que leurs convictions scientifiques profondes.

En face, le vitalisme[12] a souvent partie liée avec les choix monarchistes et catholiques. Plus qu'une école strictement organisée, le vitalisme est un courant qui naît en réaction aux excès du mécanicisme triomphant, à la fin du XVIIᵉ siècle. Il s'exprime d'abord autour du médecin allemand Stahl (1660-1734) et du courant que l'on appelle l'animisme, puis il se développe, en particulier autour de la faculté de Montpellier, avec Bordeu (1722-1776) et Barthez (1734-1806), avant de triompher à la fin du XVIIIᵉ siècle. Sous toutes ses variantes, le vitalisme affirme qu'il existe en chaque homme un principe immatériel, l'âme ou la force vitale, dont la plus ou moins grande vigueur conditionne l'état de la santé. Dans ce cadre, le médecin doit limiter son action à attendre le moment favorable pour stimuler le plus discrètement possible la force vitale. On voit comment cette médecine expectante, qui croit aux vertus guérisseuses de la nature peut se concilier avec les croyances religieuses les plus traditionnelles. On n'est donc pas étonné que les médecins les plus pieux et les plus conservateurs comme Laennec et Récamier (1774-1852) soient aussi des partisans du vitalisme. Les choses sont pourtant moins simples. La méfiance des vitalistes pour les traitements les plus énergiques s'enracine dans l'observation la plus stricte, et Laennec est un de ceux qui illustrent le mieux la démarche anatomo-pathologique. Par ailleurs, Récamier, éditeur de la *Revue médicale*, organe du vitalisme spiritualiste, est aussi un opérateur hardi, voire imprudent. Enfin, il existe des conservateurs comme Dupuytren (1777-1835) qui ne sont guère vitalistes, et des vitalistes qui passent pour plus proches des idées révolutionnaires comme Bichat (1772-1802). Dans le contexte troublé de la Restauration et de la monarchie de Juillet, les professeurs en quête de clientèles étudiantes n'hésitent pas à intégrer les allusions politiques à leurs stratégies de séduction, faisant des facultés de médecine françaises des lieux fortement politisés et plutôt contestataires.

La science médicale est aussi fortement liée aux nombreuses réflexions philosophiques qui marquent cette période. C'est en particulier le cas en Allemagne avec la *Naturphilosophie* ou « philosophie de la nature ». Souvent caricaturée à cause de la place qu'elle accorde à l'esprit comme aux idées, à la suite de Hegel et de Fichte, mais aussi de la tendance à la spéculation qu'elle implique, la *Naturphilosophie*, telle que la conçoit Schelling (1775-1854), est un compromis qui tente d'associer l'esprit et

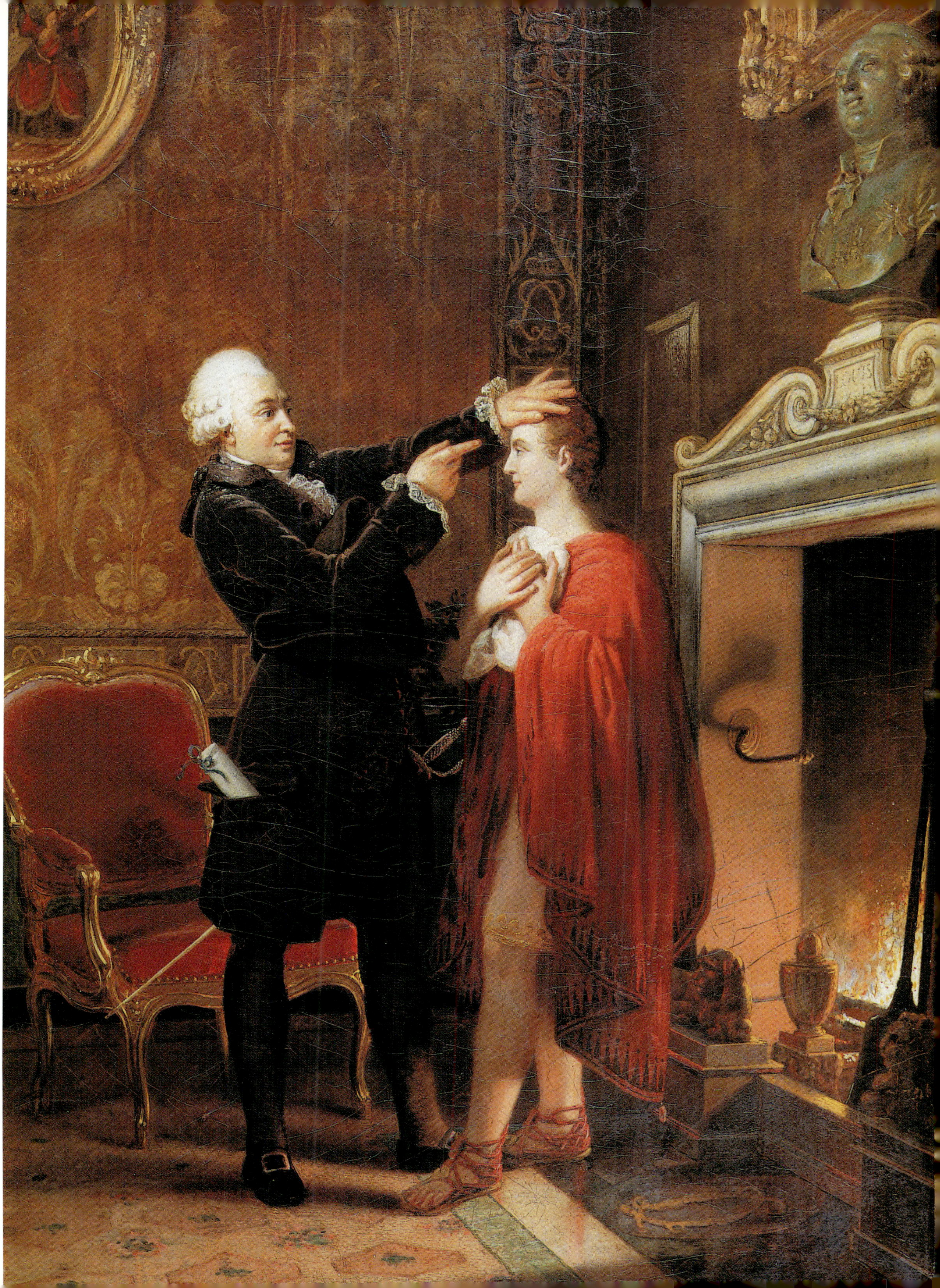

s Ducis tirant l'horoscope
du célèbre acteur Talma
en lui palpant les bosses
e, 1833. Paris, collection
de la Comédie française.

la nature, la force vitale et la chimie. Il s'agit de démontrer que les lois fondamentales de la nature coïncident nécessairement avec ce que l'esprit humain peut concevoir. Son apport le plus fécond réside dans sa volonté d'articuler le principe vital externe et les lois de la chimie, en insistant sur le rôle du système nerveux et les processus d'interaction entre l'irritabilité et des processus chimiques parfois encore inconnus[13]. Cette même volonté de réconcilier l'esprit et le corps, la science et la croyance, se retrouve au plus haut point dans l'homéopathie qui s'organise autour de Hahnemann (1755-1843). Loin d'être un marginal, Hahnemann puise son principe de similitude dans le corpus hippocratique ; il déduit celui de l'infinitésimalité des observations multipliées qu'il rassemble dans sa matière médicale[14]. Il en va de même pour la phrénologie de Gall (1758-1828) qui appuie sur l'observation la localisation cérébrale des différentes dispositions de la psychologie humaine[15]. Le succès de ces théories et ses limites naissent de la rencontre avec des préoccupations politiques et sociales. L'homéopathie, la phrénologie, la *Naturphilosophie* attirent tous ceux qui veulent réconcilier la science et Dieu, la tradition et le progrès, et fonder la société nouvelle sur des bases scientifiques. On les retrouve chez les socialistes utopiques, saint-simoniens et fouriéristes, parmi lesquels les médecins sont nombreux, mais aussi chez des spiritualistes et catholiques intransigeants. Contrairement à ce que l'on croit, ces différentes écoles ne sont pas fermées. Des individus se déplacent des unes aux autres, et ces théories séduisent également des autorités du monde médical, à l'image de Broussais, convaincu par la phrénologie et peut-être converti *in extremis* à l'homéopathie. En revanche, les phénomènes sectaires, qui se développent autour de ces théories, entraînent de vives réactions qui privilégient l'éclectisme, le scepticisme, les approches purement matérialistes et suscitent le désir d'établir une discipline professionnelle. Néanmoins, il n'y a pas, d'un côté, des

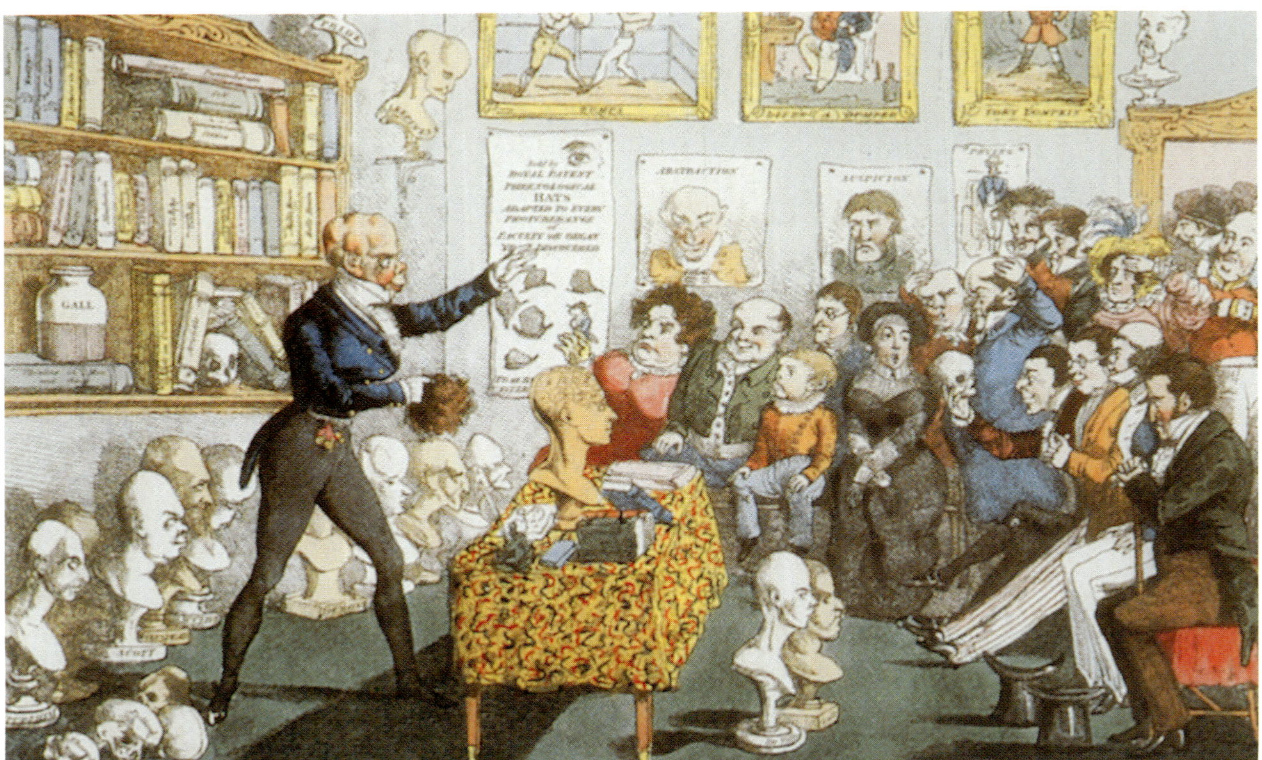

« Causerie phrénologique », 1826. Londres, Wellcome Institute for the History of Medecine.

rationalistes sceptiques et, de l'autre, des idéalistes fumeux, mais bien des hommes explorant avec frénésie toutes les méthodes et testant toutes les hypothèses.

La douceur des examens

La période de formation passée dans des universités et des écoles, qui sont des foyers de réflexion intellectuelle et politique, explique largement certains comportements des médecins installés. Il n'empêche que le contraste est grand entre l'univers stimulant des universités et celui que rencontre l'étudiant à son arrivée dans la pratique professionnelle.

Avant d'y accéder, l'étudiant doit encore obtenir le diplôme auquel il aspire. Toute une série de facteurs contribuent à rendre l'épreuve plutôt douce. En Allemagne et en France, la concurrence entre les universités oblige celles-ci à être relativement accommodantes. D'une moyenne de 250 doctorats par an sous le Premier Empire, on passe à plus de 500 dans les années 1830, avec un maximum au-delà de 700. La mansuétude confine au laxisme en ce qui concerne la réception des médecins de deuxième ordre. En France, les jurys médicaux départementaux, constitués par un professeur de faculté et quatre praticiens locaux, reçoivent presque tous les candidats. Plus que par l'intérêt financier (les jurys sont rétribués par les droits de réception), cette attitude s'explique par une volonté diffuse de mettre à la disposition de la population modeste le plus de soignants possible, sans être trop regardant sur leur qualité[16]. Au Royaume-Uni, la multiplicité des institutions aptes à délivrer des autorisations d'exercice rend compte du grand nombre et de la facilité des réceptions. Facultés de médecine, collèges de chirurgiens, compagnies d'apothicaires se trouvent en concurrence et multiplient les diplômes, ne serait-ce que pour renflouer leurs caisses et renforcer la situation de leur corporation. Avec 80 à 90 % de réussite pour les chirurgiens et les apothicaires, on ne s'étonne pas que le nombre annuel de nouveaux licenciés de la Compagnie des apothicaires passe de 200 à plus de 400 entre 1815 et 1830. L'inflation du nombre des diplômes et la facilité à les obtenir poussent les candidats à les multiplier. Dès 1834, plus de la moitié des membres du Collège des chirurgiens possède aussi la licence de la Compagnie des apothicaires. Quinze ans plus tard, la moitié des 15 000 praticiens anglais ont deux qualifications et deviennent *de facto* des *general practitioners* exerçant à la fois la médecine, la chirurgie et la pharmacie[17]. En Prusse, la sélection des examens d'État est un peu plus forte, mais près de 70 % des candidats sont admis entre 1832 et 1840[18].

Certificat d'inscription sur le registre des pharmaciens et prestation de serment devant la préfecture de police de Paris en 1808.

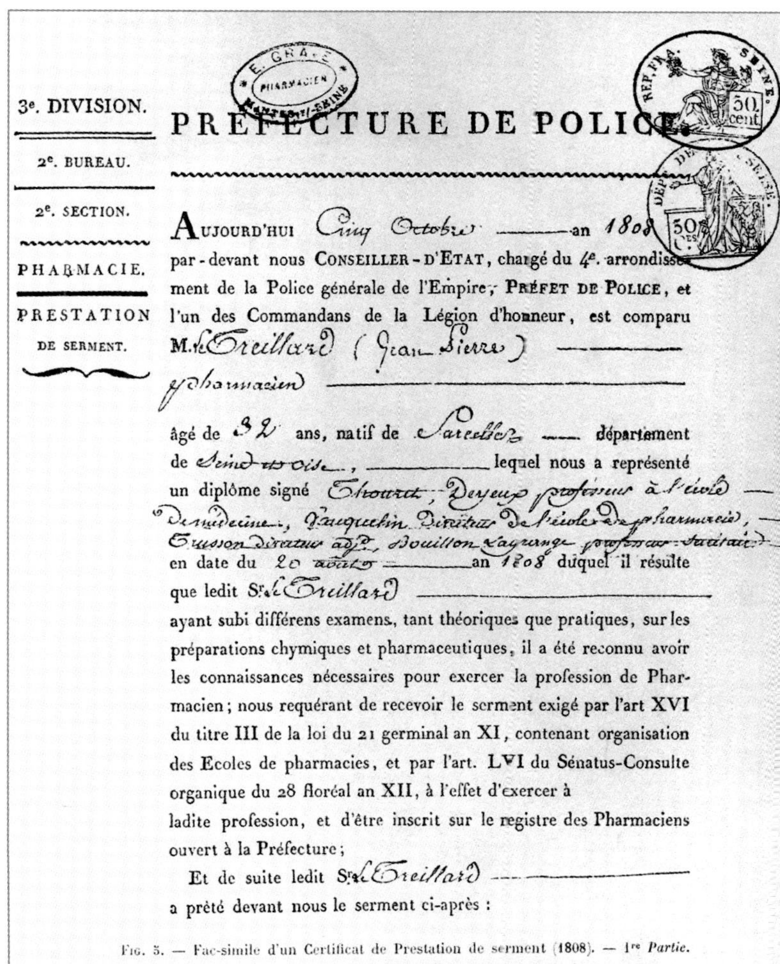

3e. DIVISION.

2e. BUREAU.

2e. SECTION.

PHARMACIE.

PRESTATION DE SERMENT.

PRÉFECTURE DE POLICE.

AUJOURD'HUI Cinq Octobre —— an 1808 par-devant nous CONSEILLER-D'ETAT, chargé du 4e. arrondissement de la Police générale de l'Empire, PRÉFET DE POLICE, et l'un des Commandans de la Légion d'honneur, est comparu M. Le Treillard (Jean Pierre) —— pharmacien ——

âgé de 32 ans, natif de Sarcelles —— département de Seine et Oise, —— lequel nous a représenté un diplôme signé Thouret, Deyeux professeur à l'école de médecine, Vauquelin directeur de l'école de pharmacie, Trusson directeur adjt, Bouillon Lagrange professeur [illegible] en date du 20 août —— an 1808 duquel il résulte que ledit Sr. Le Treillard ——

ayant subi différens examens, tant théoriques que pratiques, sur les préparations chymiques et pharmaceutiques, il a été reconnu avoir les connaissances nécessaires pour exercer la profession de Pharmacien ; nous requérant de recevoir le serment exigé par l'art XVI du titre III de la loi du 21 germinal an XI, contenant organisation des Ecoles de pharmacies, et par l'art. LVI du Sénatus-Consulte organique du 28 floréal an XII, à l'effet d'exercer à ladite profession, et d'être inscrit sur le registre des Pharmaciens ouvert à la Préfecture ;

Et de suite ledit Sr. Le Treillard ——

a prêté devant nous le serment ci-après :

FIG. 5. — Fac-similé d'un Certificat de Prestation de serment (1808). — 1re Partie.

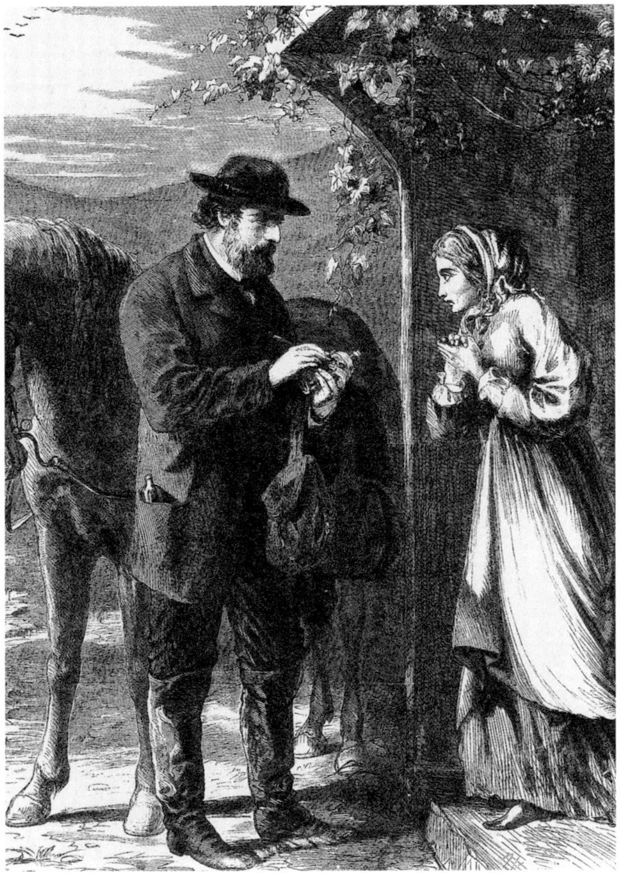

Médecin de campagne, 1869, gravure d'après un dessin de A.R.Waud. Washington, Library of Congress.

La pratique entre science et commerce

Où s'installer ?

L'installation du jeune médecin devient de plus en plus délicate au fur et à mesure que les réceptions se font plus faciles. Dans une société encore pauvre et où n'existe pas de système général de prise en charge des dépenses de maladie, l'augmentation du nombre de médecins devient vite un problème, d'abord pour les nouveaux venus. Avec un médecin pour 1 000 habitants en Angleterre et pays de Galles, un pour 1 750 en France et un pour 2 950 en Prusse dans les années 1840, on semble pourtant loin de l'encombrement que dénoncent les médecins installés. De plus, si les villes connaissent une concurrence très forte, il ne manque pas de régions et surtout de zones rurales où les praticiens n'abondent pas. Toute une littérature et de nombreux discours exaltent le médecin de campagne qui se dévoue pour apporter, dans des conditions difficiles, non seulement des soins, mais les lumières de la civilisation à des ruraux dont on commence à mesurer l'importance et à encenser les vertus. Tel est le propos du célèbre *Médecin de campagne* de Balzac, mais aussi de bien d'autres ouvrages de moindre renommée. Pourtant d'autres images et de nombreux obstacles s'opposent à ce tableau exaltant et aux exhortations à aller vers les campagnes. Tout a été écrit sur la rudesse des chemins, la dureté des saisons, la rareté et la dispersion de la clientèle obligeant le médecins à de harassantes chevauchées. Certes, il existe quelques médecins « gentlemen-farmers » qui s'accommodent de cette vie rude, et cela d'autant mieux que la médecine n'est pas leur seule source de revenus et que le pays ne leur est pas étranger. Mais la plupart, frottés d'urbanité au moins pendant leurs études, imaginent mal de s'installer dans l'isolement des campagnes, alors que la ville, avec ses cercles, ses théâtres et sa vie sociale, apparaît comme le seul refuge de la civilisation. Le jeune médecin s'imagine entouré d'une population hostile à demi sauvage, en proie à l'avarice, aux préjugés, à l'obscurantisme et à la magie. La ville, elle, offre non seulement les avantages d'une vie sociale intense, mais aussi les promesses d'une carrière professionnelle facile et pleine de perspectives. La ville regroupe sur une surface restreinte la masse de la clientèle, et l'ascension des étages remplace avantageusement les longues courses dans la campagne, les visites se limitant le plus souvent au rez-de-chaussée des hôtels particuliers et aux premiers étages des immeubles où réside la population aisée. Le jeune médecin espère sans doute garder le contact avec ses maîtres universitaires et hospitaliers, et obtenir grâce à eux une place de médecin à l'hôpital, de prosecteur, d'agrégé à l'école ou à la faculté. Certes, il sait que ces fonctions ne sont guère rétribuées, mais elles peuvent faire des réputations et permettre de pousser la porte des riches familles. Le problème est que les jeunes diplômés qui font ce choix de la ville sont de plus en plus nombreux. Aussi la concurrence risque-t-elle de créer de réelles difficultés, en particulier à Londres où l'on dénombre dès 1841 un médecin pour quatre cents habitants. La situation se tend d'autant plus qu'aux jeunes médecins viennent s'adjoindre des médecins quittant les campagnes après des expériences malheureuses. C'est dire si la situation n'est pas aussi idéale qu'avaient pu le rêver les étudiants au cours de leurs études.

La diversité des clientèles

La pratique médicale n'est pas en effet la simple application de procédés techniques sur des corps inertes, mais bien une série de rencontres entre des hommes porteurs de croyances et de visions du monde. De plus, ces rencontres s'opèrent dans une série de contextes complexes et mouvants où se mêlent l'individuel et le collectif, le pathologique et l'économique, le matériel et le symbolique…
L'aristocratie et la grande bourgeoisie recourent volontiers et depuis déjà longtemps aux professionnels de la santé. Les grandes familles anglaises ont même quelquefois leur médecin, leur chirurgien et leur apothicaire qu'elles convoquent en fonction du malaise

Le chirurgien Guillaume Dupuytren présente à Charles X une opérée des yeux à l'Hôtel-Dieu. École française, 1re moitié du XIXe siècle. Paris, musée Carnavalet.

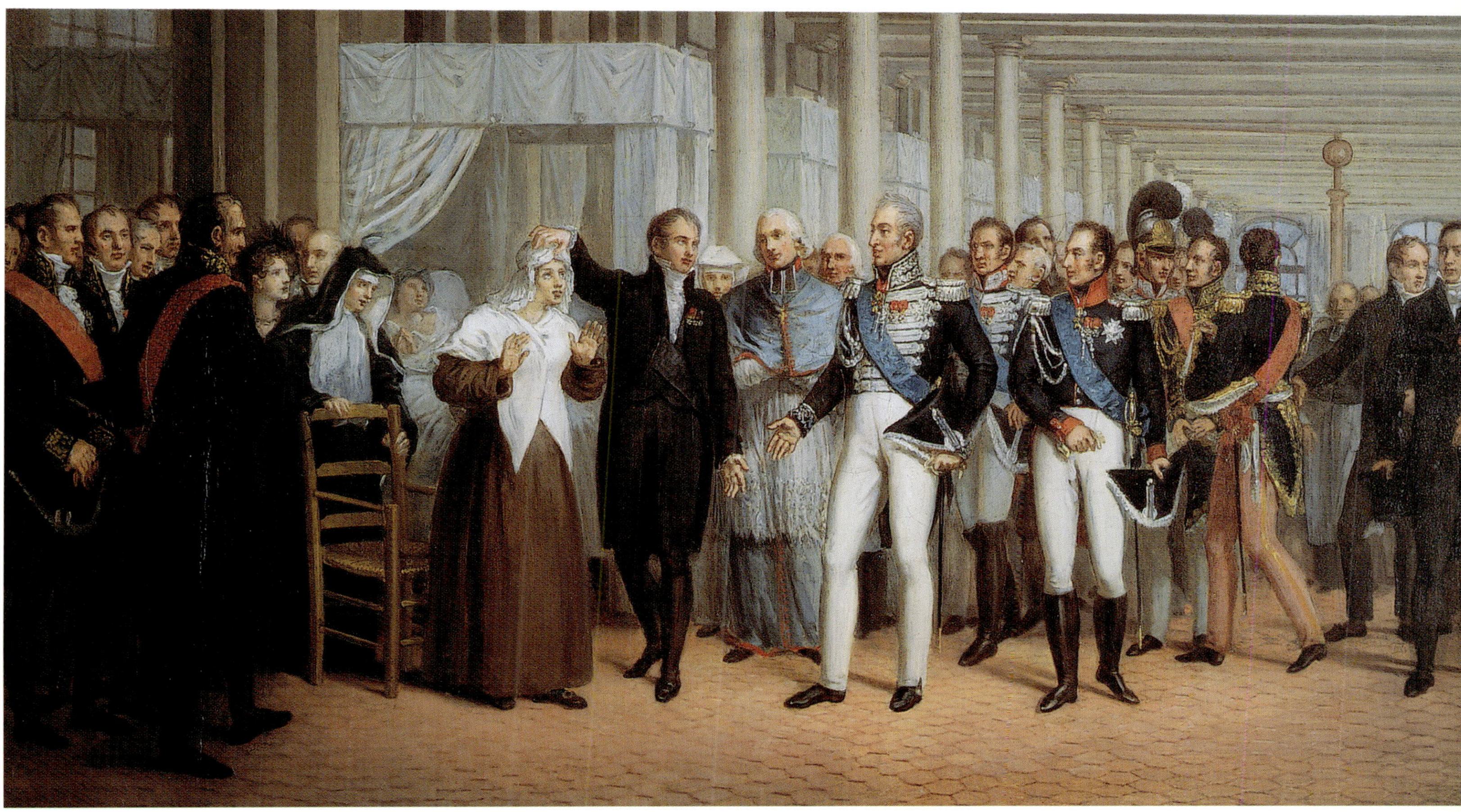

éprouvé et du traitement désiré. Si ces appels sont fréquents, il est évident que toute une série de maux qui nous conduisent à consulter aujourd'hui ne font pas l'objet de cette démarche au début du XIXe siècle, même dans les milieux les plus aisés. Les gênes passagères, les handicaps mineurs (dents mal implantées, vue imparfaite, pieds plats), toute une série de douleurs font l'objet d'une certaine indifférence, même si des correspondances nous montrent déjà des individus scrutant avec attention le moindre dysfonctionnement de leur organisme. Le recours habituel au médecin n'exclut pas d'autres pratiques. Dans les milieux cultivés, les ouvrages de médecine des familles abondent, et les correspondances privées regorgent de conseils que l'on s'échange sur les meilleurs moyens de rétablir ou de conserver sa santé. Tout cela débouche sur une pratique croissante d'une automédication qui passe de plus en plus par l'achat du remède secret vanté par le journal ou par la visite chez le pharmacien, le droguiste ou l'épicier. À un moindre degré, la petite bourgeoisie urbaine et les strates supérieures du peuple des villes usent aussi du médecin. Il s'agit le plus souvent d'une seule personne à qui l'on demande, lorsque cela est légalement possible, un service complet depuis le diagnostic jusqu'à la fourniture des remèdes. Sinon, il ne manque pas de lieux où se procurer à bon prix ces derniers.

Le bas peuple urbain n'est pas toujours hors de portée du médecin. En Allemagne et en Italie existent dans de nombreuses villes des *Stadtphysiki* ou des *medici di condotta* qui sont chargés, entre autres, de soigner gratuitement les pauvres de la commune. Moins systématiquement, les bureaux de bienfaisance français, mis en place par le Directoire, assurent parfois quelques secours médicaux à domicile pour les pauvres urbains. Davantage centrés sur le seul secours médical sont les dispensaires anglais créés par les *medical charities*, et les *Kranken-Besuch-Anstalten* ouverts par les municipalités urbaines de l'Allemagne du Nord, à la fin du siècle des Lumières et au début du suivant[19]. Ils ressemblent aux consultations externes que pratiquent certains hôpitaux français pour alléger le nombre des hospitalisés. Ceux-ci sont essentiellement des pauvres de la ville, qu'ils soient hébergés dans des hôpitaux publics, comme en France[20] et en Allemagne, ou dans des hôpitaux privés (les *voluntary hospitals* en Grande-Bretagne). À ces initiatives finalement traditionnelles et à leurs extensions s'adjoignent au début du XIXe siècle les premières formes d'assurance maladie : en Angleterre, les *friendly societies* installent des *self aiding medical clubs* qui élisent leur médecin et négocient avec lui les conditions de la fourniture de soins à leurs adhérents. Le même système s'étend un peu plus tardivement et plus timidement en France où, à partir de 1850, des sociétés de secours mutuel ajoutent les consultations médicales aux indemnités journalières qu'elles garantissaient déjà à leurs adhérents en cas de maladie[21]. Sauf exceptions rarissimes, les médecins qui travaillent pour ces agences de secours le font toujours à temps partiel et restent essentiellement des libéraux dont la fortune dépend de leur clientèle privée. En revanche, il est possible de cumuler plusieurs de ces fonctions, permettant ainsi l'établissement d'une hiérarchie au sein du monde médical. Enfin, même si quelques médecins urbains se spécialisent dans un certain type de clientèle, la plupart d'entre eux fréquentent des milieux variés. La réalité est ici assez différente des images véhiculées par la presse et la littérature.

Le portrait littéraire du médecin de campagne, lui, correspond bien à une réalité, même si celle-ci est plus complexe que l'archétype toujours répété. À la campagne, le médecin est rare et ses services sont forcément plus coûteux puisqu'il faut le dédommager de ses longs trajets. Cette situation de fait explique plus justement l'étroitesse des clientèles que l'obscurantisme si souvent invoqué pour décrire les populations rurales. De plus, la charité et l'assistance, beaucoup moins bien organisées dans les campagnes que dans les villes, ne

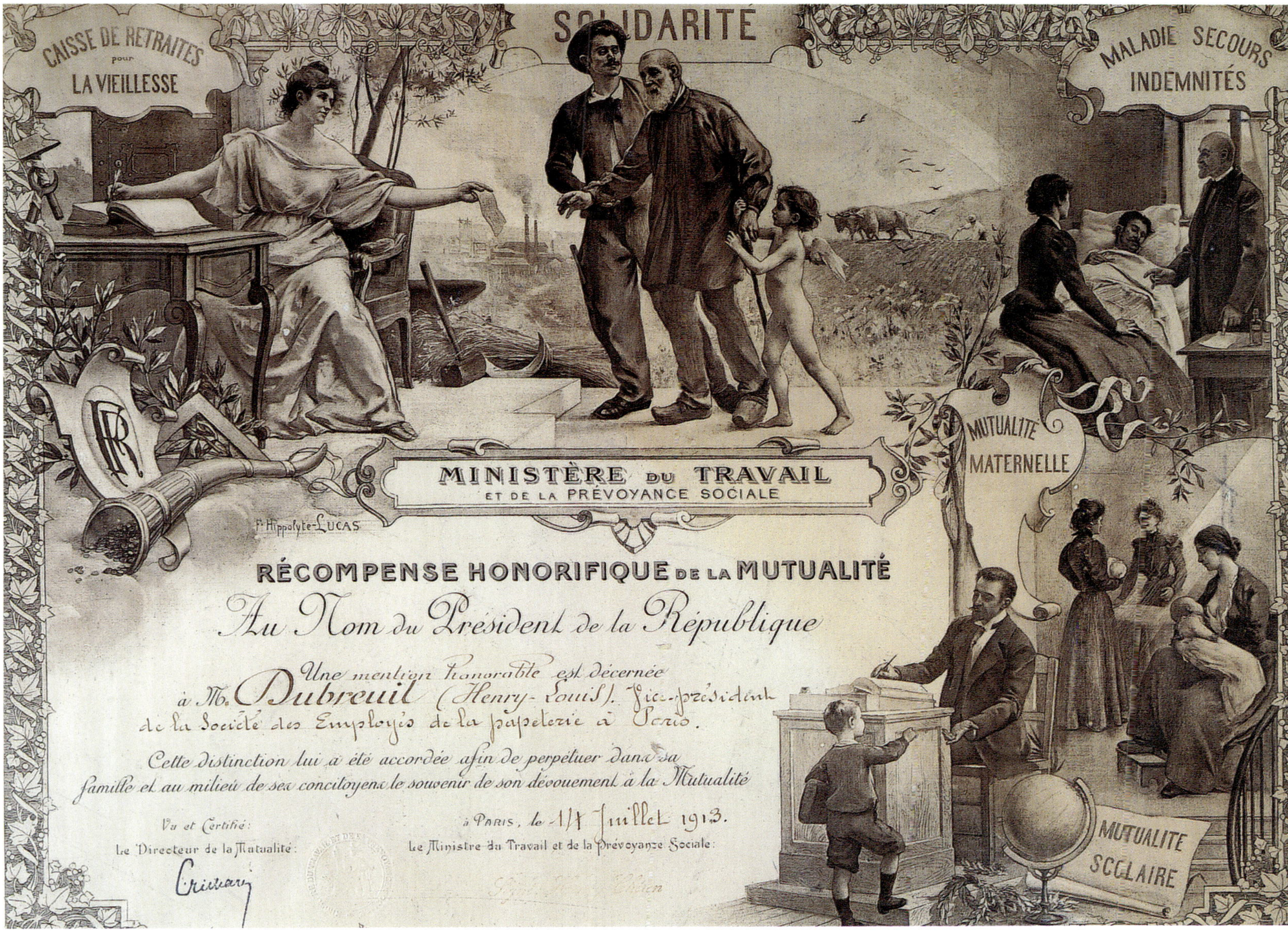
SOLIDARITÉ
CAISSE DE RETRAITES pour LA VIEILLESSE
MALADIE SECOURS INDEMNITÉS
MUTUALITÉ MATERNELLE
MINISTÈRE DU TRAVAIL ET DE LA PRÉVOYANCE SOCIALE
RÉCOMPENSE HONORIFIQUE DE LA MUTUALITÉ
Au Nom du Président de la République
Une mention honorable est décernée
Cette distinction lui a été accordée afin de perpétuer dans sa famille et au milieu de ses concitoyens le souvenir de son dévouement à la Mutualité
Vu et Certifié :
Le Directeur de la Mutualité :
à Paris, le
Le Ministre du Travail et de la Prévoyance Sociale :
MUTUALITÉ SCOLAIRE

Récompense honorifique de la Mutualité (ancêtre de la Sécurité sociale), dessins d'Hippolyte Lucas représentant le secours aux personnes âgées et aux malades.

peuvent efficacement réduire cet obstacle financier. Seule l'Angleterre dispose depuis la *poor law* de 1601 d'un système d'assistance publique obligatoire qui concerne aussi les campagnes, mais son ampleur est réduite par la réforme de 1834. Avant cette date, chaque paroisse négocie avec un médecin pour assurer les secours médicaux aux indigents inscrits. Ces contrats garantissent en général au médecin le paiement de ses visites au tarif commercial en vigueur dans la commune. Avec la loi de 1834, les médecins de la *poor law* sont plus rares et ne sont plus rétribués au forfait pour soigner des indigents en moins grand nombre[22]. Dans ces conditions, on conçoit mieux que, en Angleterre comme ailleurs, le recours aux illégaux soit plus répandu dans les campagnes que dans les villes. L'avantage essentiel du rebouteux, du charlatan ou de la bonne sœur est d'abord d'être proche et peu coûteux, contrairement au médecin. Il est donc assez logique que celui-ci intervienne en dernier, quand les autres ont échoué ou ont été défaillants. Il n'empêche que cette circonstance pèse lourd sur la pratique des médecins, et pas seulement dans les campagnes. Sauf exception, les médecins voient surtout des maladies avancées, des fractures compliquées, des plaies infectées, des abcès purulents, des épidémies ravageuses et des malades épuisés. Ces circonstances ne doivent jamais être oubliées avant de porter un quelconque jugement sur l'efficacité de la médecine.

La diversité des relations avec les malades

Le lieu dans lequel se produit la rencontre entre le malade et le médecin n'est pas sans influence sur leur relation. Sauf en Angleterre, où les *surgeons-apothecaries* tiennent souvent une échoppe, les visites à domicile l'emportent nettement sur les consultations au cabinet qui, du reste, n'est absolument pas distinct du logement du médecin. Au mieux, celui-ci y reçoit les cas urgents qu'on lui amène et ne se tient régulièrement à la disposition des clients qu'une ou deux heures par jour, en général au début de l'après-midi en ville, les jours de marché dans les bourgs ruraux. En visite dans une demeure aristocratique ou bourgeoise, le médecin est souvent en position d'infériorité sociale face à des personnes qui le considèrent comme un serviteur de rang supérieur. Cultivés, sûrs d'eux, les clients maîtrisent parfois une science médicale encore peu technicienne et interviennent volontiers dans l'établissement du diagnostic et le choix du traitement. Soucieux de garder des clients prestigieux qui peuvent leur ouvrir les portes de toute la bonne société, les médecins sont fortement enclins à transiger. Cette relation de patronage, longtemps décrite comme caractéristique de la période 1750-1850[23], a pourtant des effets limités puisque le médecin n'a que très rarement affaire à ce seul type de clientèle. Au domicile du pauvre, le médecin n'est pas forcément en terrain conquis. Certes, sa visite s'apparente à celle du notable et le place en position de force puisqu'il dispose de la supériorité sociale, de l'autorité du savoir, des attentes du malade et parfois des avantages de celui qui donne. Pourtant le dialogue n'est pas toujours facile, ne serait-ce que pour des problèmes de langue, et l'obéissance n'est pas toujours acquise. Entouré par la famille, dans un intérieur où il n'est pas à l'aise, le médecin doit parfois faire preuve de doigté et d'humilité s'il ne veut pas voir le malade lui échapper au profit de ses concurrents, charlatans ou religieuses.

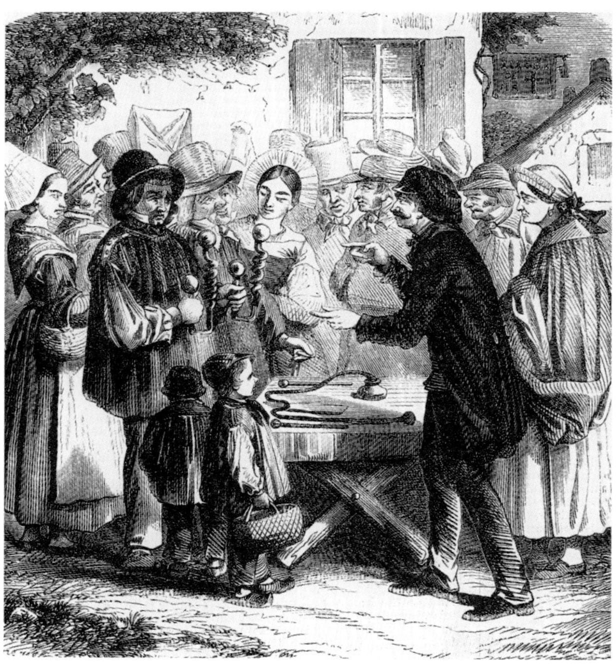

Médecin populaire en Normandie, consultation thermométrique.

Réussir un traitement, contenter les familles est un enjeu important, aussi bien pour accroître sa clientèle que pour faire progresser les « lumières », faire reculer le charlatanisme, améliorer la santé du peuple. En toute circonstance, le médecin est enclin à faire preuve de souplesse et de tolérance. Même à l'hôpital, devant des malades en situation de totale dépendance, il n'est pas vraiment muni des pleins pouvoirs : il doit composer avec le personnel subalterne dont il dépend pour son information et la bonne exécution de ses prescriptions. En effet, le médecin passe à l'hôpital alors que les religieuses y demeurent. Rien ne servirait d'imposer

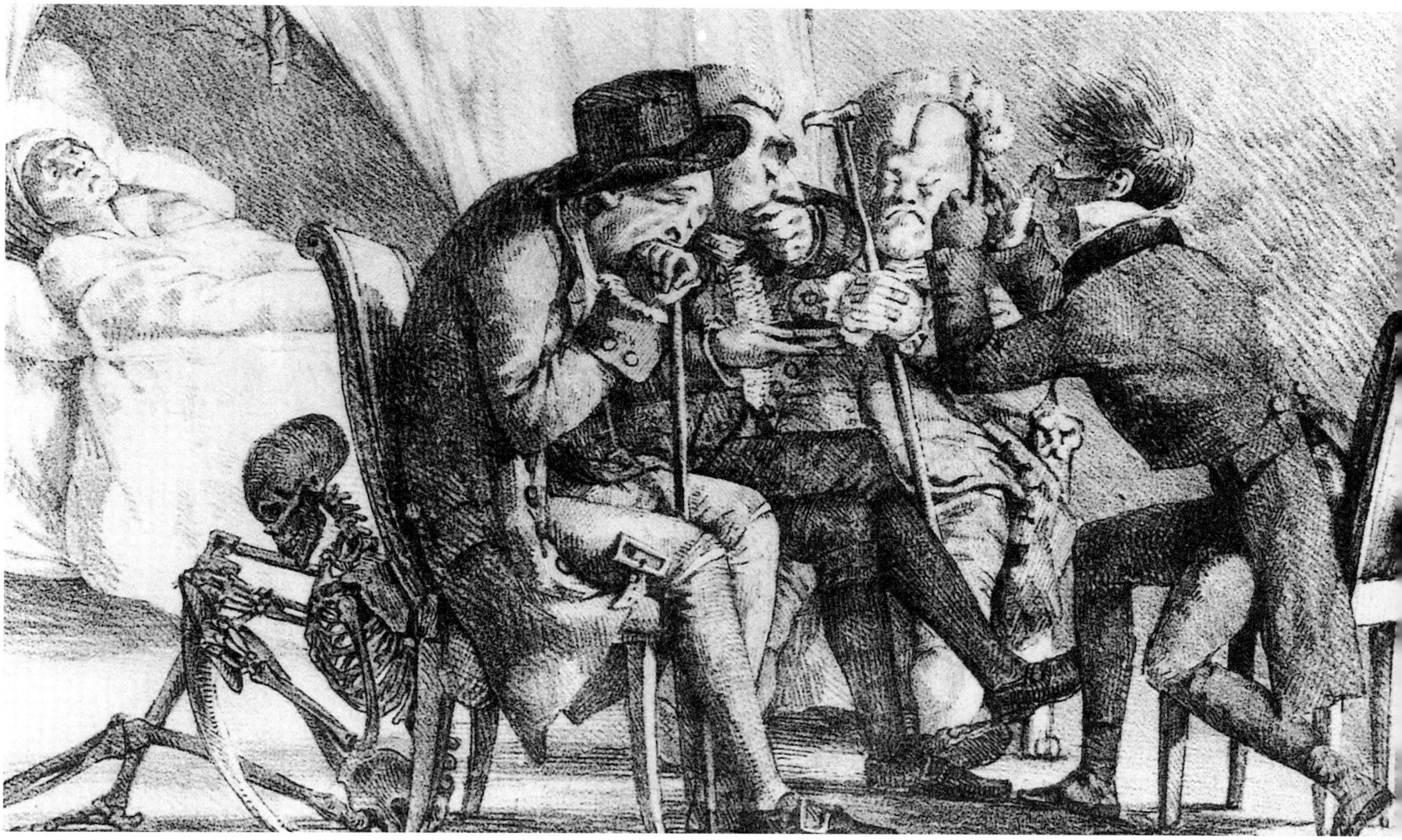

La Consultation,
par Eugène Delacroix, 1820.
Paris, Bibliothèque nationale de France.

des diètes trop sévères alors que le petit personnel, comme les malades, est convaincu que la suralimentation est la meilleure arme contre toute maladie. Bref, ni serviteur, ni dictateur, le médecin doit se comporter avec prudence. Il le fait d'abord dans l'établissement de son diagnostic.

La rigueur de l'examen

Face à la maladie, le médecin dispose plutôt d'une grille de lecture affinée que d'un arsenal thérapeutique efficace. Très certainement, l'art du diagnostic est le point fort de la médecine du premier XIXe siècle et ce qui sépare le plus nettement le médecin de cette époque de ses prédécesseurs. Néanmoins, l'art de l'observation, commun à tous les médecins, n'empêche ni les divergences, ni les erreurs, ni les conflits avec la clientèle. Quelle que soit sa formation, le médecin a appris à observer. Il lui faut cependant adapter ses connaissances aux circonstances. Autant qu'on puisse la reconstituer, la visite ne rompt pas totalement avec ce qu'elle était auparavant. La parole y tient toujours une place essentielle, que ce soit celle du malade décrivant sa souffrance, celle de son entourage narrant l'histoire de la maladie, celle du médecin interrogeant sur des circonstances apparemment éloignées de la maladie elle-même. Il arrive que la parole s'égare, que les considérations générales et l'échange d'informations sur d'autres thèmes s'imposent. Il arrive aussi

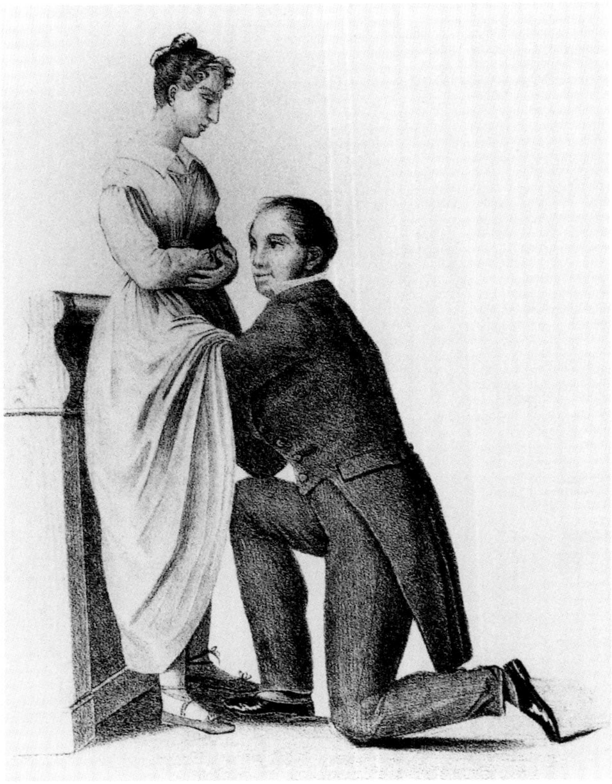

Examen gynécologique, par Jacques Pierre Maygrier, gravure extraite de *Midwifery illustrated*, 1834. Bethesda, National Library of Medecine.

que la parole s'enlise dans l'incompréhension. À la parole s'ajoute le geste, et désormais la palpation, l'auscultation, la percussion doivent faire partie de la relation médecin malade. Plus encore qu'à l'hôpital, la mise en pratique de ces gestes se heurte à la fois à des problèmes matériels (rareté des appareils) et, surtout, à la pudeur et aux réticences à dévoiler le corps. Aussi, le regard garde-t-il toute son importance. Le médecin n'examine plus seulement le teint, la bouche, les yeux et l'aspect général du malade, mais également son cadre de vie. L'interrogatoire permet de compléter ce que les yeux peuvent voir et de connaître le régime alimentaire, les conditions de travail, les habitudes, les mœurs du patient.

Parmi toutes les informations collectées, le médecin privilégie celles qui ont trait à l'environnement physique du malade. Dans cet ensemble, l'air est le suspect numéro un. Il s'agit de savoir si la maladie s'est déclenchée au moment d'un changement de temps ou lors de circonstances météorologiques particulières. Le médecin se préoccupe aussi de la qualité de l'air que respire le malade chez lui et sur son lieu de travail. Cette priorité accordée à l'air est une tradition qui remonte à Hippocrate et qui s'est trouvée renforcée par le néo-hippocratisme. Elle est également liée à l'habitude d'établir une relation entre le corps humain (le microcosme) et l'univers (le macrocosme), mais elle est aussi symptomatique de l'intérêt porté à la nature depuis la révolution scientifique du XVIIe siècle. Grâce aux baromètres, thermomètres et autres appareils ainsi qu'aux découvertes de Lavoisier (1743-1794), l'air est l'élément de l'environnement que l'on peut décrire et analyser le plus précisément et le plus scientifiquement. L'air n'est pas seulement mis en relation avec la maladie des individus, mais aussi avec l'état de santé des populations dans leur ensemble. Les altérations de l'air sont le premier élément par lequel on tente de rendre compte du déclenchement et de la disparition des épidémies, et l'on a tôt fait d'établir des corrélations (pas toujours fausses) entre l'apparition de la dysenterie et la présence d'un temps chaud et humide, entre la multiplication des catarrhes et le retour des brouillards de l'automne. Le mauvais air (*mal'aria*, en italien) qui émane des marais sert à désigner le paludisme (malaria). Celui qui provient des fumées des ateliers, des matières en putréfaction, des corps malades et des eaux stagnantes explique le mauvais état de santé des populations des faubourgs et la forte mortalité dans les hôpitaux. Dans les nombreuses topographies médicales rédigées entre 1770 et 1840, et qui décrivent les lieux où ils habitent et les populations qu'ils fréquentent, les médecins accordent toujours la première place au climat, à l'air et au temps qu'il fait.

Cet « aérisme » diffus nourrit le succès de la théorie de l'infection. Si l'on sait depuis longtemps que certaines maladies, comme la peste, la lèpre et les maladies vénériennes, se transmettent par le contact médiat ou immédiat entre un malade et une personne saine, beaucoup d'autres transmissions sont imputées au

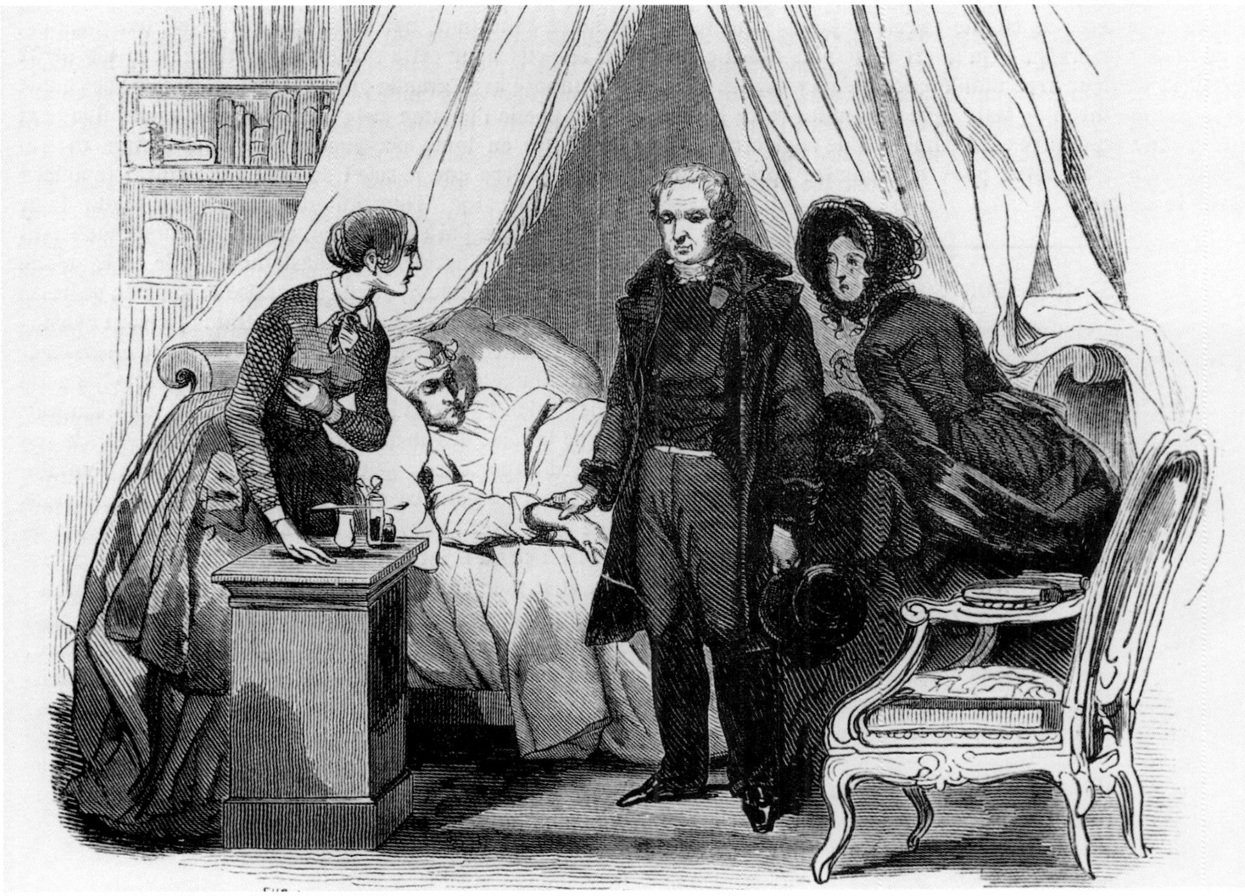

La Visite du médecin, par E. Lamy, XIXe siècle.

déplacement d'un air corrompu porteur de miasmes. De nombreuses circonstances militent pour justifier le succès de cette théorie. Elle ne manque pas de logique pour rendre compte du paludisme en l'absence de conception de germes ; elle peut être invoquée pour expliquer l'extension du choléra qui ne touche pas systématiquement ceux qui ont soigné des malades et frappe d'autres personnes qui s'en étaient tenus à l'écart. Inefficace dans ce cas, la théorie de la contagion, qui implique des restrictions à la liberté du commerce et des personnes, est récusée par une conjonction de raisons idéologiques, économiques et scientifiques. Le même rapprochement entre l'idéologique et le scientifique se retrouve face à d'autres causes d'insalubrité. Lorsqu'ils mesurent les effets mortifères des bouillies trop solides données trop tôt aux enfants, lorsqu'ils accusent la promiscuité des chambres à coucher familiales, l'irrégularité des régimes alimentaires et une relative liberté sexuelle d'être cause de la mauvaise santé, les médecins, comme les autres notables, effectuent inconsciemment des choix qui ne sont pas neutres, et ils procèdent à des généralisations contestables. Certes, il existe des médecins qui dénoncent les conditions de travail, mais bien rares sont ceux qui leur donnent plus d'importance qu'aux dérèglements des mœurs.

Ainsi, ces observations justes peuvent aboutir à des interprétations erronées, aux conséquences parfois tragiques, comme lorsqu'on dissémine les cholériques pour empêcher que leur rassemblement ne dégage des miasmes mortifères trop abondants. L'observation scientifique n'est pas indépendante des positions sociales et idéologiques. D'un côté, la démarche d'observation est une des voies majeures qui conduisent le médecin à s'intéresser à la vie de la cité. De l'autre, l'observation est orientée par l'image négative que les médecins, comme les autres notables, se font du peuple. Cette image, qui induit certains comportements, pèse aussi sur les relations que les médecins entretiennent avec leurs malades.

Le Médecin embarrassé, France, XIXe siècle. Paris, bibliothèque des Arts décoratifs.

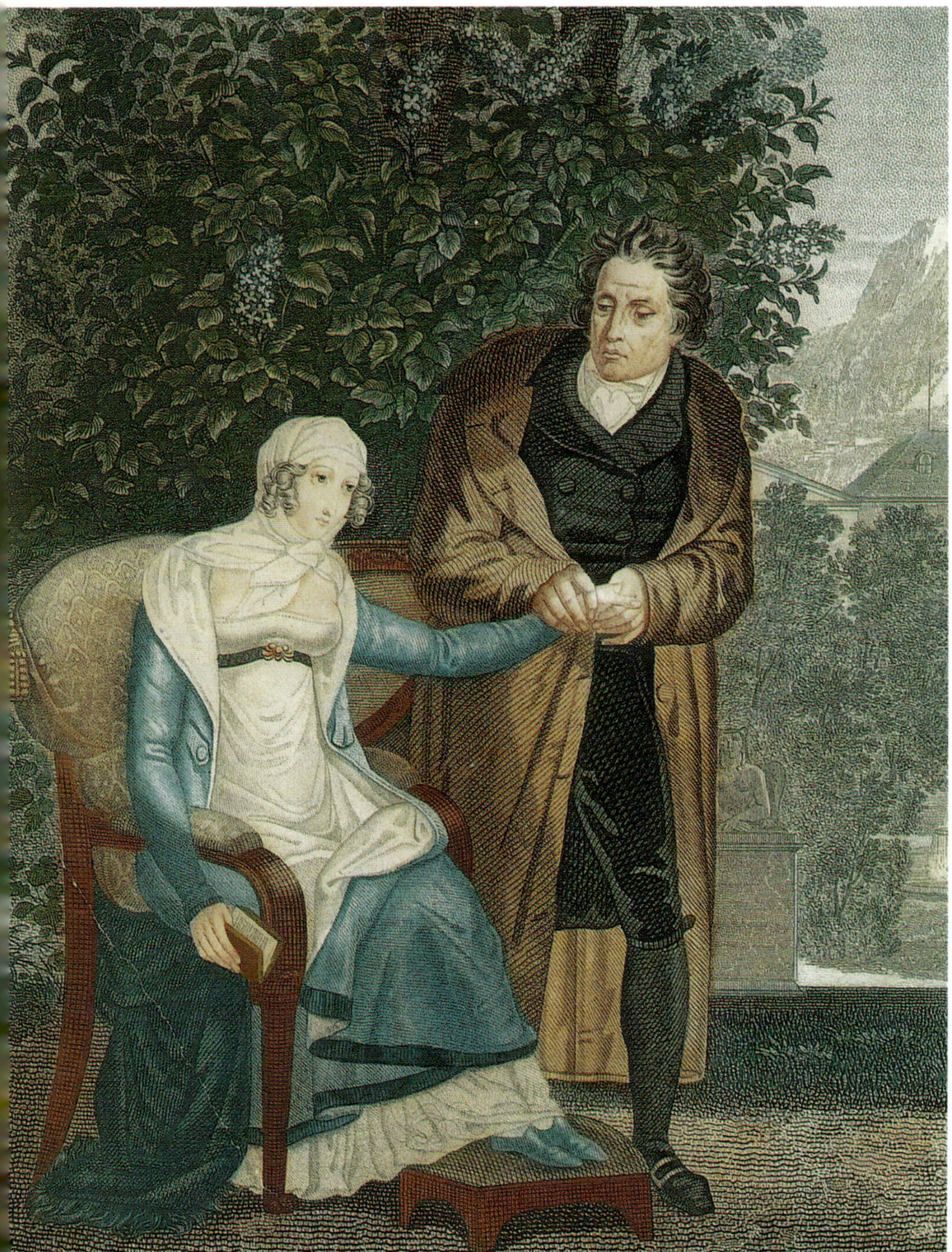

L'incertitude du traitement

L'observation débouche sur l'établissement du diagnostic et le choix du traitement. Dans le premier domaine, le médecin hésite entre l'ancienne dénomination, qui se fait sur la base des symptômes (les célèbres fièvres tierces et quartes sont toujours bien présentes), et celle qui prend en compte la présence de lésions anatomiques ou l'altération des fonctions. Avec ce deuxième mode de classification et d'appellation, l'établissement du diagnostic devient le monopole du médecin et le malade en est exclu. En revanche, ce dernier reste bien présent dans le choix et la conduite du traitement. On a beaucoup dit que la première moitié du XIXe siècle voyait triompher la croyance dans la *natura medicatrix* et s'imposer le nihilisme thérapeutique. Il y a néanmoins loin, ici, entre les discours tenus aux étudiants et les pratiques mises en œuvre par ceux-ci devenus médecins. Certes, le néo-hippocratisme, le vitalisme dominant ont pu influencer des médecins jusque dans leur pratique. Plus encore, la vieille pharmacopée médiévale, avec sa thériaque et ses purges, paraît le symbole même de l'irrationalité à des médecins qui se veulent rationalistes. Plus qu'irrationnelles, la pharmacopée, les purges et les saignées semblent inefficaces. Les statistiques et les premiers essais plus ou moins contrôlés alimentent le scepticisme. Les premiers essais cliniques utilisant la méthode du simple aveugle et l'usage du placebo sont organisés pour démontrer l'inanité des doctrines hétérodoxes que sont le mesmérisme et l'homéopathie[24]. S'ils sont contestables et contestés à l'époque par leurs victimes, ces essais semblent convaincre une partie significative des médecins. Même si elle n'a pas le succès qu'on lui a prêté et si elle n'est pas mathématiquement impeccable, la méthode numérique du docteur Louis, qui vise à mesurer statistiquement les effets des traitements[25], renforce le sentiment que la médecine n'a pas de quoi être fière de ses actions et que, moins elle agit, plus elle est efficace. Enfin, la méfiance pour les thérapeutiques actives est nourrie par les abus et les échecs de l'usage des sangsues par Broussais et ses disciples. Le refus des interventions chirurgicales traumatisantes est particulièrement net, et certains praticiens, conscients des risques postopératoires et infectieux, n'hésitent pas à proclamer qu'une opération de moins est une victoire de plus pour la chirurgie.

Pourtant celle-ci ne disparaît pas, mais elle s'oriente vers une pratique qui vise à consolider, à conserver ; elle renonce aux trépanations et « belles opérations » qui avaient fait sa gloire et son discrédit au siècle précédent. En médecine, l'interventionnisme est loin de disparaître. Tard dans le siècle, il ne manque pas de médecins pour recommander et pratiquer la saignée, et ceux-ci ne se recrutent pas seulement parmi les vieux médecins de campagne isolés[26]. Si elles perdent vite de leur aura, les sangsues connaissent leur heure de gloire dans les années 1840 : la France en importe alors quarante millions par an (on ignore le nombre des indigènes), à prix d'or. Moins visibles et spectaculaires, les sétons, cautères, moxas, vésicatoires, cataplasmes, cantharides, ainsi que les tisanes, sirops, pommades constituent l'ordinaire du médecin et de ses malades. Plus que par les survivances, l'intervention thérapeutique est aussi encouragée par la mise au point de nouveaux remèdes. Plus encore qu'aux siècles précédents (surtout marqués par l'arrivée du quinquina et de l'ipéca qui gardent leur place), des nouveautés viennent s'ajouter à la panoplie traditionnelle. La première moitié du siècle est celle de l'isolement des alcaloïdes (substances actives) des plantes. Le prétendu nihilisme thérapeutique ne freine en rien l'usage médical de la morphine, de la quinine, de la codéine ou de la colchicine. On voit même, surtout aux États-Unis et, dans une moindre mesure, en Angleterre, les médecins de ce temps se saisir et abuser des drogues les plus violentes (le calomel, le mercure[27]). Cette tendance à prescrire des médecines drastiques, qu'elles soient stimulantes ou apaisantes, répond aux désirs des malades à qui les médecins, comme ils l'avouent parfois, doivent se soumettre. Ingérer un médicament dont les effets sont rapides et constatables permet de se convaincre de son efficacité et d'espérer une prompte guérison dans une démarche qui s'apparente aux rites conjuratoires. Seulement astreints à des

Le professeur Guyon opérant M.Osiris, par Bisson, 1890.

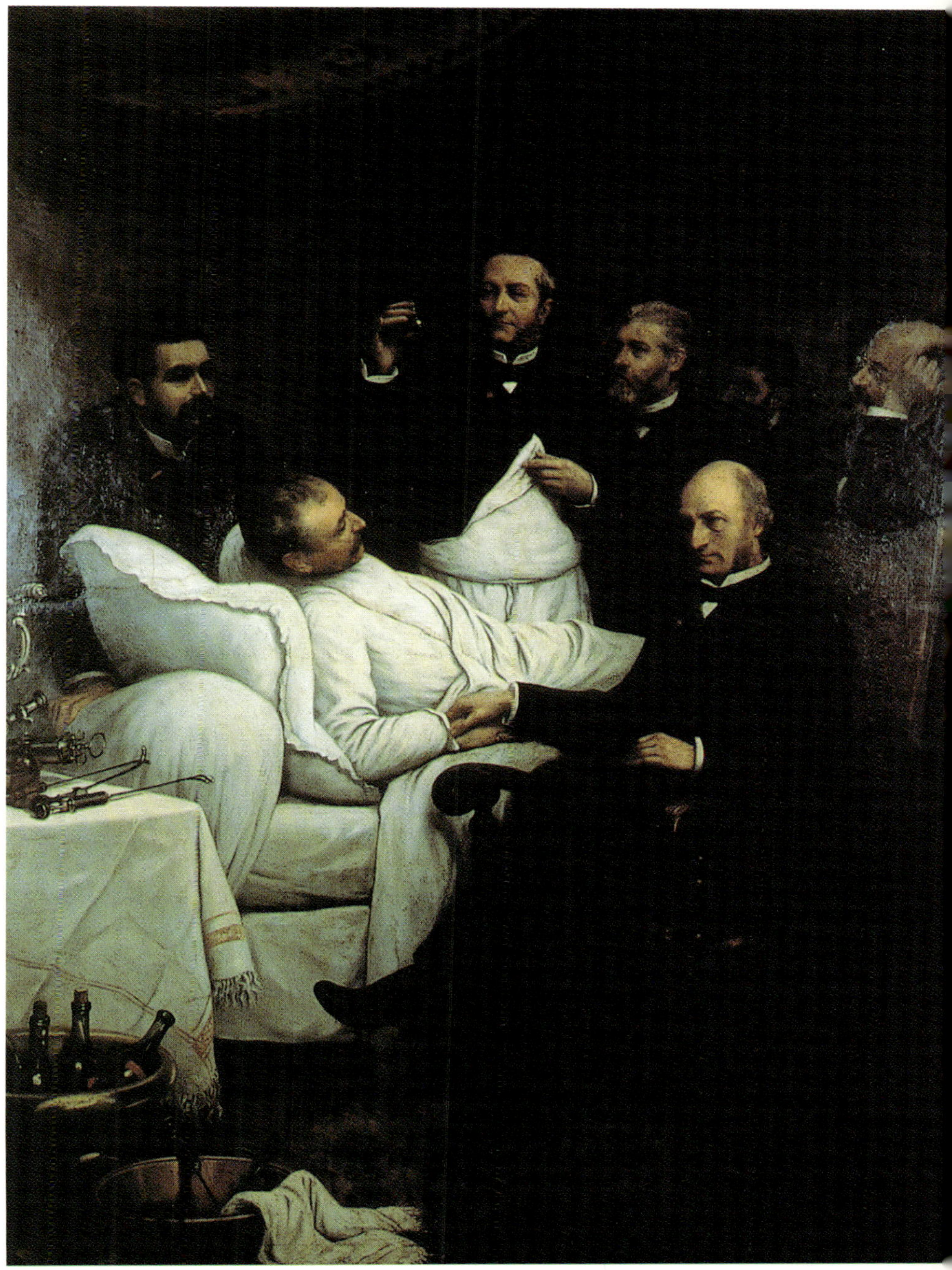

résultats financiers, les fabricants de remèdes (dont la composition est gardée secrète pour éviter la concurrence) occupent vite ce créneau en se livrant à une publicité aussi précoce qu'acharnée. Si beaucoup ne sont que de faux produits miracles, d'autres, qui tiennent compte des derniers procédés chimiques, sont plus efficaces et plus faciles à ingérer que les préparations magistrales parfois nauséabondes. Enfin, les médecins, souvent mal formés à l'art de prescrire, surtout en France où les sciences préparatoires sont négligées, cèdent à la tentation des remèdes tout préparés. Cette pratique montre bien que le médecin n'est pas seulement un scientifique influencé par les théories en vogue, mais aussi un acteur économique plus ou moins soumis aux pressions du marché, celles de l'offre et de la demande. Les deux poussant, ici, dans le même sens, on conçoit qu'il ait été bien difficile d'y résister[28].

La découverte de la vaccination antivariolique par Jenner (1796) constitue pour les médecins une puissante invite à l'intervention. L'opération préventive consiste à injecter du pus, prélevé sur le pis des vaches atteintes de cow-pox, dans l'avant-bras de ceux que l'on veut préserver de la maladie. Les premiers succès sont tels que les médecins de toute l'Europe s'enflamment pour une opération qu'ils répandent avec générosité. Débordés par leur enthousiasme, certains en font une sorte de remède miracle qui garantirait de beaucoup d'autres maladies. La réalité contrarie cruellement ces espoirs. Faute de trouver du cow-pox sur les vaches, on doit transmettre de bras à bras le vaccin issu des souches anglaises de la fin du siècle précédent, au risque de le voir s'affadir et devenir inefficace. Par ailleurs, la conservation et le transport du vaccin posent de tels problèmes que les pénuries se multiplient et que les épidémies resurgissent. Sans même prendre en compte les problèmes politiques, sociaux et culturels que pose cette première opération de santé publique à grande échelle, la vaccination est une déception. Pourtant, avec la vaccination, on mesure combien les médecins sont aussi des hommes de leur siècle, nourris de philanthropie et d'utopie, et pas seulement de rationalité scientifique[29]. La pratique médicale quotidienne, fruit de compromis multiples entre médecins et malades, entre science et marché, dépasse très vite le simple colloque singulier. En observant l'environnement du malade, le médecin réalise rapidement que celui-ci joue un rôle majeur dans l'étiologie des maladies. En constatant l'inefficacité de nombreux traitements curatifs, il se prend à rêver de mesures d'hygiène collectives. Parallèlement, l'action collective lui paraît aussi un moyen de sortir la profession de ce qu'elle vit comme une crise, et d'améliorer sa situation comme celle de tous ses confrères.

La Vaccination au château de la Rochefoucault-Liancourt, par Constant Desbordes, début du XIXᵉ siècle. Paris, musée de l'Assistance publique.

■ ■ ■

De l'individuel au collectif

L'entrée du médecin dans l'arène sociale et politique est bien la caractéristique majeure de cette période. Dans une certaine mesure, elle exprime un mouvement plus général qui affecte l'ensemble de la société. Le temps est aux grands débats politiques et sociaux, après le traumatisme de la Révolution et face aux commotions de la première moitié du siècle. Les bourgeois de talent, les membres de la *Bildungsbürgertum* sont naturellement les plus engagés dans ce type de réflexion, et les médecins ne manquent pas à l'appel. Parallèlement, l'engagement politique des nouvelles élites est aussi le reflet et l'accélérateur de leur ascension sociale. S'il répond à ce schéma, l'engagement médical est en outre renforcé par plusieurs éléments. La profession médicale vit une situation de crise et de malaise qui pousse une partie croissante de ses membres à se regrouper et à faire pression sur l'État pour qu'il réforme la législation qui régit

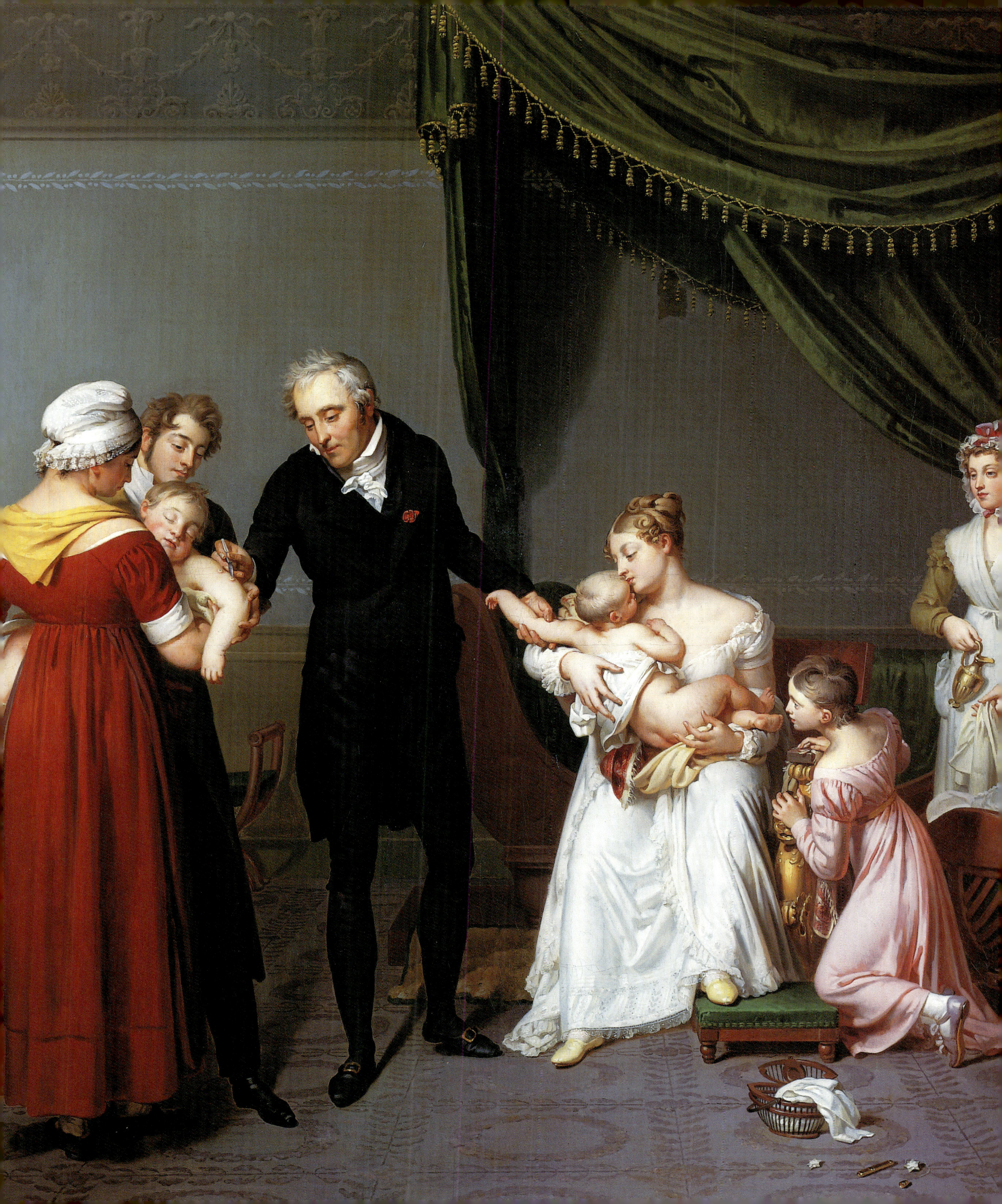

l'enseignement et l'exercice de la médecine. À cette première motivation proprement médicale de l'engagement politique, s'en ajoute une autre, moins corporative. Aux yeux du médecin observateur, la politique est bien la continuation de la médecine par d'autres moyens. Il peut d'autant plus le croire que les États, soucieux du nombre et de la bonne santé de leur population, font toujours davantage appel à lui.

La mobilisation d'une profession en crise

Comme souvent, c'est une crise ou un sentiment de crise qui joue le rôle de déclencheur dans l'élaboration de modes d'action inédits et la recherche de solutions nouvelles.

Le thème de la crise de la médecine surgit en force dans le débat public au cours de la décennie 1840[30]. Quelques événements marquants le prouvent. En France, se réunit à Paris, en novembre 1845, un congrès médical qui rassemble un millier de praticiens désignés par le tiers, au moins, des effectifs totaux de la profession. À une époque où le droit de réunion est strictement limité, ce congrès, auquel rend visite le ministre de l'Instruction publique, est véritablement un événement professionnel. Au même moment, une pétition de médecins anglais rassemble cinq mille signatures, soit près d'un tiers de tous les praticiens du pays. Ceux-ci fondent dans la foulée une association nationale (1844) qui devient en 1855 la British Medical Association. Les médecins français suivent de très près en créant, avec la bénédiction de l'empereur, l'Association générale des médecins de France, en 1858. Si le morcellement politique de l'Allemagne empêche la création d'une fédération nationale, tous les grands États voient naître de puissantes associations régionales dans la décennie 1840. Partout, le thème fédérateur de ces réunions, pétitions et associations est celui de la dénonciation de l'encombrement, de l'*Überfüllung*, de l'*overcrowding*. Les médecins qui se réunissent et s'expriment, estiment que les effectifs de la profession sont trop considérables et qu'il faut les réduire. Parallèlement, ils réclament une répression plus efficace de l'exercice illégal de la médecine qui seule permettrait aux médecins en place de vivre convenablement et de faire de la bonne médecine. À les entendre, la situation qu'ils vivent conduit un nombre croissant d'entre eux à la misère ou, pire encore, à la charlatanerie et aux manœuvres contraires à ce que l'on commence à appeler l'éthique, notion qui désigne essentiellement les règles de bonne conduite entre confrères.

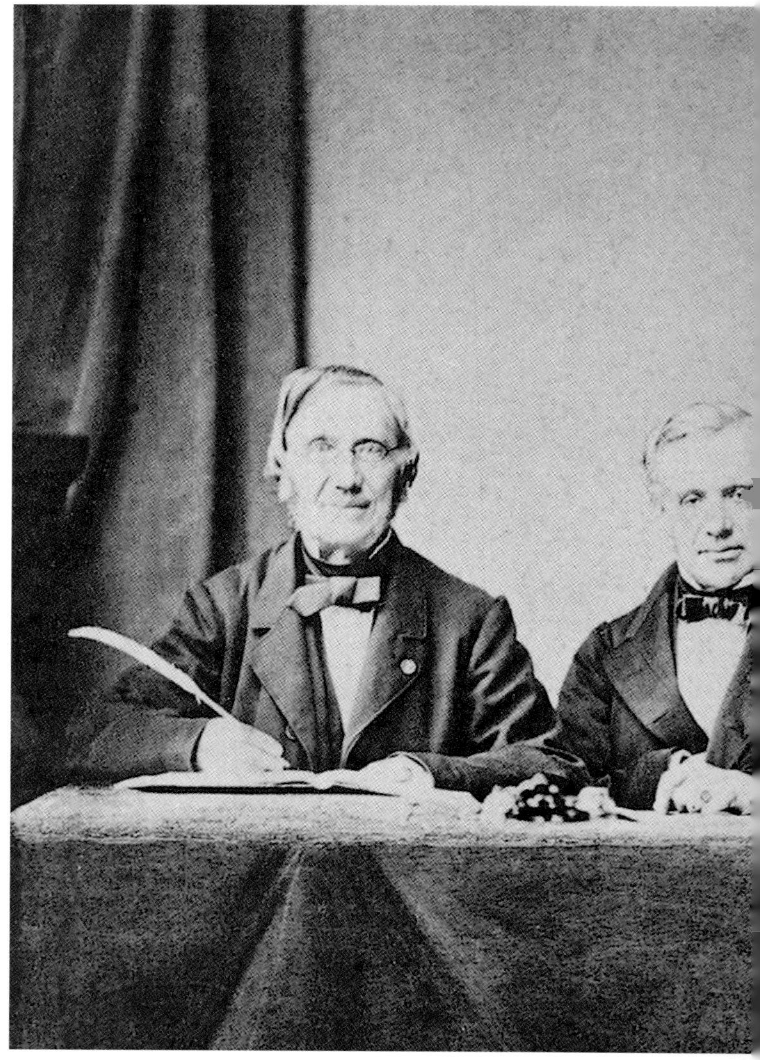

Le bureau de l'Académie impériale de médecine en 1852.

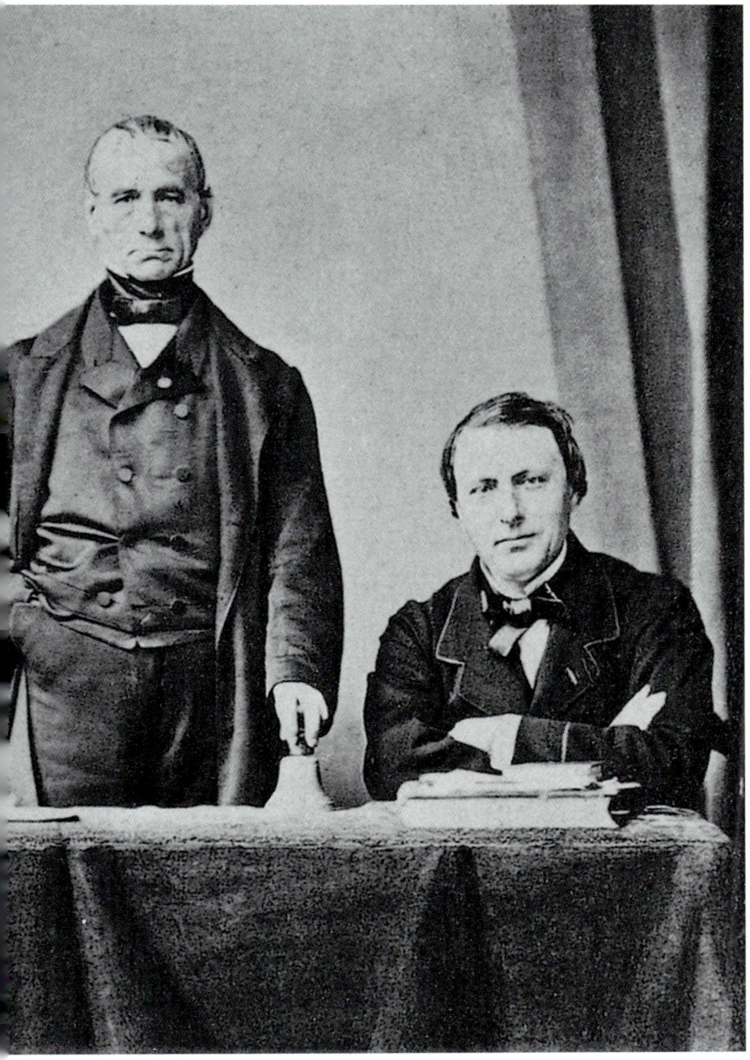

Les réalités des concurrences

À vrai dire, cette explosion de mécontentement ne surgit pas subitement. En Angleterre, surtout, l'agitation pour une réforme médicale est permanente depuis la fin du XVIIIe siècle. Elle s'explique par un engrenage spécifique à ce pays. Dans le cadre d'un libéralisme presque absolu et d'une forte augmentation de la consommation de médicaments, le nombre de droguistes et de « chimistes » (*chemists*), simples commerçants vendant des médicaments, explose littéralement au tournant du siècle. Pratiquement inconnus à ce moment, ils sont en 1841 presque aussi nombreux que les médecins praticiens (dix mille contre quinze mille) et beaucoup plus qu'eux pourvus d'un diplôme d'apothicaire. À cause de cette concurrence et sous la pression de leurs clients, les apothicaires sont contraints d'adjoindre à leur pratique traditionnelle celle de la chirurgie et de la médecine. Devenus *general practitioners* de fait, ils ne peuvent toujours pas obtenir dans ces deux dernières branches une qualification qui reste du ressort des collèges de chirurgiens et de médecins. On comprend mieux, dans ces conditions, la précocité et le succès du mouvement pour la réforme médicale. Créées à partir de 1794 et surtout de 1812, les sociétés arrivent à regrouper des effectifs considérables (trois mille dès 1826 pour l'*Association of Medical Practitioners*), leur message est relayé par de nouvelles revues comme *The Lancet* fondée en 1823. Outre la défense du monopole de la dispensation, contre les empiétements des droguistes, le mouvement réclame la reconnaissance légale

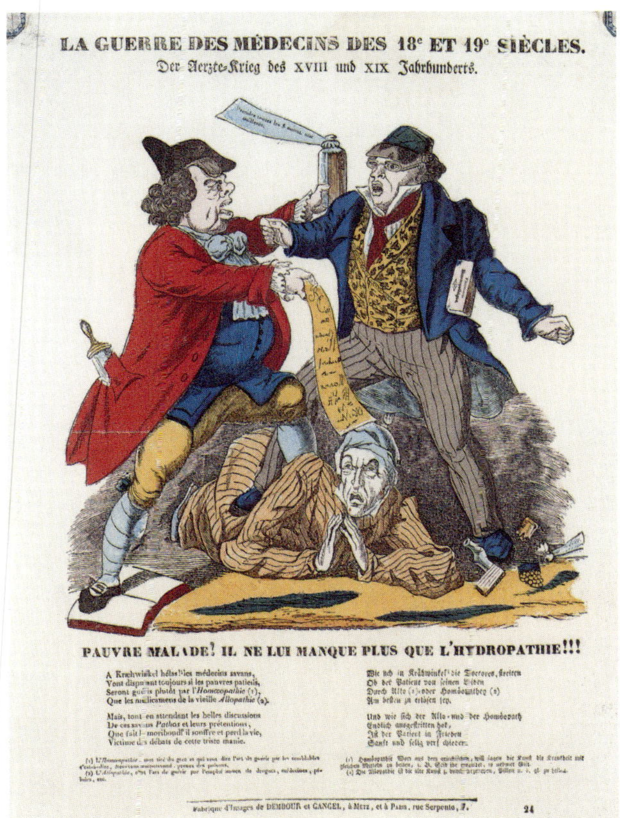
LA GUERRE DES MÉDECINS DES 18e ET 19e SIÈCLES.
Der Aerzte-Krieg des XVIII und XIX Jahrhunderts.
PAUVRE MALADE! IL NE LUI MANQUE PLUS QUE L'HYDROPATHIE!!!

La « guerre des médecins » : homéopathe en bleu et allopathe en rouge, aux dépens du malade, 1854. Paris, musée de l'Histoire de la médecine.

La Prière des enfants teigneux dans un hospice d'enfants, par Isidore Pils, 1853. Paris, musée de l'Assistance publique.

des *general practitioners* et l'obligation pour eux de subir une formation dans les différentes branches de l'art de guérir qu'ils pratiquent. En France et en Allemagne, où la situation juridique est plus simple, les revendications se polarisent sur la réduction, des effectifs ou la suppression pure et simple des corps du second degré (chirurgiens en Allemagne, officiers de santé en France).

Le succès du mouvement pose tout naturellement la question de la profondeur de la crise et de son retentissement. La hausse des effectifs professionnels est indéniable. En Angleterre, le nombre des membres du Collège des chirurgiens passe de 5 000 à plus de 8 000 entre 1824 et 1833. Entre 1841 et 1851, les effectifs des *medical men* (médecins, chirurgiens, apothicaires, chirurgiens-apothicaires) passent de 17 000 à 19 000. À la même date, le nombre de médecins est voisin dans une France un peu plus peuplée, mais c'est la période où l'on atteint le maximum des recrutements. En Prusse, où l'on dispose de chiffres précis pour une courte période, l'impression de croissance est mitigée. Si le nombre de médecins et de chirurgiens de 1re classe augmente des deux tiers (de 2 365 à 3 964) entre 1828 et 1846, celui des chirurgiens de 2e classe est divisé par près de deux pendant la même période (de 2 058 à 1 144), et le taux d'encadrement global reste pratiquement inchangé (environ un médecin ou chirurgien pour 3 000 habitants). Si le thème de l'encombrement ne paraît pas entièrement ratifié par l'examen du seul nombre des médecins, la prise en compte des professions voisines et des illégaux peut changer la perception des choses. En Grande-Bretagne, où les recensements sont précis, la situation est impressionnante. En 1841, le pays compte 13 000 infirmières, 1 400 sages-femmes et 10 000 droguistes, alors même que les infirmières écossaises ne sont pas recensées. Dix ans plus tard, avec l'Écosse, le nombre des *nurses* passe à 25 000, celui des sages-femmes à 3 000, et celui des droguistes à plus de 15 000. Pour une population d'à peine vingt millions d'habitants, on compte un soignant pour 411 habitants en 1841, et un pour 316 dix ans plus tard, ce qui dit l'importance de ce secteur et la rapidité de ses transformations. En Allemagne et en France, les données sont moins précises, mais tout indique que le mouvement n'est pas radicalement différent. En Prusse, les médecins se sentent menacés par la dizaine de milliers de sages-femmes qui, en 1824, sont six fois plus nombreuses que les médecins diplômés. À côté d'elles, les guérisseurs locaux abondent, comme ailleurs, mais ils sont rejoints par des personnages de beaucoup plus grande envergure qui diffusent leurs méthodes dans toute l'ère culturelle germanique, tel le prêtre catholique Sébastien Kneipp et sa méthode hydrothérapique. Nombre de non-médecins pratiquent aussi l'homéopathie. Pire encore aux yeux des médecins, l'ordonnance sur les professions de 1869, étendue à l'ensemble du Reich après l'unité, proclame le principe de la *Kurierfreiheit* (la liberté de se soigner comme on le souhaite) et met les non-médecins à l'abri des poursuites pourvu qu'ils n'usurpent pas le titre. En France, où la législation est plus rigoureuse, l'exercice illégal n'est connu que lorsqu'il est dénoncé et poursuivi. Si l'on ne saurait confondre l'augmentation des plaintes, par des médecins de plus en plus mobilisés, avec la montée réelle du phénomène, la tolérance des autorités et la mansuétude des juges plaident pour une pratique étendue et peut-être croissante. De plus, le début du XIXe siècle est celui des congrégations religieuses féminines séculières[31]. Sous le Second Empire, elles seront plus de 100 000. Certes, leur tâche principale est l'instruction, mais le partage des tâches n'est pas toujours absolu. Dans beaucoup de petites communautés rurales de trois ou quatre religieuses, une au moins est chargée de visiter les malades, et cette visite comprend souvent la distribution de tisanes et de quelques conseils pour le rétablissement de la santé. Les religieuses qui desservent la plupart des hôpitaux, y gèrent des pharmacies qui vendent au public ou distribuent gratuitement aux indigents. Progressivement, certaines communautés se transforment en véritables

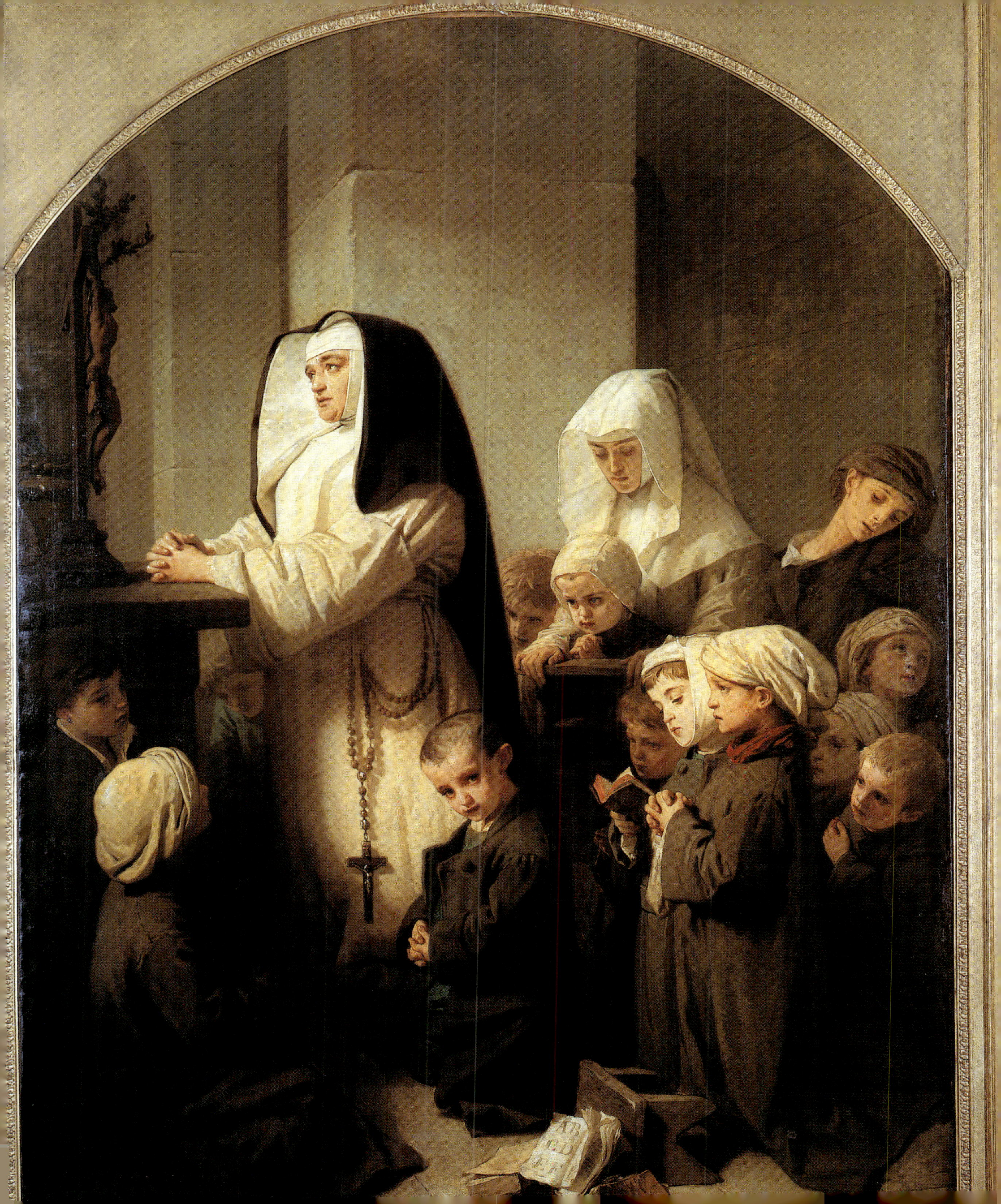
AB
CD
EF

dispensaires doublés d'une officine. Sans prendre au pied de la lettre les plaintes des médecins, il est clair que dans une société qui ne connaît pas encore une croissance importante, la concurrence est rude.

Les inégalités de la crise

Cette concurrence ne semble pourtant pas ruiner les médecins. Il est évidemment difficile de mesurer les effets d'une crise qui n'est que passagère. Les chiffres anglais semblent prouver une dégradation relative de la situation des médecins par rapport au siècle précédent, et leur concentration dans les villes est à la fois le signe et la cause de difficultés. Cette situation moyenne n'empêche pas certains d'amasser des fortunes immenses et d'avoir des revenus impressionnants (de 7 000 à 10 000 livres par an pour les Anglais Liston ou Abernethy). On trouve en France aussi, dès le début du siècle, de grosses fortunes médicales comme celle de Dupuytren. Elles concernent ceux qui ont réussi à cumuler charges professorales et hospitalières qui leur ont permis de devenir médecins de quelque personnalité célèbre (Laennec, médecin de la duchesse d'Angoulême) et ainsi d'accéder à la clientèle la plus huppée. La filière princière est plus importante en Allemagne où la trentaine de souverains ont leur médecin personnel qui est aussi celui de leur cour et le responsable de la politique médicale et sanitaire. Au-dessous, on trouve les médecins urbains qui ont réussi en ajoutant à une honnête clientèle quelques charges publiques rémunérées au forfait ou à la vacation (*Stadtphysikus*, médecin des épidémies, *Medical Officers of health*, médecins des hôpitaux, des prisons, collèges ou autres institutions). Un cran en dessous encore, la masse des sans grades, ruraux ou urbains, dont la situation est très variable en fonction de l'âge, des revenus extra-médicaux et de multiples autres circonstances. Certes, il existe des médecins misérables, à l'image de ceux qu'Irvine Loudon a pu suivre pérégrinant de ville en ville, à la recherche vaine du succès et se livrant aux expédients les plus divers, l'un même préférant la gestion d'un bureau de loterie à l'exercice de l'art de guérir. S'il ne faut pas les oublier, ces cas ne peuvent servir à décrire la situation d'une profession dont la plupart des membres restent dans une honnête aisance qui les intègre pleinement dans la *middle class* anglaise, dans la moyenne bourgeoisie française et la *Bildungsbürgertum* allemande. On ne peut cependant pas négliger les aspects moraux de cette crise. Face au choléra et, dans une moindre mesure, face à la variole, les médecins ne connaissent pas seulement l'échec technique, ils sont aussi en butte à l'hostilité d'une partie de la population, à la méfiance ou au mépris des autorités, en proie au doute et au découragement. En matière de vaccination, le contraste est particulièrement douloureux entre les espoirs caressés et les réalités. En plus de problèmes techniques entraînant des échecs, les médecins sont confrontés à la résistance des mères qui ne présentent pas toujours leurs enfants à la contre-visite, se méfient d'un vaccin d'origine inconnue, hésitent à exposer leurs enfants trop jeunes à ce qu'elles considèrent comme un danger. De leur côté, les pouvoirs publics comptent sur le seul dévouement des médecins, ne délivrent aucun crédit et se contentent de distribuer

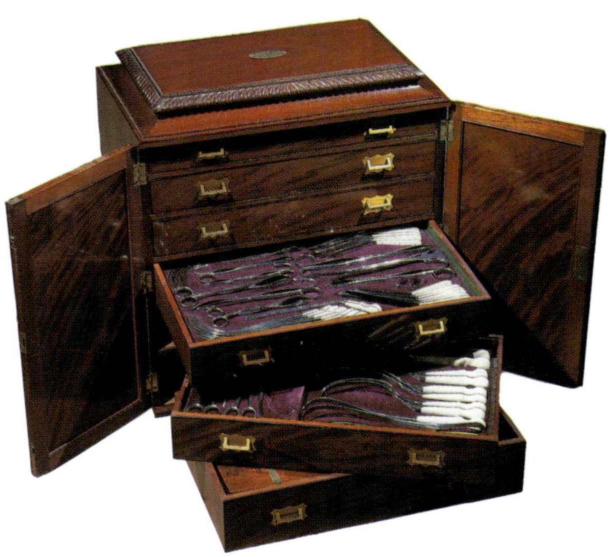

Trousse de voyage du chirurgien Guillaume Dupuytren. Paris, musée de l'Assistance publique.

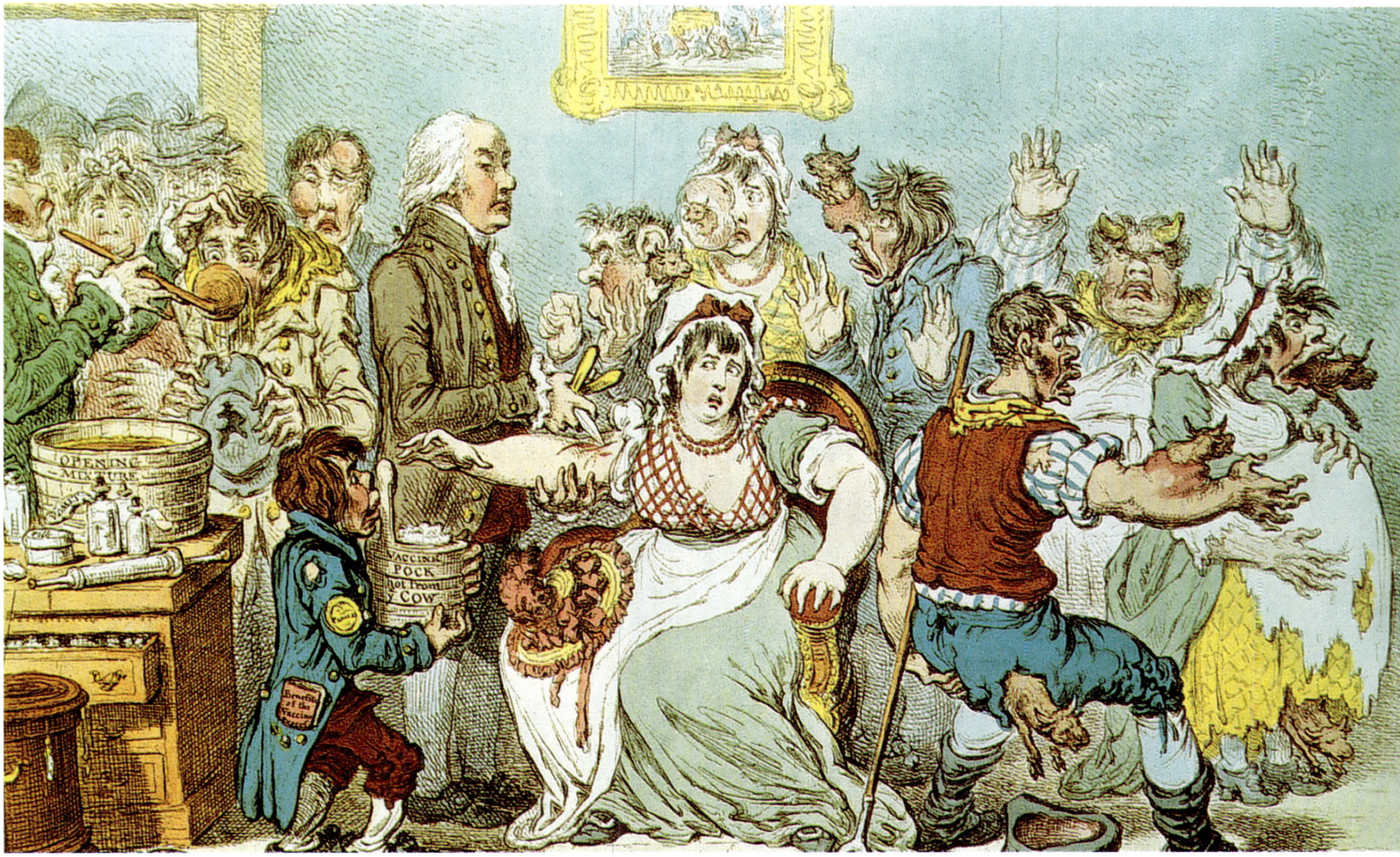

Caricature sur les risques de la vaccination, 1806.

quelques médailles pendant que les maires ne font guère de zèle pour aider les vaccinateurs. Ces deux expériences expliquent sans doute que la crise ait été si mal vécue. Elle contredisait trop d'espérances.

Que la crise ne soit pas aussi grave et générale que le disent les médecins n'est pas le plus important. La situation des années 1830-1840 est si vivement ressentie qu'elle soude solidement les médecins en un véritable corps, avec son association unique, ses journaux, ses revendications simples (paiement à l'acte, libre choix du médecin), son hostilité aux illégaux, aux hétérodoxes (homéopathes en particulier), aux professions voisines. Cette identité de corps, qui commence à se forger, est un phénomène plus important que les résultats obtenus dans l'immédiat. La Prusse supprime en 1852 la catégorie des chirurgiens de seconde classe, la France rend plus difficile l'accès à l'officiat de santé, la Grande-Bretagne rapproche par le *medical act* de 1858 les différentes catégories sans les faire disparaître. Les médecins réunis doivent prendre position face au problème de l'intervention croissante des pouvoirs publics sur le marché médical. Si le Congrès médical de Paris prend une position hostile à toute forme de dépendance des médecins face à l'État ou aux sociétés de secours mutuels, le mouvement de réforme médicale allemand, en particulier sous l'impulsion de Virchow, est beaucoup plus ouvert aux questions sociales, mais il est sans doute minoritaire.

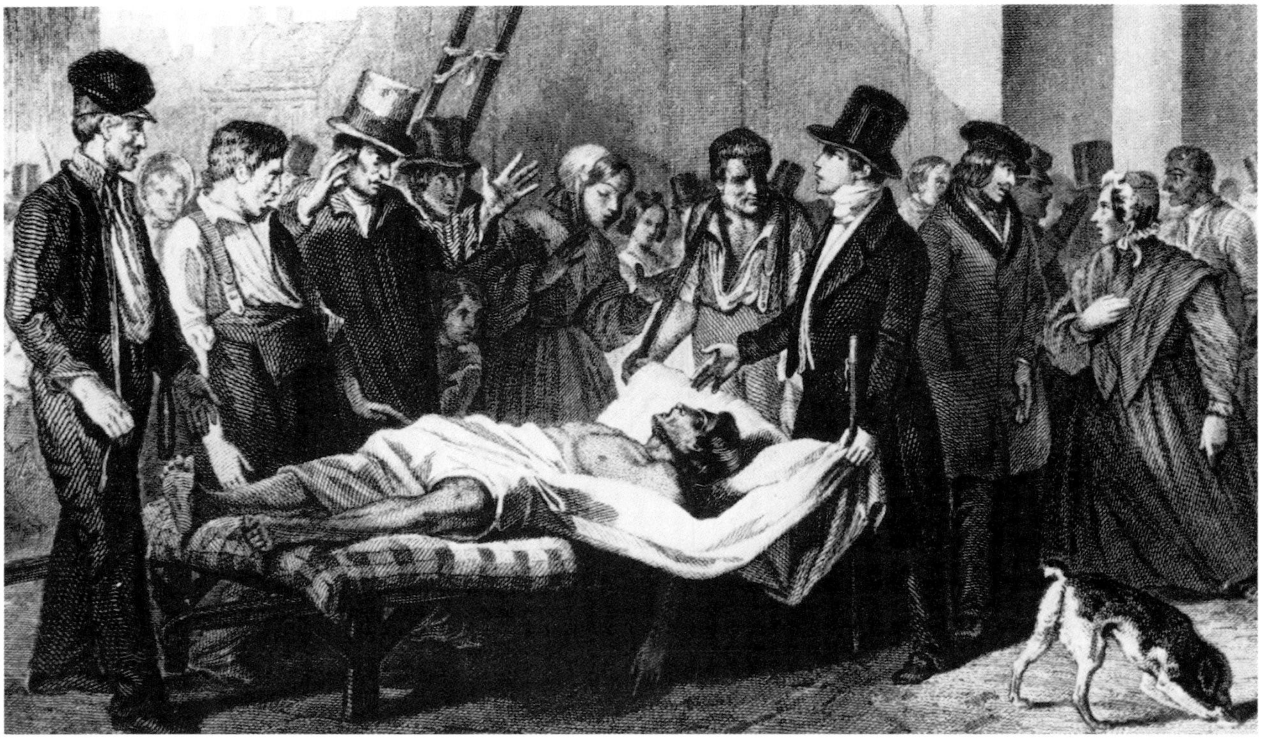

Le choléra à Paris en avril 1832.

L'engagement des médecins

L'ouverture aux questions sociales n'est ni une particularité allemande ni une orientation de circonstance. Jamais oubliés, les préceptes de l'hygiène deviennent centraux et prennent une dimension sociale et politique indéniable. L'observation, le scepticisme pour la thérapeutique et la redécouverte d'Hippocrate donnent à l'hygiène une place centrale. La volonté de défendre les intérêts professionnels et le contexte réformateur des Lumières renversent la priorité entre l'hygiène publique et l'hygiène privée. L'hygiène publique « moderne » naît en Allemagne et en Autriche sous le nom de police médicale, à la fin du XVIIIᵉ siècle[32]. Très ambitieuse, elle ne vise pas moins, telle que la définit Johann Peter Frank (1745-1821), qu'à protéger les hommes des conséquences nuisibles d'une cohabitation trop dense, à promouvoir leur bien-être, à lutter contre les maladies sociales. Pour être efficace, elle doit être confiée à l'État et à ses agents. En France, l'hygiène publique reste plus une affaire de médecins, même si les liens avec la politique ne sont pas éludés. Née autour de chaires comme celle confiée à Jean-Noël Hallé (1754-1822), l'hygiène publique ne s'organise vraiment qu'en 1829 avec la création des *Annales d'hygiène publique et de médecine légale*. Pour ses créateurs, l'hygiène doit s'occuper de tous les secteurs de la vie sociale, et le médecin devenir le conseiller des gouvernants et le tuteur du peuple. Les réalités sont ici loin des ambitions. Si les *Physiki* allemands et les *Medical Officers of health* de la loi anglaise de 1848, inspirée par Chadwick, ont de véritables pouvoirs et des moyens, il n'en va pas de même en France où les conseils d'hygiène, généralisés en 1848, sont consultatifs et leurs membres siègent à titre gratuit.

Ainsi conçue, l'hygiène publique trouve dans la politique un prolongement assez naturel. Dans les commissions d'hygiène, et en particulier celles mises en place en temps de choléra, dans leurs fonctions de médecins des hôpitaux ou des bureaux de bienfaisance, les médecins côtoient les misères du peuple mais aussi les responsables politiques et les grands notables. Bien d'autres facteurs généraux expliquent l'entrée des médecins en politique. Réduits au silence dans les systèmes purement aristocratiques, les médecins acquièrent, pour une partie d'entre eux, une existence politique au fur et à mesure du développement des fonctions électives (les conseils municipaux en France, avec la loi de 1831) et de l'élargissement du droit de suffrage (en particulier en matière d'élections locales), voire l'instauration du suffrage universel (1848 en France). Certes, il ne faut pas exagérer l'ampleur du phénomène. Seul un médecin sur deux ou trois est électeur national à la fin de la monarchie de Juillet, et moins nombreux encore sont les éligibles. Il n'est cependant pas nécessaire d'être un citoyen pleinement « actif » pour être politiquement engagé. Comme membres des élites intellectuelles confrontées au traumatisme de la Révolution et aux commotions du début du siècle, les médecins, surtout les plus jeunes, cherchent dans l'idéologie et la politique des solutions aux problèmes de leur temps. Cette motivation désintéressée n'exclut pas le fait que, pour les médecins comme pour les autres, la politique est aussi le symbole et l'accélérateur de l'ascension sociale. Cette dernière est prouvée par le nombre croissant de députés médecins en France, même s'il est évidemment infime par rapport au nombre des praticiens et faible par rapport à celui des députés issus du droit. Les chiffres passent néanmoins de vingt-deux parlementaires sous la Restauration à trente-huit sous la monarchie de Juillet. Plus révélatrice, sans doute, est la place des médecins dans les conseils locaux. Ils occupent de 4 à 7 % des sièges de conseillers généraux et d'arrondissement sous la monarchie de Juillet[33]. Dans certains départements, comme le Rhône, la place des médecins dans la vie municipale est essentielle, non seulement à Lyon avec en permanence quatre à cinq conseillers municipaux médecins (et deux maires – Prunelle et Terme – pendant les deux tiers de la période), mais aussi dans les communes suburbaines et les communes rurales (vingt docteurs ruraux sur soixante-huit sont maires ou adjoints[34]).

Dans l'Allemagne d'avant 1848, où la vie politique est très restreinte, les médecins n'ont guère le choix qu'entre le service du prince, pour une petite minorité d'entre eux, et l'opposition illégale, particulièrement bien représentée dans le monde étudiant. L'illégalité et la clandestinité ne sont pas un apanage de l'Allemagne. La charbonnerie séduit quelques médecins français, et les écoles et facultés de médecine sont, sous la Res-tauration, des foyers de libéralisme, ce qui conduit à la fermeture de certaines d'entre elles, notamment à Paris en 1823. À la période suivante, des groupes de médecins optent pour la contestation sociale et médicale. Tout en pouvant détenir des positions professionnelles en vue, ils adhèrent aux théories médicales globalisantes (la phrénologie et l'homéopathie) et sont séduits par le saint-simonisme et le fouriérisme. Si tous les médecins ne font pas ce choix, celui-ci est révélateur des liens très forts entre médecine et politique.

Pour des franges croissantes de la société, faire de la politique c'est faire de la médecine et inversement. Plus largement, le médecin devient à cette période un expert du social et le porteur des aspirations à mieux vivre d'une part grandissante de la population. Cette situation exceptionnelle, acquise durant la crise, explique partiellement le dynamisme scientifique des années qui suivent et le prestige croissant de cette profession hors norme.

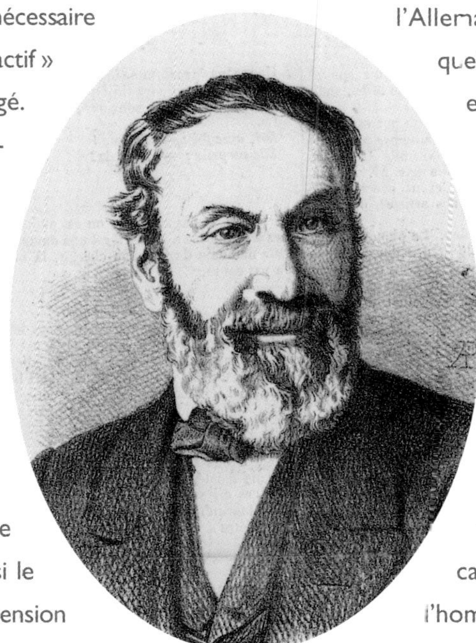

Portrait de Hénon.
Député maire de Lyon.
Paris, Bibliothèque nationale de France.

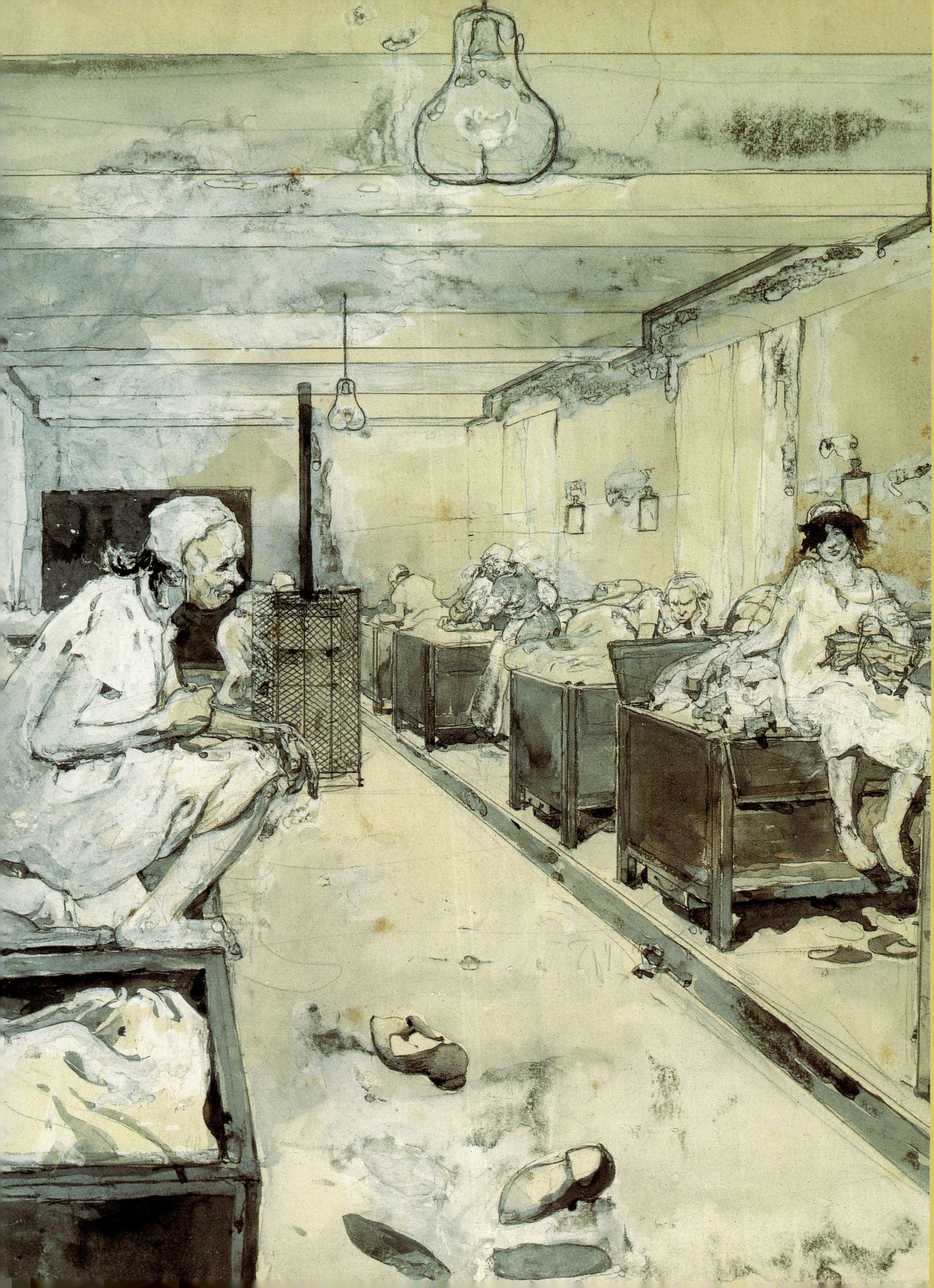

La salle des folles
à la Salpêtrière,
par Daniel Vierge (1855-19

II

ÊTRE MÉDECIN ALIÉNISTE AU XIXe SIÈCLE

Pierre Morel

Il est peu d'hommes capables qui veuillent vivre avec les aliénés, il est peu de médecins qui veuillent passer leur vie dans de pareils asiles à moins que par leur importance, ils n'offrent un aliment à l'amour propre et à l'instruction.

Esquirol, 1818

En 1803, Johann Christian Reil, professeur à l'université de Halle, crée le mot psychiatrie, baptisant une discipline nouvelle qui commence à chercher sa spécificité en même temps que les moyens de soulager les malades mentaux.

Car si les fous ont toujours existé, leur statut tant social que médical en ce XIXe siècle commençant est loin d'être enviable dans les « institutions » où les pouvoirs les enferment, ou plutôt enferment ceux d'entre eux qui, par leur turbulence, leur violence ou le caractère inquiétant de leurs réactions, posent problème à l'ordre public.

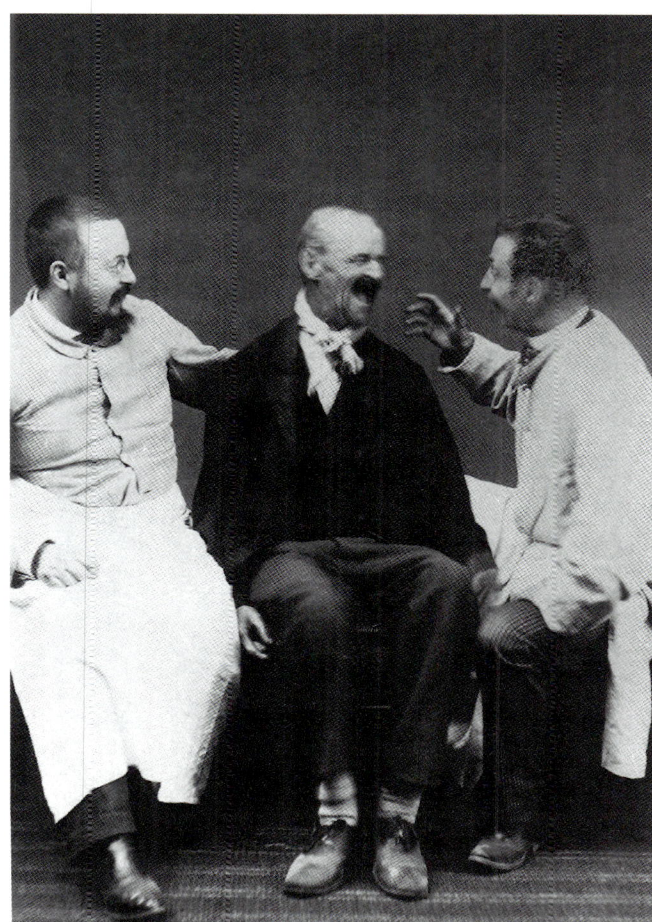

Fou entre deux infirmiers, 1891.

■ ■ ■

La grande misère des insensés

Les hôpitaux ne sont pas équipés pour conserver longtemps cette catégorie de malades perturbateurs et, au demeurant, les médecins qui s'en occupent

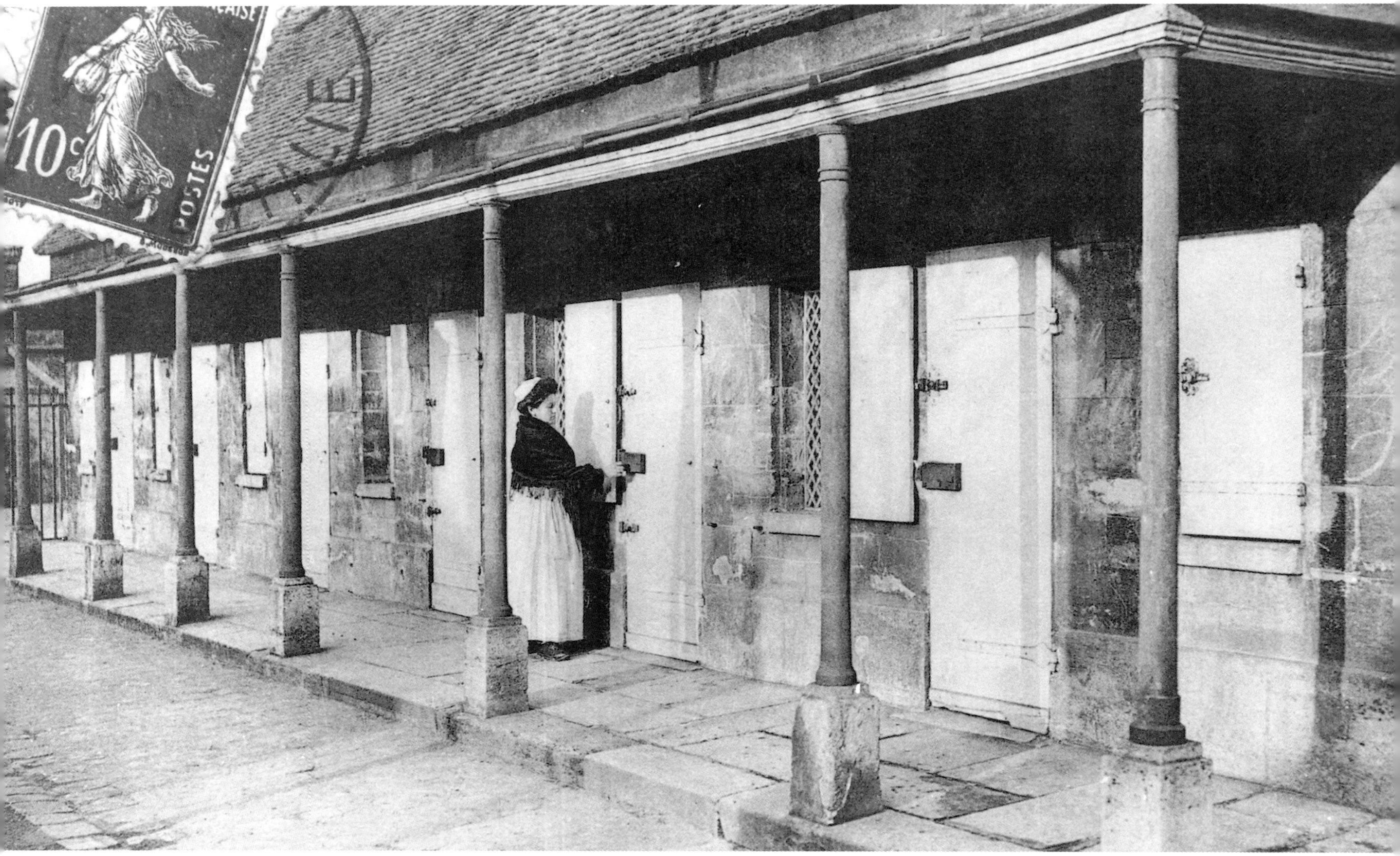

Cellules des aliénés à La Salpêtrière à Paris.

ont d'autres tâches. Il existe bien des traitements. Ils sont même aussi nombreux qu'inefficaces ; les plus couramment utilisés restent ceux de Molière et du reste de la médecine : saignées, clystères et purgations. À quoi il faut ajouter la balnéation « établie de tous temps dans les salles destinées aux fols des deux sexes », lit-on dans un texte de 1781 concernant l'Hôtel-Dieu de Paris. Et puis, il y a la cellule et les chaînes, si tant est que l'on puisse les admettre au rang des thérapeutiques...

Si en deux ou trois mois les malades ainsi traités ne sont pas « guéris », ils sont mis à la porte, à moins que leur comportement inquiète ou qu'ils s'avèrent décidément incapables de subvenir à leurs besoins les plus élémentaires – ils sont alors transférés dans quelque hospice ou dans un de ces établissements rangés sous l'appellation d'« hôpital général », sans vocation soignante, qui ont été fondés par l'édit de 1656 : Bicêtre pour les hommes et la Salpêtrière pour les femmes, pour ne citer que Paris et les plus célèbres, à la fois hôpitaux, hospices, dépôts de mendicité et maisons de force, « sépultures vivantes » dira Mirabeau, où cohabitent pêle-mêle correctionnaires, vénériens, galeux, délinquants et fous qui, quoi que l'on ait dit, n'y ont jamais représenté plus de 5 à 10 % de la population.

Les familles fortunées ont, certes, la ressource de confier leurs malades encombrants à une de ces « maisons de santé » privées qui, dans la seconde moitié du XVIIIe siècle, ont commencé à fleurir dans les grandes villes. En 1788, le *Mémoire* de Tenon *sur les Hôpitaux de Paris* n'en dénombre pas moins de dix-neuf dans la capitale, la plus ancienne, la maison Dubuisson dans le faubourg Saint-Antoine, ayant ouvert ses portes en 1730. « Maisons de santé », ou plutôt maisons de rapport, dans lesquelles les soins sont assurés par quelque médecin consultant. Citons, en particulier, la maison du Sieur Belhomme, ex-menuisier reconverti dans la garderie à but lucratif, où Pinel, de 1786 à 1791, fit ses premières armes auprès des malades mentaux, malgré « l'indifférence marquée du chef pour la guérison des pensionnaires riches, ou plutôt son désir non équivoque de voir échouer les remèdes[1] »

Cependant, un peu partout en Europe, des médecins commencent à s'interroger sur leur rôle. Dans la mouvance philanthropique du siècle des Lumières s'élabore une réflexion sur la détresse des insensés et sur la nécessité de leur accorder un statut moins précaire que celui qui, jusque-là, était le leur. Sans compter que l'époque se passionne pour l'homme dans ses rapports avec la nature. Le fou, dans sa marginalité, constitue là un terrain d'étude privilégié.

■ ■ ■

Les précurseurs

En 1751, William Battie, administrateur depuis 1742 de l'asile londonien de Bedlam, célèbre pour sa vétusté, est nommé médecin de Saint-Luc, un nouvel établissement dont il a posé les bases novatrices, au moins théoriques : chambres individuelles, nécessité d'un personnel qualifié, possibilité d'accueil pour les étudiants intéressés par cette discipline.
En 1758, il publie un *Treatise of Madness* dans lequel il insiste sur la nécessité d'accueillir les malades dans des asiles pour les soustraire à un milieu pathogène, principe de base de ce qui deviendra le cheval de bataille des aliénistes du XIXe siècle : le « traitement moral ».
En 1791, Joseph Daquin, chargé du service des incurables de l'hospice de Chambéry, où il est confronté à la réalité quotidienne de la folie et aux conditions inhumaines qui sont faites aux malades, dédie « à l'humanité » un petit ouvrage, *Philosophie de la folie*, offert « aux âmes honnêtes et compatissantes ».
Défenseur des methodes humanitaires, affilié depuis 1765 à la maçonnerie de rite écossais, il rend hommage aux Anglais car « aucune nation jusqu'à présent n'a prodigué autant de soins et n'a obtenu autant de succès dans la guérison des fous ».
Il préconise la construction « hors les villes » d'asiles dotés « d'un clos vaste, spacieux et agréable », où l'air serait plus salubre et les loges plus grandes, et où pourraient être mis en œuvre « le régime, l'exercice, l'occupation à quelque espèce de travail et surtout beaucoup de douceur dans les discours que l'on tient (aux insensés) et dans les manières que l'on emploie auprès d'eux ».

Dans l'atmosphère de progrès social et de liberté politique que connaît la Toscane à la fin du XVIIIe siècle sous le règne du grand-duc Léopold (qui dès 1774 promulgua la première loi libérale sur les aliénés), Vincenzo Chiarugi, responsable des aliénés à l'hôpital Saint-Boniface de Florence, publie en 1793-1794 les trois tomes de son traité de la folie : *Della pazzia en generale ed in spezie*. Il y préconise, lui aussi, la suppression des chaînes, le respect des malades, l'utilité de leur proposer des activités et la nécessité d'une présence médicale constante dans l'asile.

En Écosse, un quaker, William Tuke, gros négociant en café et en thé, choqué par la fâcheuse réputation de l'asile du comté de York, où une malade de la secte est morte en 1791 dans des conditions suspectes, obtient de la Société des Amis l'édification par souscription d'un établissement de soins de trente lits. Ce sera chose faite en 1796, et la *Retreat*, où est mis en œuvre un traitement moral à base de douches et de bienveillance, deviendra célèbre dans le monde entier.

À la suite de William, « l'ancêtre », qui meurt en 1822 à l'âge de quatre-vingt-dix ans, trois générations de Tuke, qui eux seront médecins, joueront pendant un siècle un rôle essentiel dans l'évolution de la psychiatrie britannique, inspirés par l'idéal philanthropique quaker.

On peut encore citer Abraham Joly qui, une dizaine d'années avant le « geste » mythique de Pinel dont nous aurons à reparler, abolit l'usage des chaînes à l'asile de Genève.

Il s'agit là d'actions ponctuelles, d'initiatives particulières, cependant qu'en France le pouvoir central commence à se préoccuper de la situation en confiant la rédaction d'un rapport à deux médecins-inspecteurs des Hôpitaux civils et militaires et Maisons de force du royaume, Jean Colombier et François Doublet. Ce sera l'*Instruction* de 1785 *sur la manière de gouverner les insensés et de travailler à leur guérison dans les asyles qui leur sont destinés,* brochure de quarante-quatre pages, largement diffusée dans le pays par les soins du ministre de l'Intérieur. Véritable manifeste, elle recense les problèmes matériels et humains que pose l'organisation des soins aux insensés et définit déjà les principes qui présideront à l'édification d'asiles « modèles », dont les turbulences politiques, qui vont bientôt s'installer, retarderont la réalisation d'un demi-siècle.

Aussi, est-ce un bien sombre tableau qu'Esquirol[2], médecin de la Salpêtrière qui à partir de 1807 a entrepris, « maison par maison, hospice par hospice, prison par prison », l'inventaire des établissements consacrés aux aliénés en France, brosse à l'usage du ministère de l'Intérieur dans un mémoire paru en 1818 : « J'ai pénétré dans l'asile du malheur [...] Dans tous les hospices ou hôpitaux, on abandonne aux aliénés des bâtiments vieux, humides, mal distribués et nullement construits pour leur destination, excepté quelques loges, quelques cachots bâtis exprès ; les furieux habitent ces quartiers séparés ; les aliénés tranquilles, les imbéciles dits incurables sont confondus avec les indigents [...] ; dans les hôpitaux généraux, ils sont mélangés aux vieillards, infirmes, gâteux, vénériens, enfants, femmes de mauvaise vie, criminels [...]. Au reste, il n'est pas de prisons dans lesquelles on ne rencontre des aliénés furieux ; ces infortunés sont enchaînés dans les cachots à côté des criminels [...]. À combien d'injures, de mauvais traitements, de privations, ne sont point exposés ces aliénés de la part des malfaiteurs qui se font un jeu de leur état [...]. Voilà ce que j'ai vu presque partout en France, voilà comme sont traités les aliénés presque partout en Europe. »

■ ■ ■

Naissance de l'aliéniste

C'est dans ce contexte que, lentement, va naître le personnage de l'aliéniste, à la fois praticien de terrain et théoricien d'une discipline où tout est à inventer. En dépit du rôle joué par ses prédécesseurs, c'est l'image d'Épinal d'un Philippe Pinel, médecin de l'an II, libérant les aliénés de leurs chaînes au 7e emploi de Bicêtre, que l'histoire a longtemps retenue comme acte de naissance de la psychiatrie.

Qu'importe si, de son propre aveu, l'événement est le fait de son ancien surveillant, Jean-Baptiste Pussin, le 4 prairial

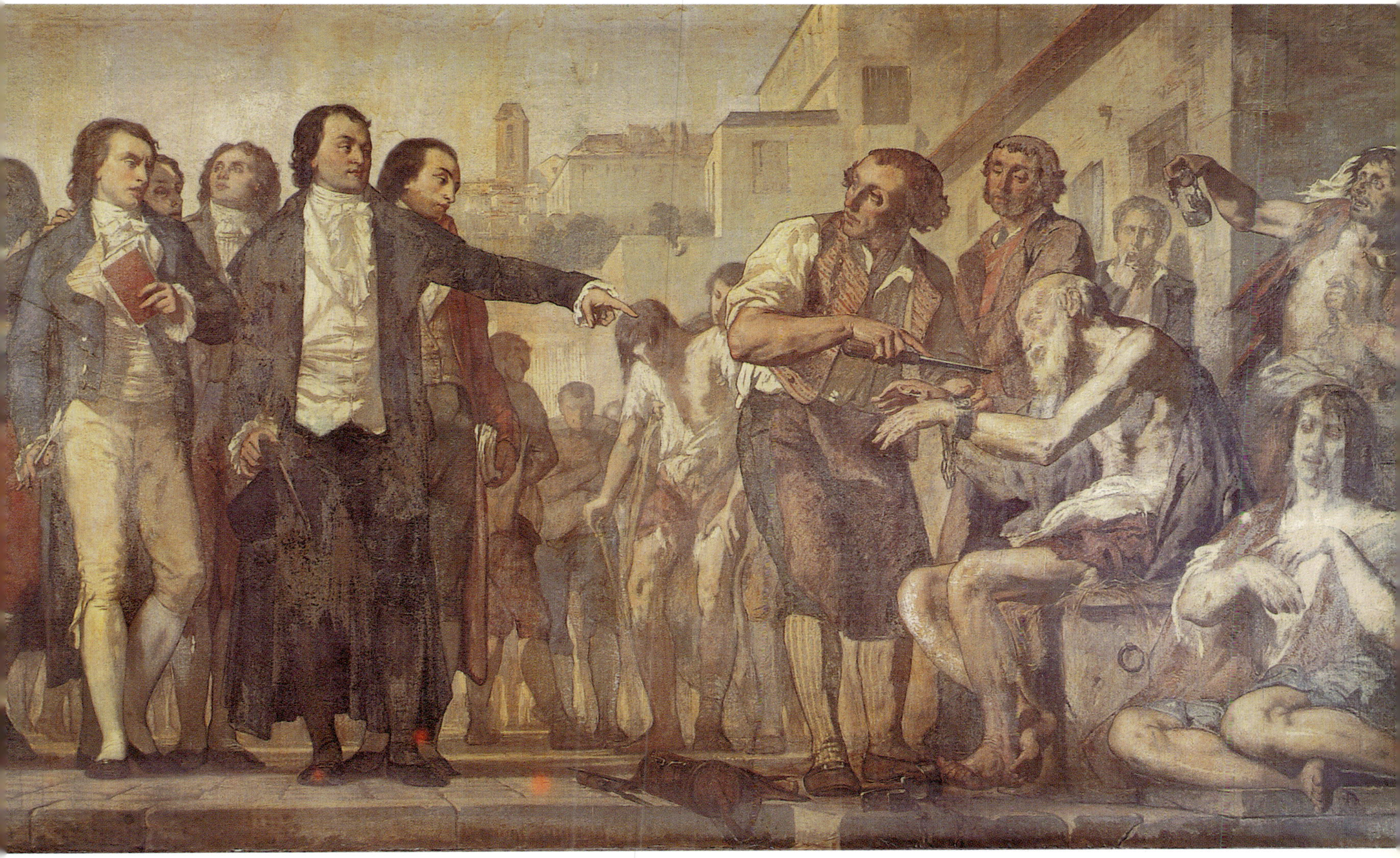

Pinel faisant enlever les fers aux aliénés de Bicêtre, par Charles Louis Muller. XIXᵉ siècle. Paris, académie de médecine.

an VI, alors que lui-même est depuis trois ans médecin à la Salpêtrière, qu'importe si le mythe a été fabriqué trente ans plus tard par Scipion Pinel, le fils, qu'importe si le véritable *no-restraint* a été affaire britannique…

Prestige des idées révolutionnaires, synonymes de progrès ? Position phare de Paris en cette époque de bouleversements ? Jean-Pierre Falret, élève de Pinel a, nous semble-t-il, bien résumé la situation : « Pinel ne fut pas seulement entraîné par la pente naturelle de ses sentiments personnels ; il fut surtout le représentant des idées et des sentiments de son siècle. Il devint l'un des instruments de la réforme sociale, produit de la philosophie du dix-huitième siècle et réalisée si violemment dans toutes les classes de la société par la Révolution française […]. La dignité humaine […] fut réhabilitée dans la personne des aliénés[3]. » Car le mérite de Pinel « premier aliéniste » est ailleurs, et son influence est plus complexe.

La publication, en 1801, de son *Traité médico-philosophique sur l'aliénation mentale*, traduit en allemand l'année de sa parution et en anglais cinq ans plus tard, devait en effet connaître un retentissement considérable en remettant en cause le mode même d'appréhension de la folie : là où la tradition voyait un insensé muré dans la solitude de son délire ou l'aveuglement de sa fureur, les médecins découvrent soudain un être qui n'est pas plus coupé des autres qu'il n'est fermé à ce qui lui arrive[4]. Rupture théorique qui fonde la psychiatrie en reconnaissant la non-inhumanité du fou qui cesse d'être un « insensé » privé de sens pour devenir un « aliéné », « étranger » sans doute, mais avec qui il est possible d'envisager un commerce thérapeutique.

■ ■ ■

Le traitement moral

L'idée s'impose désormais d'un abord « moral » (entendons psychologique) de la folie, « tenant tout entier du rapport à la parole » et signant l'avènement du traitement moral, « emploi raisonné de tous les moyens qui agissent directement sur l'intelligence et sur les passions des aliénés » (Leuret), traitement qui, tout au long de la première moitié du siècle, avec ses variantes et ses perversions, sera la grande préoccupation thérapeutique des aliénistes.

Hegel l'a bien perçu, qui écrivait dans l'*Encyclopédie des sciences philosophiques* : « Ce traitement humain, c'est-à-dire aussi bienveillant que raisonnable – Pinel mérite la plus grande reconnaissance pour les services qu'il a rendus à cet égard – présuppose que le malade est un être raisonnable, et c'est là qu'il trouve le solide point d'appui pour le saisir sous cet aspect[5]. »

Pinel en 1798, dans *Recherches et Observations sur le traitement moral des aliénés,* avait souligné l'intérêt suscité chez lui par l'habileté de Pussin à « rétablir dans des cas fréquents une raison aliénée par la seule voie de la douceur ou d'une répression énergique, mais sage et humaine ».

Propos ambigu qui autorisera tous les excès pour « s'emparer de l'attention du malade », « l'exciter et l'encourager », mais aussi « subjuguer le caractère entier de certains », « vaincre leur prétention, dompter leurs emportements et briser leur orgueil », selon les termes d'Esquirol, puisque, dit-il, « tout ce qui pourra agir sur le cerveau, directement ou indirectement, et modifier notre être pensant, tout ce qui pourra dominer et diriger les passions, fera l'objet du traitement moral[6] ». Et l'imagination thérapeutique des aliénistes prend le pouvoir.

Certaines méthodes ne sauraient s'appliquer qu'à une catégorie fort limitée de malades ; tels les séjours prolongés à la campagne, agrémentés de chasse et d'équitation, ou les voyages de dépaysement. C'est ainsi qu'en 1836, Moreau de Tours accompagne un riche patient d'Esquirol dans un voyage thérapeutique à travers l'Égypte, la Nubie et le Proche-Orient, périple de trois ans qui lui fera découvrir le chanvre indien et fournira la matière de l'ouvrage qui l'a rendu célèbre, *Du haschich et de l'aliénation mentale*.

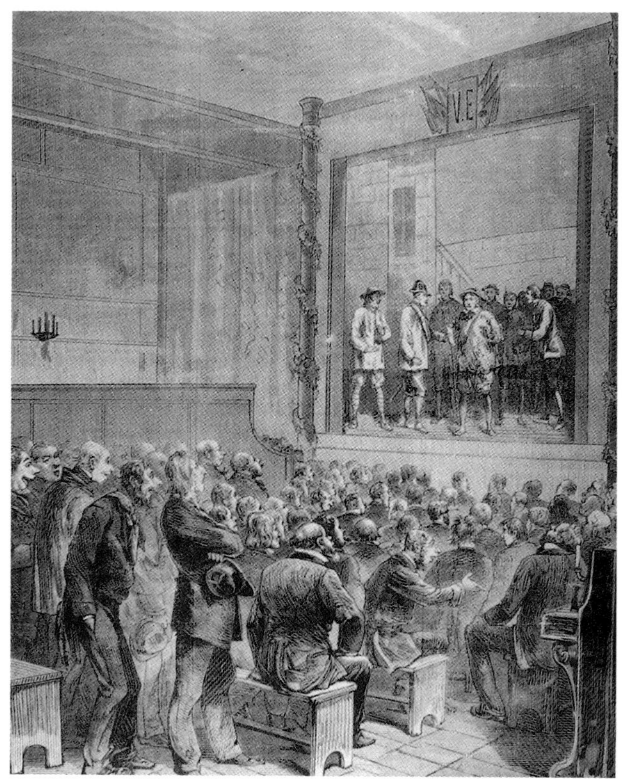

Une représentation à l'hôpital des fous. Collection privée.

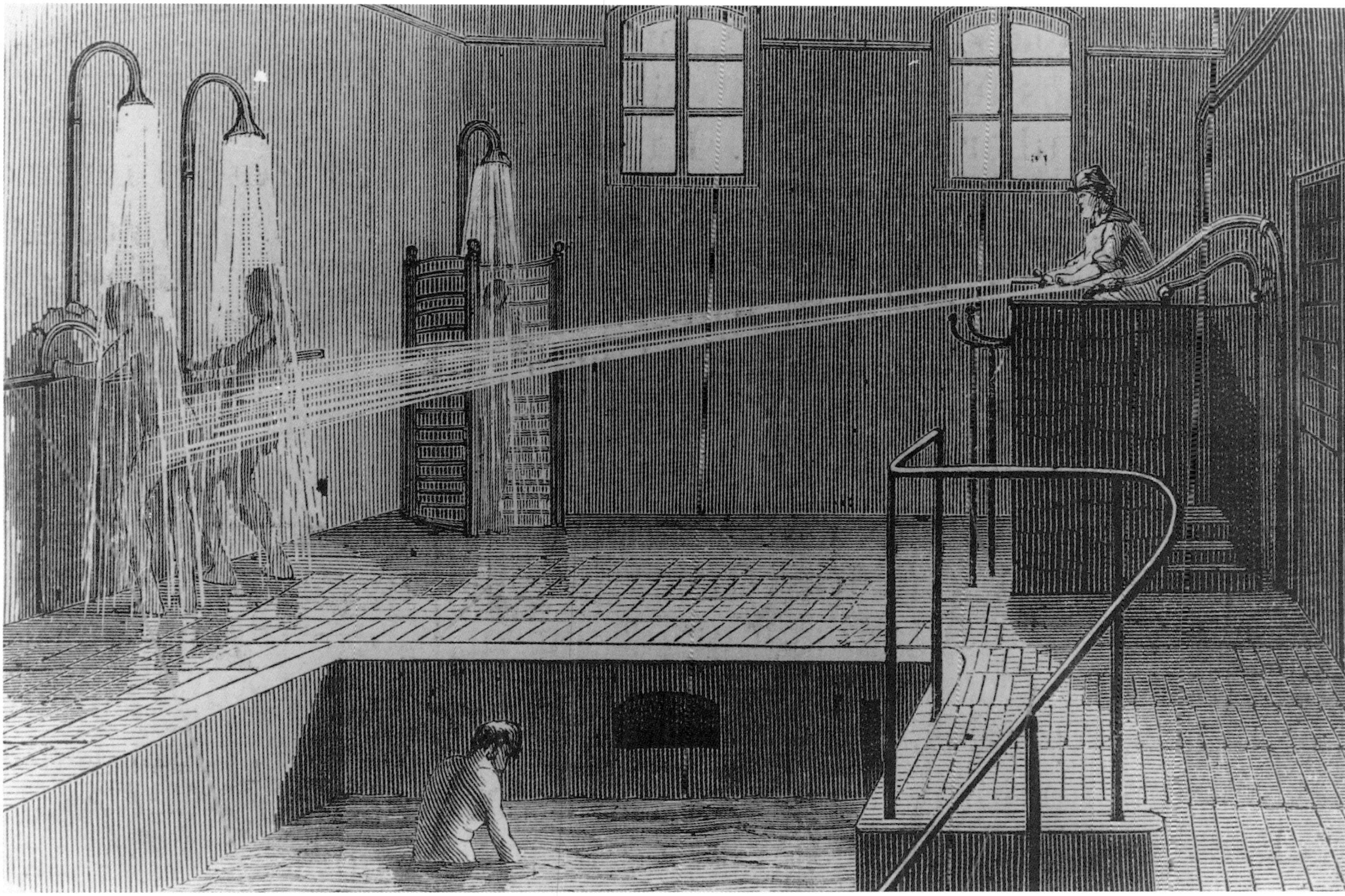

Hydrothérapie à l'hôpital Sainte-Anne, 1868.

La plupart des dérivatifs sont heureusement plus accessibles : promenades, gymnastique, jeux divers, lectures (soigneusement choisies par le médecin), dessin, peinture, musique, bals (unisexes), représentations théâtrales, pratiques religieuses, ou encore, dans le domaine utilitaire auquel on aura largement recours dans les asiles, travaux des champs pour les hommes, soins de la basse-cour et travaux d'aiguille pour les femmes.

Il existe, malheureusement, un registre plus violent supposé déclencher des réactions que l'on espère salutaires : Joseph Mason Cox, de Bristol, propose en 1804 le fauteuil rotatoire, sorte de centrifugeuse censée mettre un peu d'ordre dans « le mouvement désordonné de fibres nerveuses » ; Joseph Guislain, de Gand, suggère de faire appel aux émotions « produites par l'appareil magique ou par la vue de quelques objets hideux comme les grenouilles et les serpents » ; J. C. Reil évoque des *Unschädlichen Torturen*, « tortures inoffensives », allant du chatouillement cutané à la suspension du patient entre ciel et terre au moyen de cordages, en passant par les détonations d'arme à feu ou la menace de brûlures au fer incandescent ; cependant qu'à Philadelphie Benjamin Rush, un des signataires de la Déclaration d'indépendance américaine, imagine le « tranquillizer », lourd fauteuil de contention dont le dossier est agrémenté d'une boîte dans laquelle on introduit la tête du patient, dans l'intention louable de réduire l'activité de ses artères cérébrales…

Pourtant le traitement le plus utilisé reste la vieille hydrothérapie, mais une hydrothérapie perfectionnée, rationalisée, codifiée, faisant appel à l'eau dans tous ses états, sous les deux espèces des bains et douches, brefs ou prolongés, chauds, froids ou glacés, sans oublier les « bains de surprise » consistant à laisser choir dans un bassin le malade enfermé dans une cage…

On est bien loin de l'idéal de Pinel qui, dans un mémoire destiné à la Société médicale d'Émulation, se félicitait de ce que les insensés désignés comme emportés et très dangereux « semblent tout à coup prendre un naturel opposé parce qu'on leur parle avec douceur, qu'on compatit à leurs maux, et qu'on leur donne espoir consolant d'un sort plus heureux ». C'est que pour mener à bien « l'éducation médicale » qu'est le traitement moral, l'aliéniste se doit d'affirmer sa toute puissance thérapeutique dans une relation transférentielle autoritaire.

Fodéré, estimant « qu'un physique noble et mâle » est « une des premières conditions pour réussir dans la profession », dresse même le portrait-robot de l'aliéniste idéal ! « Des cheveux bruns ou blanchis par l'âge, des yeux vifs, une contenance fière, des membres et une poitrine annonçant la force et la santé, des traits saillants, une voix forte et expressive, telles sont les formes qui font en général un grand effet » sur les fous « qui se croient au-dessus de tous les autres » ; car il s'agit bien de l'affrontement de deux volontés, et, a dit Esquirol, « il faut une trempe d'esprit particulière pour cultiver cette branche de l'art de guérir ».

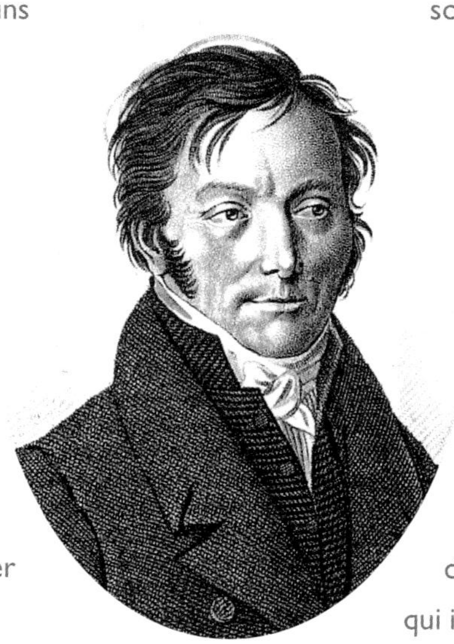

Portrait d'Esquirol, gravure d'Ambroise Tardieu. Collection privée.

■ ■ ■

L'ordre asilaire

Il faut surtout à l'aliéniste le cadre architectural que va lui fournir « l'asile », puisque la première chose à faire est de soustraire le malade à son milieu, souvent pathogène, pour le confier à des interlocuteurs qu'il ne connaît pas, dans un lieu inconnu de lui.

Esquirol, qui est en France le grand théoricien de l'isolement thérapeutique, l'exprime clairement : « l'expérience démontre tous les jours que des malades très exaltés se calment souvent par le fait seul de leur entrée à l'asile […] car ils sentent déjà l'influence d'une discipline et d'une autorité auxquelles ils devront se soumettre. »

En fait, l'« isolement » va devenir synonyme d'« internement » (Esquirol parle de « séquestration ») par le biais de la loi du 30 juin 1838, dont l'article 1er précise que « chaque département est tenu d'avoir un établissement public, spécialement destiné à recevoir et soigner les aliénés, ou de traiter à cet effet avec un établissement public ou privé ». Cette loi envisage surtout, pour la première fois, l'aliénation sous le triple aspect médical, administratif et juridique.

À l'ancien asile, au seuil duquel s'arrêtait tout traitement, doit se substituer l'asile nouveau qui va permettre au traitement (moral) de commencer.

Ce n'est pas ici le lieu de relater les longues discussions qui ont précédé le vote de cette loi, pour l'élaboration de laquelle sont consultés trois élèves de Pinel – Esquirol, Ferrus et Falret –, et qui inspirera des législations étrangères, mais

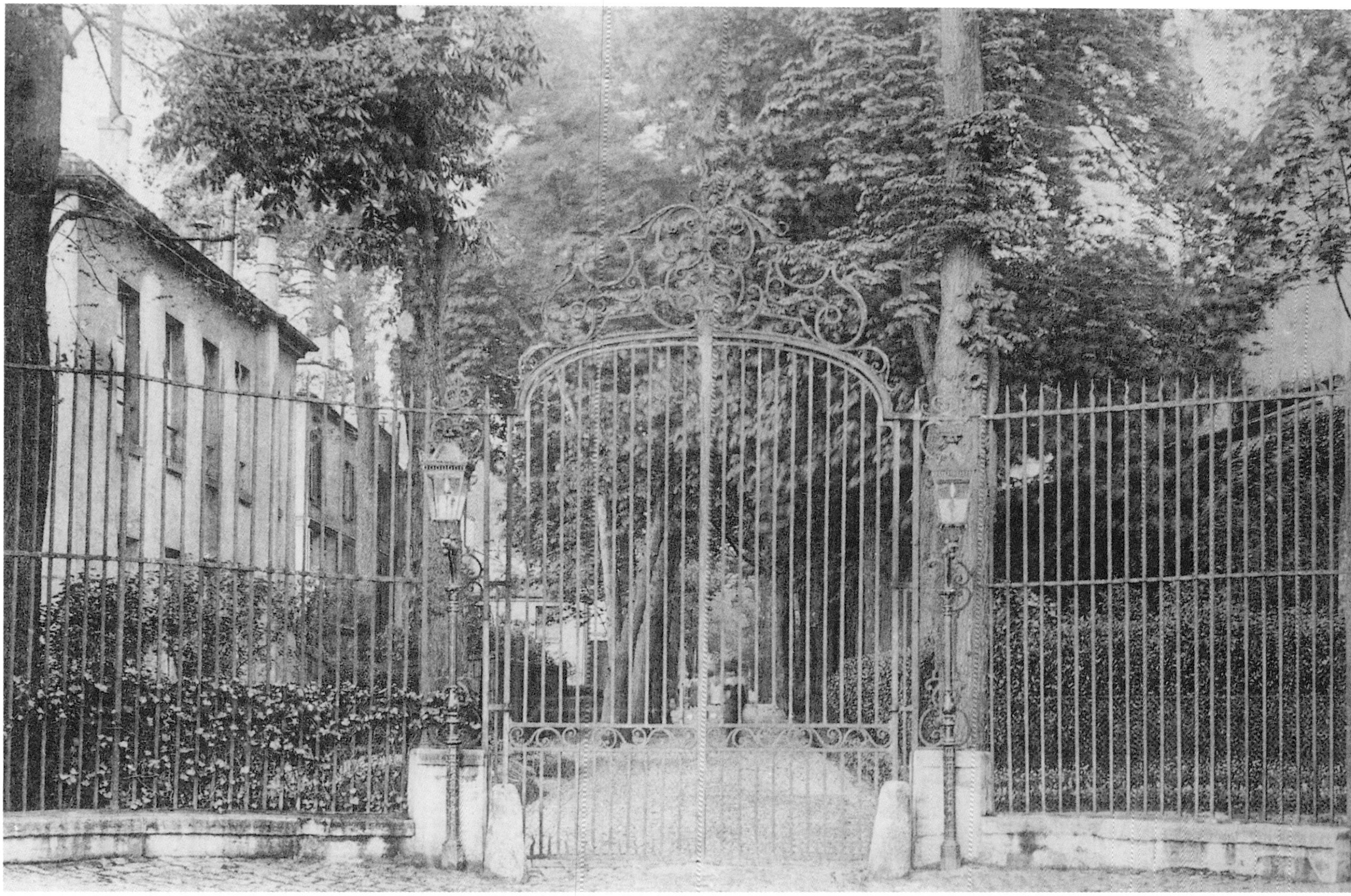

La maison de santé du Dr Blanche.

plutôt de voir comment les aliénistes conçoivent leur rôle et ce qu'il en est advenu.

L'époque est classificatrice, et ce goût se retrouve dans la représentation qu'ils se font, dans l'espace et dans le temps, de l'asile « idéal », « instrument de guérison entre les mains de médecins habiles, agent thérapeutique le plus puissant contre les maladies mentales », avec ses « quartiers de classement » (agités, tranquilles, gâteux, idiots, épileptiques...), à l'ordonnance symétrique (les quartiers des hommes et les quartiers des femmes disposés de part et d'autre des services généraux). La vieille Maison royale de Charenton, reconstruite selon les principes esquiroliens, en est le premier exemple. D'autres aliénistes bâtisseurs prennent le relais, tel Parchappe, inspecteur général du service des aliénés, auteur en 1853 des *Principes à suivre dans la fondation et la construction des asiles d'aliénés,* plus souple dans sa façon de concilier théorie et impératifs locaux.

L'emploi du temps imposé aux malades est aussi quadrillé que leur espace de vie et il ne laisse rien au hasard, du lever au coucher, de la toilette aux repas, de la promenade au travail « institué comme moyen de traitement et de distraction ». De même que l'architecture qui lui sert de cadre, le traitement moral est subordonné à « un ordre constant et une régularité invariable [...] aussi rigoureuse que le mouvement d'une horloge qui une fois remontée se met en marche sans interruption » (Scipion Pinel), à tel point que Jules Falret (le fils) n'hésitera pas à proclamer : « Que l'on me donne des hospices bien construits et de bons surveillants et je dirigerai de la capitale tous les établissements d'aliénés de France ! » Car les aliénistes ont une haute conception de leur rôle : le médecin « doit être, en quelque sorte, le principe de vie d'un hôpital d'aliénés. C'est par lui que tout doit être mis en mouvement [...]. C'est à lui que doit se rendre tout ce qui intéresse les habitants de l'établissement, non seulement ce qui a trait aux médicaments, mais aussi tout ce qui est relatif à l'hygiène [...]. Jamais le directeur n'en appellera d'une décision portée par le médecin, jamais il ne s'interposera entre lui et les aliénés ou les serviteurs[7] ».

Le règlement intérieur de 1857 se chargera toutefois de codifier à son tour ses obligations de service : « Le médecin en chef est tenu de résider dans l'établissement », il ne peut s'absenter plus de 24 heures sans en donner avis au directeur et plus de 48 heures sans un congé du préfet... Il visite chaque jour les aliénés de toute classe et de toute catégorie, visite qui commence à... heures du matin du 1er avril au 30 septembre, et à... heures du 1er octobre au 31 mars.

L'hôpital Bethlehem à Londres, 1829, gravé par T. Shephard.

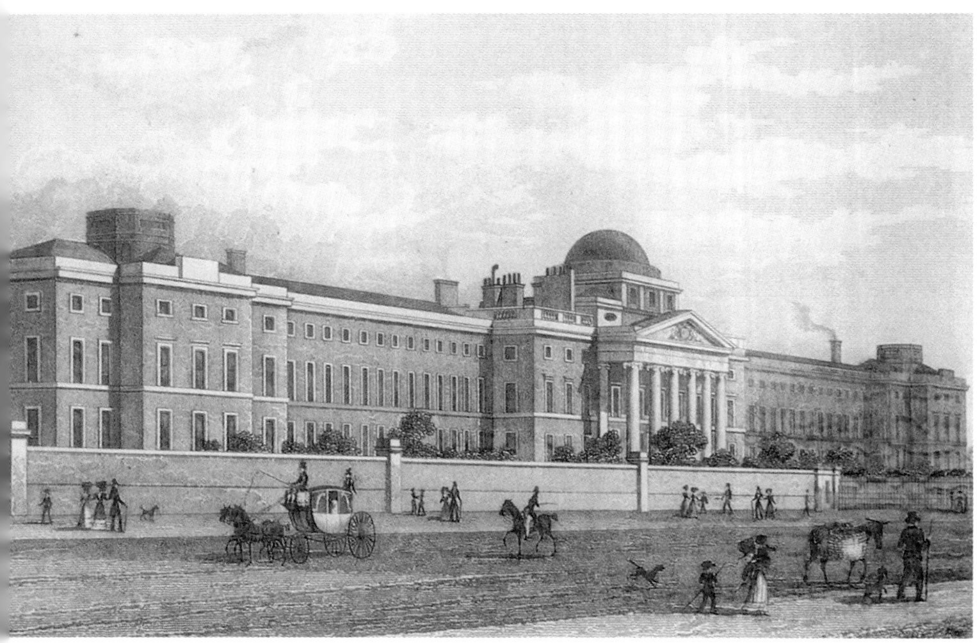

Quelques initiatives locales ont d'heureux effets, en attirant par exemple l'attention sur le devenir des malades à leur sortie de l'asile. Cazauvieilh, médecin de l'hospice de Liancourt, dans l'Oise, est le premier à réclamer la création d'œuvres de patronage pour les aliénés convalescents. En 1842, David Richard, qui a abandonné la médecine pour la direction de l'asile de Stephansfeld, dans le Bas-Rhin, défend le même projet au Congrès scientifique de Strasbourg afin de faciliter la réinsertion des aliénés indigents. L'année suivante, J.-P. Falret fonde une société de patronage et un foyer, « intermédiaire entre l'hospice et la société », pour les convalescentes de la Salpêtrière.

Il y a bien sûr une pratique libérale, mais elle est peu importante car les maisons de santé, désormais médicalisées, ne s'adressent qu'à une clientèle aisée, tel l'établissement de Félix Voisin et des Falret, à Vanves, ou la mondaine clinique des docteurs Blanche père et fils, à Passy, lieu de rencontre et de traitement du Tout-Paris. On en recense une quinzaine à Paris au long du XIXe siècle. Certaines sont dirigées par des aliénistes hospitaliers car, jusque dans les années 1880, le cumul sera toléré. Esquirol, avec ses cliniques de la rue Buffon puis d'Ivry, avait montré l'exemple...

Pour ce qui est de la mise en chantier des asiles départementaux prévus par la loi de 1858, les instances locales ne se montrent guère empressées pour investir dans ce domaine peu rentable financièrement et électoralement. Aussi se contentent-elles souvent de faire du neuf avec du vieux, en aménageant des locaux anciens, et les initiatives privées (en particulier celles des ordres religieux) sont souvent plus promptes à créer. Il faudra attendre les années 1850 pour que les pouvoirs publics

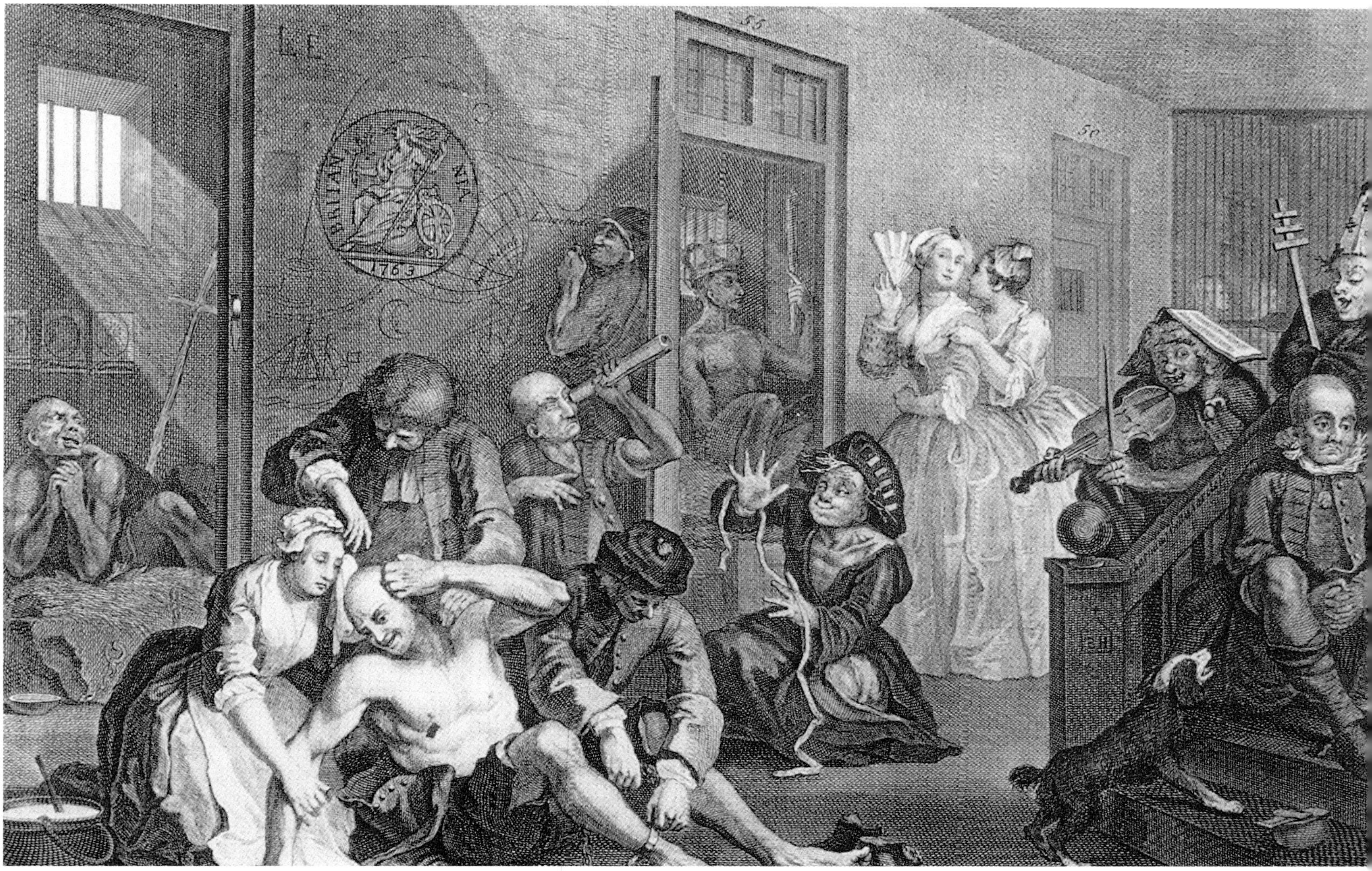

Maison de fous à Bedlam, gravure de William Hogarth, XVIIIe siècle. Cosmos US National Library of Medecine.

mettent enfin à la disposition des aliénistes l'instrument thérapeutique modèle, conçu un quart de siècle plus tôt… et qui ne correspond plus alors aux impératifs philanthropiques qui l'ont inspiré.

■ ■ ■

L'échec d'un système

Car la loi de 1838, une fois « assimilée », a créé l'inflation de la population asilaire : 10 000 pensionnaires en 1834, 35 000 en 1864, 43 000 en 1874. Il y en aura 94 000 à la fin de la IIIe République. Comment une telle multitude, à raison de deux médecins en moyenne par asile de cinq cents, voire mille internés, pourrait-elle bénéficier du traitement moral individuel cher aux pères fondateurs ? Médecin à Bicêtre, Leuret calcule, dès 1840, avec une amère ironie, que « déduction faite des jours de repos et de vacances, chaque malade n'a droit en une année qu'à dix-huit minutes de temps du médecin chef »…

D'autant plus que, dans la plupart des établissements, les services restent souvent confiés à des médecins non spécialisés qui assurent à temps partiel leur fonction asilaire, parfois secondés par des médecins assistants. Il faut attendre 1838 pour voir organiser le premier concours de recrutement sur épreuves de médecin des asiles publics. Il propose sept postes pour l'ensemble de la France !

Ainsi, par une insensible perversion, ritualisée et collectivisée, négation des principes mêmes qui lui ont servi de base, le système s'est refermé sur lui-même. La cité radieuse asilaire est devenue « une grande camisole de pierre », pour reprendre l'expression de l'un des quelques aliénistes contestataires qui, à la fin du siècle, mettent leur pratique en question.

L'un deux, Marandon de Montyel, médecin des asiles de la Seine, proclame que ces établissements ne sont que des fabriques d'incurables par l'isolement imposé aux malades. Reprenant à son compte les principes anglais de l'*open-door*, il réclame « plus de murs, ni intérieurs ni extérieurs, plus de sauts de loup ni de galeries couvertes, mais des villas dispersées dans un parc ou groupées sous forme de village », villas ouvertes, « fermées par une simple serrure et une grille pour les seuls malades qu'il y aurait danger à laisser circuler librement ». Il aura peu d'écho puisque ce n'est qu'après la Seconde Guerre mondiale qu'un tel programme recevra un commencement d'exécution.

Tel est le modèle français, centraliste et patriarcal, mais qui, dans sa rigueur administrative, permet de suivre le cheminement par lequel s'est constituée une spécialité rendue nécessaire dès lors que la folie, accédant au rang de maladie, réclamait des moyens pour la traiter.

Mais le problème est général.

Certes, d'un pays à l'autre les législations diffèrent, mais les différences sont plus superficielles que structurales puisque partout où s'éveille cette prise de conscience les aliénistes se trouvent confrontés aux mêmes problèmes. Après une période d'improvisation, l'aliénisme triomphant entre, après 1850, dans une ère bâtisseuse, poussé par la nécessité d'édifier enfin des lieux de soins répondant aux principes nouveaux.

Le Royaume-Uni, qui a donné en 1841 une identité au psychiatre en créant l'Association des Officiers médicaux des asiles et hôpitaux pour aliénés, apparaît comme le plus libéral. On trouve là l'influence des réalisations philanthropiques de la *Retreat* et celle des pionniers du *no-restraint* que furent, dès les années 1830, Edward Charlesworth et Gardiner Hill à l'asile du comté de Lincoln, puis John Conolly qui, soutenant « qu'il n'est pas un asile au monde dans lequel la contention mécanique ne puisse être abolie, non seulement en toute sécurité, mais encore avec d'incalculables avantages », parvient en 1839 à imposer à Hanwell, dans le Middlesex, la suppression des camisoles de force, fauteuils de contention et autres moyens d'entrave.

En Allemagne et, plus généralement, dans les pays de langue allemande, les aliénistes, après une période héritée du « romantisme » au cours de laquelle, croyant en l'influence bénéfique du milieu, ils préconisent l'implantation des établissements psychiatriques loin des villes, vont délaisser la psychiatrie « d'asile » au profit d'une psychiatrie d'enseignement et de recherche dans des « cliniques » rattachées aux universités.

Le promoteur en est Wilhelm Griesinger, qui après avoir dirigé en 1860 la clinique universitaire de Zurich où il a inauguré un enseignement officiel, poursuit sa tâche à Berlin. Il impose en Prusse l'usage du *no-restraint* et défend l'idée de substituer de petites communautés urbaines aux grands asiles ruraux. La sédimentation des patients chronicisés et l'encombrement qui en résulte ne permettront pas pour autant de fermer les autres établissements.

■ ■ ■

Théoriser la folie

Ces préoccupations très concrètes ne sauraient masquer l'intérêt des aliénistes pour la séméiologie et leur curiosité pour les mécanismes supposés responsables des maladies mentales.

Avec la *Nosographie philosophique ou Méthode d'analyse appliquée à la médecine,* largement inspirée des *First Lines of the Practice of Physics* du médecin écossais William Cullen qu'il a traduites en 1785, Philippe Pinel a jeté en 1799 les bases méthodologiques de la clinique en général. Il renvoie à l'analyse critique des symptômes sans apporter pour autant rien d'essentiel à une classification des vésanies qui n'a guère évolué depuis l'Antiquité : manie, mélancolie, phrénésie, privation d'esprit congénitale ou acquise.

■ ■ ■

L'école française

C'est à son élève Esquirol qu'il appartiendra, en imaginant et détaillant la classe des « monomanies » (intellectuelles, affectives et instinctives), d'engager la clinique psychiatrique dans une voie descriptive, quelque peu botanique sans doute, même si le concept de monomanie lui-même, avec son cortège de « délires partiels », est rapidement rejeté par ses successeurs mais

L'hôpital Sainte-Anne, cour principale, bâtiment des services généraux.

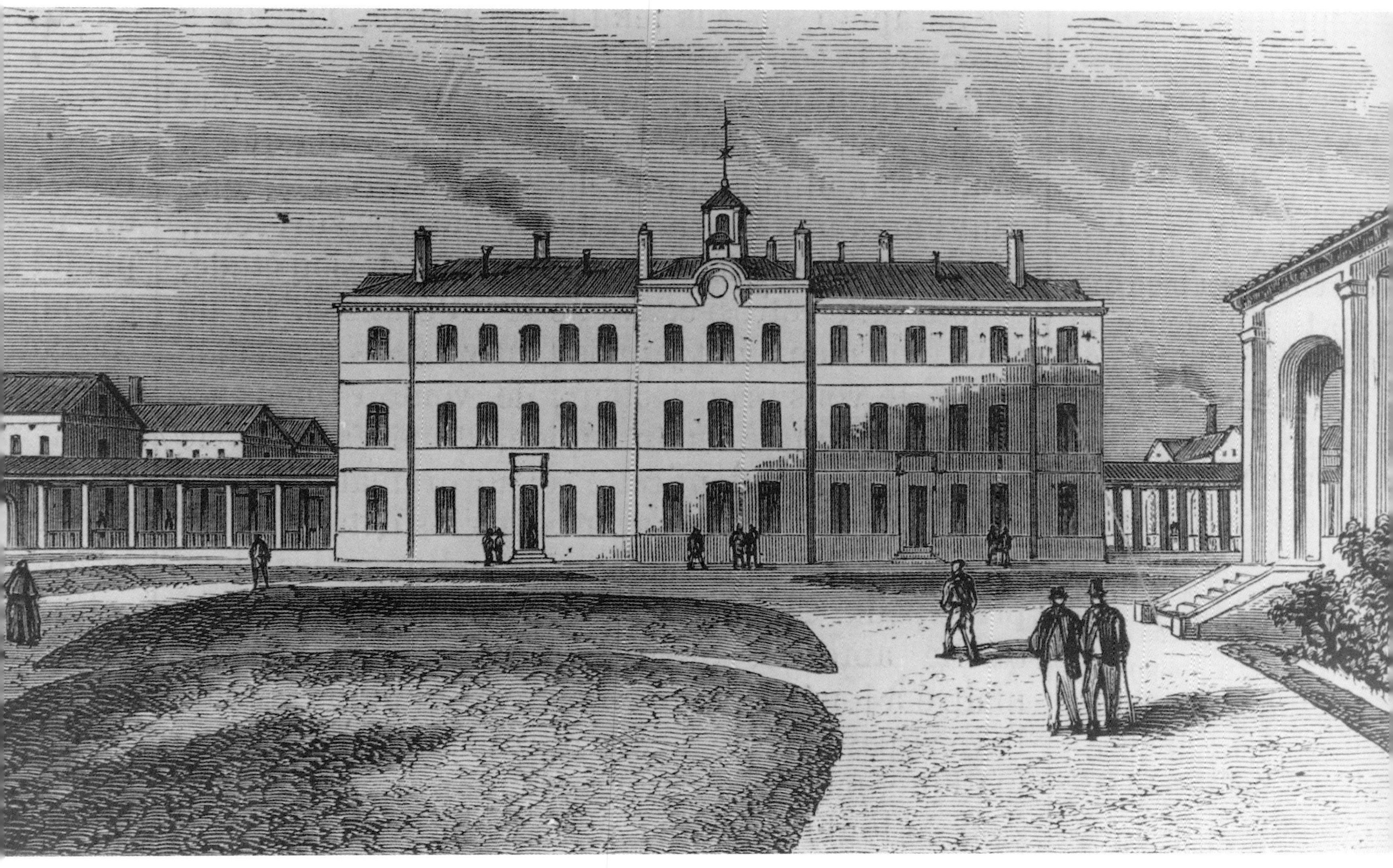

n'oublions pas que tout est à faire et que le temps des synthèses n'est pas encore venu.

On ne saurait entrer ici dans le détail des classifications et des théories qui se succèdent, essayons seulement de dégager quelques grands courants fondateurs d'une discipline qui, pendant les trois premiers quarts du siècle, reste très marquée par l'influence française avant que l'école allemande vienne prendre le relais, le pragmatisme britannique se montrant de son côté plus intéressé par le problème des institutions.

Influence française ? Influence parisienne plutôt, dans la mesure où les pères fondateurs ont tous exercé dans un de ces trois hauts lieux de la psychiatrie en marche que sont Bicêtre (pour les hommes), la Salpêtrière (pour les femmes) et la Maison royale de Charenton, auxquels « l'asile clinique Sainte-Anne » viendra s'ajouter en 1867.

Les aliénistes de la première génération, les Calmeil, J.-P. Falret, F. Voisin, Georget, Trélat, Leuret, A. Foville, Belhomme, Baillarger, ont tous été élèves d'Esquirol. Tous sont nés entre 1795 et 1800, à l'exception de Calmeil, né en 1788, et Baillarger, né en 1809. Tous ont contribué par leurs écrits à clarifier la symptomatologie, à individualiser des tableaux cliniques, dans une atmosphère souvent passionnée et parfois conflictuelle. Évoquons, par exemple, les débats autour du problème des hallucinations ou la contestation entre Baillarger et Falret au sujet de la priorité de « découverte » de la folie double forme, du premier, et de la folie circulaire, du second, qui trouve son écho à l'Académie de médecine dont tous deux font partie.

La relève est assurée par d'autres grands cliniciens comme Delasiauve, préoccupé par les problèmes de l'enfance, Tardieu, intéressé par celui de la médecine légale, Moreau de Tours qui étudie les relations entre rêve et folie, Legrand du Saulle à qui l'on doit une remarquable description du délire de persécution, Prosper Lucas dont le très volumineux *Traité philosophique et physiologique de l'Hérédité naturelle* ouvrira à Darwin (qui lui rend hommage dans *L'Origine des espèces*) la voie de la sélection naturelle et à Bénedict Augustin Morel celle de la dégénérescence. Morel, dont la carrière fait exception car elle s'est déroulée entièrement en province, est l'auteur d'un *Traité des Dégénérescences*, paru en 1857, qui marque durablement la psychiatrie française en lui proposant le premier modèle théorique unitaire reposant sur une base étiologique.

Dès 1822 toutefois est survenu un événement lourd de conséquences avec la thèse d'un tout jeune interne de Royer-Collard à Charenton : *Recherches sur les maladies mentales* par Antoine-Laurent Bayle. Il y rapporte six observations d'une maladie, « l'arachnitis chronique », associant « des altérations de l'arachnoïde, une paralysie générale et un dérangement des facultés intellectuelles ». Bayle ne fera pas une carrière d'aliéniste, mais son observation de la « paralysie générale », dont on ne soupçonnera qu'en 1876 la nature syphilitique, devient le modèle idéal, conforme aux corrélations anatomocliniques du reste de la médecine, que les aliénistes vont chercher à appliquer à l'ensemble de la pathologie mentale. Ce n'est que dans les dernières décennies du siècle qu'ils commenceront à réaliser que cette voie était une impasse.

■ ■ ■

L'école allemande

Sous l'influence du mouvement romantique et des spéculations éthico-religieuses de la « Naturphilosophie », les aliénistes allemands vont connaître un parcours différent avec l'école dite psychologiste (*Psychiker*) qui domine jusque vers 1840.

On en trouve la première formulation en 1803, dans les *Rhapsodies sur l'utilisation de la thérapeutique psychique dans les troubles de l'esprit* de J. C. Reil. Fils de pasteur, Reil dédie son travail au pasteur luthérien Wegnitz qui avait publié en 1791 un ouvrage sur les maisons de correction. On est étonné du curieux contraste qui existe, dans les *Rhapsodies*, entre l'angélisme des théories de l'auteur et certains traitements qu'il préconise et que nous avons évoqués plus haut.

Très marqué, lui aussi, par une éducation luthérienne austère, J. C. Heinroth, pour qui est créée, dès 1812, une chaire des maladies mentales à Leipzig, étudie pour sa part la folie en termes de péché et de chute dans le royaume du mal, cependant que, reprenant les théories de Stahl, Karl Ideler, qui de 1828 à 1860 dirige le quartier des aliénés de la Charité de Berlin, voit la cause des dérèglements de l'esprit dans les « passions » qu'il s'agit de contrôler en imposant aux malades une discipline sévère où l'éthique rejoint vite le répressif. Mais n'avons-nous pas également connu de tels excès avec le traitement moral « laïc » à la française ?

Une réaction se produit avec l'école « soma-tiste » qui s'impose dans la seconde moitié du siècle. Prenant le contrepied des psychologistes, ces aliénistes rejettent toute causalité morale et voient dans la folie les conséquences d'un processus organique, rejoignant ainsi la ligne anatomoclinique tracée par Bayle.

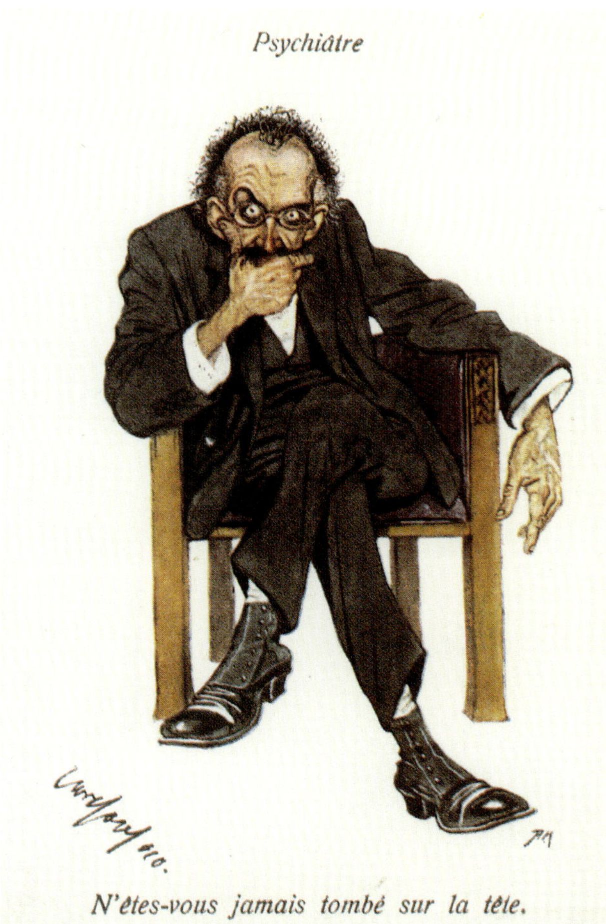

La psychiatrie « d'asile », avons-nous dit, perd sa prééminence au profit d'une psychiatrie « universitaire ». Rapidement se multiplient les chaires « neuropsychiatriques », dotées de laboratoires au service de cette *Gehirnpathologie*. En 1870, on recense, dans les pays de langue allemande, une quinzaine de ces fondations, dans un système d'échanges culturels tel qu'un professeur peut enseigner à Vienne ou Munich aussi bien qu'à Zurich ou Heidelberg...

Dès 1872, Strasbourg, en Alsace annexée, a sa chaire confiée à Kraft-Ebing, auteur d'une *Psychopathia sexualis* qui l'a rendu célèbre, alors qu'il faudra cinq ans encore avant que Paris en obtienne une, curieusement baptisée « des maladies mentales et de l'encéphale », appellation qui n'est pas sans évoquer la clinique berlinoise « des Maladies nerveuses et mentales » de Griesinger.

Parmi les représentants les plus purs de cette psychiatrie « scientifique », citons Théodor Meynert à Vienne, auteur de solides travaux de cytoarchitectonie cérébrale, mais défenseur d'une « psychologie anatomique » ironiquement qualifiée de « mythologie cérébrale » par ses détracteurs, ou encore Paul Flechsig à Leipzig, dont l'ouvrage *Gehirn und Seele* (*Le Cerveau et l'Âme*), publié en 1890, annonce sans ambiguïté la tendance.

Caricature de psychiatre.
Collection privée.

Mais, parallèlement, se développe une psychiatrie descriptive et classificatrice, plus proche de la tradition clinique française, inaugurée par Kahlbaum, à qui l'on doit la description de la *catatonie* et d'une entité pathologique nouvelle apparaissant au moment de l'adolescence, qu'il propose d'appeler *hébéphrénie*. Ces deux entités seront regroupées par Kraepelin dans le cadre de la *démence précoce,* future *schizophrénie* (1911) du Suisse Eugen Bleuler.

C'est avec Kraepelin, justement, que va s'affirmer la prééminence de la psychiatrie allemande. Mettant l'accent sur la nécessité d'une vision diachronique et pas uniquement symptomatique de la maladie mentale, réalisant l'indispensable synthèse critique des analyses séméiologiques élaborées par les aliénistes tout au long du siècle, il propose, à travers son *Traité de Psychiatrie* sans cesse remanié (huit éditions se succéderont de 1883 à 1915), un système de référence homogène qui s'imposera à la psychiatrie occidentale pendant toute la première moitié du XXe siècle, en dépit de la réticence initiale des aliénistes français, longtemps attachés à la « dégénérescence » de Morel revue par Magnan, marqués aussi par un sentiment nationaliste renforcé par la défaite de 1870.

■ ■ ■

Sociétés savantes et revues professionnelles

Ces divers courants d'idées s'expriment dans des traités, bien sûr, mais aussi dans de nombreux articles que publient des revues spécialisées, et au sein de sociétés savantes à la fois scientifiques et corporatives, lieux d'échanges où s'exposent, se discutent, se confrontent toutes les questions qui peuvent concerner la pratique de la spécialité.

En 1842, se crée à Londres une Société pour l'Amélioration du sort des aliénés. En janvier suivant, sort à Paris le premier numéro des *Annales médico-psychologiques* fondées à l'initiative de Baillarger, médecin à la Salpêtrière. Dix ans plus tard, elles deviennent

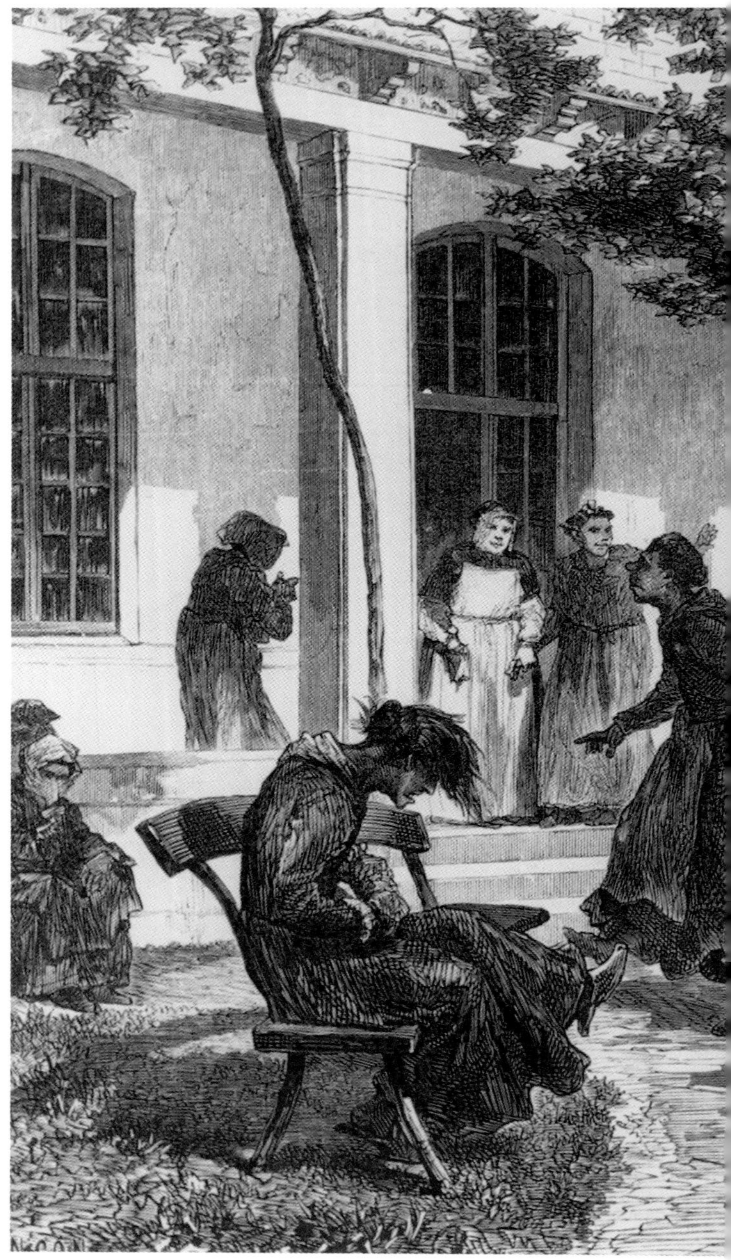

l'organe de la Société médico-psychologique dont la naissance s'était trouvée retardée par la révolution de 1848. Son audience dépassera largement nos frontières, et sa vitalité se maintient depuis un siècle et demi.

1844 voit apparaître à Philadelphie l'Association des Médecins des établissements d'aliénés d'Amérique, cependant qu'Amariah Brigham, qui a essayé de mettre en application, à l'asile d'aliénés de l'État de New York, les principes du traitement moral, lance l'*American Journal of Insanity*. Sous le titre actualisé d'*American Journal of Psychiatry*, il est de nos jours l'organe de la puissante *American Psychiatric Association*.

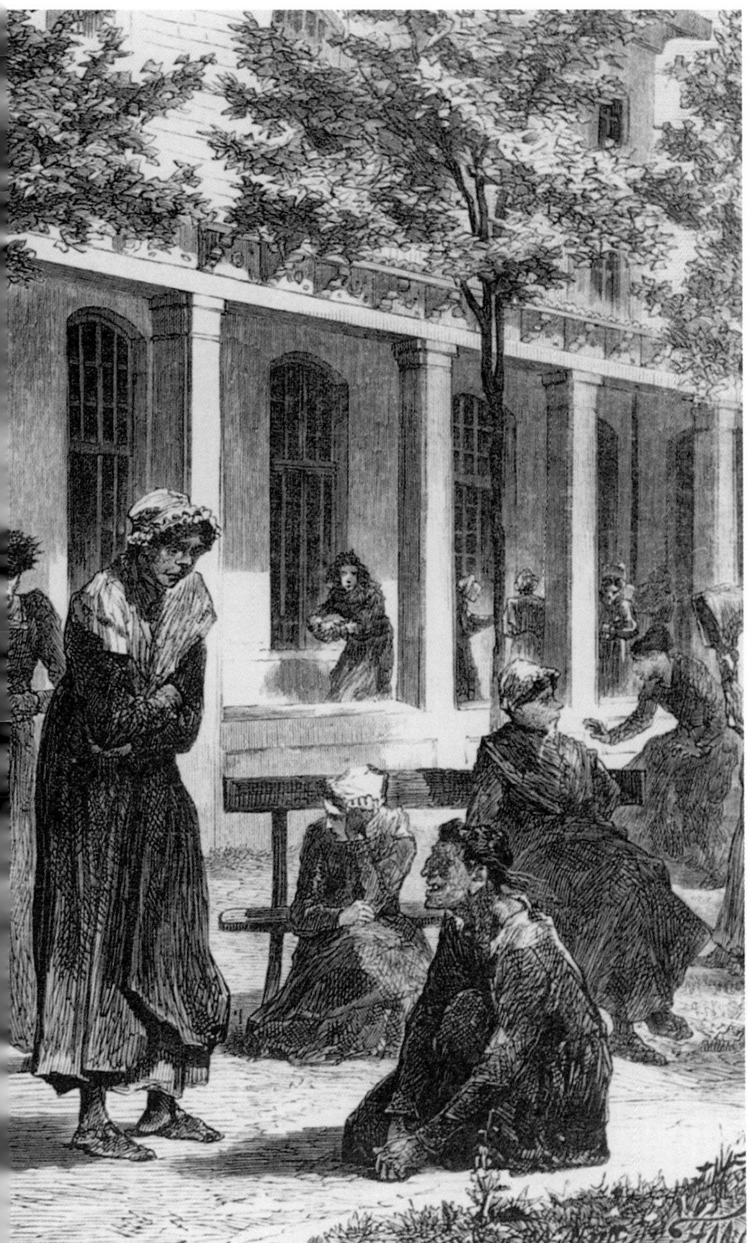

Citons encore le *Journal of mental Science* et le *Journal de Médecine psychologique et de Pathologie mentale* britanniques, les *Archiv für Psychiatrie* allemandes, l'appendice psychiatrique à la *Gazette médicale* italienne (1852), les *Archives italiennes de Phréniatrie* (1864), la *Rivista sperimentale de frenatria et medicina legale* (1877), la *Rivista de pathologia nervose mentale* (1896), ou le *Bulletin de la Société de médecine mentale de Belgique*. Une Société de Neuropathologie et de Psychiatrie est fondée en 1887, à Kazan, par Vladimir Bekhterev, futur titulaire de la chaire des maladies mentales et nerveuses de Saint-Pétersbourg, où paraît depuis 1883 le *Messager de psychiatrie et de neurologie*.

Il en est beaucoup d'autres, mais il est intéressant de noter combien l'intitulé même de nombre de ces sociétés et périodiques témoigne de l'influence durable du mouvement organiciste et de la relation fusionnelle qu'entretient la psychiatrie avec la neurologie, sa sœur cadette.

Nous pouvons mesurer aussi la diversité et les insuffisances de la formation théorique. Les universités, même lorsqu'elles dispensent un enseignement, ne le sanctionnent pas, ne le considérant sans doute pas comme indispensable à la pratique future des « médecins spéciaux », comme on les appelle quelquefois, qualificatif qui préfigure l'hypocrite transparence du label de nos actuels « centres hospitaliers spécialisés ».

La véritable formation restera longtemps celle d'un apprentissage « sur le tas » auprès d'un ou plusieurs maîtres, et ce n'est qu'après la Seconde Guerre mondiale que l'on se préoccupera un peu partout de mettre en forme les modalités de qualification des « aliénistes », devenus entre-temps des « psychiatres ».

Femmes à l'hôpital Sainte-Anne, le quartier des folles.

■ ■ ■

Le problème de l'enfance

La psychiatrie de l'enfant a connu un sort plus modeste. Sa première manifestation « historique », qui échappe aux aliénistes, a pourtant bénéficié d'un certain retentissement médiatique :en décembre 1800, à la demande de la Société des Observateurs de l'homme, intéressée par le caractère exceptionnel du cas, et avec l'appui de Lucien Bonaparte, pour lors ministre de l'Intérieur, un jeune officier de santé de l'École des sourds-muets, Jean-Marc Itard, se voit confier Victor, « enfant sauvage » d'une douzaine d'années, capturé quelques mois plus tôt dans l'Aveyron.
Malgré son dévouement, Itard ne parviend pas à socialiser Victor (que l'on considère actuellement comme présentant une psychose infantile) et renonce à son entreprise après quatre ans et demi d'efforts.
Ce prototype de traitement moral du premier « enfant fou » n'aura pas de suite. Pendant un siècle, les rares aliénistes qui s'intéressent aux enfants se contentent d'agir dans une perspective purement pédagogique sur les jeunes « idiots » échoués dans les quartiers où sont regroupés leurs homologues adultes.
En 1821, J.-P. Falret, médecin de cette section d'idiots à la Salpêtrière, crée une école pour les enfants de son service. Son ami Félix Voisin ouvre à Ivry un éphémère établissement « orthophrénique » et, en 1833, est chargé d'organiser un service d'idiots et d'épileptiques à l'hôpital des Incurables de la rue de Sèvres, qui sera transféré à Bicêtre.
Voisin y poursuit l'œuvre entreprise en 1828 par Ferrus qui a aussi créé une école.
En 1875, en France, seule une douzaine d'asiles auront réservé des quartiers spéciaux aux enfants, mais il faut préciser que ceux qui sont placés à l'asile le sont pour un déficit intellectuel majeur, souvent associé à des malformations et tares diverses qui confortent l'idée de la causalité organique des troubles.
Voisin, qui a publié en 1843 *De l'idiotie chez les enfants et des autres particularités d'intelligence ou de caractère qui nécessitent pour eux une instruction et une éducation spéciales,* a le mérite d'avoir, un des premiers, perçu qu'une partie de cette pathologie pouvait être envisagée aussi sous l'angle d'une étiologie psychogène.
Delasiauve puis son élève Bourneville poursuivent à Bicêtre cette œuvre médico-pédagogique, « orthophrénopédique », cependant qu'Édouard Seguin, qui avait débuté comme « éducateur » auprès de F. Voisin avant d'émigrer aux États-Unis, contribue à la mise en place d'écoles spécialisées à New York, dans le Connecticut, l'Ohio et la Pennsylvanie. Devenu en 1861 docteur en médecine de l'University College de New York, il est le cofondateur de l'*Association of medical Officers of american Institutions for idiotic and feable minded Persons* (1876).
L'Europe, de son côté, s'équipe de centres « médico-pédagogiques ». Paul Moreau de Tours publie, en 1888, *La Folie chez les enfants*, que l'on a pu regarder comme le premier traité de psychiatrie infantile de langue française.

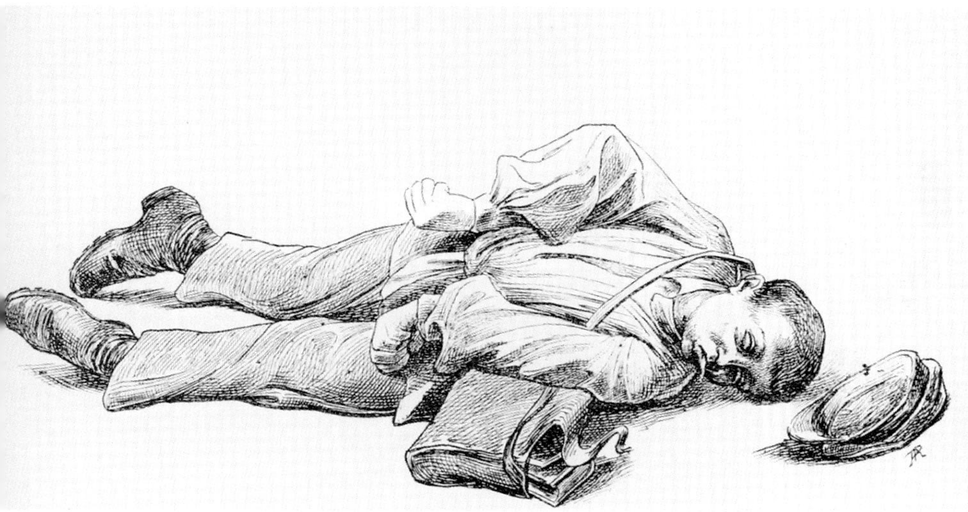

Attaque d'épilepsie chez un enfant, fils d'absinthique, à la sortie de l'école, XIXᵉ siècle, tiré de *Lutte contre l'alcoolisme* du Dr Laborde.

Mais il faut attendre les premières années du XXe siècle, et en particulier la description par le psychiatre italien Sante de Sanctis de la démence précocissime, pour qu'un certain nombre d'enfants commencent à échapper aux diagnostics d'imbécillité et d'idiotie et rejoignent le domaine de la psychose, dont les mécanismes et les voies d'abord thérapeutiques sont bien différents.

■ ■ ■

L'aliéniste et la médecine légale

On s'est très tôt interrogé sur l'incidence de l'aliénation sur la responsabilité de l'individu. Le droit romain avait jadis légiféré et notre Code pénal de 1810 déclarait en son article 64 « qu'il n'y a ni crime ni délit lorsque le préverıu était en état de démence au moment de l'acte ». Il était naturel que les aliénistes s'intéressent au problème. Les gens de justice, en revanche, ont d'abord regardé d'un fort mauvais œil que ces nouveaux venus prétendent se mêler d'évaluer le degré de « démence » d'une clientèle qu'ils craignaient sans doute de voir leur échapper.

En 1826, Marc, médecin légiste, s'étant risqué, au procès d'une homicide, à évoquer la « monomanie » récemment mise en lumière par Esquirol, se voit reprocher par l'avocat général les distinctions « métaphysiques » et les subtilités de l'esprit « imaginées par les novateurs ». Un avocat, Elias Regnault, met vigoureusement en cause le *Degré de compétence des médecins dans les questions judiciaires relatives aux aliénés* dans un ouvrage paru en 1828, où il fustige « les courtisans de l'humanité qui prétendent honorer l'homme en faisant d'un crime une maladie et d'un meurtrier un fou ».

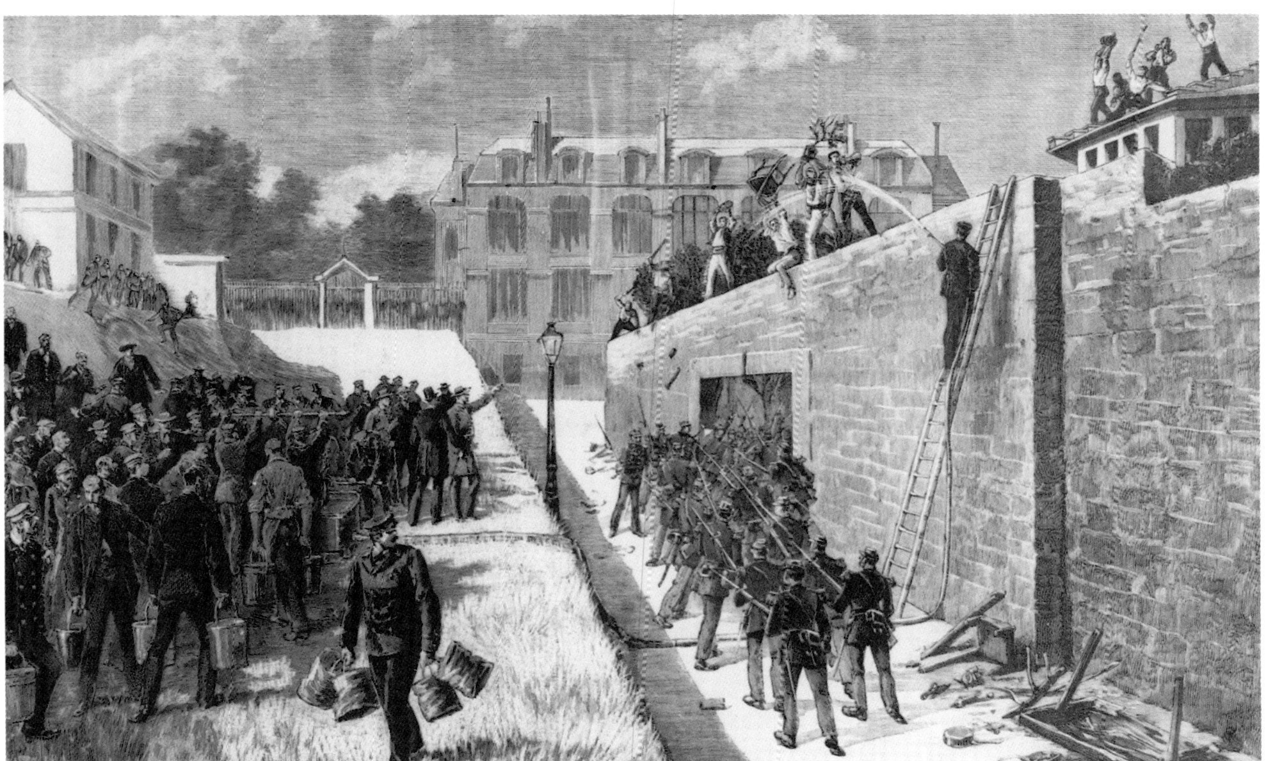

Une révolte de fous à Bicêtre, gravure d'après H. Meyer, XIXe siècle.

Les « courtisans de l'humanité » s'organisent et, dès 1829, commence la parution des *Archives d'Hygiène et de Médecine légale*. Esquirol est parmi les fondateurs et nomme son élève Leuret rédacteur en chef. Marc y collabore, cependant que nombre d'ouvrages et de publications témoignent de l'intérêt des aliénistes.

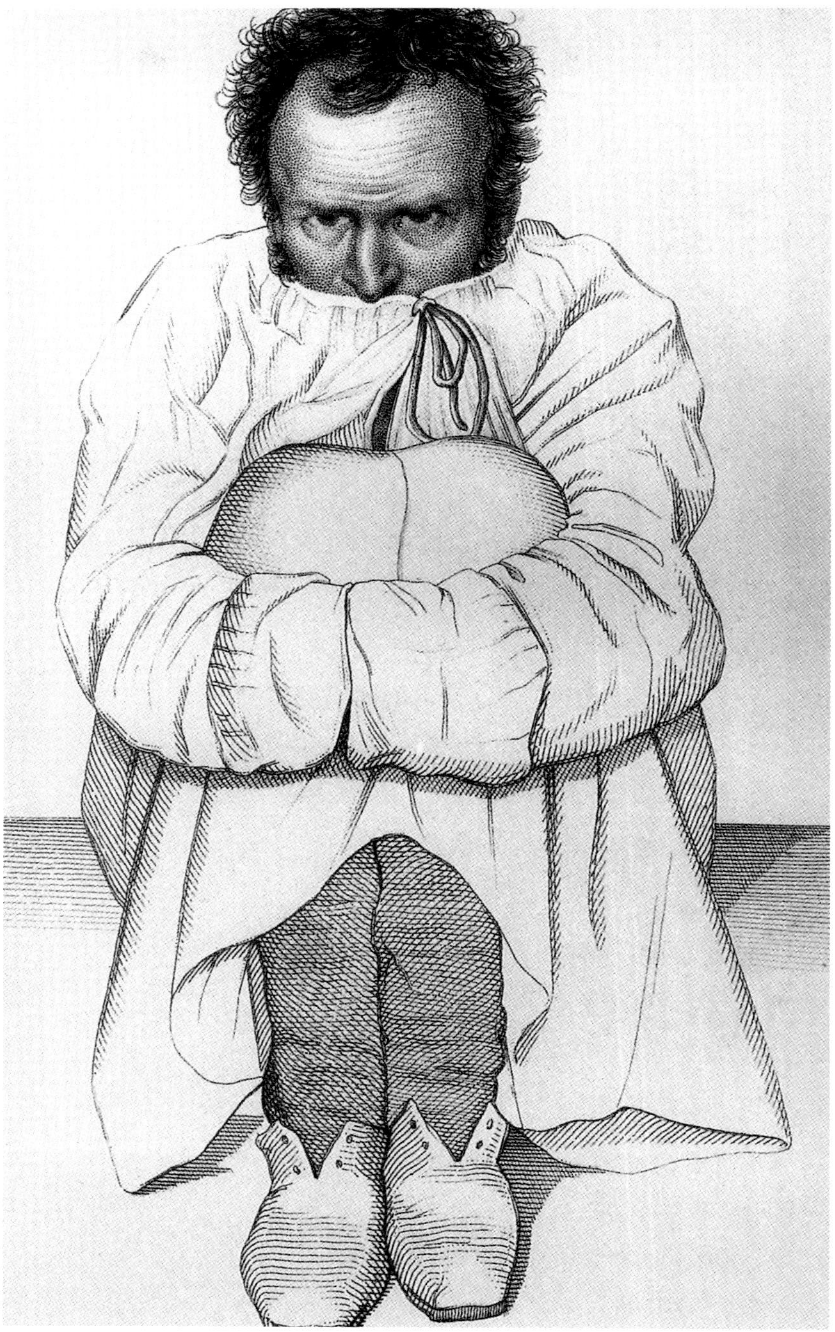

Manie et démence, par Ambroise Tardieu, 1838. Philadelphia Museum of Art, Smithkline Beecham Corporation Fund.

Citons l'*Essai médico-légal sur les diverses espèces de folie vraie simulée et raisonnée [...], sur leurs effets excusants ou atténuants devant les tribunaux* de Fodéré en 1832, *De la folie considérée dans ses rapports avec les questions médico-judiciaires* de Marc en 1840, la *Note médicale à propos des condamnations prononcées par les tribunaux sur des individus fous avant et après la mauvaise action à eux imputée et écroués dans le même état* de Lélut en 1843, ou encore les mille pages du traité *De la folie considérée sous le point de vue pathologique, philosophique, historique et judiciaire*, de Calmeil en 1845.

En une dizaine d'années, les aliénistes vont ainsi parvenir à s'imposer et à obtenir droit de cité devant les tribunaux. Les *Annales médico-psychologiques* reproduisent les rapports les plus instructifs. Morel, à partir de 1850, se fait une solide réputation d'expert, et sa connaissance de la langue allemande le fait même appeler, en 1868, à Munich pour donner son avis sur l'état mental du comte Chorinski poursuivi pour assassinat. Il en est de même pour Émile Blanche consulté dans la plupart des grands procès et qui consacre en 1878 un livre aux *Homicides commis par les aliénés*, tandis qu'Ambroise Tardieu cumule les fonctions de chef de service à l'Hôtel-Dieu, de médecin d'une maison de santé, d'expert et de professeur de médecine légale. Il sera même un temps doyen de la Faculté de médecine. On lui doit une remarquable *Étude médico-légale sur la folie*, parue en 1872, qui définit avec rigueur les règles générales de l'expertise.

Cette reconnaissance aura une conséquence pour les aliénistes : les juges leur abandonnant désormais les criminels dont ils ont établi l'irresponsabilité, ils seront amenés à réclamer la création d'asiles spéciaux réservés aux aliénés difficiles et dangereux.

À l'étranger, retenons Cesare Lombroso, médecin de l'asile de Pavie, puis de celui de Pesaro, nommé en

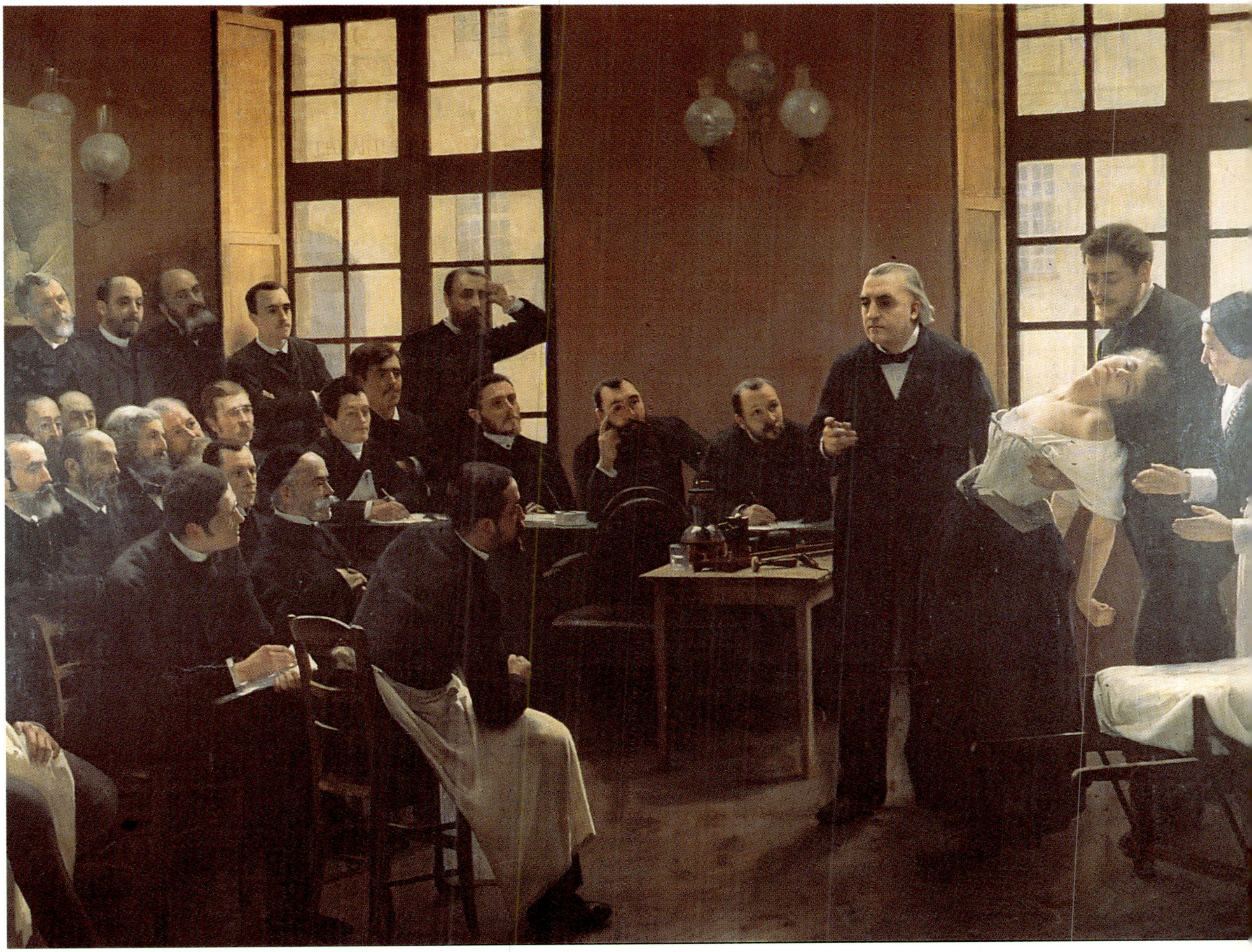

1876 professeur de médecine légale à Turin. Il lance en 1880 les *Archives de Psychiatrie, d'Anthropologie criminelle et de Sciences pénales* et fonde, en 1892, le musée de Psychiatrie et d'Anthropologie criminelle. Malheureu-sement, ce « théoricien » a de la criminologie une conception morphologique et génétique digne de la phrénologie de Gall, qui n'avait plus cours depuis un demi-siècle…

■ ■ ■

Les risques du métier

Dès leur création, les *Annales médico-psychologiques* ont pris l'habitude de signaler les agressions dont sont l'objet les membres du personnel des asiles.

Une leçon clinique du docteur Charcot à la Salpêtrière, par Pierre-André Brouillet, 1887. Lyon, hôpital Pierre Wertheimer.

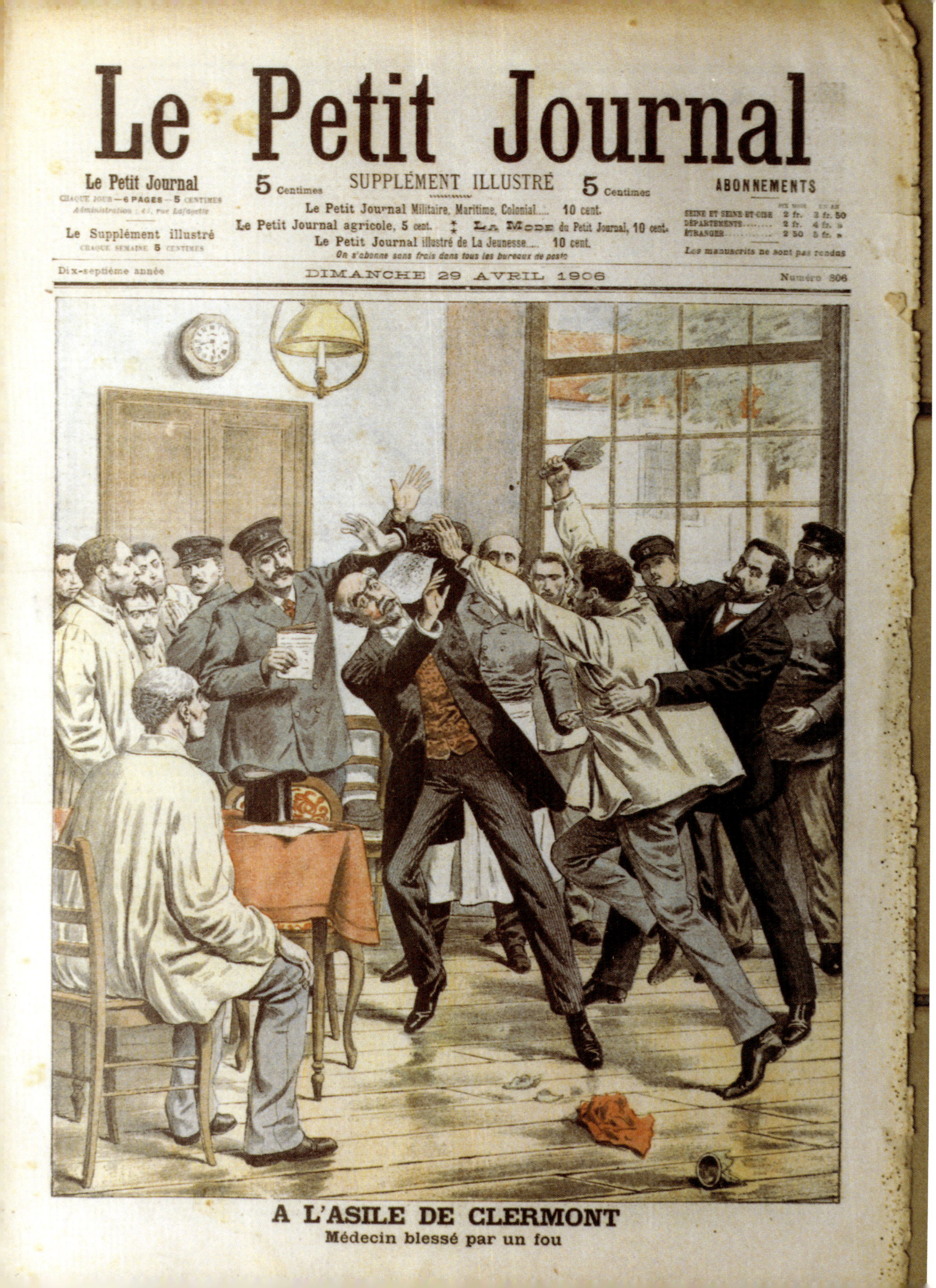
Le Petit Journal

Le Petit Journal
CHAQUE JOUR — 6 PAGES — 5 CENTIMES
Administration : 61, rue Lafayette

Le Supplément illustré
CHAQUE SEMAINE 5 CENTIMES

5 Centimes SUPPLÉMENT ILLUSTRÉ 5 Centimes

Le Petit Journal Militaire, Maritime, Colonial.... 10 cent.
Le Petit Journal agricole, 5 cent. ‡ La Mode du Petit Journal, 10 cent.
Le Petit Journal illustré de La Jeunesse.... 10 cent.
On s'abonne sans frais dans tous les bureaux de poste

ABONNEMENTS

	SIX MOIS	UN AN
SEINE ET SEINE-ET-OISE	2 fr.	3 fr. 50
DÉPARTEMENTS........	2 fr.	4 fr. »
ÉTRANGER...........	2 50	5 fr. »

Les manuscrits ne sont pas rendus

Dix-septième année — DIMANCHE 29 AVRIL 1906 — Numéro 806

A L'ASILE DE CLERMONT
Médecin blessé par un fou

Médecin attaqué par un fou.
Le Petit Journal.

En 1862, on peut y lire un article de Bourneville intitulé « Les victimes des aliénés se multiplient » et, en 1891, la revue ouvre une rubrique régulière « Martyrologe (suite) ». La simple mention de l'agression s'y assortit dès lors de la relation des circonstances, de la nature de la pathologie du malade, de commentaires sur l'institution et d'un essai de compréhension du geste meurtrier.

Entre 1843 et 1913 sont ainsi recensées, sur ce boulevard du crime asilaire, soixante-trois victimes (vingt-quatre morts et trente-neuf blessés), dont quarante-trois en France, mais il y a tout lieu de penser que les chiffres de l'étranger sont sous-évalués, les pays anglo-saxons étant pratiquement les seuls à être cités. Parmi les morts, on compte treize médecins et onze infirmiers ou gardiens (dont deux religieuses) ; parmi les blessés, vingt-sept médecins (dont un interne) et douze infirmiers ou gardiens (dont une religieuse).

Parfois, ces sanglants faits divers ont les honneurs de la presse à sensation. En 1906, le docteur Thivet, médecin de l'asile de Clermont, dans l'Oise, est frappé à coups de tesson de bouteille, ainsi que son surveillant et un gardien accourus à son secours. Les trois héros ont droit à une pleine page en couleurs du supplément illustré du *Petit Journal,* assortie d'un hommage du chroniqueur qui « s'incline devant le courage de ces hommes qui affrontent des dangers de tous les instants pour la Science et l'Humanité ».

Mais l'affaire la plus durablement célèbre, compte tenu de la notoriété des protagonistes, restera l'assassinat du professeur von Gudden de Munich, un des promoteurs du *no-restraint* en Allemagne, étranglé le 11 juin 1886 sur les rives du lac de Starnberg par son royal patient, Louis II de Bavière.

■ ■ ■

Perspectives nouvelles

Tout au long du XIXᵉ siècle, l'asile est resté le principal champ d'observation et d'activité des aliénistes. Or, l'asile est un univers de pathologies « lourdes » – délires, manies, mélancolies, arriérations, démences, troubles graves du comportement –, et ses médecins ont eu peu à se préoccuper des patients dont les troubles perturbent moins l'insertion sociale. Le recrutement des maisons de santé n'est guère différent, et les consultations « de ville » chez le psychiatre ne sont pas encore dans les mœurs.

Certes, les névroses que nous nommons hypocondrie, obsessions ou phobies ont été décrites, mais les aliénistes n'ont à en connaître que les formes les plus graves.

Et puis, il y a l'hystérie qui depuis l'Antiquité a fait couler beaucoup d'encre et par laquelle le bouleversement arrive. Elle est plutôt dévaluée dans l'esprit du public lorsque, au hasard d'une banale réorganisation des services, Jean Martin Charcot « hérite », en 1878, des « épileptiques non aliénées » de la Salpêtrière, parmi lesquelles figurent nombre d'hystériques qui ont emprunté leurs crises spectaculaires au registre convulsif de leurs compagnes d'infortune.

Charcot s'y consacre, et son autorité va rendre tout son prestige à « la grande névrose » en même temps qu'à l'hypnose, héritière décriée du magnétisme animal de Mesmer.

Pierre Janet, médecin, mais philosophe de formation, Liébeault et Bernheim à Nancy, Forel en Suisse, s'enthousiasment pour ces problèmes. Sigmund Freud, à Vienne, entreprend d'abandonner la neurologie pour les maladies « nerveuses » et commence à élaborer une théorie des névroses promise à un bel avenir…

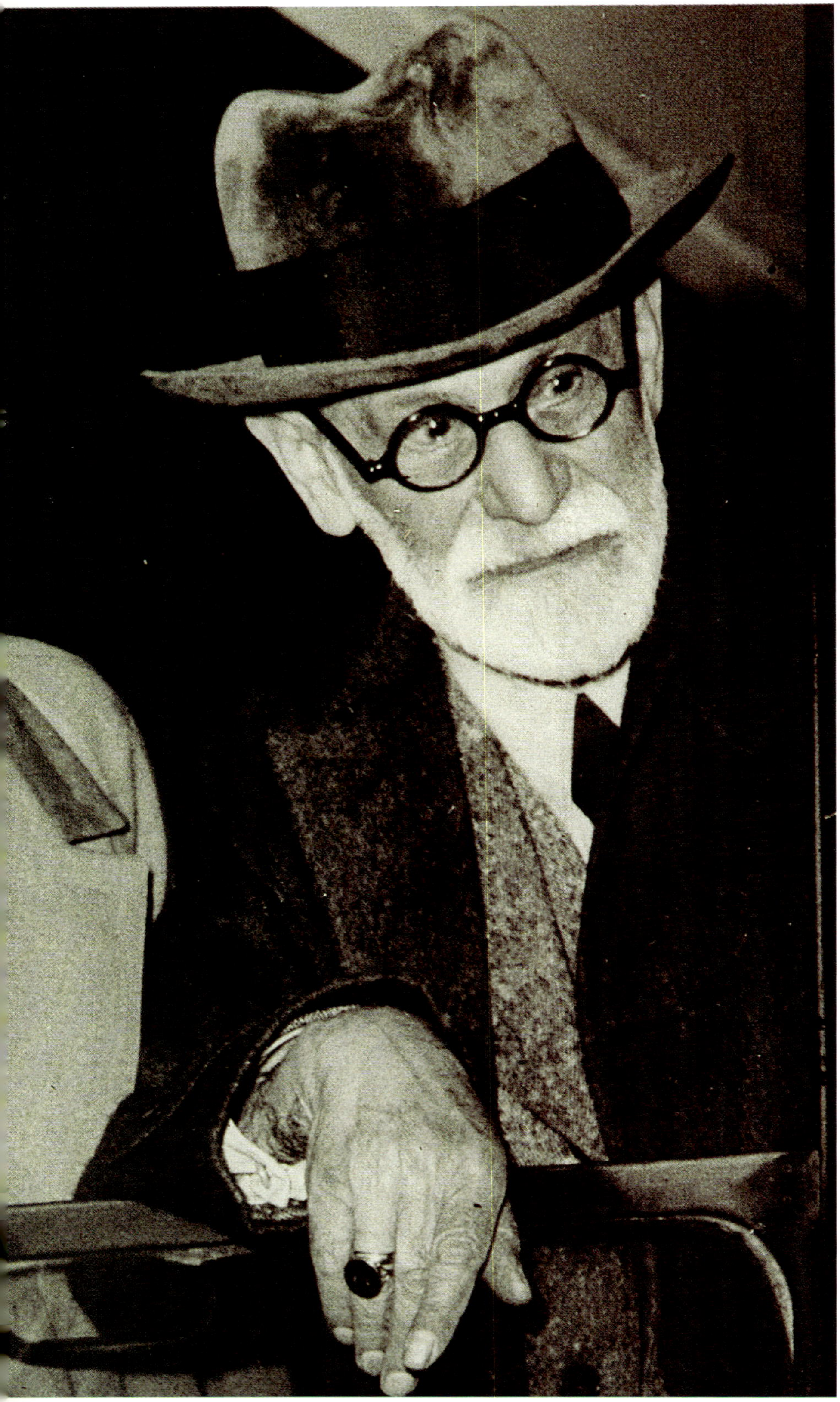

Dans l'atmosphère souvent passionnelle de conflits d'écoles et de personnes, ces préoccupations nouvelles, dépassant le cadre de l'hystérie, vont constituer les fondements d'une psychologie dynamique et susciter l'intérêt pour l'étude des mécanismes psycho-pathologiques qui sous-tendent la maladie mentale en général.

Or, si Auguste Forel est directeur de la Clinique psychiatrique universitaire de Zurich, ni Charcot, ni Janet, ni Liébeault, ni Bernheim, ni Freud ne sont aliénistes et, dans leur grande majorité, ils restent en marge de ce mouvement qui ne commencera qu'après la Première Guerre mondiale à gagner un milieu asilaire resté très attaché à une causalité biologique.

Psychologie expérimentale, comportementalisme, culturalisme viendront à leur tour élargir les voies de la folie et modifier la nature de sa prise en charge.

Nouvelles « révolutions » qui, cent ans après celle de Pinel, feront passer l'approche de la pathologie mentale du domaine de la description à celui de la genèse et de la signification des symptômes.

■ ■ ■

Grandeurs et servitudes

Après un siècle d'existence, les aliénistes ont donc besoin de trouver un deuxième souffle, mais au cours de ce siècle ils ont su créer, organiser, gérer leur jeune discipline, marquer leur territoire et imposer aux pouvoirs publics un regard enfin médical sur la folie.

Enfermer sans soigner, enfermer et soigner, enfermer pour soigner ont été les étapes de cette évolution, en attendant d'avoir les moyens de soigner sans enfermer car les thérapeutiques susceptibles de modifier efficacement le cours des maladies mentales font cruellement défaut et il faudra attendre les années 1930 pour qu'apparaissent les premiers traitements actifs.

Ce fut le temps de l'observation, le temps des grands « traités » cliniques, le temps indispensable pour la mise en ordre des symptômes et l'individualisation des entités morbides.

Paradoxe que le statut de ces médecins à qui l'on demande à la fois de tenir enfermés des individus susceptibles de troubler l'ordre public et de soigner, parfois malgré eux, des malades qui souvent ne se reconnaissent pas comme tels…

La maladie mentale, par le retentissement social que peuvent avoir ses manifestations, a imposé à l'aliéniste un cadre institutionnel d'exercice particulier, distinct de celui des autres disciplines. Pierre Pichot a souligné combien « la ségrégation topographique des malades mentaux a facilité celle des médecins à qui ils étaient confiés, ce qui a contribué à la création d'un particularisme plus marqué que celui des autres spécialités[8] ». Nous en ferons notre conclusion.

Attaque hystéro-épileptique, photographie extraite de *L'Iconographie de la Salpêtrière*, 1816-1876. Paris, bibliothèque Charcot de la Salpêtrière.

Page de gauche : Sigmund Freud en 1938.

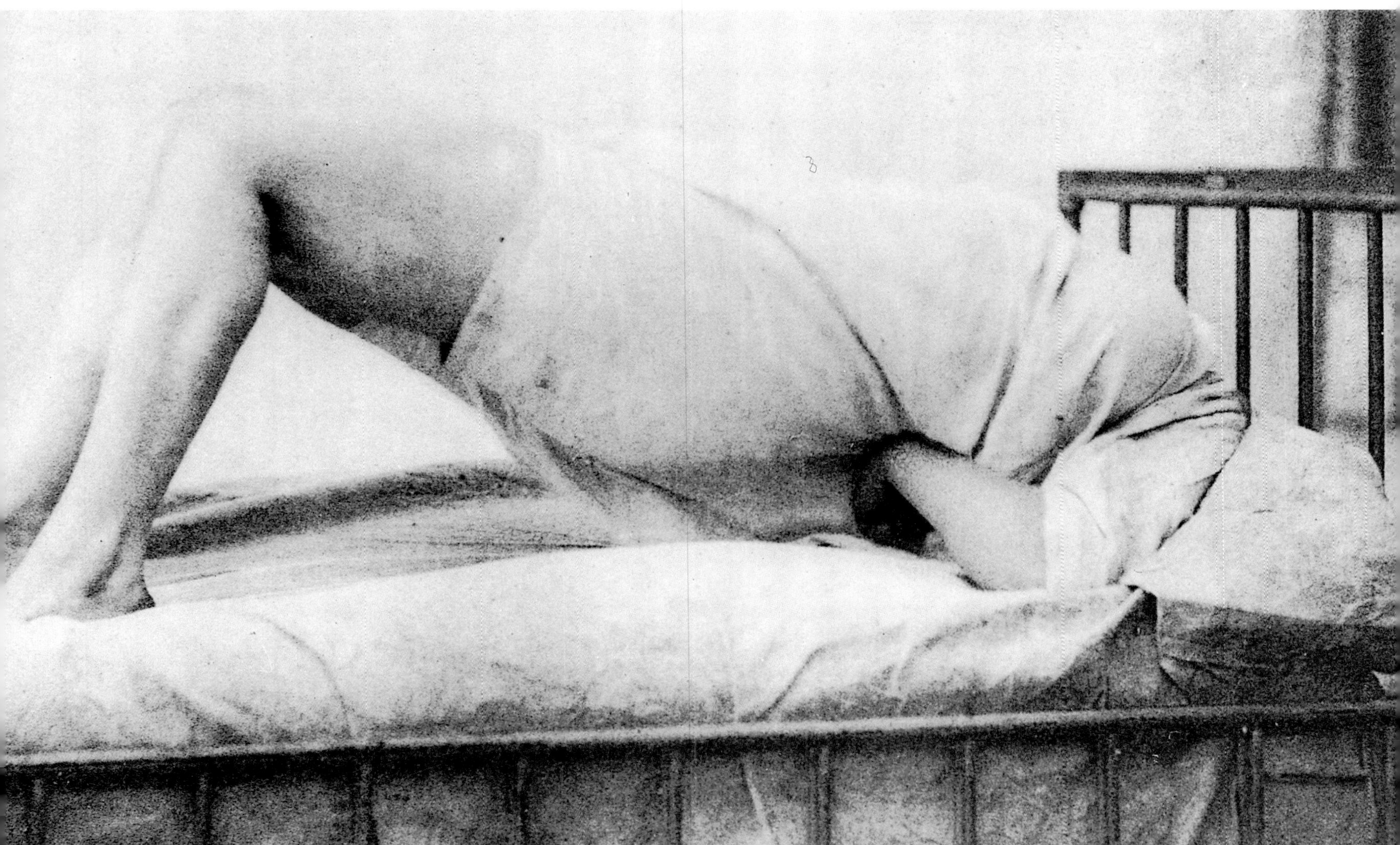

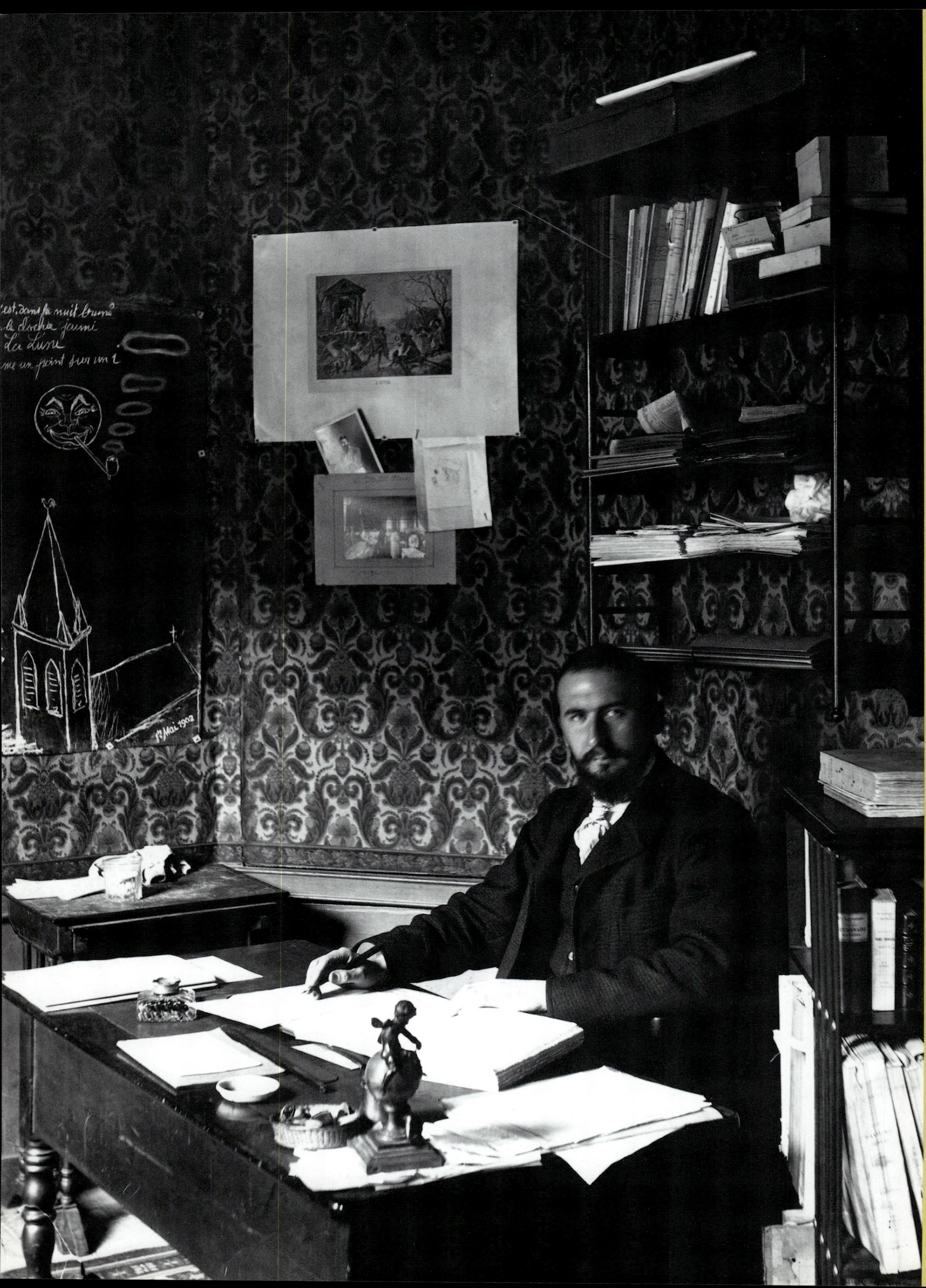

Le professeur G. Boudet, professeur à l'académie de médecine de Montpellier en 1896.

CHAPITRE 7

Le médecin de 1880 à la fin du XXe siècle

Vincent Barras

Le médecin, au XXe siècle, exerce une profession à tous égards singulière[1]. Dépositaire d'un savoir unique, il détient également une position sociale, économique et institutionnelle tout aussi privilégiée, caractérisée par une expertise sans partage sur toutes les questions de santé et de maladie, une indépendance presque absolue en ce qui concerne le contenu et les termes de son métier, et, couplé à cette indépendance, un monopole entièrement légitimé sur le traitement des corps et des âmes. Sa position sociale éminente le dote aussi d'un prestige culturel dont peu d'autres professions peuvent s'enorgueillir. L'imaginaire collectif le revêt des traits du héros positif et altruiste, sauveur potentiel de l'humanité, comme l'attestent les innombrables représentations littéraires et cinématographiques ayant fleuri tout au long de ce siècle.

La profession médicale, bien davantage que le simple rôle de soignant, le simple exercice d'un métier consistant à soulager le mieux possible les souffrances des humains, est le résultat de l'assemblage complexe de caractéristiques multiples, liées à la fois aux conditions propres de la médecine et au contexte social. Le haut degré de qualification nécessaire, le caractère abstrait et spécialisé de la formation médicale, les exigences requises par la pratique, l'orientation de service vers la population, la proclamation d'une idéologie altruiste, l'idéal de vocation, l'autonomie, toutes ces caractéristiques font du médecin au XXe siècle l'incarnation même du processus de professionnalisation décrit par la sociologie comme un des traits marquants de l'évolution générale des sociétés modernes[2]. Les traits qui qualifient le métier du médecin pourraient passer pour « naturels », c'est-à-dire découlant de déterminations intrinsèques au métier

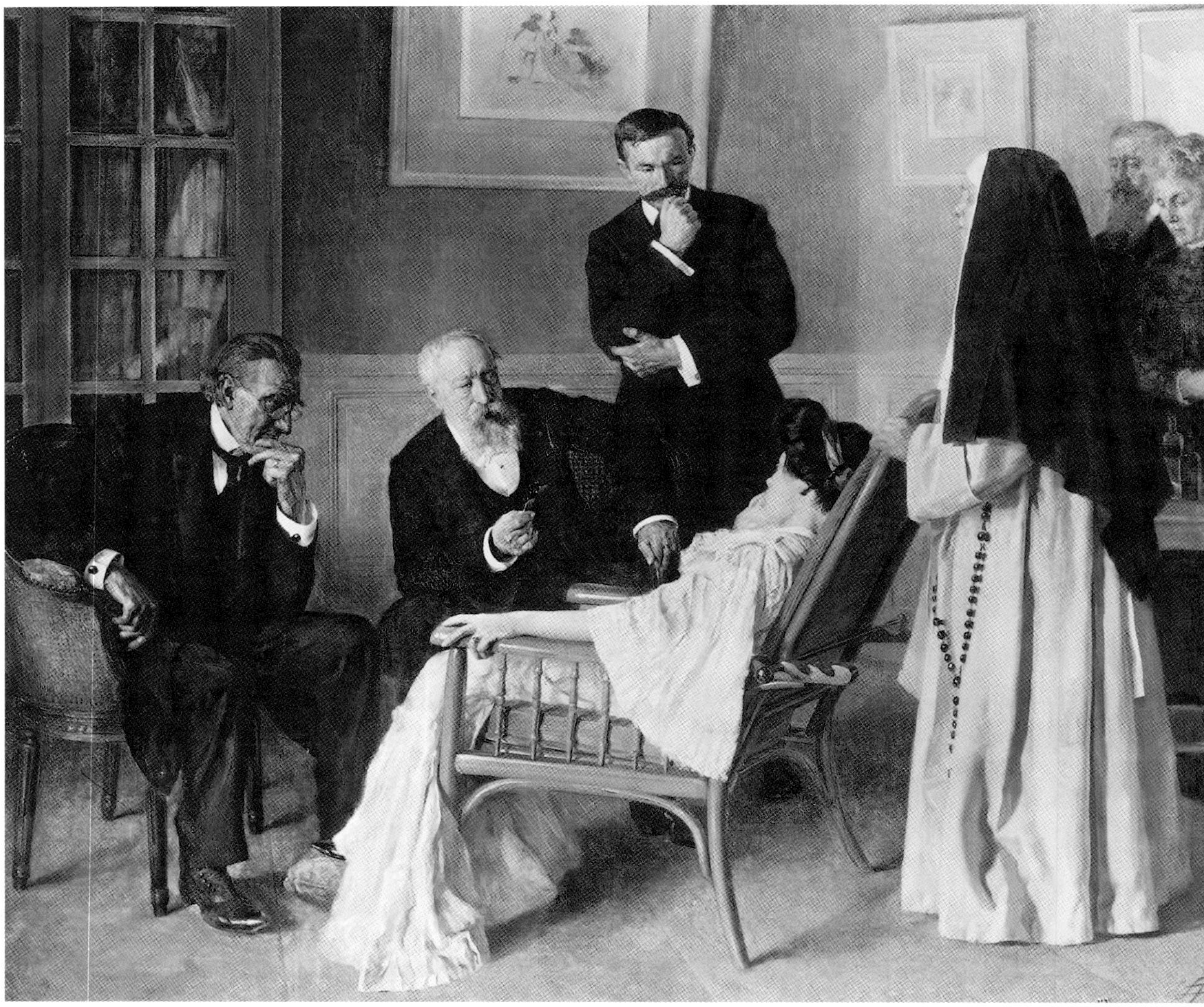

Les Médecins, par Lucien Jonas, Salon de 1911.

exercé. Ne semble-t-il pas normal, en effet, qu'un personnage aux prises tous les jours avec la vie humaine et disposant d'un savoir si spécifique, puisse jouir, comme juste récompense de ces exigences, d'un certain nombre de privilèges à la hauteur de sa qualification ? Ne semble-t-il pas également normal, voire souhaitable, au vu de ce pouvoir qu'il détient sur les corps et sur les âmes, qu'un certain nombre de régulations sociales soient mises en place de façon à assurer le déroulement harmonieux d'une pratique différente des autres ?

Pourtant, l'évidence de cet état naturel des choses masque la complexité de l'évolution historique, laquelle est bien loin de se présenter comme un processus inexorable et sans heurts menant à la situation que nous connaissons aujourd'hui. Différents mouvements, aux directions souvent contradictoires, traversent l'histoire du médecin au cours de ces cent vingt dernières années. Les uns tendent à assurer l'homogénéisation et la reconnaissance d'une profession consciente de ses compétences et de son déploiement social ; les autres, à l'inverse, accentuent les tensions et clivages, empêchant d'accomplir cet idéal toujours souhaité d'une profession en quête d'unité, d'autonomie et de distinction. Leur intrication complexe se décline sur plusieurs plans, que l'on se propose ici de saisir dans leurs grands traits.

■ ■ ■

Structures et formation professionnelles

Législations et réglementations nouvelles

En dépit des indéniables avancées qui ont consolidé les savoirs et permis le déploiement social des médecins au cours du XIXe siècle, la situation, à l'aube du XXe, est décrite par nombre des représentants en vue de la profession comme des plus préoccupantes. Ce qui suscite l'émoi, c'est le sentiment, justifié ou non, d'une multiplication néfaste des catégories médicales, qui peuvent toutes prétendre, en l'absence d'une organisation rigoureuse en la matière, au droit de soigner. Les médecins orthodoxes, déjà menacés par la pléthore en leur sein qu'ils déplorent depuis plus de cinquante ans, seraient en effet assaillis de tous côtés par des sectes plus ou moins déviantes : les homéopathes, qui ont prospéré tout au long du siècle, les magnétiseurs, les herboristes itinérants, propagateurs du système de Thomson parmi cent autres types d'éclectiques, les pharmaciens outrepassant les compétences de leur métier, les rebouteurs, les curés ou pasteurs plus ou moins déviants, les adventistes, les ostéopathes nouvellement apparus en Amérique, les hypnotiseurs et mille variétés de thérapeutes de champs de foire, prêts à tout pour s'attirer les faveurs de la clientèle. Un tel état des choses serait doublement préjudiciable. Il menacerait le patient, victime crédule potentielle d'une masse confuse de soignants au sein de laquelle on serait bien en peine de reconnaître les « vrais médecins », mais aussi la corporation tout

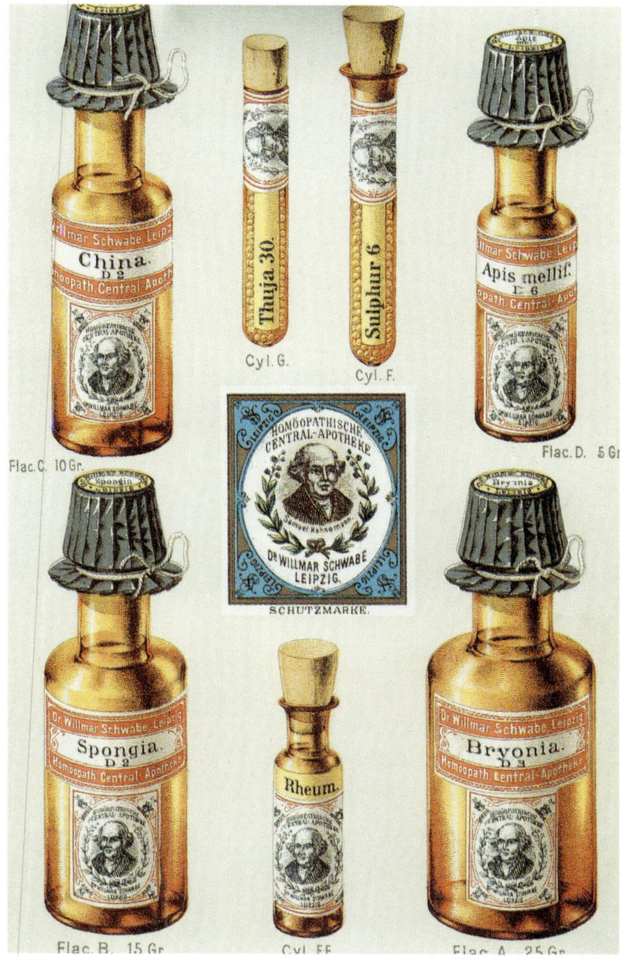

Fioles homéopathiques, 1889.

entière de ces « vrais médecins », la seule en mesure de garantir un certain niveau d'éducation et de moralité à ses membres, une honorabilité commune face au public, et pourtant privée, par cette concurrence déloyale, de revenus auxquels la formation et la moralité de ses membres lui donneraient droit.

Il est, à vrai dire, difficile d'apprécier objectivement la réalité d'une telle menace. Peu quantifiable, elle fait partie d'un arsenal rhétorique agité avec vigueur par une corporation dont d'autres clivages, internes, minent l'intégrité. Le système d'organisation de la médecine française, en vigueur depuis le début du XIXe siècle, fait coexister la classe des médecins au sens propre du terme et celle des officiers de santé à la formation, aux compétences et au droit d'exercice limités. Cette dernière catégorie, déjà considérée avec suspicion par les centres médicaux urbains et les instances publiques depuis plusieurs décennies, devient la cible favorite des réformateurs de la profession. « Doit-il exister en France deux ordres de médecins, se recrutant d'une façon différente et jouissant de droits inégaux ? L'institution des officiers de santé est usée ; elle a été établie à une époque où il y avait pénurie de praticiens. S'il eût fallu alors être bachelier pour devenir général, Napoléon n'eût pas remporté tant de victoires ! » proclame l'un d'eux[3]. Ailleurs, la plume des chroniqueurs de la médecine officielle souligne diverses failles, selon les systèmes nationaux ou régionaux. La Grande-Bretagne voit depuis plusieurs décennies s'accentuer le clivage existant entre une petite classe de consultants d'élite, résidant dans les grandes métropoles, pourvus d'une clientèle aisée, détenant souvent des positions clés dans les hôpitaux, et une grande majorité de *general practioners* à la formation et aux origines les plus diverses ; cette foule de soignants se partage, souvent âprement, une population suburbaine ou campagnarde démunie et peu encline de toute façon à faire appel au médecin dûment diplômé. En Allemagne ou en Suisse, le morcellement des législations et l'héritage d'un passé où les fonctions ne sont pas strictement délimitées ont pour résultat une situation analogue : les médecins formés à l'université côtoient différentes classes de chirurgiens dont le niveau d'éducation peut être extrêmement variable. De façon générale donc, l'appel à une législation plus rigoureuse se fait pressant, et les médecins, remarquablement représentés dans les parlements depuis le milieu du siècle, sont parmi les protagonistes les plus en vue des nouvelles législations relatives à la régulation de la profession[4].

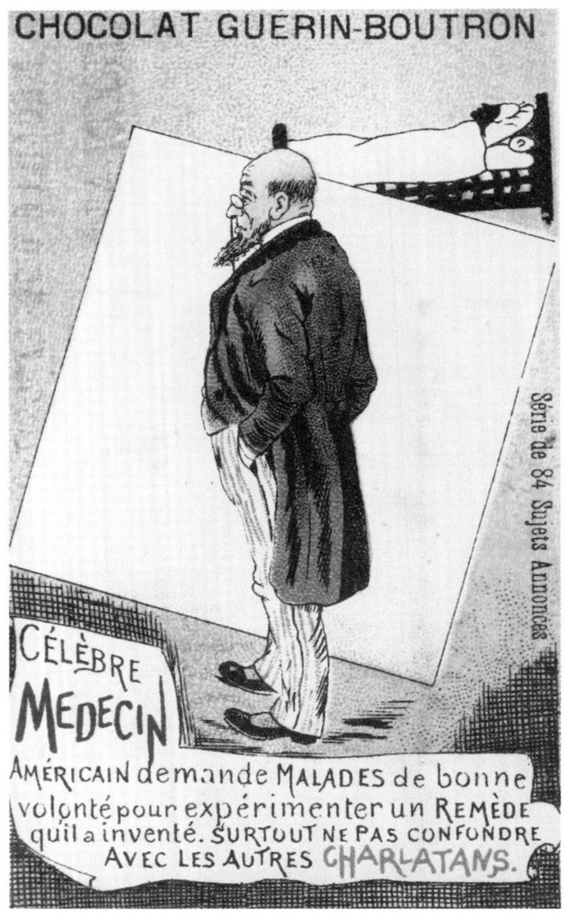

Publicité pour le chocolat Guérin-Boutron, XIXe siècle.

La fameuse loi du 30 novembre 1892 sur l'exercice de la médecine en France a pour principal effet de supprimer, au nom de l'égalité démocratique qui commande d'abolir les différences entre médecine élitaire du riche et médecine sommaire du pauvre, l'officiat de santé, il est vrai en nette régression depuis quelques décennies (à côté de 11 000 médecins diplômés, il existe à cette époque environ 2 500 officiers ; les derniers d'entre eux survivront jusque dans les années 1930). De plus, en fixant des limites juridiques claires à la pratique des dentistes ou des sages-femmes, en accordant aux syndicats de médecins le droit de poursuivre en justice toute une série de concurrents désormais illégaux, cette loi tend à renforcer la volonté de contrôle de la profession médicale, alors même que le discours officiel de la médecine proclame haut les dangers de la pléthore. Toutefois, de même que pour ses avatars, sous la forme des codes et ordonnances sur la santé de 1945 ou 1983, il n'est pas certain que la loi de 1892 ait eu

Page de droite : *Le Dr Péan enseignant à l'hôpital Saint-Louis*, par Henri Gervex, 1887. Paris, musée d'Orsay.

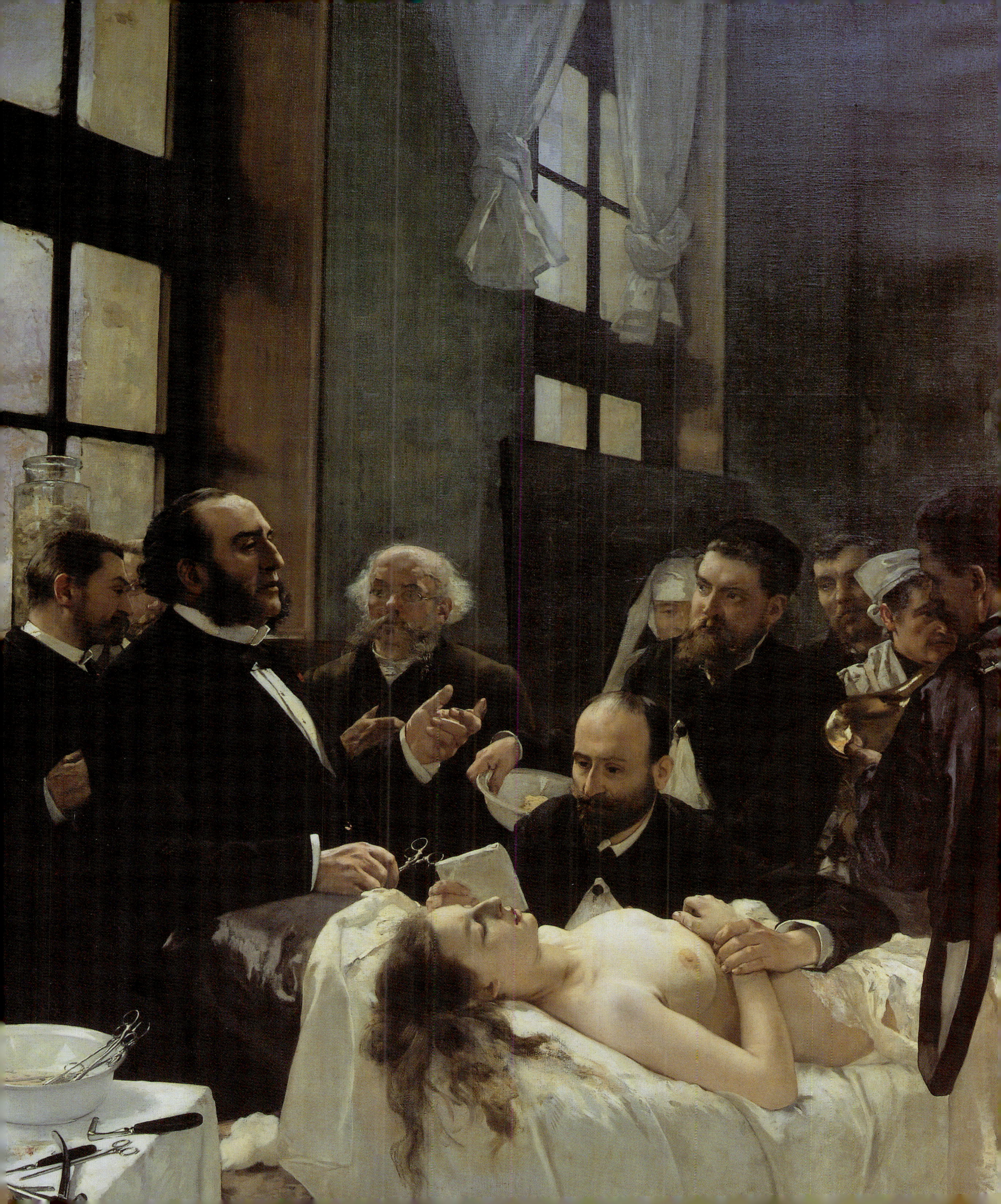

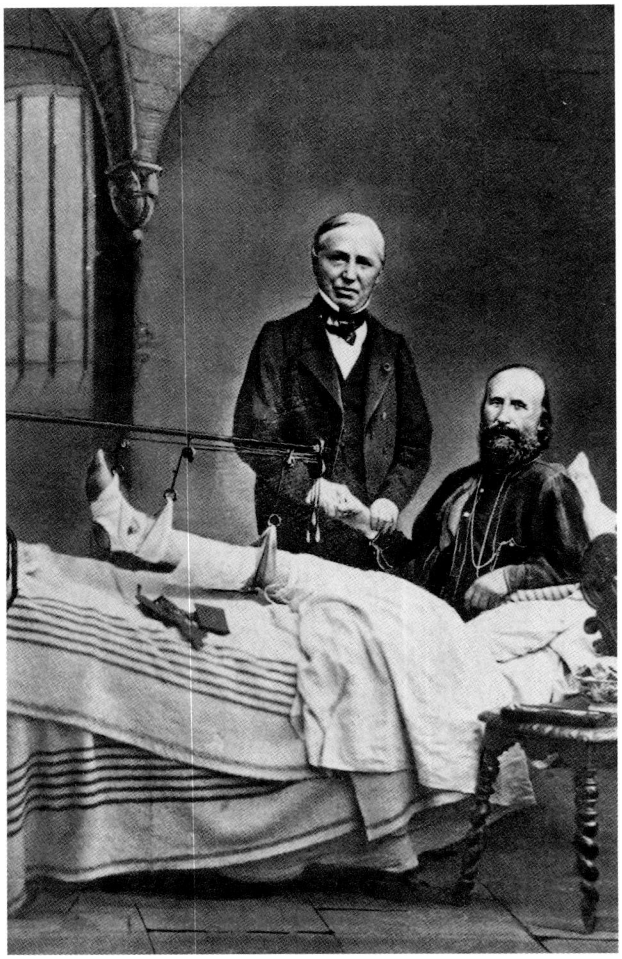

Portrait du Dr Nélaton (1807-1873), chirurgien (montage photographique).

pour effet concret d'établir définitivement le monopole effectif de la médecine officielle et de diminuer, sinon d'abolir, la concurrence des médecines non orthodoxes (dont l'ardeur militante a pu, au contraire, profiter de cette rigueur officielle pour s'affirmer davantage[5]). Quoi qu'il en soit, elle marque la volonté de mettre fin, en France, à un désordre devenu intolérable, et signale en même temps – trait permanent de l'histoire du médecin au XXe siècle – l'ambiguïté fondamentale de la profession dans son ensemble face aux interventions de l'État en matière de médecine et de santé. Cette ambiguïté reflète fidèlement les contradictions dont le statut du médecin hérite à la fin du XIXe siècle. Personnage encore en marge des instances légales et politiques jusqu'à l'avènement de la IIIe République, il se voit attribuer un rôle de notable reconnu au moment même où les rapports sociaux se modifient radicalement. L'assistance fondée sur la charité et la philanthropie est de plus en plus contrôlée par les pouvoirs publics. De même, la tendance libérale générale visant à abolir les monopoles corporatistes ne cohabite pas toujours de façon harmonieuse avec la volonté fortement affirmée de réserver des conditions particulières d'exercice à un métier privilégié. L'État, devenu l'interlocuteur obligé de la profession médicale et l'arbitre principal de son déploiement social, sera dès lors le principal objet à la fois de ses supplications et de son ressentiment[6].

Dans la plupart des autres pays d'Europe se mettent en place, à l'intérieur de quelques décennies seulement, des législations, souvent sollicitées par les médecins eux-mêmes, ainsi que des structures professionnelles visant toutes à réorganiser l'exercice de la médecine, et appelées par conséquent à remodeler la profession médicale. Certes, il existe de nombreuses spécificités liées aux traditions politiques et légales de chacun des pays concernés, qui font que, à un pôle, on insistera surtout, comme en Allemagne, dans certains cantons suisses ou États américains, sur la traditionnelle *Kurierfreiheit* ou « liberté de soigner », qui admet la coexistence de médecins formés académiquement et de *Heilpraktiker* formés à toute une série de méthodes non conventionnelles, alors qu'à l'autre pôle, comme en France, s'imposera la nécessité d'une stricte régulation subordonnant les professions auxiliaires admises au contrôle du médecin. Mais une tendance fondamentale les réunit toutes : l'uniformisation progressive du statut du médecin, grâce à la délimitation de frontières nettes et claires entre une profession à l'officialité et aux compétences reconnues et d'autres catégories de soignants. Ainsi, l'adoption du Medical Act en 1858 déjà, qui crée le Conseil général de l'éducation médicale, est un premier pas dans ce mouvement. La loi fédérale helvétique sur les professions médicales de 1877 a des visées identiques, de même que les diverses ordonnances qui fleurissent dans les États allemands dans la seconde moitié du XIXe siècle.

Groupements professionnels

La loi de 1892 contient un autre dispositif novateur : la légalisation des syndicats médicaux. Ces derniers avaient jusque-là constitué l'enjeu de nombreux débats, non seulement entre les médecins et l'État, mais à l'intérieur de la profession même. Dans ce cas également, les choses ne vont pas de soi : une profession qui puise une bonne part de son idéologie dans les valeurs individualistes d'une classe moyenne en quête de notabilité accepte difficilement les notions et l'image collectiviste véhiculées par les mouvements syndicalistes. En dépit de cette résistance, et sous la menace que fait courir au système la nécessité de veiller à la défense des intérêts matériels de la profession, de multiples chambres syndicales, départementales ou régionales, se fondent à partir de 1881, sous l'impulsion d'un hebdomadaire, *Le Concours médical*, créé en 1879. La nouvelle loi a pour effet de structurer le mouvement à l'échelle nationale, permettant, tels sont les objectifs déclarés, d'« apprendre aux médecins à se connaître et à se protéger mutuellement, de résoudre si possible les conflits qui peuvent surgir entre confrères, de venir en aide à ses membres et de se concerter pour la poursuite de l'exercice illégal de la médecine, de chercher la solution pratique de toutes les questions ayant trait à la défense des intérêts professionnels[7] ». Ainsi, les syndicats de médecins, regroupés en associations faîtières, deviennent de fait les représentants officiels des médecins, et constituent un des leviers du pouvoir politique des médecins, fortement représentés au niveau du pouvoir législatif en France dès la IIIe République, comme d'ailleurs à peu près partout en Europe depuis la même époque[8].

Mais l'union professionnelle est constamment mise en péril par des tensions internes récurrentes entre tenants d'un syndicalisme vrai et partisans d'un simple corporatisme. Diverses scissions scandent l'histoire du mouvement syndical français, telle la concurrence entre l'Union des syndicats médicaux et la Fédération des syndicats médicaux autour des années 1930, ou encore les mouvements dissidents d'après 1968 venus contester l'hégémonie d'un ordre des médecins, fondé en 1940 et fortement attaché aux valeurs morales traditionnelles. Dans l'ensemble, et durant tout le XXe siècle, le mouvement syndical s'accrochera contre vents et marées à quelques principes fondamentaux : le libre choix du médecin, le maintien du secret professionnel, le paiement direct, la liberté thérapeutique et de prescription, le contrôle des médecins par leurs propres instances. De ce point de vue, les différences sont notables entre les pays occidentaux, dont l'histoire nationale, les réglementations professionnelles, l'organisation politique et sanitaire peuvent influencer dans des sens opposés l'organisation et le statut politique des médecins. Une double préoccupation semble cependant constante : d'une part, la revendication d'une moralisation de la profession, accompagnée de la mise en place de mécanismes internes de régulation et de contrôle (sur la formation, sur le droit de pratique, sur l'attribution de spécialités, sur la concurrence et la publicité professionnelle) préservant un large degré d'autonomie face aux pouvoirs publics, et d'autre part la défense des intérêts économiques.

Substrat économique et social

Car le statut social privilégié que la profession médicale dans son ensemble commence à assumer dès la fin du XIXe siècle recouvre de profondes inégalités internes en termes de revenus et de position économique. En Grande-Bretagne, le clivage apparaît particulièrement abrupt : si les consultants hospitaliers, peu nombreux,

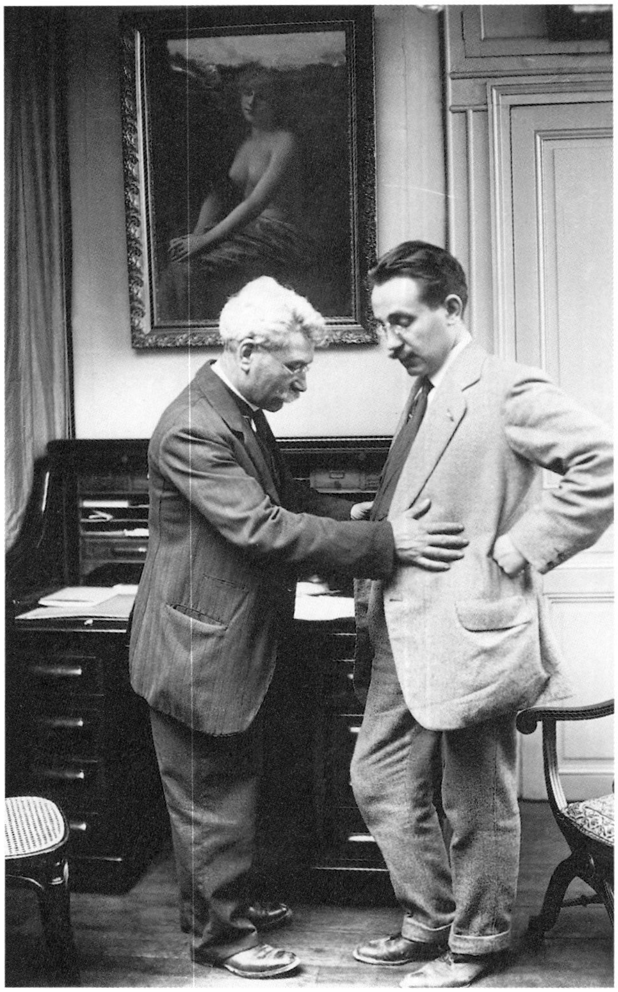

Médecin avec un patient en 1911.

constituent, avec un petit nombre de praticiens de bonne naissance ou ayant su se constituer une clientèle aisée, une classe à part, la majorité du corps médical est constituée de *general practitioners* aux revenus très précaires. En France, le fossé séparant quelques heureux privilégiés et la masse des praticiens n'apparaît pas moins grand. Lors du débat à propos d'un projet de loi sur les patentes médicales, un sénateur déclare : « On s'imagine que les médecins parisiens gagnent tous des sommes considérables. Sur 1 800 médecins, une centaine gagnent beaucoup, 200 à 300 vivent honorablement, mais plus de la moitié peuvent difficilement élever leur famille[9]. » D'autres statistiques, parues dans les revues professionnelles de l'époque, sont encore plus pessimistes.

L'inquiétude économique, soutenue par un discours très insistant sur la menace de pléthore médicale, est attisée par l'avènement et la généralisation rapide des mouvements mutualistes et autres systèmes de protection sociale dès la fin du XIXe siècle. Ces derniers vont constituer à leur tour un puissant facteur d'organisation collective de la profession médicale. En plus des inégalités objectives à l'intérieur de la profession, le phénomène nouveau du mutualisme est perçu comme une remise en cause des avantages économiques, politiques, mais aussi culturels éventuellement acquis au cours du XIXe siècle. L'assurance maladie obligatoire, connue sous la dénomination de « modèle bismarckien », naît en 1883 dans l'Empire allemand. Liée dès l'origine à la loi sur les accidents de travail et à celle sur l'assurance vieillesse, elle prévoit la couverture des frais médicaux des ouvriers salariés, avec participation conjointe des ouvriers et des employeurs. Son extension est très rapide : en 1914, près de la moitié de la population allemande est couverte. En Grande-Bretagne, dans un contexte marqué lui aussi par une forte industrialisation, l'État encourage de même le développement des systèmes d'assurances privées, ainsi que des mouvements associatifs de type philanthropique visant à protéger l'ouvrier en cas de maladie. Or – les médecins en sont les premiers conscients –, la remise en question du mode des honoraires, traditionnellement déterminés en fonction d'une multitude de variables, comme la réputation du praticien, ses titres ou son ancienneté dans le métier, est considérable. L'ambition des caisses d'assurance maladie est d'arriver à contrôler les soins, y compris leur tarification. De telles institutions constituent une menace potentielle pour le revenu du médecin, en particulier celui des praticiens de campagne ou des quartiers peu aisés, car elles sont susceptibles d'engager en leur sein des médecins aux tarifs très bon marché et de drainer une clientèle au-delà des couches très pauvres de la population. Dans l'ensemble, le développement historique des caisses d'assurance maladie pose un dilemme pour le médecin, qui ne se départira jamais d'une attitude ambiguë à leur égard. La protection sociale met en effet en cause l'éthique individualiste et libérale du métier : en fixant les rémunérations en lieu et place d'un tarif libéral d'honoraires, en imposant aux patients un médecin non librement choisi, elle vise en définitive à contrôler l'activité médicale. Dans cette perspective, elle est clairement ressentie comme allant à l'encontre de la dynamique de la professionnalisation qui vise, quant à elle, à assurer la plus grande autonomie possible de la pratique médicale[10].

C'est ainsi que la constitution des syndicats médicaux dans la plupart des pays européens a pris parfois, dans la première moitié de ce siècle, l'aspect d'un front uni contre les caisses d'assurance maladie, en s'orientant d'emblée vers l'action conflictuelle, grèves et revendications financières à l'appui ; tantôt les syndicats ont précédé les caisses, comme en France et en Grande-Bretagne – ce qui donnera aux médecins l'occasion de constituer des alliances politiques et d'intervenir dans le processus décisionnel –, tantôt ils les suivent immédiatement, comme en Allemagne où est créé en 1900 le *Verband der Ärzte Deutschland zur Wehrung ihrer wirtschaftlichen Interessen*, à l'intitulé explicite. Mesurer avec précision les conséquences de ce nouveau mode de rapports entretenu désormais entre les médecins et l'État n'est pas chose aisée. Mais on peut raisonnablement avancer que, dans l'ensemble, la situation matérielle des médecins s'en est trouvée nettement améliorée, du fait de l'accroissement d'un marché médical incluant désormais une clientèle de patients peu aisés qui seraient demeurés à l'écart sinon hors d'atteinte. Il est également certain que la constance des revendications, en termes de revenu ou de protection de l'autonomie professionnelle, n'a pu que contribuer à entretenir et consolider l'affirmation d'une force collective, souvent défensive, et centrée depuis plus d'un siècle sur un discours fondamentalement libéral.

La formation du médecin : orientations et dispositions nouvelles

Un autre grand sujet de préoccupation de la profession médicale à la fin du XIXe siècle, d'ailleurs directement lié à la multiplicité des types de soignants et à la rude concurrence, est constitué par la question de l'éducation médicale[11]. La diversité est grande déjà entre les différents types d'institutions dispensant une formation médicale : facultés universitaires, écoles privées ou établissements hospitaliers. Chacun de ces types possède de plus, selon les pays, un curriculum très variable, couronné par un diplôme dont les exigences varient elles aussi énormément. Les modes d'attribution de la licence et du droit de pratique, lorsqu'ils existent seulement, constituent également un problème, dans la mesure où, on l'a vu, ces derniers sont réglés selon des modalités souvent irréductibles d'un pays à l'autre, voire, comme en Suisse ou aux États-Unis, d'une région à l'autre du même pays[12]. Une telle situation, aux yeux de certains observateurs critiques de la médecine, paraît aberrante, voire incompatible avec la dynamique de la professionnalisation qui

Le Dr Huchard, spécialiste des maladies du cœur, au chevet d'un malade, vers 1900.

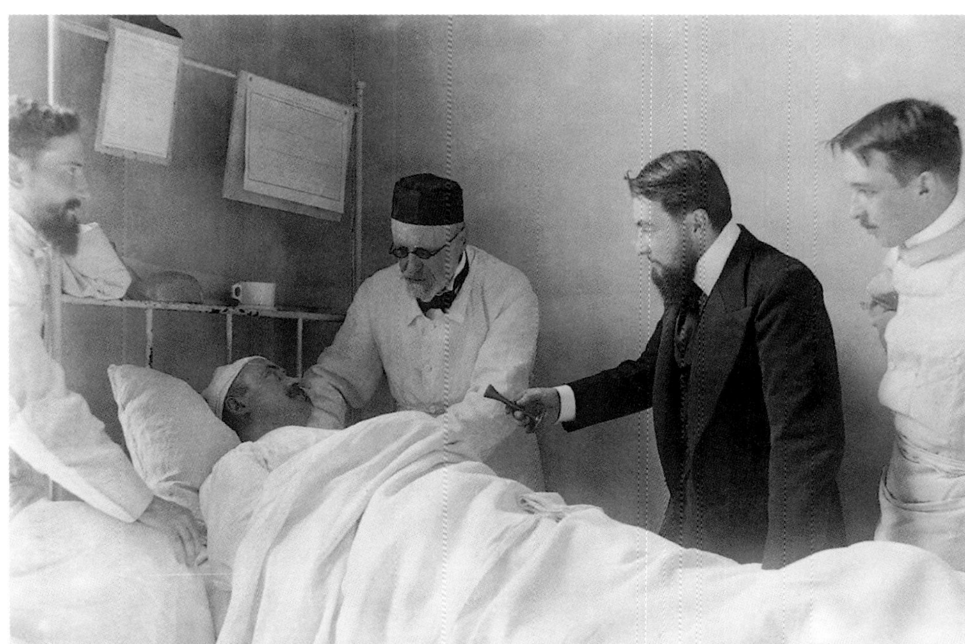

imprègne profondément la médecine au tournant du siècle. Certes, la prise de conscience des lacunes de l'éducation médicale existait déjà auparavant : en témoignent les débats, survenus depuis 1850 en Allemagne et en France, pour déterminer quelle est la « bonne science » à inculquer afin de faire un « bon médecin ». La chimie, la physiologie, la pathologie cellulaire sont, parmi d'autres, ces nouveaux candidats. La controverse esquisse des polarités qui nous sont devenues familières : le savoir contre le savoir-faire, les vertus humaines du généraliste contre la qualification technique du spécialiste, le laboratoire contre la clinique et, finalement, l'université contre l'école professionnelle.

L'essor des disciplines dites fondamentales, basées institutionnellement dans les départements de sciences des universités, caractérise le modèle universitaire allemand qui apparaît, à la fin du XIXe siècle, comme la solution la meilleure à la question de l'éducation médicale. Les grandes universités de Heidelberg, de Göttingen, de Berlin et d'autres villes allemandes drainent en masse les étudiants étrangers, notamment américains, attirés par l'existence d'un programme pré-clinique obligatoire où l'on enseigne, dans le laboratoire même, les branches de la chimie et de la physiologie. Les promesses de la bactériologie à la fin du siècle renforcent le prestige grandissant de ce modèle, qui devient, tout d'abord à l'échelle européenne, un concurrent sérieux face aux autres types de formation médicale. Dans certains pays toutefois, comme en France, le prestige et la hiérarchie de la clinique, institution extra-universitaire, continuent d'exercer une influence prépondérante sur le curriculum de l'étudiant, sur lequel pèsent aussi les différentes modalités d'attribution du droit de pratique. Mais les réformistes, à la faveur d'enquêtes demandées par les ministères ou les associations de médecins, finissent par imposer leurs vues dans la plupart des pays d'Europe au cours des premières décennies du XXe siècle. Les impul-

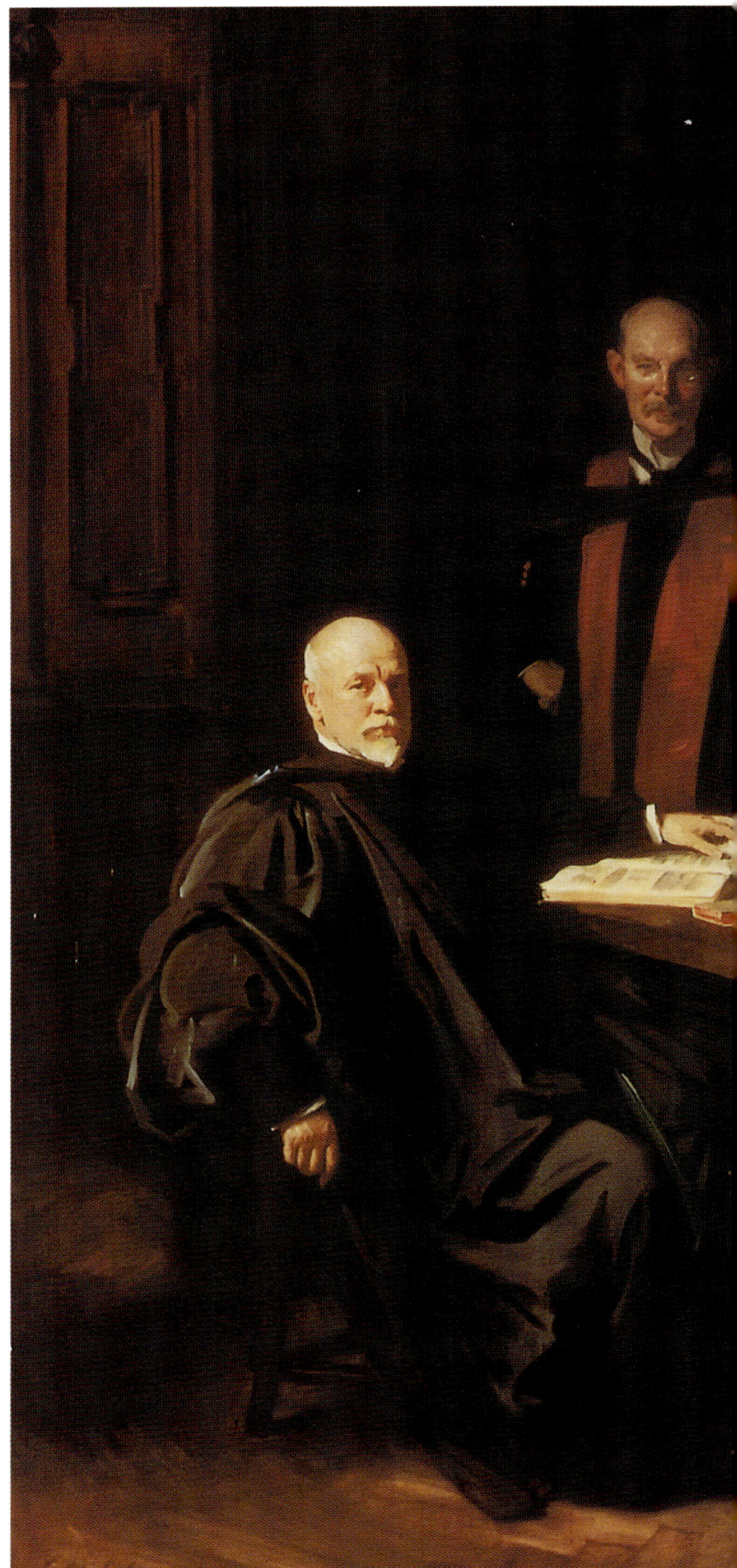

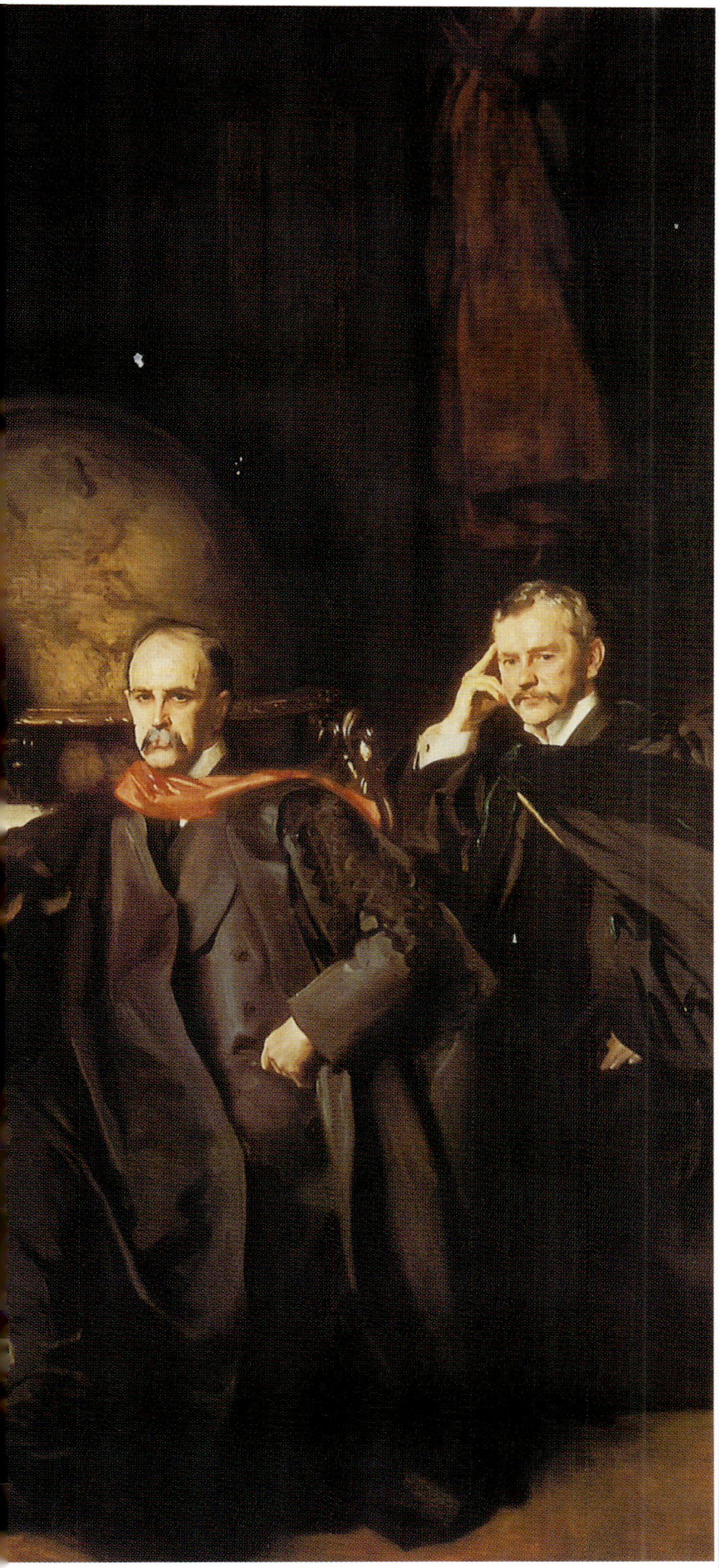

sions les plus significatives pour la réforme viennent des États-Unis, où la situation de libre marché de la formation médicale (en lien avec une très grande liberté du droit d'exercer) est peut-être la plus marquée. L'*American Medical Association* mène un combat de longue haleine pour la standardisation des études. Le modèle idéal, selon ses vues en 1905, serait le suivant : une année de sciences de base, deux années de sciences biomédicales de laboratoire, deux années de formation clinique, une année d'internat hospitalier. Ce projet est soutenu par de grands organismes de type philanthropique, tels que la *Rockefeller* et la *Carnegie Foundation*. Abraham Flexner, psychologue formé à Harvard, rédige à l'intention de ces dernières deux rapports qui feront date aux États-Unis et en Europe occidentale. *L'Éducation médicale aux États-Unis et au Canada* (1910) et *L'Éducation médicale : étude comparative* dressent un tableau comparatif extrêmement détaillé des systèmes en vigueur des deux côtés de l'Atlantique[13]. Critiquant l'enseignement médical en France – trop clinique –, les diverses écoles anglaises ou américaines – à la fois trop peu scientifiques et cliniques, et trop décentralisées –, il insiste sur la nécessité d'une formation inspirée par le modèle universitaire germanique, fortement empreinte des sciences biomédicales, donc liée à la présence de laboratoires de recherche, tout en étant rattachée, pour les besoins de l'enseignement clinique, à un grand hôpital. Vers 1920, la plupart des écoles médicales occidentales auront un curriculum standardisé, comprenant quelques années dites pré-cliniques, où l'on met l'accent sur l'acquisition des sciences biomédicales de base, puis une formation clinique, axée plus ou moins fortement sur l'enseignement au lit du malade. Dès lors, l'accroissement des exigences en matière de sciences fondamentales constituera un moyen très efficace de contrôler l'accès aux études médicales et de modeler le statut professionnel. Car l'augmentation continue du nombre des étudiants est une préoccupation constante

Les Membres de la première faculté clinique de Johns Hopkins à Baltimore, Maryland, par John Singer Sargent, 1905. Baltimore, Johns Hopkins Medical Institutions.

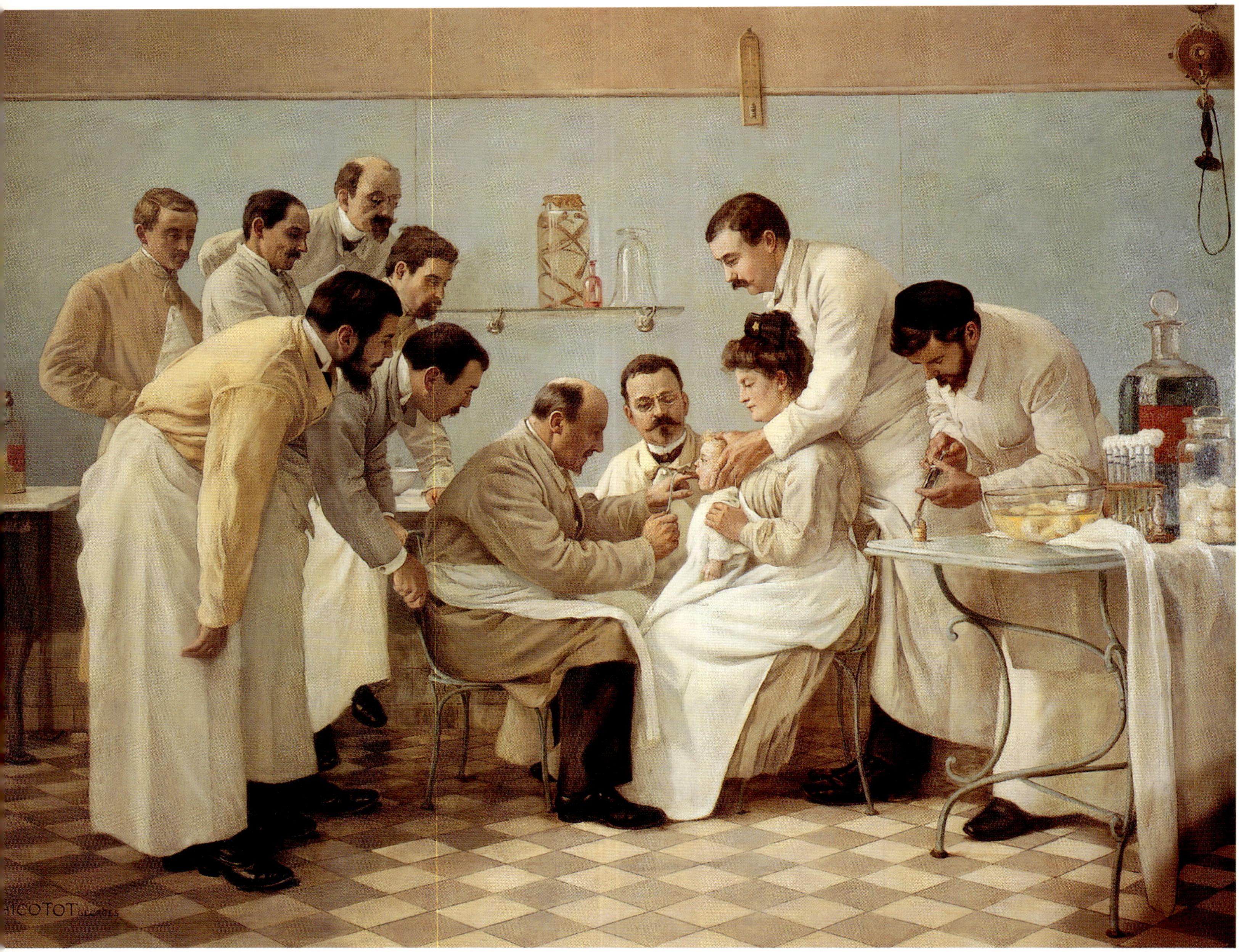

Le Tubage, par G. Chicotot, début du XXe siècle. Paris, musée de l'Assistance publique.

et elle contraint à créer sans cesse de nouvelles écoles de médecine. En France, il y en avait vingt-trois, toutes catégories confondues, en 1928 ; elles sont quarante-cinq en 1991. La diversification des enseignements et des spécialités – biophysique, génétique, pharmacologie, bactériologie, immunologie, épidémiologie, pour n'en citer que quelques-unes – oblige à multiplier les chaires et les cliniques, et explique la vague continuelle de réformes des plans d'étude qui affecte les étudiants en médecine depuis 1945. Il s'agit à chaque fois de s'accorder sur les valeurs fondamentales qui doivent constituer le médecin moyen au sortir de ses études. Doit-il être un praticien de base, un chercheur potentiel, ou un médecin ayant déjà opté pour une spécialité au cours de ses études ? Quelles que soient les réponses concrètes données à ces insolubles questions, l'idéal flexnerien, qui favorise l'image d'un médecin d'élite, constitue aujourd'hui encore le modèle historique des grands centres de formation médicale, depuis les centres hospitalo-universitaires français jusqu'aux prestigieuses *Medical Schools* nord-américaines.

Au bout du processus d'unification des systèmes de formation, entamé à la fin du siècle passé, la faculté de médecine, couplée à l'hôpital universitaire, apparaît comme le lieu d'une formation standardisée, dont les programmes sont relativement homogènes d'un pays à l'autre. Elle apparaît aussi comme le lieu privilégié d'une sélection, souvent drastique, qui permet, à l'aide de différents mécanismes, de limiter l'accès à une profession très prestigieuse. Mais tant le coût élevé des études dans les *Medical Schools* américaines que la réduction impitoyable des candidats opérée lors des examens préalables ou en première année ont pour résultat commun la très nette tendance observée par les sociologues chez les membres de la profession médicale à reproduire le métier paternel (et bien plus rarement maternel). La Faculté contribue ainsi fortement à la constitution d'un groupe homogène, conscient de son identité professionnelle très marquée et de sa distinction d'avec le reste de la société. Ses membres, liés par un savoir et un savoir-faire identiques, partagent également des mœurs et un style de vie communs. Invariablement rapportés dans les récits autobiographiques des médecins[14] – qui constituent un genre littéraire en soi –, les anecdotes de carabins, l'ambiance particulière des salles de dissection, les concours d'entrée ou la visite du patron sont autant de rituels de la formation médicale, vieux d'un siècle, qui contribuent aujourd'hui encore à forger ce sentiment d'appartenance collective, tout en renforçant les hiérarchies internes. À cet égard, la formation moderne des médecins continue de partager un certain nombre de caractéristiques la rapprochant du système des « compagnons » de l'Ancien Régime.

■ ■ ■

Doctrines médicales et pratique : la reconnaissance d'un savoir médical commun

Des références fondamentales communes

L'insistance mise si fortement sur la nécessité d'unifier les systèmes d'organisation de la profession médicale, au niveau de l'éducation comme à celui des institutions, tient sans doute à un mouvement analogue observé au sein même du système des savoirs de la médecine. Si, dans le courant du XIXe siècle, continuent de coexister,

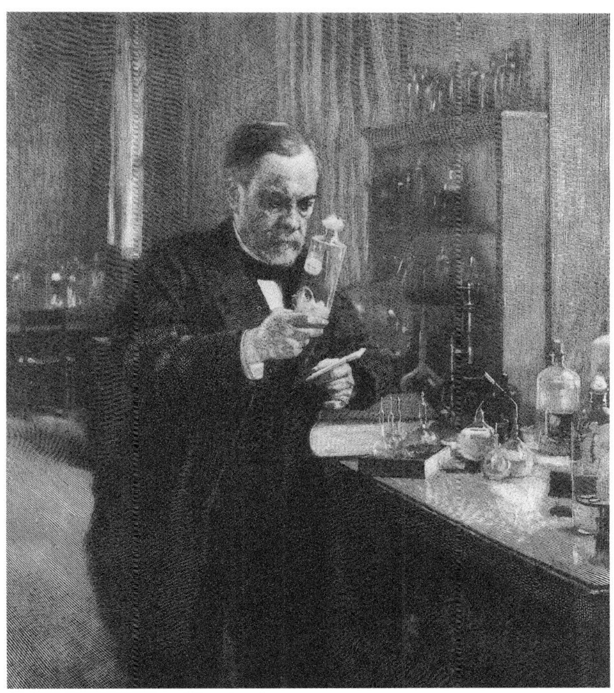

Louis Pasteur dans son laboratoire, par Timothy Cole, 1925. Philadelphie, Museum of Art.

et souvent de rivaliser, plusieurs doctrines médicales, recouvrant parfois des conflits idéologiques ou politiques entre les nations, une telle situation devient de plus en plus inconcevable dès la fin du siècle. Un affrontement entre conceptions théoriques divergentes, comme celui qui, quelques décennies plus tôt, opposait les brouissaisistes aux tenants de la doctrine anatomo-pathologique ou du vitalisme, paraît absurde dès la fin du siècle aux yeux de quiconque s'est converti, et c'est le cas de la grande majorité des médecins, à la théorie cellulaire de Virchow ainsi qu'à la théorie des germes. Le pouvoir de séduction de la bactériologie tient alors dans l'explication étiologique unifiée que ce nouveau modèle scientifique offre d'un grand nombre de maladies, ainsi que dans les perspectives qu'il laisse, à tort ou à raison, entrevoir : prévention assurée des maladies et possibilités thérapeutiques inespérées. Les bénéfices sociaux et culturels d'une telle avancée scientifique sont loin d'être négligeables. Elle justifie en effet, par des arguments positifs, la mainmise des médecins sur tout un ensemble de dispositifs sociaux – contrôle de l'hygiène privée et publique, réglementations alimentaires, dispositifs urbanistes –, au point que l'on a pu parler, à partir de la fin du XIXe siècle, d'une véritable « pasteurisation de la France[15] ».

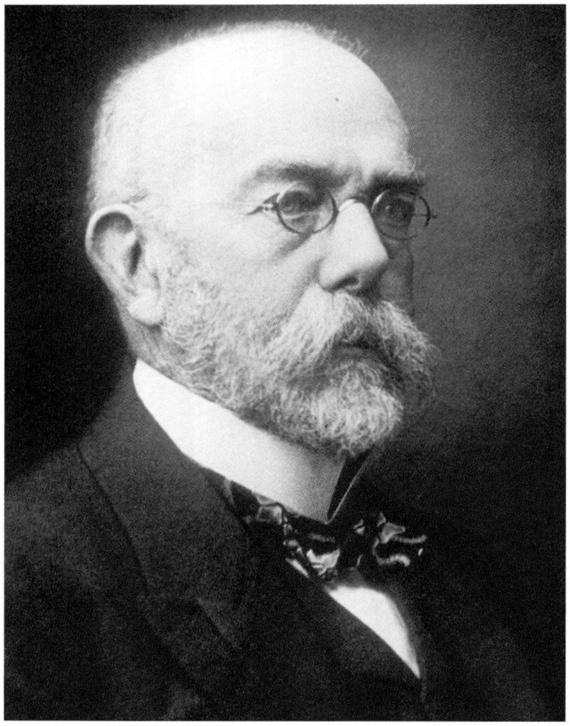

Robert Koch.

Par ailleurs, l'avènement de la microbiologie, puis celui d'autres systèmes de la pensée biomédicale, comme l'immunologie, la génétique, la biologie moléculaire ont notamment comme effet d'abolir l'affrontement des doctrines rivales. La concurrence pourra certes avoir lieu, parfois acharnée, non plus entre des systèmes de pensée incompatibles, mais entre des équipes de recherche visant un but analogue à l'intérieur d'un paradigme scientifique à peu près stabilisé. La médecine au XXe siècle se réclame, en bonne conscience, des mêmes héros positifs, les Claude Bernard, Louis Pasteur, Robert Koch ou Rudolf Virchow, tous actifs dans la seconde moitié du siècle précédent et dont l'œuvre semble poser les bases d'une compréhension unifiée du corps humain. Physique, chimie, physiologie, biologie constituent le socle scientifique de découvertes diagnostiques ou thérapeutiques dont l'impact sur la pratique médicale est considérable[16]. On n'imagine guère un médecin contester la valeur scientifique et l'efficacité de procédés techniques comme les rayons X, découverts en 1895 par Wilhelm Röntgen et aussitôt adoptés par les médecins de tous pays, ou encore, dès les années 1920, le facteur anti-diabétogène, ou insuline, isolé dans le pancréas d'un chien par Frederick Banting et Charles Best, et appliqué quelques semaines plus tard avec tout le succès que l'on sait aux premiers patients diabétiques humains. Les autres triomphes pavant la voie de la médecine à visage scientifique sont bien connus : avènement des greffes d'organes, raffinements de l'anesthésie et de la chirurgie, développement des médicaments anti-infectieux,

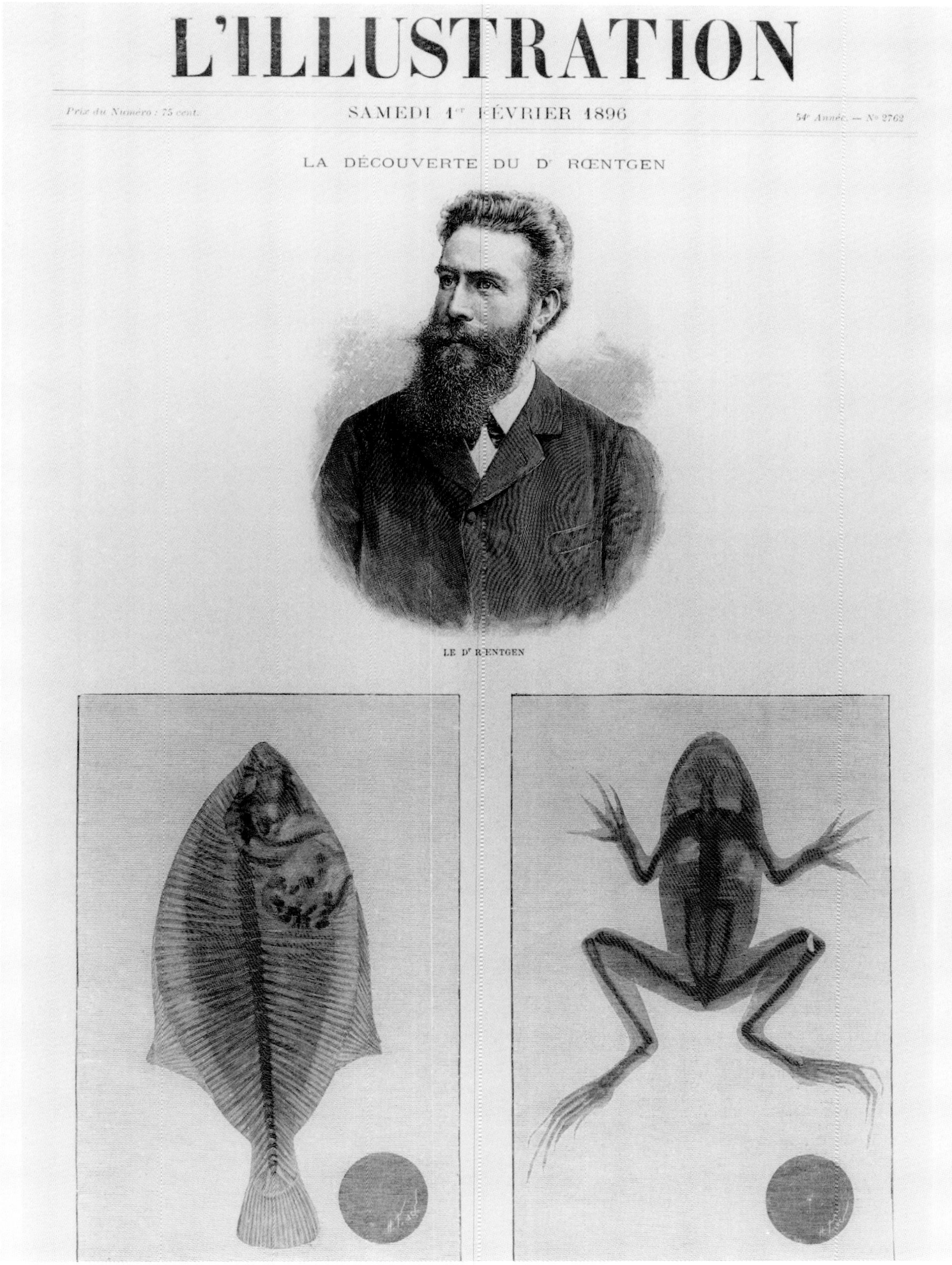

L'ILLUSTRATION

Prix du Numéro : 75 cent. | SAMEDI 1er FÉVRIER 1896 | 54e Année. — N° 2762

LA DÉCOUVERTE DU Dr RŒNTGEN

LE Dr RŒNTGEN

Le Dr Röntgen qui découvrit les rayons X. L'Illustration.

des neuroleptiques, de la cortisone, plus récemment des multiples ressources que promet l'ingénierie génétique. Comparativement à l'incertitude qui caractérisait la thérapeutique au XIXe siècle, la médecine de notre siècle apparaît comme celle de sa marche triomphale. Il ne convient pas ici d'en retracer l'histoire, par ailleurs extrêmement complexe, qui a marqué toute une génération de médecins nés au moment où la tuberculose suscitait l'effroi et où la pneumonie pouvait encore décimer une bourgade. L'essor de ce que l'on a appelé la biomédecine a de plus en plus partie liée avec celui de la technoscience en général, et l'on ne saurait le saisir sans prendre en compte non seulement le mouvement des idées scientifiques en tant que telles, mais aussi leur implication essentielle avec l'histoire économique (il suffit ici d'évoquer le développement des industries pharmaceutiques) et l'émergence de valeurs culturelles entièrement inédites[17]. On retiendra toutefois ce facteur décisif, aux profondes conséquences pour l'histoire institutionnelle du médecin et de sa pratique : du fait de l'avènement de la méthode scientifique comme l'un de ses credo, la profession médicale dans son ensemble bénéficie d'un langage et de concepts à validité universelle. Une grande part de la cohésion qu'elle peut afficher et de la légitimité à laquelle elle prétend en découle.

Internationalisation

L'unification des concepts ne va pas sans celle des procédures pratiques et des techniques. Les vecteurs de cette extension et de cette internationalisation

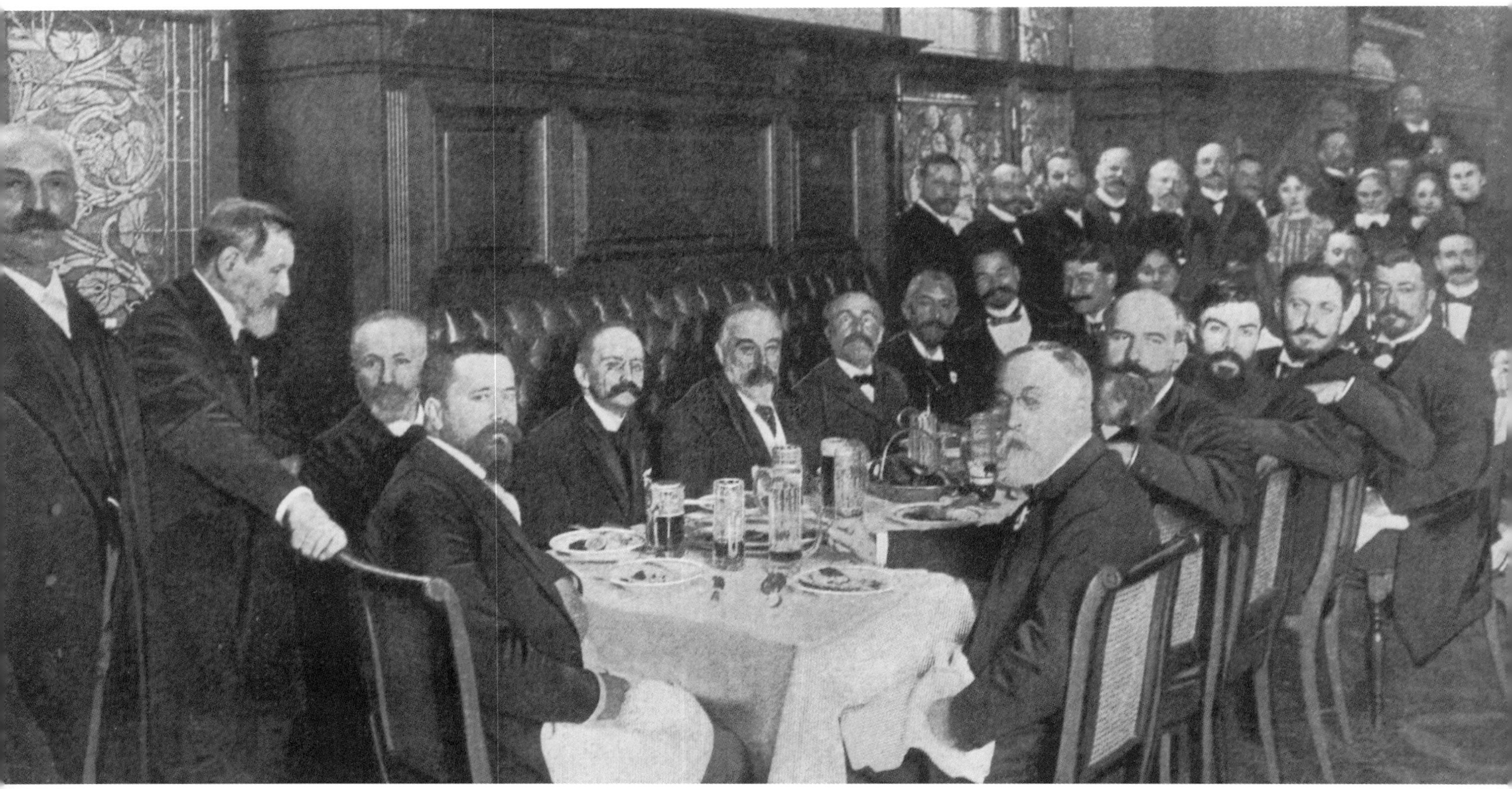

Les professeurs français à la conférence de Berlin sur la lutte contre la tuberculose, 23 octobre 1902. *L'Illustration.*

sont multiples. C'est tout d'abord la création de sociétés médicales, locales ou nationales, de plus en plus importante au cours du XIXe siècle, puis d'organisations spécialisées supranationales, accompagnant la tenue, de plus en plus régulière dès la fin du siècle, de congrès internationaux de médecine, devenus l'un des piliers de la vie sociale du médecin contemporain ; c'est aussi l'usage d'un idiome commun, l'anglais, prépondérant sinon exclusif depuis la fin de la Seconde Guerre mondiale, dans les revues médicales spécialisées, ou encore la création de comités mondiaux d'experts chargés d'unifier et de remettre périodiquement à jour les procédures diagnostiques ou thérapeutiques, comme le fameux DSM, manuel de diagnostic à l'usage des psychiatres de tous pays. La médecine se décline sur le mode mondial et unique. On a évoqué, à cet égard, après une prépondérance française dans le première moitié du XIXe siècle, puis allemande dans la seconde moitié, l'avènement au XXe siècle de la période américaine de la médecine. Il conviendrait mieux, en réalité, de parler d'une période supranationale – où les États-Unis jouent certes un rôle prépondérant en tant que pays d'accueil –, résultat de l'échange amorcé dès le siècle précédent entre des médecins de cultures nationales différentes. On connaît, par exemple, l'importance des universités allemandes, qui accueillirent des milliers d'étudiants et de jeunes médecins américains à la fin du XIXe siècle. Au cours du présent siècle, non seulement les étudiants, mais également les praticiens confirmés et grands professeurs n'ont cessé de traverser en rang serré et dans les deux sens l'Atlantique (ainsi que d'autres océans), à la fois pour aller puiser les dernières nouveautés médicales et pour faire partager leur propre expertise, réalisant ainsi un avatar contemporain du « grand tour » qu'avaient coutume d'effectuer au XVIIIe siècle les médecins européens.

■ ■ ■

Ouvertures, résistances et monopoles

La position et le prestige du médecin, que les enquêtes sociologiques continuent de décrire invariablement comme parmi les plus élevés dans les divers pays occidentaux, résultent de la remarquable convergence historique de mouvements scientifiques, sociaux et culturels amorcés depuis plus d'un siècle[18]. Le pouvoir médical n'est pas monolithique ; il s'exerce sur

Conférence du Dr Alexis Carrel à l'hôpital Broca en présence de Georges Clemenceau, vers 1913. *L'Illustration.*

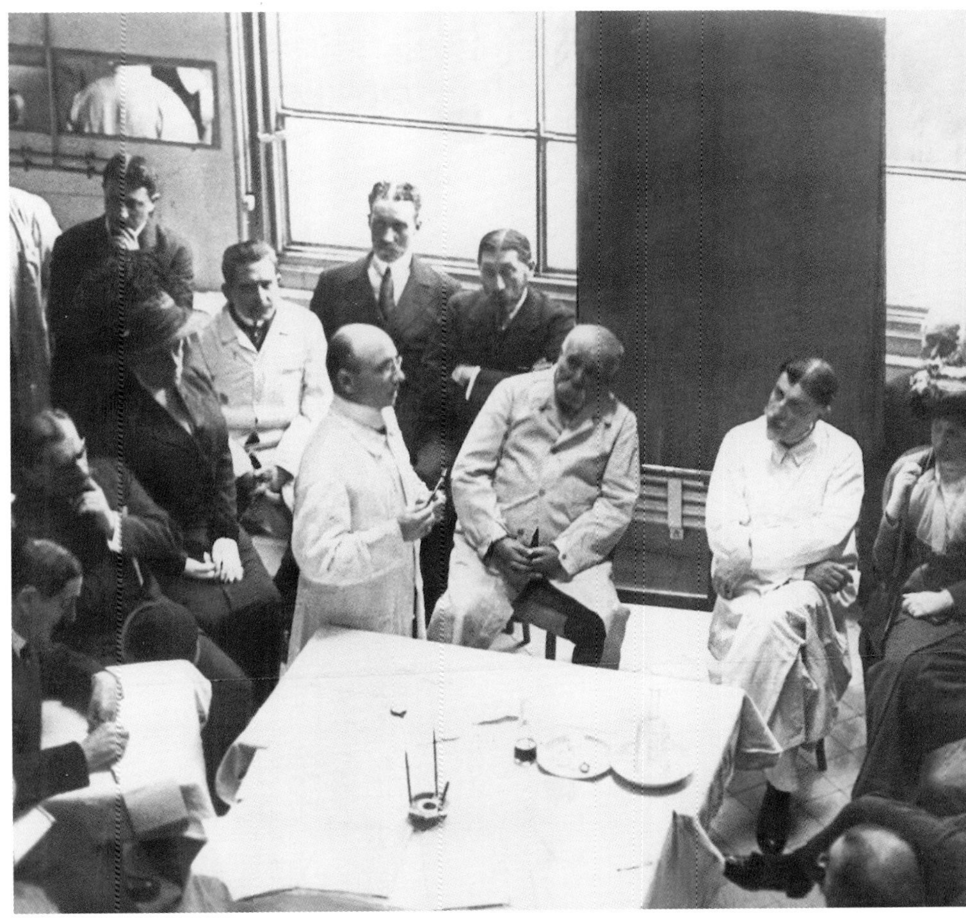

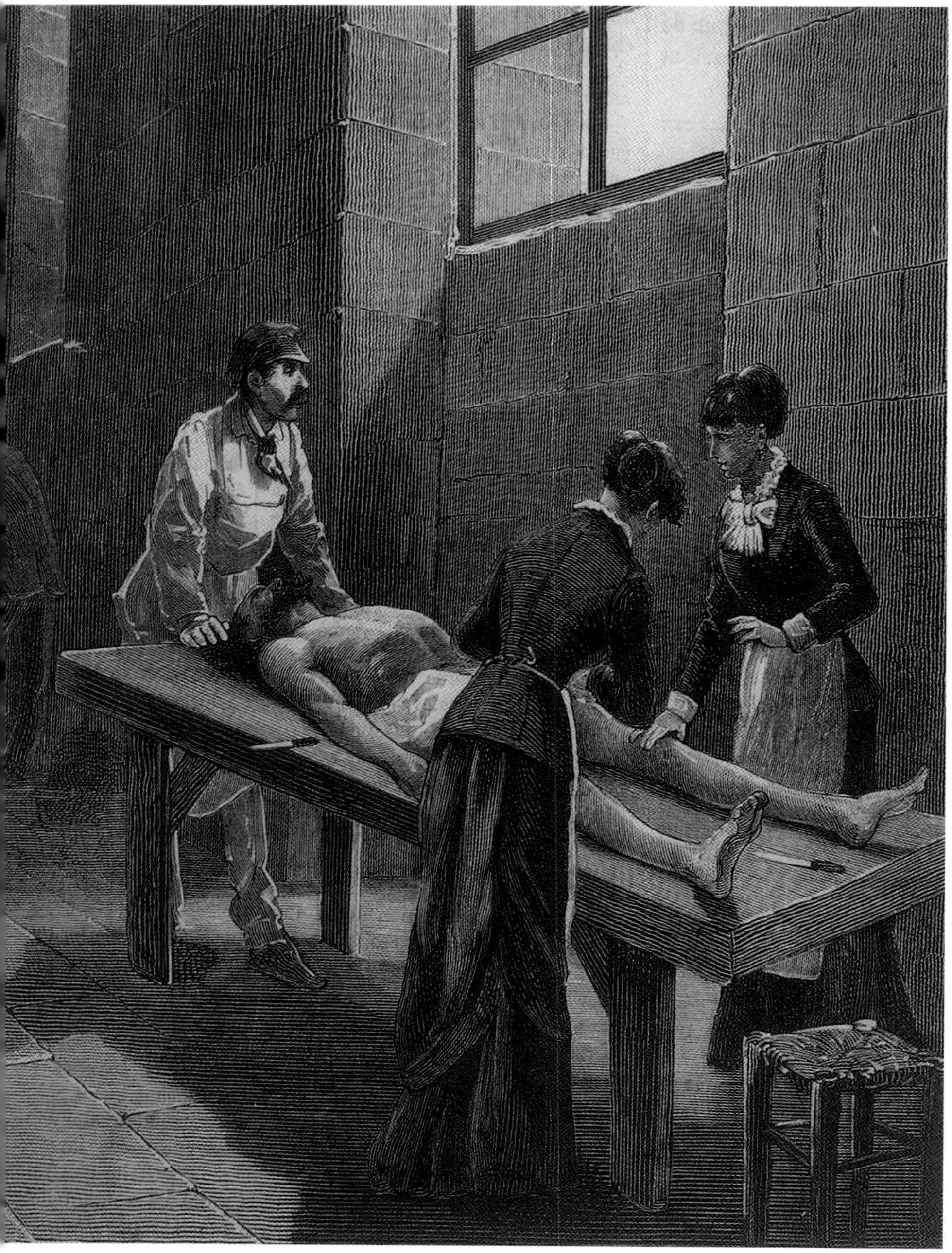

Jeunes étudiantes à la faculté de médecine de Paris disséquant un corps, vers 1880, gravure de Meunier dans *La Médecine populaire*.

plusieurs fronts qui se renforcent mutuellement. Tout d'abord, le rapport privilégié que le médecin établit avec la vie et la mort, le statut qu'accorde un savoir spécifique et des possibilités d'agir sur les corps et les âmes, dramatiquement soulignées par les développements récents de la biologie. Mais aussi l'impact exercé dans le champ politique et social, où le médecin a su acquérir les moyens d'un monopole presque incontesté sur l'offre de soins. La construction et la consolidation d'une forte identité collective, le fait de détenir un savoir scientifique incontesté, modèlent la profession médicale et légitiment, au bout d'un long processus, le contrôle qu'elle exerce sur l'exercice de son activité.

Les femmes et le métier de médecin

L'analyse d'autres caractéristiques de la profession médicale au XXe siècle apporte toutefois quelques nuances à ce tableau. L'histoire, toujours en cours, de sa féminisation en est une. Tout au long de l'histoire de la médecine, la profession médicale n'a cessé d'être l'apanage des hommes. À l'exception de quelques épisodes, d'ailleurs mal connus, comme celui des femmes médecins de l'école de Salerne au Moyen Âge, la femme, jusqu'à la fin du XIXe siècle est pour l'essentiel restée exclue, sinon légalement, du moins de fait, de la profession, et s'est vue cantonnée dans des rôles que l'on qualifierait aujourd'hui d'« auxiliaires », telle la garde-malade, la sage-femme, voire, cumulant ces fonctions, l'épouse du médecin. Ou alors, « spécialiste » dotée d'une technique particulière dont la maîtrise était fondée moins sur un apprentissage formalisé que sur la transmission orale d'une pratique empirique, telle la préparation de recettes spécifiques, ou diverses techniques de manipulation corporelle (celles liées à l'accouchement n'en sont qu'un exemple), la femme, au moins depuis la Renaissance, remplit les espaces laissés vides par un métier en quête constante d'officialité et de monopole, et qui à l'occasion s'efforce de conquérir, en les légitimant, certains de ces domaines. L'exemple de l'émergence de la sage-femme moderne au XIXe siècle témoigne de l'aboutissement complexe d'un processus de contrôle, par une profession essentiellement masculine, d'un métier jusque-là essentiellement féminin.

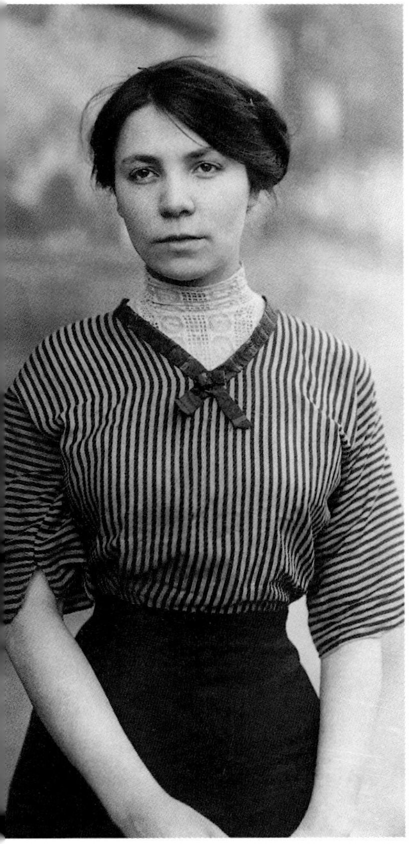

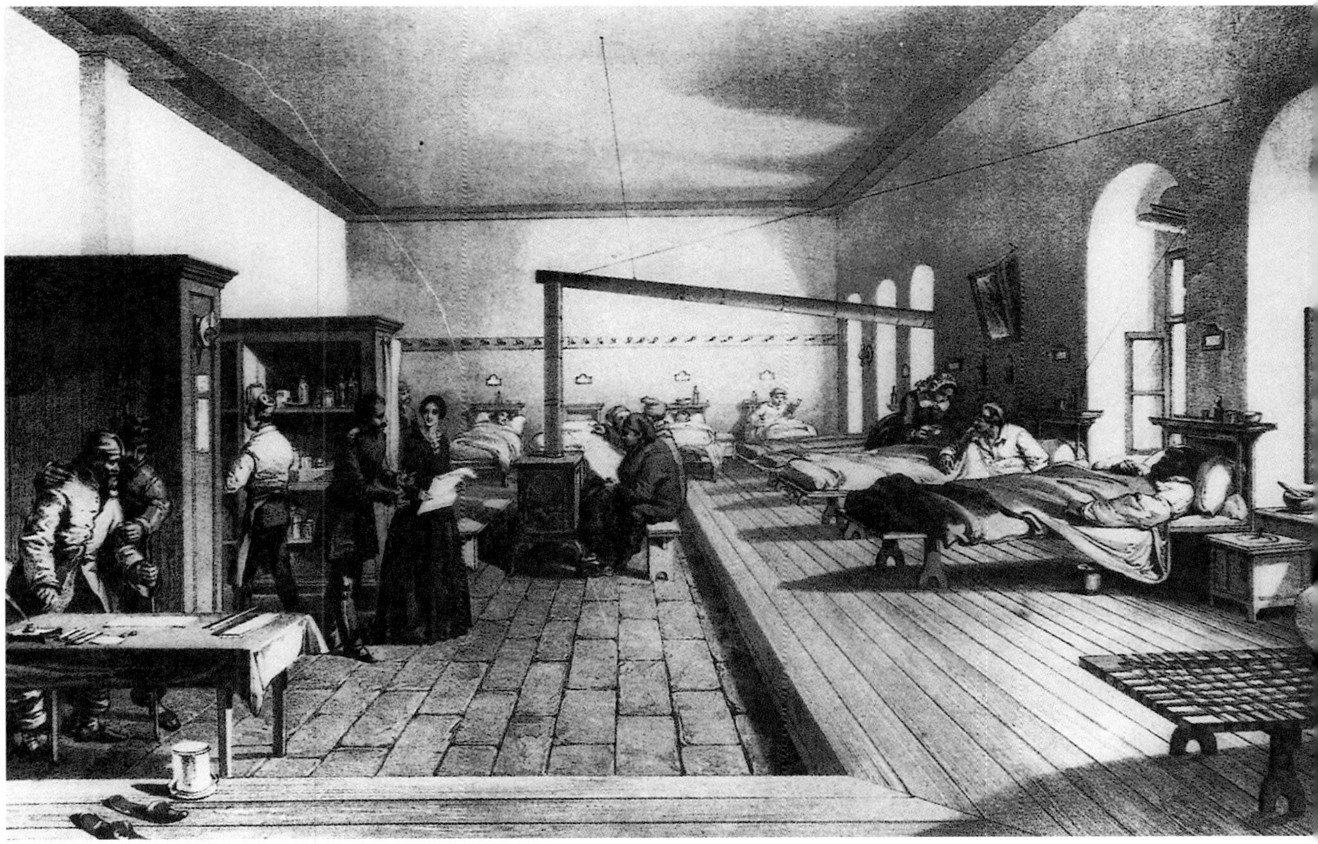

Ci-dessus, à gauche : Le Dr Pelletier.

Ci-dessus, à droite : Florence Nightingale pendant la guerre de Crimée, hôpital de Scutari, Turquie, 1854.

Les mouvements d'unification et de standardisation de la profession médicale qui prévalent dès la seconde moitié du XIXe siècle ont pour effet, dans un premier temps, de rendre difficilement concevable la présence de femmes dans l'univers des médecins, dont les valeurs morales et culturelles sont à l'exact opposé des mouvements féministes émergents à la même époque. Or, l'une des revendications, à part le droit de vote, est celui d'exercer librement, parmi d'autres métiers, la médecine. L'histoire de la féminisation contemporaine de la profession médicale est donc en grande partie celle d'un conflit de mentalités, qui se traduit bien sûr sur le plan des trajectoires individuelles, mais aussi sur celui des institutions. On retient généralement le nom de la première femme diplômée en médecine de l'époque contemporaine, Elizabeth Blackwell, une Anglaise de bonne famille qui dut aller chercher son titre jusqu'à l'école de médecine de Genève, dans l'État de New York, en 1849, avant de mener une campagne active pour le droit des femmes à accéder au statut de médecin. C'est à Londres que sont créés le premier *Female Medical College* en 1862, puis la *London School of Medicine for Women* en 1875, sous l'impulsion de courants féministes anglais, concernés à la fois par l'amélioration morale de la société et par la question du statut économique et culturel des sages-femmes. Cette double optique signale toute l'ambiguïté de la démarche. Les écoles de médecine pour femmes visent à transformer le métier traditionnel de sage-femme en une occupation respectable destinée aux femmes de niveau social convenable, et à orienter ce même public vers une pratique de la médecine compatible avec les vertus « féminines », comme les soins aux enfants ou l'éducation des femmes à la santé et à l'hygiène. En dépit de ce

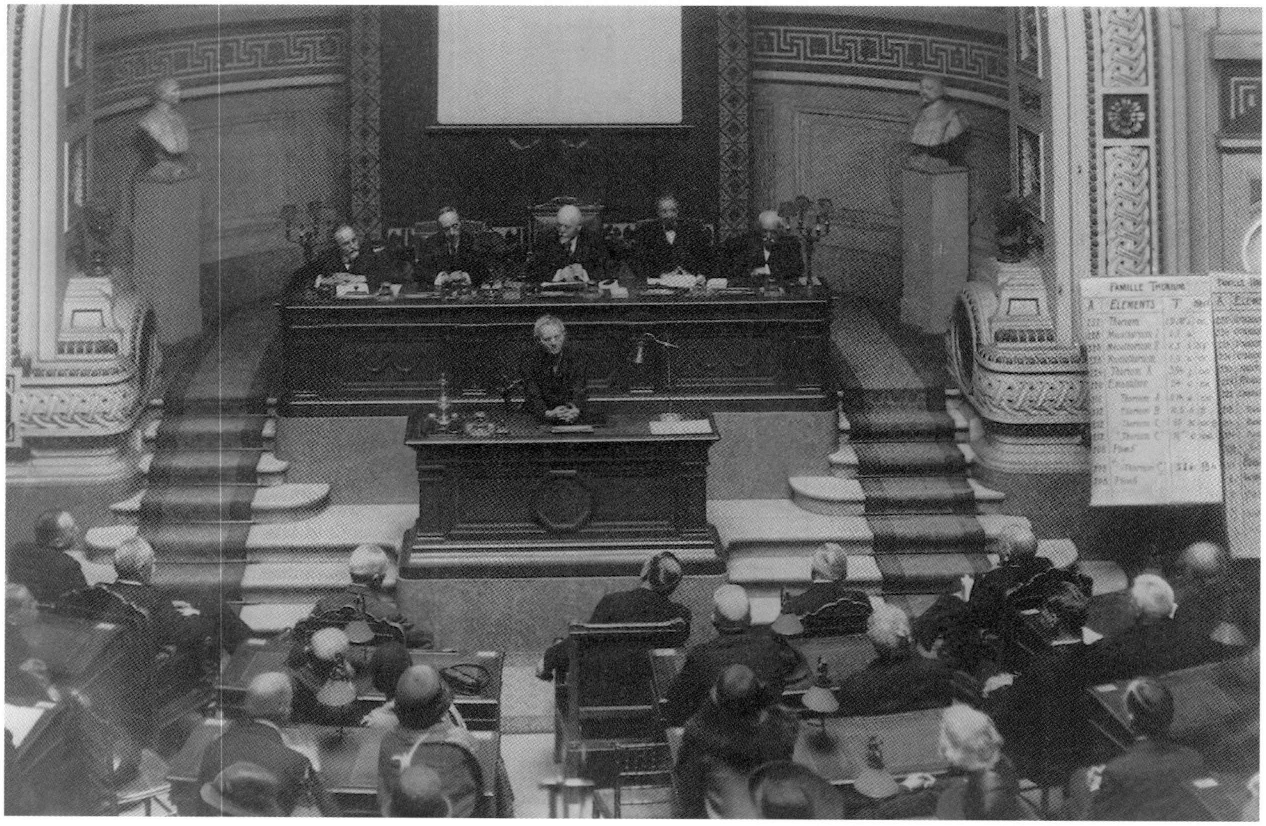

Marie Curie faisant une conférence sur la radioactivité en l'honneur des délégués polonais au congrès médical franco-polonais à l'académie de médecine, le 25 mai 1925.

caractère à nos yeux fort prudent des revendications féministes, l'opposition de principe exprimée dans les diverses associations médicales est virulente : les vertus du médecin sont, dans les termes d'un mandarin français du tournant du siècle, l'énergie, le courage, le jugement, l'autorité personnelle et, qualité honorable entre toutes, la « conscience de l'homme libre, si peu compatible avec l'indécision caractérisant la nature inconstante de la femme[19] ».

La résistance est tout aussi grande à ouvrir les portes des universités et des facultés de médecine traditionnelles aux femmes qui souhaitent étudier la médecine. Les premières à le faire sont suisses : la faculté de médecine de Zurich, puis d'autres universités helvétiques admettront les femmes dans leurs rangs dès les années 1860, provoquant un afflux massif, jusqu'à la Première Guerre mondiale, d'étudiantes en provenance de l'Europe de l'Est. Les écoles de médecine françaises feront de même un peu plus tard, bien que fort timidement (on compte 87 femmes pratiquant la médecine en 1900 en France, la plupart d'origine étrangère), ainsi que, au début du XXe siècle, les universités des États allemands. Ailleurs, ce seront souvent, comme en Angleterre, des *Colleges* réservés qui permettront aux femmes de se former, la question se posant – et engendrant de nombreux conflits – du droit des étudiantes à effectuer des stages pratiques en hôpital. Et certaines universités prestigieuses, comme Harvard, refuseront de les admettre jusque dans les années 1940. Les statistiques des sociologues contemporains attestent désormais du fait que les femmes, partout dans le monde, sont de plus en plus nombreuses à se présenter aux concours d'entrée aux études médicales, jusqu'à constituer, dans certains pays, la majorité des étudiants. La discrimination toutefois n'est pas abolie, tant sur le plan des fonctions institutionnelles exercées que sur celui de la rémunération[20].

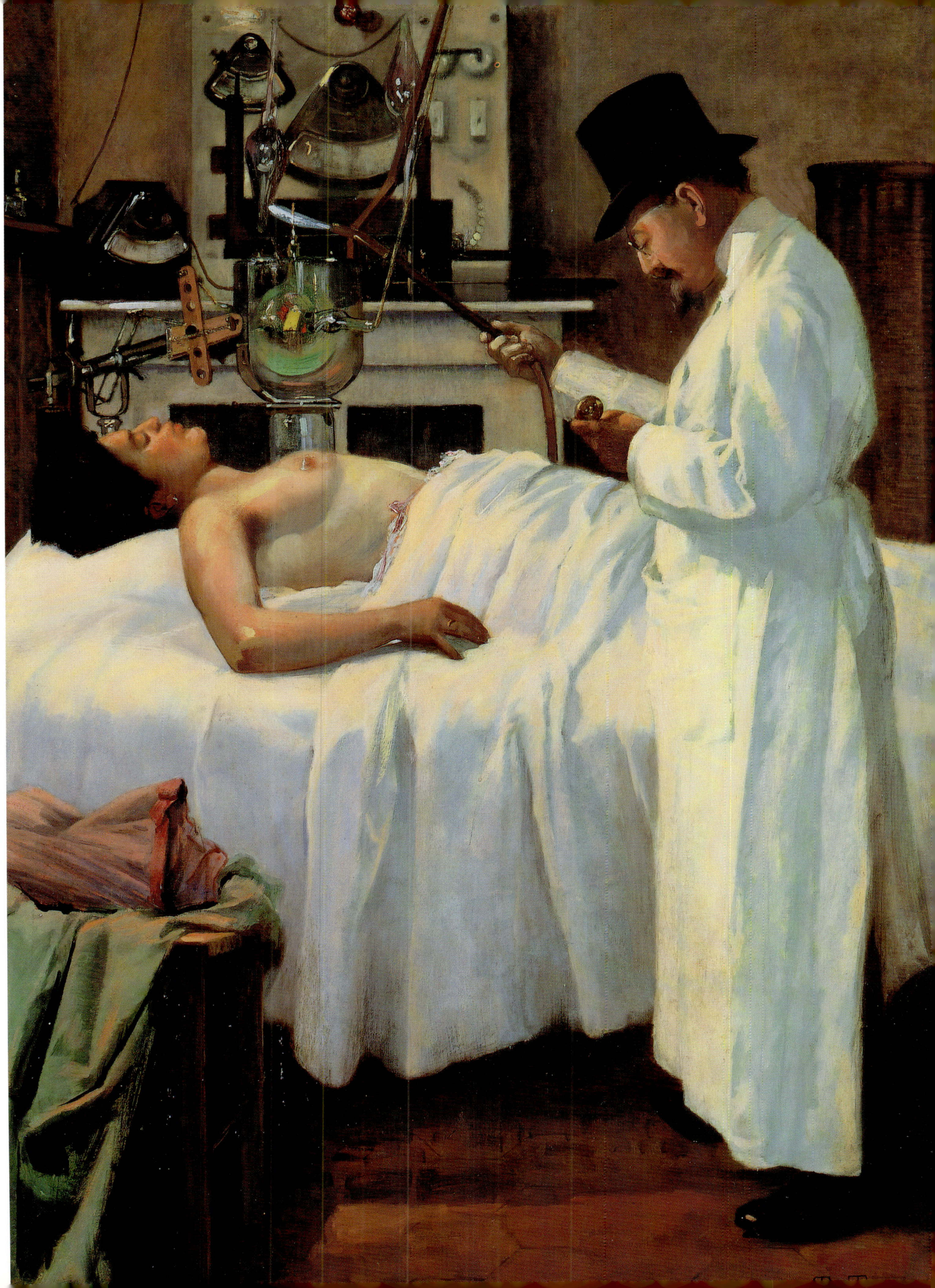

Premier traitement du cancer par rayons X, vers 1908.

Le secteur paramédical

Bien des relations existent entre l'histoire de la féminisation du corps médical, marquée, comme on l'a vu, par une forte résistance de la part des instances dirigeantes de la profession jusqu'au lendemain de la Seconde Guerre mondiale, et celle du développement du secteur paramédical, à commencer par le fait que, précisément, de telles professions ont eu tendance à être d'emblée fortement représentées par des femmes. Il suffit de penser au métier d'infirmière, qui se constitue véritablement sous sa forme moderne (laquelle n'a de rapports qu'éloignés avec la catégorie des soignantes rencontrées dans les institutions hospitalières de l'Ancien Régime) avec l'apparition des premières écoles de gardes-malades à la fin du XIXe siècle. Ce sont, là aussi, des personnalités phares, telle Valérie de Gasparin fondant l'une des premières institutions de ce genre à Lausanne, ou encore Florence Nightingale en Grande-Bretagne, qui, par leur action militante, soulignent et précisent le statut de la profession. Les premières régulations relatives à la profession d'infirmière, dès 1900, marquent sur le plan légal son émancipation, à vrai dire relative, dans la mesure où la position du médecin demeure la référence centrale sur la base de laquelle les tâches et fonctions sont distribuées. Il en va de même pour les professions dites paramédicales, dont l'éclosion et l'essor rapide, à partir de ces mêmes années, apparaissent comme un phénomène marquant l'ensemble des systèmes de santé occidentaux. Elles aussi furent souvent soumises au bon vouloir de la corporation médicale, qui tenta, la plupart du temps avec succès, de garder le contrôle de certaines opérations cruciales, telles que le diagnostic et la prescription. En retour, la configuration et les compétences acquises par les diverses professions paramédicales purent directement affecter l'image et le rôle du médecin : la pratique quotidienne de ce dernier se trouve en effet de plus en plus dépendante d'un réseau complexe de métiers, qui seuls peuvent assurer le bon déroulement de ses propres faits et gestes. Ainsi, l'émergence des métiers de laboratoire et de technique au tournant du siècle répondait directement aux développements scientifiques de la médecine contemporaine. Par exemple, la découverte des rayons X en 1895 promettait de vastes applications diagnostiques, très vite reconnues et exploitées par la communauté médicale. Or, dans les premières institutions de radiologie coexistaient initialement physiciens, photographes, ingénieurs, électriciens, médecins praticiens de tous niveaux. Le terrain resta longtemps sans attribution professionnelle précise : ce n'est que dans les années 1930 que les médecins radiologistes spécialisés réussirent à renforcer leur position institutionnelle et obtinrent, dans la plupart des pays occidentaux, le contrôle des relations économiques entre hôpital et radiologistes, la mainmise sur la formation professionnelle, l'accréditation et l'activité pratique des professions auxiliaires en radiologie, tout en continuant de dépendre largement des compétences théoriques et pratiques se développant par myriades autour de ce qui était devenu une spécialité médicale.

De nombreuses autres professions s'organisent en satellites autour de la profession médicale, occupant en quelque sorte les vides laissés par les médecins sur le plan thérapeutique[21] : les logopédistes, les nombreuses catégories de psychologues cliniciens, ou encore les multiples métiers de « thérapies physiques » aux appellations et aux compétences variables selon les pays (physiothérapie, chiropraxie, kinésithérapie, gymnastique médicale, massage médical, psychomotricité...), lesquels virent leur essor grandement favorisé par les deux guerres mondiales et l'immense besoin de rééducation et de réadaptation des blessés qu'elles avaient engendré. Ici aussi, certains de ces groupes constituèrent pendant longtemps – encore aujourd'hui dans des cas comme celui de l'ostéopathie – des sources de conflits de compétences, voire des niches susceptibles d'accueillir diverses variétés de théories médicales dites alternatives.

Page de droite : Séance de massage chez un kinésithérapeuthe, années 1980.

Séance d'acupuncture, années 1980.

La complainte au sujet de ces dernières représente une véritable constante dans l'histoire du médecin orthodoxe. Attestées de tout temps, les médecines alternatives constituent, d'une certaine manière, les repères négatifs qui lui permettent de définir, par exclusion, le territoire de ses propres compétences[22]. Mais le degré d'attention qu'on leur accorde dépend largement du contexte dans lequel elles émergent, signant invariablement un moment de transition, sinon de crise, à l'intérieur même de la profession. On a vu que la prolifération des sectes médicales avait constitué un puissant stimulus pour la réorganisation du système de la médecine à la fin du XIXe siècle. En France notamment, la vogue des magnétiseurs, lointains descendants des mesméristes du siècle précédent, était alors à son apogée. L'apparition d'une préoccupation analogue entre les deux guerres est liée à la croissance notable de diverses formes de naturopathie, nées souvent dans les pays d'Europe centrale, de l'ostéopathie américaine et d'autres techniques ou de philosophies médicales en provenance de pays asiatiques. Elle correspond peut-être à un effet en retour, sans doute de longue durée, de l'expansion à l'échelle planétaire du modèle occidental de la médecine et du médecin.

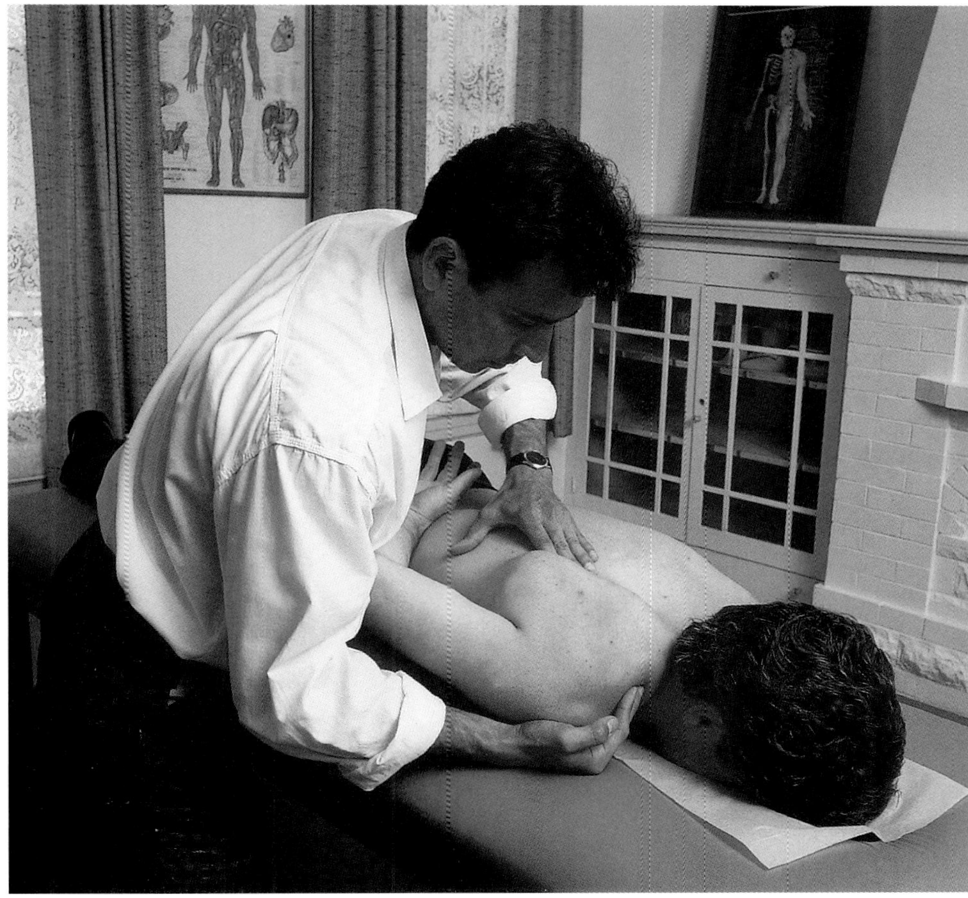

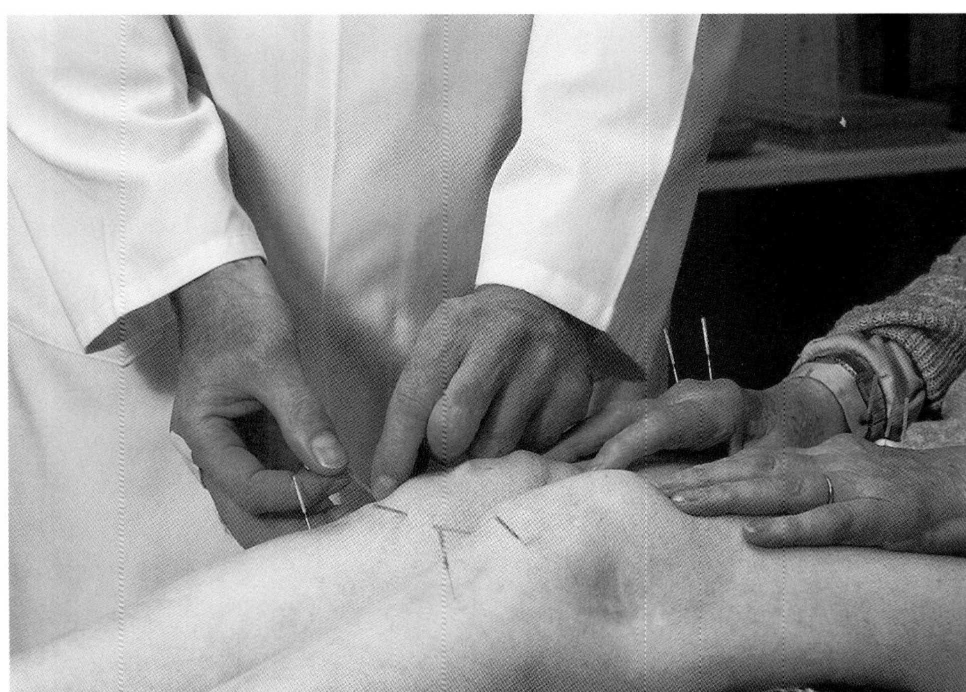

« *Médecins coloniaux* », « *médecins missionnaires* »

La maladie, très tôt reconnue comme un frein majeur à l'expansion des États européens, permit au médecin de jouer un rôle majeur dans le mouvement colonial. Innombrables furent les colonies pourvues de médecins employés par les compagnies marchandes pour subvenir aux besoins sanitaires des colons, militaires ou civils. Ce faisant, les missionnaires médicaux introduisirent également les systèmes de santé occidentaux au sein des populations colonisées,

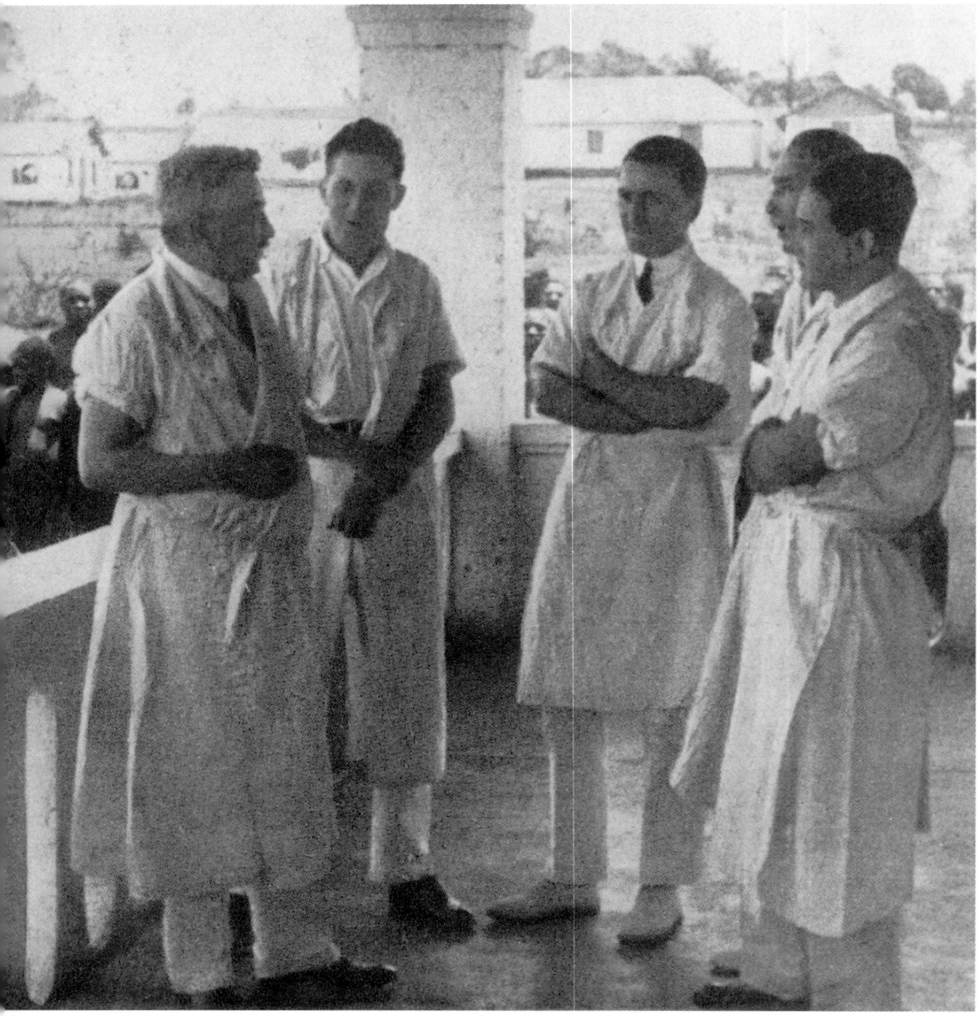

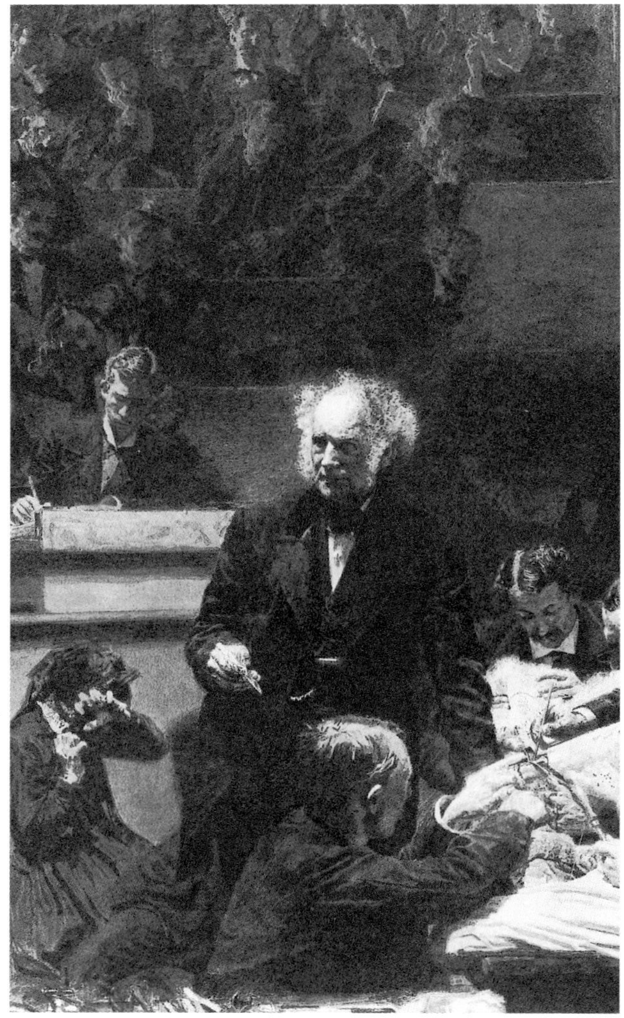

Ci-dessus, à gauche : Le centre médical d'Ayoa. De gauche à droite : Dr Jamot, Moutstruc, Chembou et de Merqueissac, 17 mai 1930.

Ci-dessus, à droite : Le Dr Schweitzer, janvier 1955.

avec plus ou moins de bonheur selon les continents et les climats, tant pour constituer une sorte de cordon sanitaire autour des colons (en vaccinant par exemple les indigènes en contact avec ces derniers) que pour assurer une productivité accrue en s'occupant de la santé des travailleurs indigènes. La médecine des colonies se constitua ainsi en une spécialité à part entière, hautement prisée par les États européens qui fondèrent des écoles de médecine tropicale à Londres, Liverpool, Amsterdam et Paris, dès la fin du siècle passé, afin de former les praticiens occidentaux aux spécificités médicales des colonies, ainsi que des écoles et institutions médicales dans les grands centres urbains de ces dernières. Considérée de toute façon comme un bienfait, elle en vint même, au moment où les critiques contre le colonialisme commencèrent à s'amplifier, à lui servir de légitimation. Hubert Lyautey, un des responsables du service médical des colonies françaises du début du siècle, le dit de façon explicite : « La seule excuse de la colonisation, c'est le médecin[23]. »

Il ne fait pas de doute que l'image du médecin missionnaire n'a cessé d'exercer au cours de notre siècle une grande fascination, non exempte d'ambiguïtés, dans nos contrées tempérées. L'aura d'un Albert

Schweitzer, parti fonder avec son seul idéal et ses moyens limités une utopie de santé au cœur de l'Afrique, a régné sans partage depuis les années 1930 en Europe. Elle a été relayée depuis une vingtaine d'années par les images fortes que savent diffuser, dans les médias occidentaux, les réseaux philanthropiques et humanitaires parfaitement organisés d'aujourd'hui. Mais il demeure difficile d'évaluer, d'une part, l'ampleur de l'implantation de la médecine occidentale dans les pays colonisés et, d'autre part, le bénéfice qu'en retirèrent réellement les indigènes (et que continuent d'en retirer leurs descendants). Il semble bien, toutefois, que la profession de médecin ait longtemps été réservée aux colons, coexistant de façon plus ou moins pacifique avec les métiers de santé préexistants. En Inde, la création du Calcutta's Medical College en 1835 fut la première marque de son élargissement à des non-Occidentaux, même si, dans les faits, il resta le domaine presque exclusif de l'élite blanche jusque tard dans le XXe siècle[24]. De même qu'en Chine, les systèmes indigènes de médecine continuèrent, et continuent, de subsister, au prix de multiples adaptations locales (tel le « médecin aux pieds nus » de l'époque maoïste en Chine), parallèlement à l'implantation du modèle professionnel occidental.

■ ■ ■

La spécialisation

Le médecin exerce-t-il un art ou une science ? Vieille question que se sont souvent posée les médecins, et que le recours à l'étymologie grecque, ambiguë sur ce point, ne saurait résoudre : la *iatrikè technè* hippocratique peut, en effet, se traduire indifféremment par « art médical » ou par « science médicale ». Au moment où elle se formule à nouveau, à la fin du XIXe siècle, la question recouvre en réalité un clivage que les développements historiques de la médecine accentuent brutalement.

La transformation du système hospitalier et son influence sur le métier de médecin

Il faut souligner, en premier lieu, la prééminence croissante des hôpitaux, que suffirait à attester l'examen de quelques données simples : leur nombre, dans certains pays, décuple entre 1875 et 1920. Phénomène qui commençait à se marquer dès le début du siècle précédent, avec l'avènement de la médecine dite clinique, l'hôpital est devenu à l'aube du XXe siècle l'institution sans laquelle le médecin n'existerait tout simplement pas. Mais, on s'en doute, la transformation du système hospitalier durant ces années n'est pas uniquement quantitative. L'hôpital, lieu de production de soins, suit en effet les révolutions advenues dans l'organisation économique et industrielle au tournant du siècle. Ses caractéristiques structurelles se modifient en profondeur. Ainsi, la division de l'hôpital en multiples cliniques spécialisées doit pouvoir rendre compte, selon les réformateurs qui la préconisent, de la subdivision horizontale du travail – à l'intérieur de la profession aussi bien qu'entre les médecins et les professions auxiliaires –, structure rendue nécessaire par les exigences de la médecine nouvelle : propreté, rapidité, efficacité et précision des soins. Les différents modèles architecturaux développés dans la première moitié du XXe siècle démontrent l'adaptation continuelle de l'architecture hospitalière à l'innovation technologique et à la demande des « consommateurs de soins » (soit, dans ce cas, davantage les instances étatiques que les patients). Mais la transformation de l'hôpital répond aussi à d'autres impératifs que la spécialisation du tra-

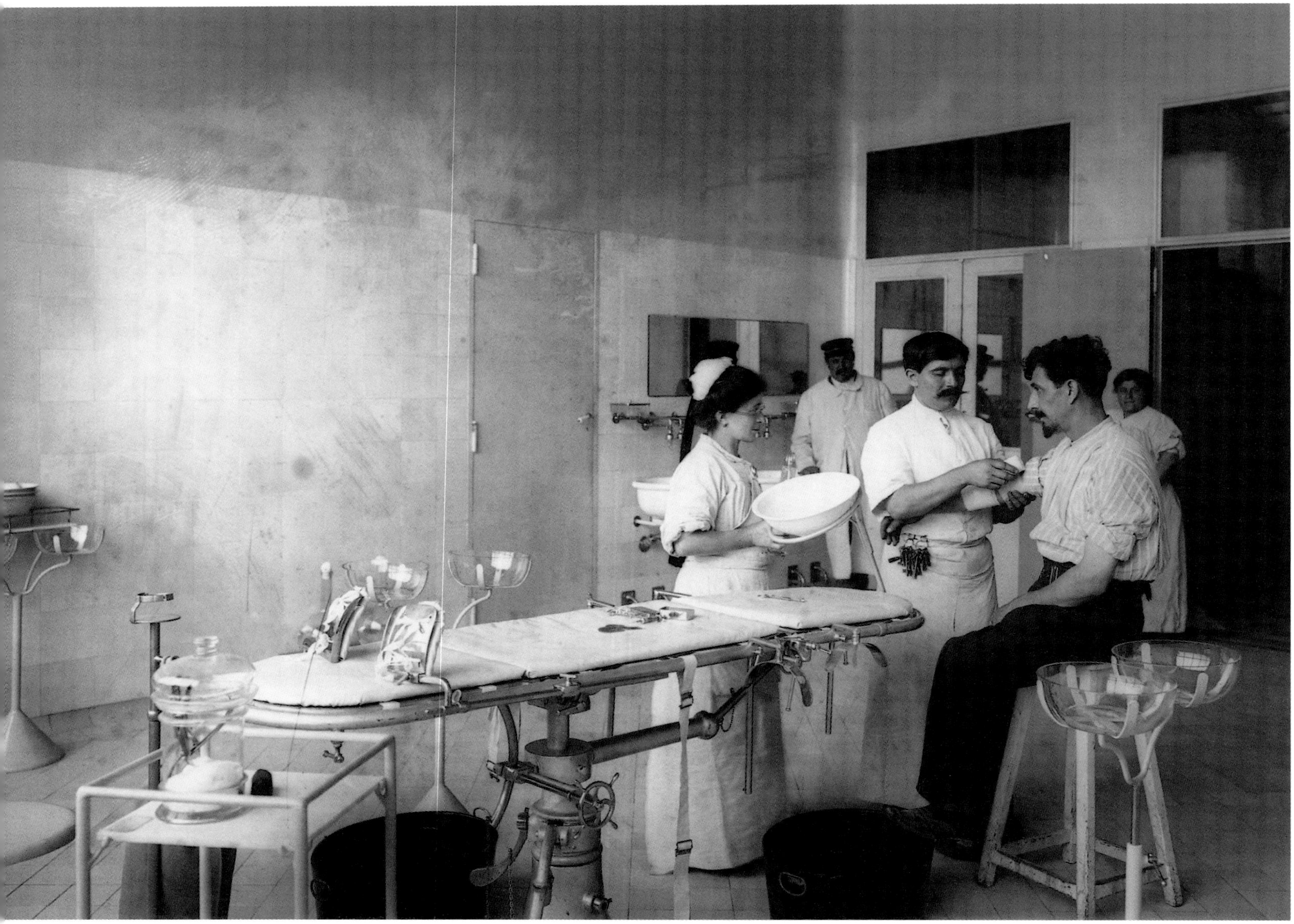

Salle d'opération de l'hôpital de la Pitié-Salpêtrière à Paris, vers 1910.

vail. À la fin du XIXe siècle, l'adaptation de l'idéal universitaire allemand – qui souligne l'importance cruciale de la recherche et du laboratoire – au programme éducatif des écoles de médecine, et l'installation de ces dernières à proximité immédiate, voire au sein de l'hôpital, ont pour conséquence d'accentuer dès les premières années de faculté, puis tout au long de la carrière médicale, les différences entre deux paradigmes majeurs : le médecin clinicien et le médecin chercheur. À l'époque, la bactériologie, modèle de la science expérimentale appliquée à la médecine pratique, exerce un très fort pouvoir de séduction sur les cliniciens par les promesses diagnostiques et thérapeutiques qu'elle contient, tout en leur assurant par ailleurs une autorité culturelle majeure. Mais elle leur offre en même temps cette vision, menaçante pour certains, d'une médecine où les données de laboratoire importent davantage que le lit du malade. La réflexion commence à se pencher, selon les termes du philosophe et médecin allemand Karl Jaspers, sur le problème du « médecin à l'âge tech-

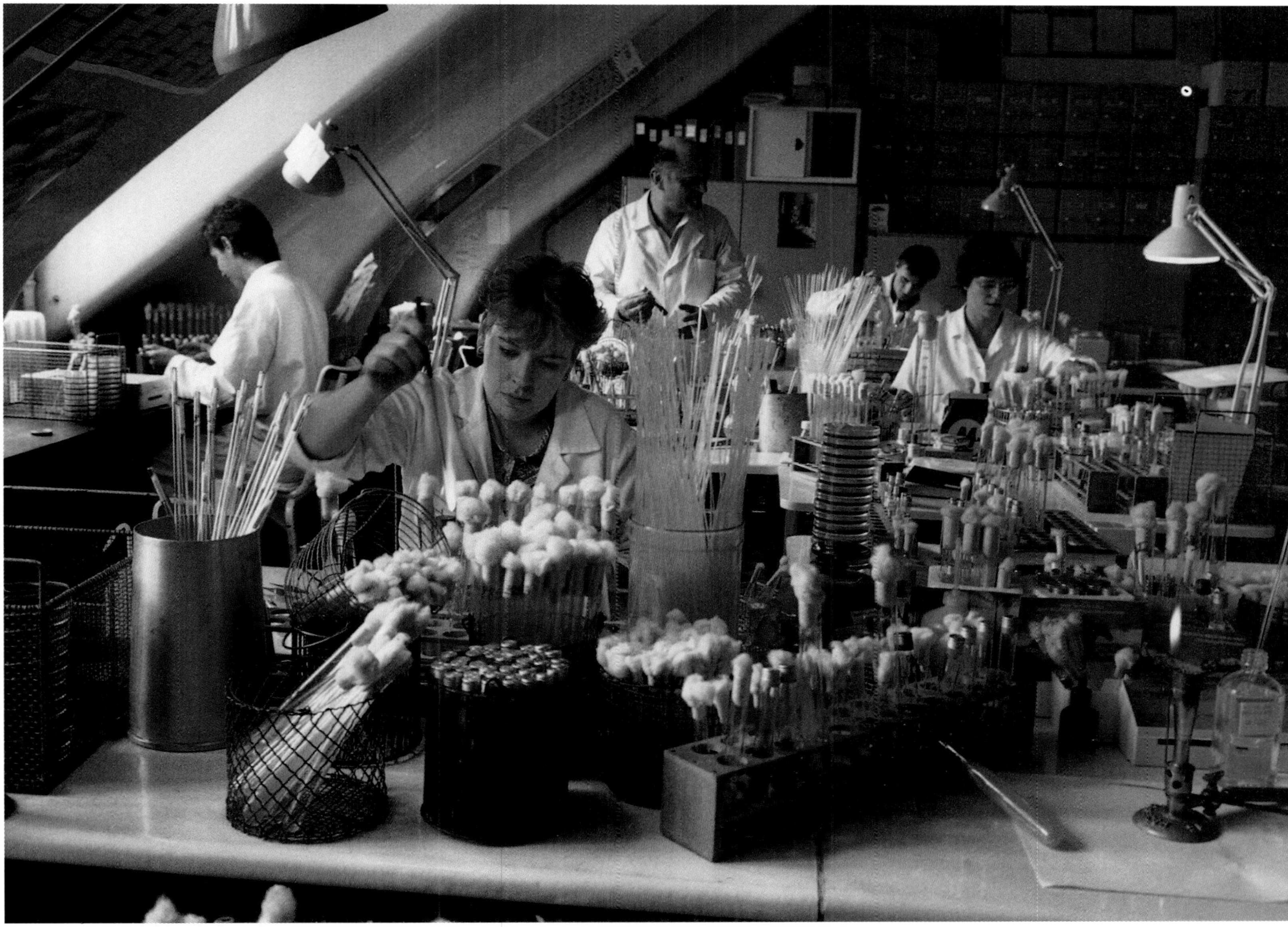

nique ». La tension ne sera à vrai dire jamais résolue entre les impératifs scientifiques d'une discipline et la tradition humaniste qui l'imprègne. Elle explique aujourd'hui encore ce curieux paradoxe qui veut que les médecins, en majorité, continuent de percevoir leur rôle comme celui d'un praticien privé, dont l'initiative individuelle est déterminante, alors même que l'influence de la structure industrielle qu'est l'hôpital scientifique moderne sur la configuration de la profession n'a cessé de croître depuis un siècle.

Spécialistes et généralistes

Le développement des spécialités

Le développement des spécialités marque profondément le visage de la pratique médicale au XXe siècle : en dépend non seulement le système de répartition des savoirs, organisé en fonction des divisions entérinées, mais aussi la vie professionnelle tout entière, les échelles de revenus entre différentes catégories de médecins (vers le haut, les chirurgiens, radiologistes

Identification des souches, Paris, Institut Pasteur, unité des Entérobactéries.

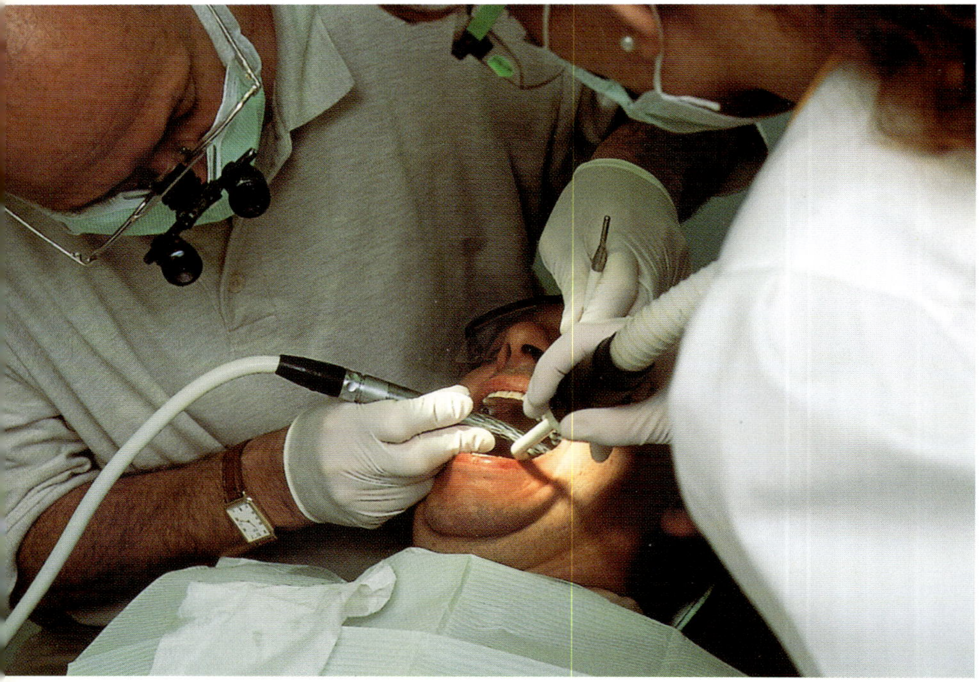

Dentiste soignant une carie, années 1990.

et cardiologues ; vers le bas, les psychiatres et pédiatres), voire la répartition géographique des médecins. Nous tendons à considérer cet état de fait comme naturel. La division de la médecine en ses diverses spécialités découlerait d'un partage pour ainsi dire préexistant des savoirs, devenus dès la fin du XIXe siècle par trop considérables pour être maîtrisés par un seul homme. Pourtant, cette déduction tout empreinte de logique recouvre mal un processus historique autrement complexe. Le prestige même lié à la spécialisation, aujourd'hui trait caractéristique de la profession au sens fort du terme, n'est pas une donnée constante de l'histoire du médecin. Au XIXe siècle encore, le médecin qui se spécialisait était souvent suspecté d'un certain charlatanisme. Le mot même de « spécialiste » traînait avec lui les restes d'un sens équivoque : sous l'Ancien Régime, en effet, le terme s'appliquait à une catégorie spécifique de soignants, souvent sans formation particulière, qui s'étaient fait maîtres d'une technique chirurgicale précise, telle la cure herniaire ou les opérations ophtalmologiques, et la pratiquaient de façon ambulante.

Page de droite : *Le Dr Viau dans son cabinet dentaire*, par Édouard Vuillard. Paris, musée d'Orsay.

Le phénomène de la spécialisation ne devient réellement manifeste qu'à la toute fin du XIXe, bien qu'ait déjà existé, au cours du siècle, un « spécialisme » latent au sein de la profession, qui distinguait de la masse des praticiens les médecins de l'élite exerçant dans les grands centres urbains[25]. Témoigne de cette émergence au niveau public la création de journaux et revues scientifiques dédiés à une seule discipline, de sociétés et associations de spécialistes, de chaires universitaires de matières spéciales. C'est alors également que les registres professionnels commencent à enregistrer leurs adhérents selon leurs spécialités déclarées – pour l'heure, encore largement auto-définies et guère systématiques – telles que, en France, les « accouchements », « maladies du cœur », « maladies des enfants », « maladies mentales », « maladies nerveuses », « hydrothérapie », « maladies du larynx », « maladies du nez et des oreilles », « maladies des femmes », « maladies des voies urinaires », pour ne citer que dix parmi les dix-neuf catégories recensées dans un annuaire médical de 1888 (alors qu'aux États-Unis, en 1909, on n'inventorie encore que huit spécialités[26]). Les systèmes de certification sont encore très aléatoires et très inégalement répartis, tant entre les différents pays qu'entre les différentes spécialités. En France, il faudra attendre jusqu'à 1947 pour qu'un système de vérification interne soit mis en place par l'ordre des médecins.

Des données et un débat complexe

Nombreux sont d'ailleurs les remodelages et adjonctions : plus de trente nouvelles spécialités seront enregistrées ou reformulées dans les éditions ultérieures de l'annuaire français jusqu'en 1935, époque à partir de laquelle leur nombre tendit à se stabiliser, pour proliférer à nouveau à partir des années 1960. Or, loin de découler d'un ordre naturel et préétabli, la délimitation de ces catégories dépend largement de l'initiative des praticiens eux-mêmes, regroupés souvent en associations

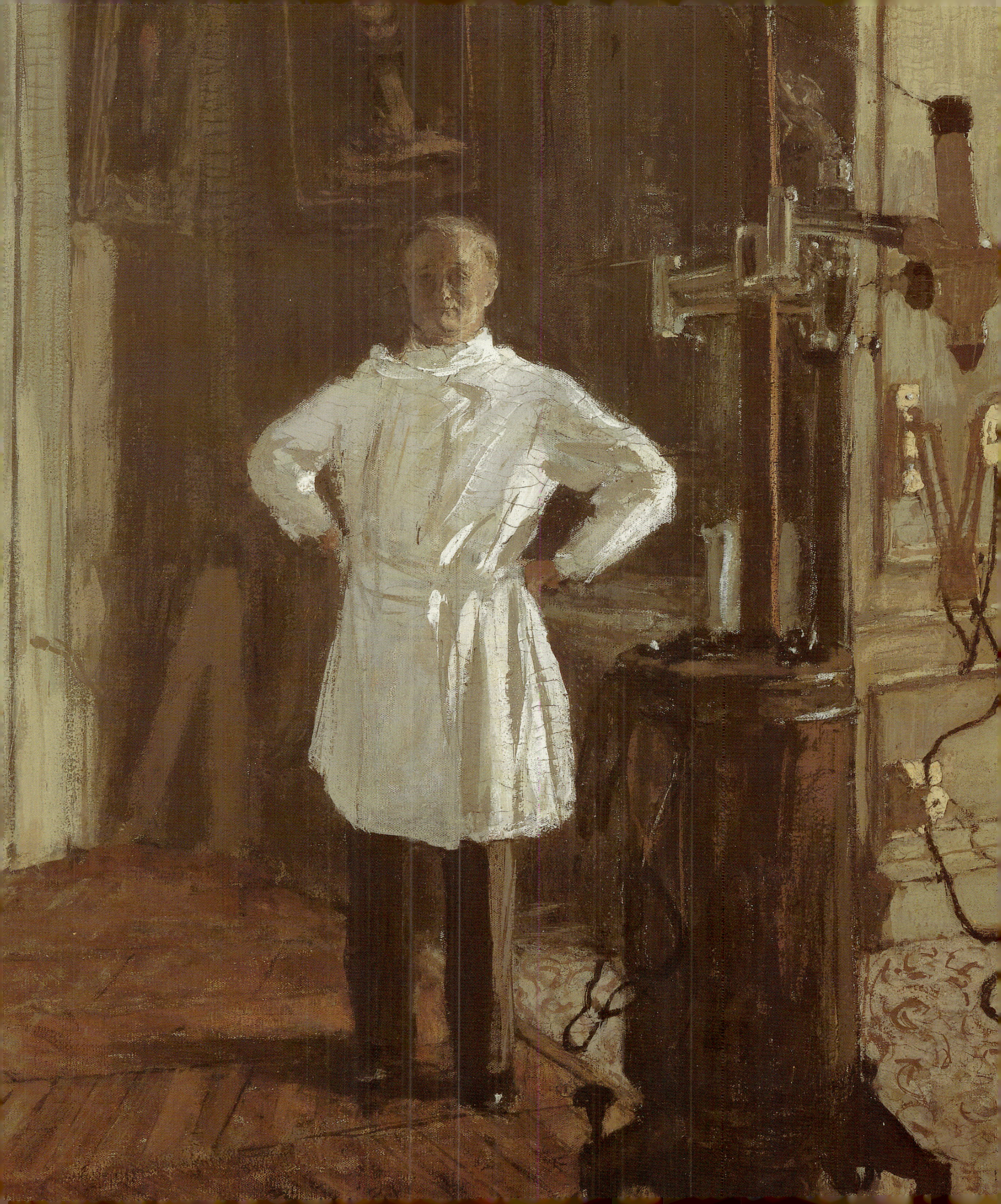

soucieuses de délimiter ainsi leur sphère d'autonomie et espérant, grâce à cette division du travail, contrôler plus efficacement le marché. On voudra pour preuve de ce caractère artificiel et historiquement déterminé, les multiples plaintes que l'on voit s'élever très tôt dans la presse professionnelle, en particulier sous la plume des généralistes : « Cette science fragmentaire, dénonce un praticien généraliste français en 1933, qui divise le corps en compartiments séparés, n'offre guère de raison d'être que dans les interventions opératoires, pour lesquelles est requis l'entraînement à une agilité manuelle préalable. Autrement, quelle étrangeté de prétendre traiter un organe sans tenir compte des répercussions que le trouble de sa fonction exerce sur l'ensemble de l'économie[27]. » La période de l'entre-deux-guerres est d'ailleurs marquée, notamment en Allemagne, par l'influence notable de courants de pensée « holiste » en médecine, qui détermine l'émergence de modèles psychosomatiques.

On conçoit aisément la résistance, motivée à la fois par des raisons idéologiques et économiques, qu'ont montrée les tenants d'une médecine généraliste à l'égard de l'évolution apparemment inexorable de leur métier vers la spécialisation. On conçoit également que, pour des motifs de même type, l'atmosphère régnant entre les divers groupes de spécialistes n'ait pas toujours été celle d'une collaboration constructive. L'histoire de la constitution de la médecine dentaire comme spécialité médicale est à cet égard très illustrative. Fallait-il transformer ce métier, dont le statut social sous l'Ancien Régime avait été fort humble, en une profession à part entière, ou comme une spécialité médicale parmi d'autres ? Les solutions diffèrent largement selon les pays. En France, l'art dentaire n'est pas reconnu comme une profession sujette à régulation avant la loi de 1892 relative à l'exercice de la médecine ; d'autre part, jusqu'à cette date, et bien plus tard encore, son enseignement est pour l'essentiel dispensé dans des écoles privées et non universitaires, comme d'ailleurs en Allemagne, où la situation est comparable. De son côté, l'odontostomatologie, développée en tant que spécialité propre au sein des facultés de médecine, dispose d'un espace institutionnel vacant où elle pourra se déployer. La concurrence entre les deux disciplines sera marquée, alors qu'aux États-Unis, les *Dental Schools*, très tôt intégrées au sein des université et reconnues sur le plan légal, permettent aux dentistes d'asseoir le statut de leur discipline en tant que telle sans conflit majeur avec leurs collègues médecins[28].

La spécialisation, résultat d'une évolution particulièrement spectaculaire au long du XXe siècle, constitue certainement un des traits distinctifs majeurs de la profession médicale contemporaine par rapport aux siècles précédents. Ce phénomène entérine aujourd'hui encore, dans la division du travail, la coexistence de différentes logiques : celles, par exemple, d'une division selon la localisation anatomique (stomatologie, ophtalmologie, dermatologie, cardiologie, néphrologie, proctologie...), selon la pathologie en cause (oncologie, rhumatologie, phtisiologie, syphiligraphie...), selon le critère d'application sociale (santé publique, médecine légale, médecine du travail...), selon la technique utilisée (médecine manuelle, radiologie, médecine nucléaire...), ou encore selon la répartition en tranches d'âge (pédiatrie, gériatrie, médecine des adolescents...). L'évolution historique explique pourquoi, en dépit de l'effort international de standardisation des catégories et des pratiques, continuent de subsister des différences institutionnelles marquantes entre les pays, qui rendent parfois problématique le dialogue entre médecins éduqués dans des traditions différentes. De même, subsistent les cassures parfois profondes et les fossés considérables, en termes de revenu et de statut social, en fonction de la spécialité exercée, qui se sont marqués dès le début du siècle. Dans presque tous les pays, ce sont les chirurgiens, notamment ceux de spécialités comme la

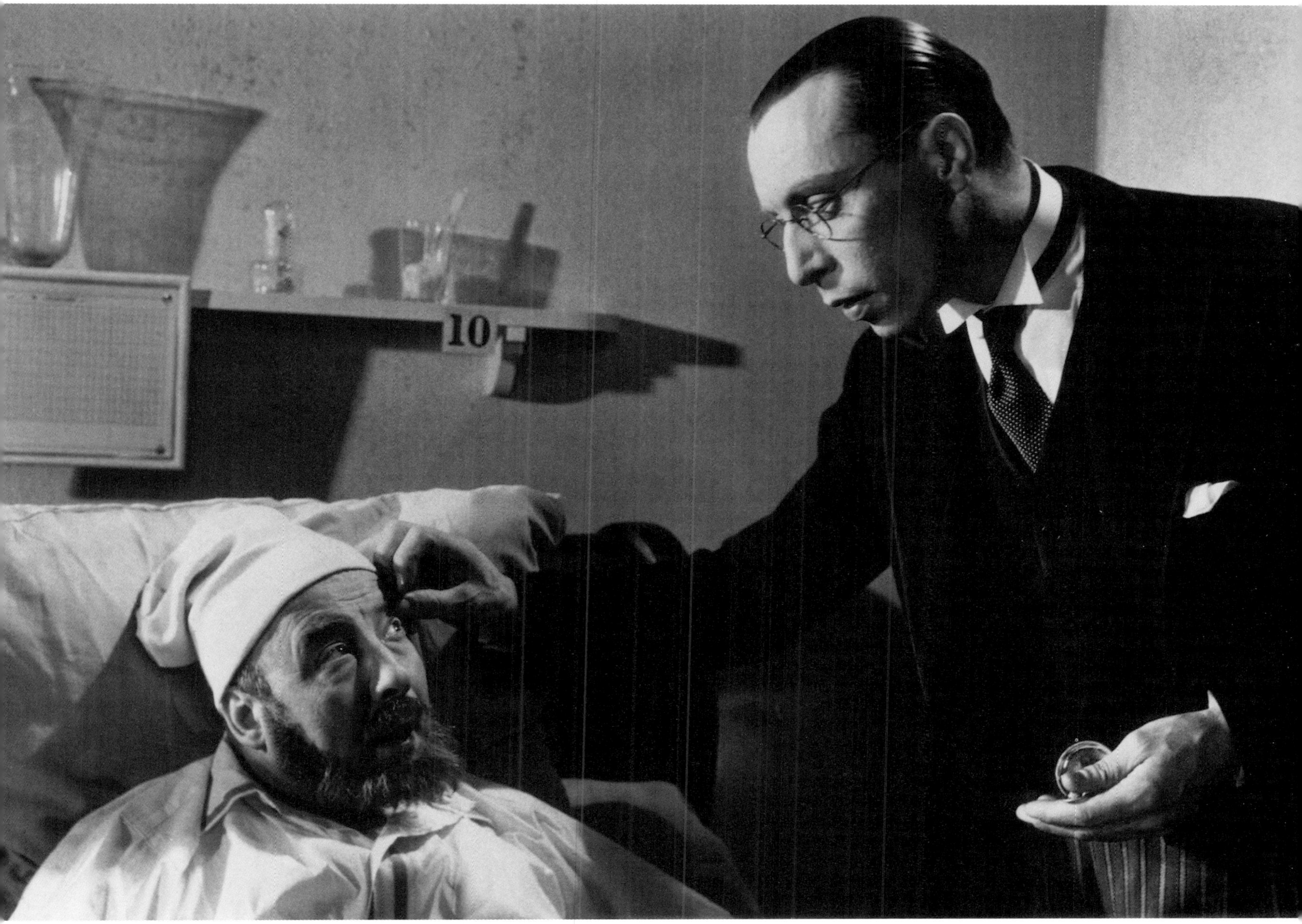

Louis Jouvet dans *Knock*, 1933.

chirurgie cardiaque, qui figurent tout en haut de l'échelle, accompagnés par les cardiologues et les radiologues. En bas, les médecins généralistes, dont la proportion en diminution constante dans la plupart des pays occidentaux depuis la Seconde Guerre mondiale, ainsi que leur statut social et leur prestige érodés depuis cette même époque sont devenus un problème contemporain aigu.

Le généraliste : stéréotypes et profils nouveaux

L'histoire de cette figure à part qu'est le médecin généraliste impliquerait une étude débordant largement le cadre strict de la médecine. Soumis au rythme des saisons et des maladies, contraint à la polyvalence, constamment surmené par une clientèle impitoyable, mais toujours disponible, le généraliste n'a cessé depuis le siècle dernier – depuis que son rôle s'est défini par opposition à celui du spécialiste haut de gamme – de constituer une figure romanesque privilégiée. Au théâtre, au cinéma, dans la littérature, on ne compte plus les personnages de généralistes : proches de la population, au courant des détails les plus intimes de la vie des patients et de leur entourage, mais également détenteurs de pouvoirs – sinon de savoirs – ésotériques et parfois inquiétants, les Dr Spock ou Dr Knock suscitent des sentiments ambivalents, où se mêlent l'admiration et la compassion. Sur le plan professionnel, la diversité des termes désignant le généraliste révèle celle des circonstances quotidiennes de sa pratique : le « médecin de famille », le « médecin de quartier », le « médecin de campagne », l'« omnipraticien », qualifient chacun, plutôt qu'un domaine scientifique précis de la médecine, l'éparpillement des conditions concrètes du travail. Une définition commune permet toutefois d'en saisir l'unité au-delà de la myriade des cas singuliers : le fait de traiter sans sélection préalable les demandes de soins et les problèmes de santé au sein même de la population.

Il est certain que l'extraordinaire augmentation des exigences en termes de maîtrise technique et de savoir n'a cessé de constituer, tout au long des années qui nous concernent, un danger permanent pour le statut du généraliste, qui s'est vu modifier à de nombreuses reprises. En atteste, au début du siècle déjà, cette crainte, exprimée par divers protagonistes de la réforme des études alors entreprise, de voir les avancées technologiques diviser non seulement le corps du malade en autant de secteurs spécialisés, mais aussi l'esprit de l'étudiant, progressivement incapable de penser son malade comme un tout, à l'image de la figure nostalgique du vieux médecin de campagne. Il fallait pour cela, préconisait-on, insister dans les programmes d'études sur les dimensions collectives de l'action médicale. Ce furent les débuts d'une nouvelle spécialité : la médecine sociale.

Sur un tout autre plan, la suite continue des revendications en termes de compensation financière par rapport à son collègue spécialiste témoigne, chez le généraliste, de la même nostalgie et du même clivage. On les trouve déjà sur la liste des toutes premières réclamations des syndicats de médecins qui se mettent en place à la fin du XIXe siècle. Les statistiques produites à cette occasion frappent par leur volonté de démontrer le gouffre séparant les revenus du généraliste, confronté à une population pauvre et méfiante, de ceux des grands médecins pourvus d'une clientèle choisie et fortunée. On sait pourtant que l'avènement des assurances sociales à la même époque eut notamment pour conséquence d'améliorer nettement le revenu de la grande majorité des médecins praticiens, moins soumis désormais aux aléas des notes d'honoraires impayées et assurés d'autre part de disposer d'une clientèle nombreuse. Mais cette relative amélioration, souvent réactualisée au cours du XXe siècle, ne suffit pas à faire taire les revendications syndicales ni à étouffer la conscience d'une inégalité de statut entre généralistes et médecins de l'élite (qu'ils soient spécialistes ou grands patrons d'hôpital).

La volonté de faire du médecin généraliste un spécialiste à son tour est une caractéristique de cette fin de siècle – elle aurait paru saugrenue il y a quelques dizaines d'années encore. Une telle volonté de redéfinition a pu prendre parfois, depuis les années 1960, l'aspect du sauvetage d'une espèce menacée de disparition. Elle tient probablement en partie à des changements sociaux généraux, et pas seulement

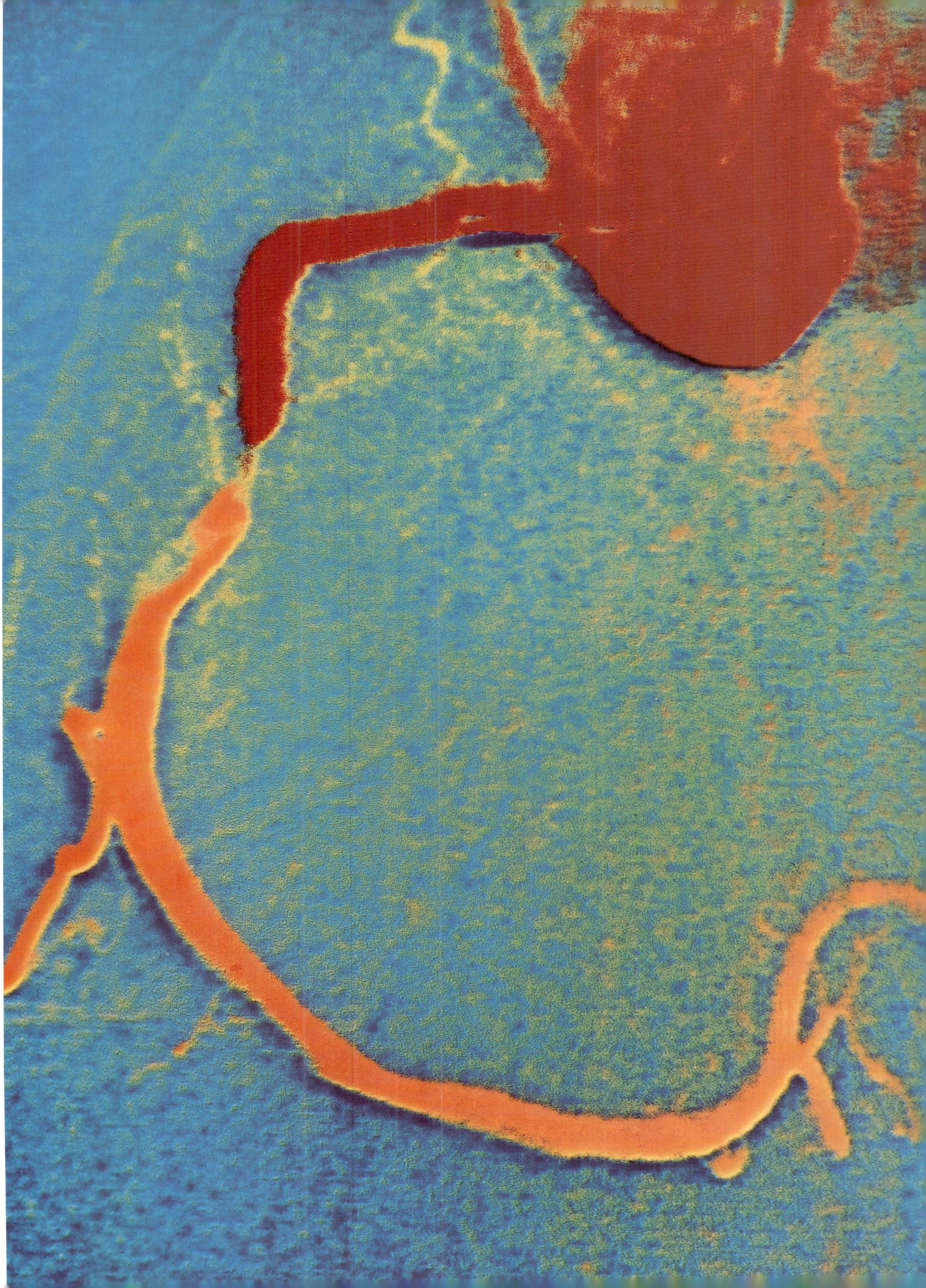

gioplastie : angiogramme de
l'artère coronaire droite,
années 1990.

à une dynamique de redistribution des compétences à l'intérieur de la profession. Vue depuis le cabinet du médecin, la modification de la répartition des pathologies dans la population occidentale depuis le début du siècle est considérable : la diminution du nombre et de la gravité des maladies infectieuses a été compensée, si l'on ose dire, par une augmentation considérable de l'incidence des maladies cardio-vasculaires et des cancers, ainsi que des affections dites chroniques et dégénératives. Non moins significatif est le phénomène de médicalisation de la société, qui a contribué notamment à englober dans le giron de la médecine certaines situations qui au début du siècle encore échappaient à sa mainmise[29]. Depuis les années 1950, de nouvelles « maladies », telles que les toxicomanies, toute une série de perturbations psychosociales et autres déviances, sans parler de l'apparition du VIH et des pathologies liées, sont venues gonfler les statistiques de morbidité générale de la population, accompagnant l'augmentation remarquable des médecins en activité (en France, par exemple, on a noté entre 1975 et 1985 une augmentation de 62 % du nombre des médecins installés en cabinet) et celle des coûts de la santé. Somme toute, aujourd'hui, les malades venant consulter le médecin ne sont plus, pour la plupart, en péril immédiat pour leur vie. Évidemment liée à des grands changements démographiques autant qu'à une perception nouvelle de la

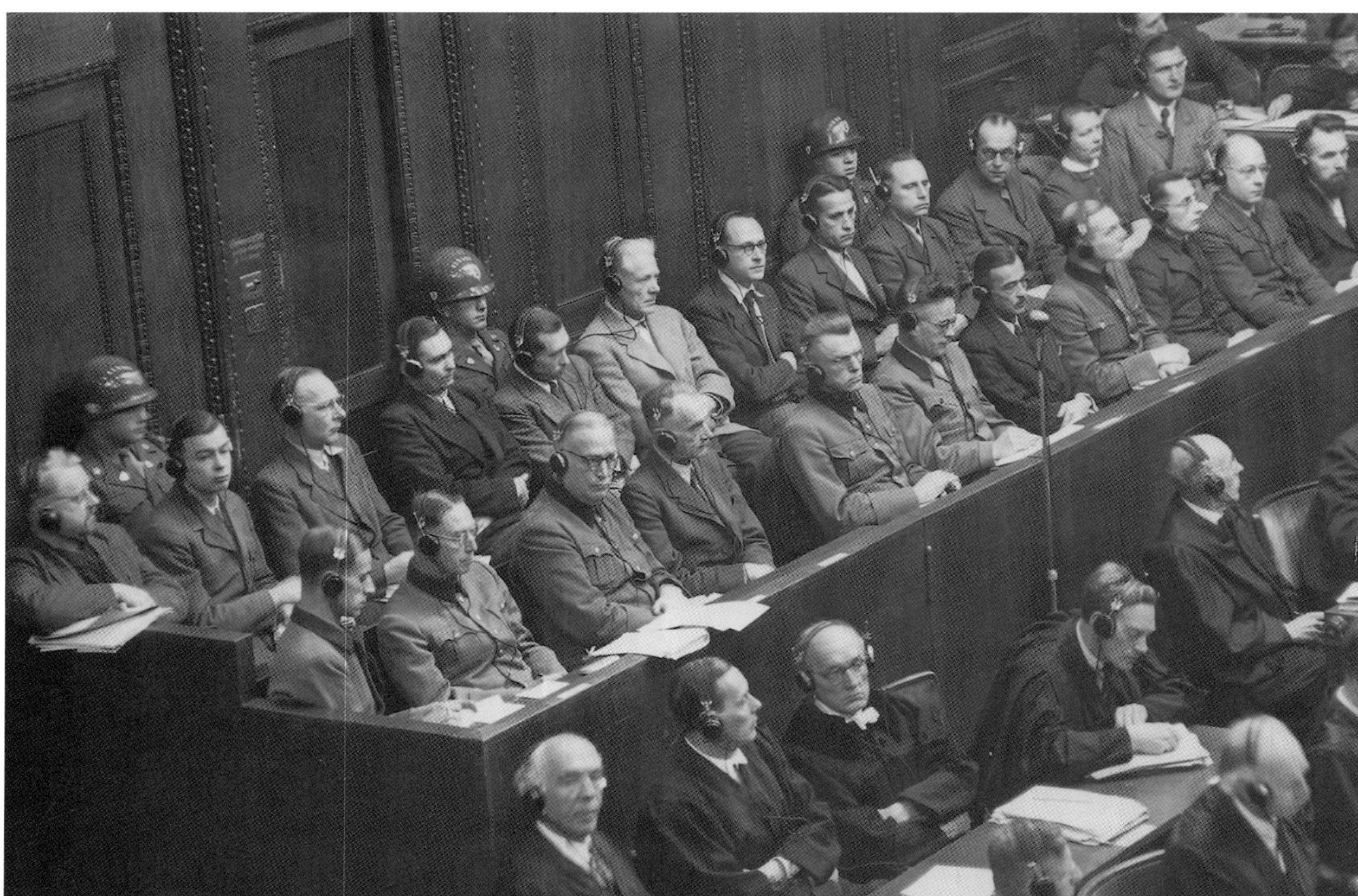

Vingt-trois médecins jugés pendant le procès de Nuremberg, 21 janvier 1947.

santé et de la maladie, la répartition nouvelle des motifs de consultation impose une modification en profondeur des rôles et des fonctions. La fameuse relation médecin-malade s'en trouve radicalement modifiée[30]. Le médecin généraliste d'antan est désormais au centre d'un système qui lui assigne des tâches inédites, et dans lequel il se voit confier de plus en plus, non pas tant le traitement aigu de la maladie que la prise en charge médico-sociale. D'où la question que l'on est en droit de se poser : le médecin généraliste est-il, en cette fin de siècle, l'ultime avatar, en voie de disparition, d'une médecine humaniste, ou préfigure-t-il au contraire le médecin du futur ?

■ ■ ■

Éthique

L'*ethos* traditionnel du médecin est dominé par la figure mythique d'Hippocrate. Il se double à chaque époque d'une déontologie adaptée à l'air du temps : celle qui a cours à la fin du XIXe siècle est marquée par les valeurs de la classe bourgeoise, privilégiant les vertus de courage, de maîtrise de soi et d'autonomie morale, rendant le médecin personnellement responsable de ses jugements éthiques. « Notre noble profession doit suivre le culte de l'honneur. Dans son caractère général, celui-ci est supérieur à la fois à la loi et à la morale, parce qu'on le ressent davantage qu'on ne le raisonne, comme on le fait pour la religion. Le médecin doit posséder une sorte d'honnêteté scrupuleuse qu'il applique à chaque acte de sa vie[31]. »

Ce monde de valeurs anciennes, admis comme pouvant suffire à faire face à toutes les situations de la vie professionnelle, subit une mise en question majeure à la fin de la Seconde Guerre mondiale, à l'occasion des procès de Nuremberg. L'enjeu de cet épisode crucial de l'histoire de l'humanité demeure difficile à saisir. Nous vivons aujourd'hui encore sous le choc que constitua « ce face-à-face de l'Occident avec son propre anéantissement[32] ». Or, ce face-à-face fut aussi celui du médecin avec l'écroulement de son système de vertus, que le recours à un Hippocrate intemporel suffisait à soutenir jusque-là. Brandt, Mrugowsky, Gebhardt, Fischer et une vingtaine d'autres médecins nazis étaient jugés pour leur participation active à des expérimentations sur des déportés, assimilables en fait à de véritables vivisections. Comment concevoir que des médecins accusés de crimes contre l'humanité puissent se réclamer de la même éthique que celle de leurs collègues partout ailleurs dans le monde ? Quelques questions essentielles étaient posées : celle de la responsabilité individuelle du médecin face aux exigences d'un État totalitaire, celle du rapport entre les expérimentations criminelles des médecins nazis et la dynamique scientifique de la biomédecine, celle aussi de la nécessité d'une régulation extérieure outrepassant la morale interne de la profession médicale (qui provoquera notamment la rédaction du fameux Code de Nuremberg réglementant l'expérimentation sur l'homme, suivi de multiples réglementations et codes éthiques jusqu'à nos jours). La question de l'éthique constitue depuis lors un aspect majeur de l'histoire du médecin et de son déploiement social. Plus généralement, elle connaît depuis les années 1960 des développements philosophiques remarquables, qui permettent par exemple de confronter l'attitude paternaliste de la déontologie médicale traditionnelle aux principes fondamentaux de respect de la personne, de bienfaisance et de justice. Diverses modes institutionnelles, à la durée de vie variable, accompagnent le mouvement, comme la prolifération observée depuis 1970 des programmes de *medical humanities* dans les études médicales, censés pallier la menace de déshumanisation de la médecine. Il est difficile de juger de l'effet et de la profondeur de cet ajout pédagogique sur les jeunes médecins d'aujourd'hui. Mais on peut être certain que l'éthique contemporaine dans ses multiples avatars, devenue progressivement un lieu de passage obligé de toute décision médicale au plan individuel ou collectif, affectera durablement dans l'avenir la pratique quotidienne du médecin.

■ ■ ■

Quel devenir pour le médecin du XXIe siècle ?

La fin de notre siècle aura vu s'estomper certains des grands espoirs suscités par les « conquêtes » de la médecine au cours des cent dernières années. On avait pu croire que grâce au développement des techniques médicales, grâce aux spectaculaires avancées thérapeutiques (telle l'invention, entre 1935 et 1939, des médicaments antibiotiques, que l'effort de guerre permit de tester à grande échelle avant leur application à l'ensemble de la population occidentale dans les décennies qui suivirent), une bonne partie des fléaux s'abattant depuis des millénaires sur l'humanité allaient pouvoir être éradiqués – d'autant que s'étaient mis en place dès les années 1920, et surtout depuis la fin de la Seconde Guerre mondiale, avec la création d'organismes supranationaux, comme l'Organisation mondiale de la santé, les grands mouvements de santé publique lancés à l'échelle planétaire. Les campagnes de vaccination contre des maladies comme la poliomyélite, la variole, la tuberculose, semblaient confirmer des espoirs qui cinquante ans plus tôt auraient paru encore purement utopiques. Pourtant, l'accumulation de succès indéniables, telle l'éradication de la variole au début des années 1980, n'empêchera pas, dans le sillage de ce grand mouvement de « contre-culture » qui a profondément marqué les décennies d'après-guerre, le doute de s'installer sur l'efficacité réelle de la « médecine de pointe » et des divers avatars médicaux de la tradition scientifique positiviste du XIXe siècle. Fait notable, la contestation est autant l'œuvre d'*insiders* que de critiques extérieurs à la profession médicale. Ainsi, dans son livre *The Role of Medicine : Dream, Mirage, or Nemesis ?* paru en 1976, Thomas McKeown, professeur de médecine sociale à Birmingham, affirmait, chiffres et tableaux à l'appui, que la médecine n'était pas la cause première du déclin de la mortalité et de l'augmentation de la population constatés à partir de l'époque du développement industriel. La diminution statistiquement confirmée d'une maladie comme la tuberculose, de même que le déclin – observé en Occident du moins – de la mortalité infantile liée à des maladies comme la diphtérie, la coqueluche ou la rougeole, ne provenaient pas tant, selon lui, des prouesses techniques de la médecine, de l'application massive des antibiotiques et de la vaccination, que de l'amélioration de la nutrition, de l'hygiène et, plus généralement, des conditions de vie, survenue en Occident depuis le XIXe siècle à la faveur de changements sociaux, culturels et économiques. Cette analyse, plus provocante qu'il n'y paraît, eut l'effet d'une remise en question de l'idéologie de la médecine contemporaine. Celle-ci ne consistait-elle pas en une pure application de la méthode expérimentale chère à Claude Bernard ou à Rudolf Virchow ? N'était-elle pas trop exclusivement vouée à développer des performances technologiques de pointe, coûteuses, sinon dangereuses pour l'homme, et surtout peu aptes, en dépit de leur aspect spectaculaire, à profiter au plus grand nombre, au lieu d'accentuer son effort en direction de la prévention collective, de la santé de la communauté ?

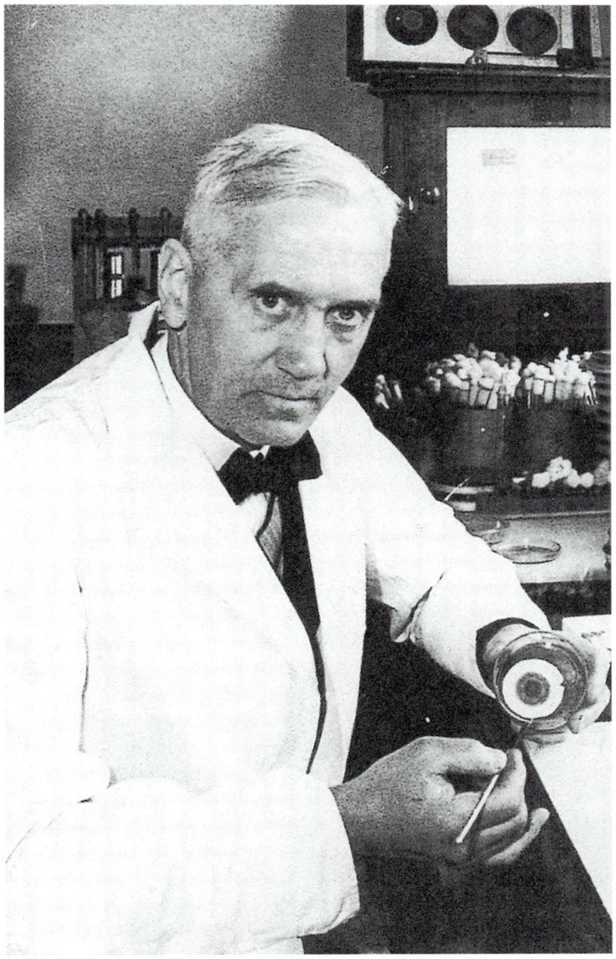

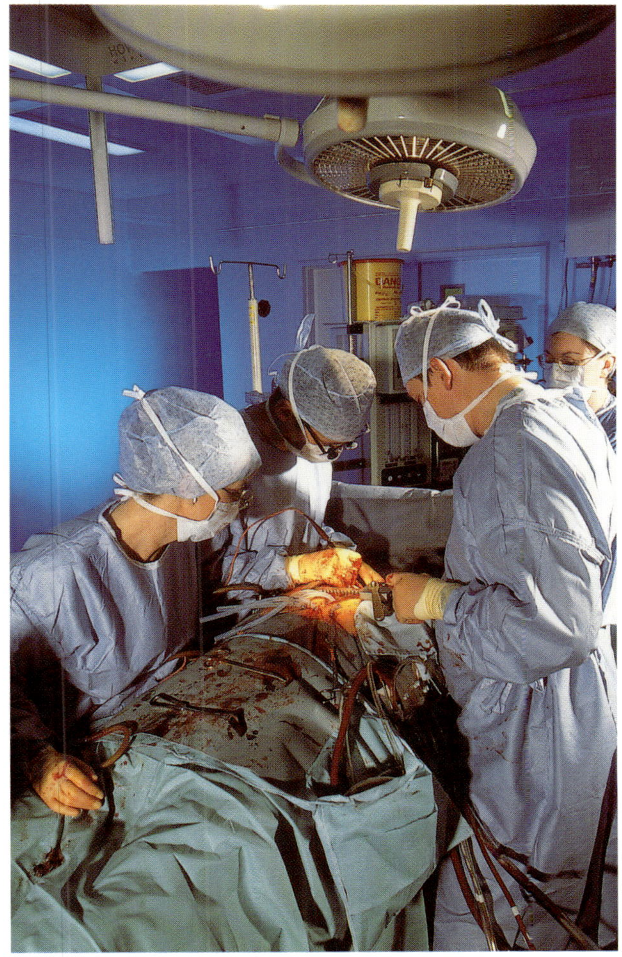

Ci-contre, à gauche :
Le Dr Alexander Fleming (1881-1955), découvreur de la pénicilline.

Ci-contre, à droite :
Chirurgiens effectuant un triple pontage coronarien sur le cœur d'un homme, années 1990.

Or, contester l'action réelle de la médecine en termes d'effet sur la collectivité tout entière, équivalait aussi, dans le même mouvement, à critiquer radicalement la prétention du médecin à une connaissance spécifique, fondée sur la seule prétention à l'objectivité et la neutralité politique, mais de fait inaccessible au commun des mortels. L'idée qu'un supplément de science en médecine équivalait nécessairement à un supplément de bien-être pour le patient s'en trouvait fondamentalement ébranlée. D'autres critiques, dans le sillage de philosophes tels que Michel Foucault, analysant le caractère artificiel des concepts médicaux, insistèrent sur le fait que ces derniers ne reflétaient pas simplement la réalité physique préexistante, mais qu'ils constituaient des effets de discours justifiant l'ordre social préexistant, et le pouvoir hégémonique du médecin. Le courant de l'anti-psychiatrie, particulièrement actif pendant une vingtaine d'années à partir de la fin des années 1950, fut certainement un des mouvements les plus radicaux dans cette voie de contestation, et l'emblème majeur de l'« anti-médecine ». L'existence même de la notion de « maladie mentale » était récusée : le malade mental n'était que le produit des valeurs assignées à la déviance par une société hiérarchisée, dans laquelle le psychiatre jouait un rôle clé de surveillance et de répression.

Plus généralement, l'impact du fameux ouvrage d'Ivan Illich, *Némésis médicale*, fut parfois celui d'un électrochoc. Les médecins y virent le statut de leur profession, et l'ensemble des privilèges qui lui étaient traditionnellement attachés, fortement menacés. Illich soulignait en effet la dépendance de plus en plus marquée de chaque individu envers le médecin, et portait l'essentiel de sa critique sur cette monopolisation du pouvoir (dont la médecine n'était qu'un exemple parmi d'autres institutions, comme l'école). Il s'agissait désormais d'imaginer une « déprofessionnalisation du métier de médecin », c'est-à-dire notamment de procéder à l'abolition du monopole thérapeutique au profit d'un élargissement des capacités thérapeutiques vers les profanes et d'une prise en charge des gens par eux-mêmes. « Le temps est venu d'enlever la seringue des mains du docteur, comme la plume le fut des mains du clerc lors de la Réforme en Europe[33] ! » Il est devenu possible de dire, vingt ans après, que le slogan d'Illich n'était pas si prophétique. Peut-être rendait-il effectivement compte, à son insu, d'une donnée qui s'imposait de plus en plus dans les mœurs depuis la Seconde Guerre mondiale : la prise de conscience renouvelée de l'importance du patient, de son rôle actif dans la relation thérapeutique. Le regroupement de certaines catégories de patients (ou de parents de patients) en collectifs organisés, quasi syndicalement, témoigne de cette importance sociale nouvelle – qu'avait sans doute eu tendance à occulter un certain discours médical aux accents paternalistes. Les associations de patients, depuis quelques décennies, sont venues brouiller le dialogue cloisonné du médecin et du patient. Partenaires à part entière de la relation thérapeutique, elles diffusent à large échelle l'information autrefois réservée aux spécialistes, elles sont susceptibles de mener des actions visant à faire reconnaître les droits du patient en matière d'assurances sociales, à soutenir les actions entreprises sur le plan légal, voire à obtenir des modifications ou des suppressions de diagnostics médicaux jugés trop discriminatoires.

Il est certain également que la figure même du patient n'a pas cessé de se remodeler, au point que l'on serait en

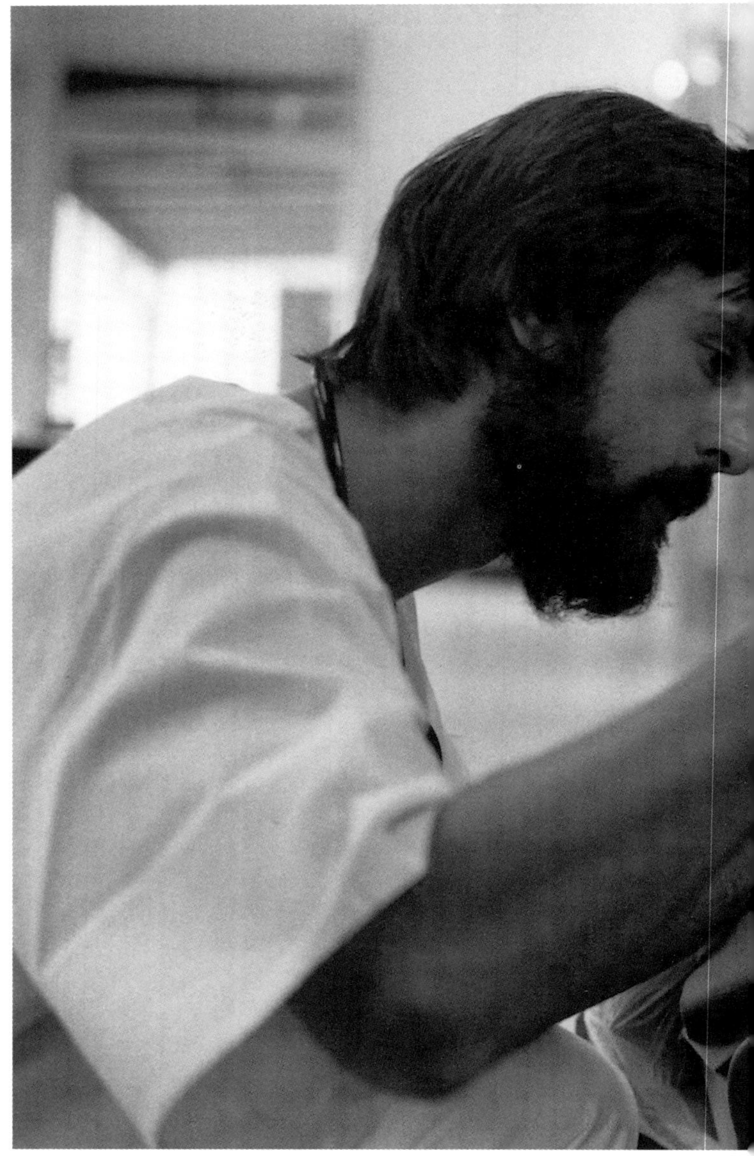

droit d'en faire l'histoire parallèlement à celle du médecin : le patient d'aujourd'hui, qui a la possibilité d'être informé de façon extrêmement précise sur l'évolution de sa maladie, à qui de nombreux tribunaux ont ces vingt dernières années accordé le droit d'accéder à son dossier et de contester un certain nombre de décisions médicales, est-il le même que celui de la fin du siècle passé, dont nous ne savons d'ailleurs pas grand chose ? Et que penser du médecin face au patient de demain qui aura, grâce à la médecine prédictive, la possibilité de

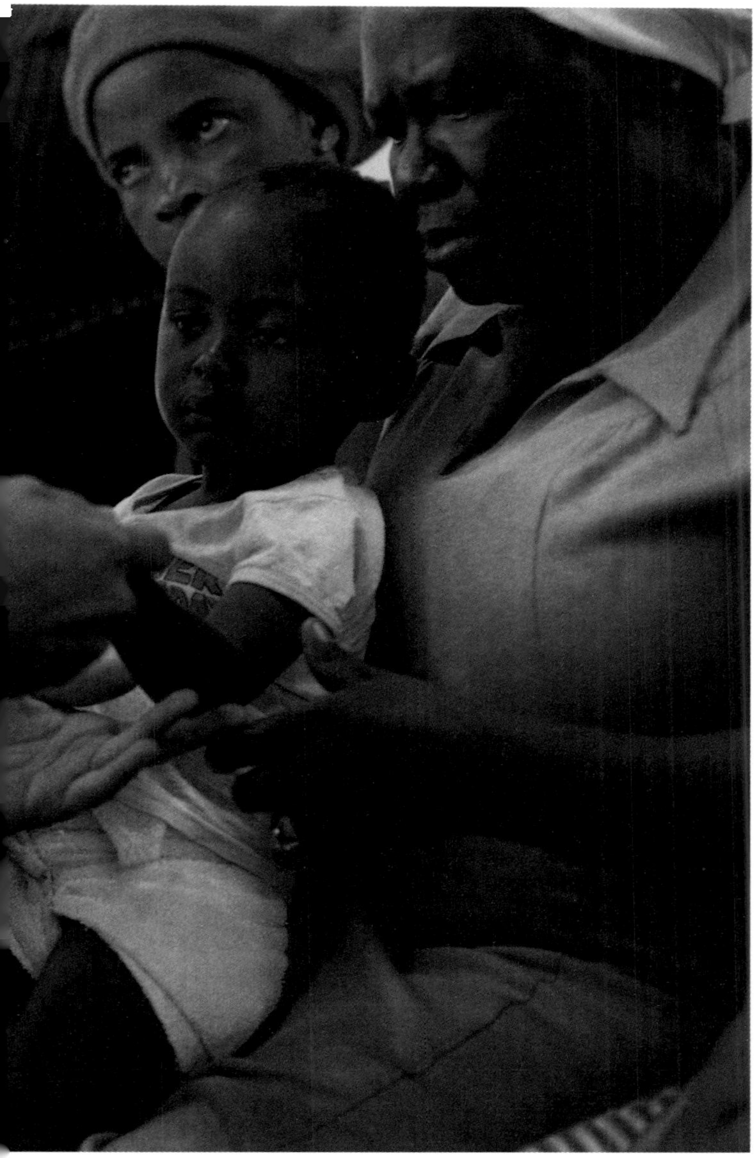

Médecin à Soweto en Afrique du Sud.

connaître assez précisément à l'avance son sort médical ? Au long de ce siècle, tout, chez le médecin, révèle son sentiment profondément enraciné de jouir d'une responsabilité particulière, d'un statut à part. Il n'a cessé de soigner sa distinction d'avec la vie normale, cultivant l'idéal d'une profession exclusive. Mais cette image monolithique, qu'il tend à la société et que celle-ci lui renvoie complaisamment, est trompeuse. L'homogénéité de surface recouvre une étonnante variété de situations complexes, dans lesquelles se dessinent, à des degrés divers selon les pays et les décennies, des clivages essentiels et sans doute irréductibles : le médecin, artiste ou scientifique ? expert d'un organe, d'une fonction, ou soignant de l'humain dans sa totalité ? homme d'exception ou humble travailleur de la santé ? L'histoire du médecin au XXe siècle, c'est en réalité l'histoire d'une multitude de figures au pouvoir affirmé, mais précaire, dont la pratique, les prérogatives, le savoir exclusifs ne cessent de se mesurer aux exigences d'une société prônant l'égalitarisme comme valeur de principe. C'est dans l'existence continuelle de ces tensions, à chaque fois redéfinies, qu'il faut peut-être voir la raison des « crises », quelle qu'en soit la mesure objective, dont la profession n'a cessé de se plaindre au long du siècle. Ces dernières années n'échappent pas à la règle. La « crise » actuelle du médecin – niveau de vie en voie de dégradation, conditions de travail péjorées, qualité des soins autant qu'autonomie mises en péril – mobilise les organisations professionnelles et est reprise, à grands renforts de titres et d'annonces, par les journaux et magazines. « Nos médecins se confessent », titrait le *Nouvel Observateur* en décembre 1992 ; « La France malade de sa santé », faisait de même *Le Point* en février 1993, « La blessure des médecins », surenchérissait *L'Hebdo* en juin 1998, et enfin « Les médecins en état d'urgence », concluait provisoirement *Le Monde* en décembre 1998. Cette « crise » est-elle l'indice de tensions propres au seul domaine médical, ou témoigne-t-elle de changements sociaux et culturels plus généraux ? Il n'est pas aisé de donner une réponse définitive. Du moins peut-on penser qu'à son tour, en une époque où les valeurs de bien-être, de santé et d'espoir face aux fléaux qui menacent l'humain sont plus cruciales que jamais, la « crise du médecin » révèle la signification considérable que cette figure aux contours singuliers, venue du plus profond de l'histoire, continue d'assumer au sein de la société d'aujourd'hui.

Notes

Les ouvrages indiqués en abrégé figurent dans la bibliographie.

CHAPITRE 1

1. Cf. *De Arte* 6 ; *De Flatibus* 1.
2. Cf. *De Arte* 12. Voir VAN BROCK (N.), *Recherches sur le vocabulaire médical du grec ancien*, Klincksieck, Paris, 1961, p. 15-16.
3. Cf. καλημέρα γιατρέ (Kaliméra iatre, « Bonjour, docteur ! »).
4. De *medicus* sont issus de nombreux dérivés : *medico* et *medicor*, « soigner », « traiter » ; *medicamen*, *medicamentum*, « remède », « médicament » ; *medicinus*, adjectif attesté notamment dans le groupe *medicina ars*, « le métier de médecin ».
5. Cf. BENVENISTE (E.), « La Doctrine médicale des Indo-Européens », *Revue de l'histoire des religions* 130, 1945, p. 6.
6. Cf. *Vendidat* 7, 40 : mazdayna vimadascit (« qu'en médecin ils pratiquent une médecine sur les mazdéens »). Voir ERNOUT (A.) et MEILLET (A.), *Dictionnaire étymologique de la langue latine*, Klincksieck, Paris, 1re éd. 1932, 4e éd. 1959, p. 392.
7. Cf. BENVENISTE (E.), *op. cit.*, p. 7.
8. *Ibid.*
9. Cf. *Hist.* 2, 84.
10. Cf. COHN-HAFT (L.), *The Public Physicians of Ancient Greece*, Smith College Studies, in *History*, XLII, Northampton, Mass., 1956 ; VAN BROCK (N.), *op. cit.*, p. 16, note 3.
11. Cf. Modestinus, *Digeste* 4, 6, 33, 2.
12. Cf. *CIL*, XIII, 1833.
13. Cf. Florus, *Épit.* 4, 7, 9.
14. Cf. *CIL*, VI, 8646.
15. Cf. *CIL*, II, 1737 et *passim*.
16. Cf. Pline, *Histoire naturelle* 25, 27.
17. Cf. *CIL*, VI, 2532.
18. Cf. Martial, *Épigrammes* 9, 97, 1.
19. Cf. Saint Jérôme, *Lettres* 108, 5 ; Lactance, *Institutions divines* 3, 8, 10.
20. Pline, 29, 12.
21. Cf. Plutarque, *Morales* 564 e.
22. Cf. Plutarque, *Morales* 486 e.
23. *De Medicina* 7, préface : *esse autem chirurgus debet adulescens aut certe adulescentiae propior ; manu strenua, stabili…, acie oculorum acri claraque, animo intrepidus…* Cf. Scribonius Largus 200, 201 et *passim* ; Caelius Aurelianus, *Chron.* 2, 12, 144.
24. *CIL*, V, 9510.
25. *CIL*, V, 2183.
26. Cf. Columelle 6, 8, 1 ; 7, 5, 14.
27. Cf. pour ἡ ἰατρὸς γυνή : Diogène (poète tragique athénien, Ve siècle av. J.-C.) dans *Athénée* 636 a ; Elius Denys (Ier siècle av. J.-C.) dans *Eustathe*, p. 859, 51, édit. Stallbaum ; Plutarque, *Morales* 143 d. Pour ἰάτρια : Alexis de Thurium (IVe siècle av. J.-C.) dans *Eustathe*, *loc. cit.* Pour ἰατρίνη : Galien 7, 517, 521.
28. Cf. Galien, *loc. cit.* ; Alexandre d'Aphrodisias, *Probl.* 2, 64 ; Ambroise, *Lettres* 5, 9 ; Theodorus Priscianus, *Gyn.* 13 ; *CIL*, 497 : *uxori incomparabili, medicae optimae* (« à une épouse incomparable, à une remarquable sage-femme »).
29. *Loc. Aff.* 6, 5 ; cf. Martial 11, 71, 7. Voir, sur cette question, VAN BROCK (N.), *op. cit.*, p. 66 *sq.*, qui attire par ailleurs l'attention sur le renforcement d'une autre dénomination de la sage-femme, μαία (cf. Platon, *Théétète* 149 a. Le grec connaît aussi μαιείτρια : cf. Sophocle, *fgm.* 86 ; Galien 5, 56 ; 7, 522) par ἰατρος dans la forme ἰατρομαία attestée dans une inscription funéraire (MAMA, III, n° 292).
30. Cf. Platon, *Rép.* 341 c.
31. Cf. VAN BROCK (N.), *op. cit.*, p. 128 sq.
32. *Intr.* 3.
33. Cf. Rusticus, *Conc. S.* I, 4, p. 58, 25 ; Fulgence, p. 175, 14.
34. Cf. Avienus, *Arat.* 2, 15 ; Tertullien, *Marc* 3, 17 ; Grégoire de Tours, *Vitr. Patr.* 3, 1.
35. Cf. *Trésor de Evonine*, « Raison du Filtre », édit. 1537.
36. Cf. WARTBURG (W.), *Französisches Etymologisches Wörterbuch*, s.u.
37. Cf. *Hom. Luc* 13 : *qui habent summam in arte notitiam*.
38. Cf. *Cod. Theod.* 13, 3, 2 ; 13, 3, 8 et *passim* ; *Cod. Just.* 13, 13, 12 ; Cassiodore, *Var.* 6, 19, 8 ; Marcellus Empiricus 14, 70.
39. Cf. WELLMANN (M.), s.u. ἀρχιατρός *Paulys Realencyclopädie der classischen Altertumswissenschaft*, I, col. 464.
40. Sur l'archiatre dans l'Antiquité gréco-romaine : cf. WELLMANN (M.), *op. cit.*, col. 464-466.
41. Cf. Paulin de Périgueux, *Vita Martini* 2, 703.
42. Une « Maison médicale » commença à se former à la Cour, dès au moins Charles VIII. Elle compte sept médecins sous ce souverain, cinq sous Louis XII, douze sous François Ier, dix-huit sous Charles IX, trente-sept sous Henri IV… plus de quatre-vingt sous Louis XIV.
43. *Essai sur Claude*.
44. Cf. MUSTEN, *Dictionnaire des médecins et des chirurgiens*, Brosson et Chaudé, Paris, s. u.
45. Notamment relevé par Chr. THORN dans « Les désignations françaises du médecin et de ses concurrents aujourd'hui et autrefois » (*Zeitschrift für französiche Sprache und Literatur*, LV, 1-2, p. 140-142), l'emploi de *arsatre* (*aiersatre*) dès le XIVe siècle dans la domaine flamand, pour identifier un chirurgien ou un spécialiste de médecine interne, peut relever du même type d'emploi mélioratif… Mais l'Antiquité avait, à côté des *archiatri palatini*, également connu des *archiatri populares*. Sur les archiatres et « premiers médecins du roi », voir ROBERT (G.), « Le Premier Médecin du Roi », dans *Histoire des Sciences Médicales*, XXXII, 4, 1998, p. 373-378.
46. *Poésies*, ms., avant 1300, t. I, p. 70, Ars.
47. *Le Livre dou roi Alexandre*, Richel, 1385, f° 30b.
48. *Miroir de la beauté*, II, 103, éd. 1615.
49. *Lais*, Cht 164, 173.
50. *Épîtres* 9.
51. Cf. Jean le March., *Mir.*, ms., Chartres, f° 22 :

   « En cel termine
   Que Guillaume ot tel medecine
   Par la devine mégeresse
   Avoit de malades grant presse. »
52. Cf. WARTBURG (W.), *op. cit.*, p. 604.
53. Cf. THORN (Chr.), *op. cit.*, p. 129-167 et 258-307.
54. Cf. WARTBURG (W.), *op. cit.*, p. 599, 600 et 602.
55. Cf. THORN (Chr.), *op. cit.*, p. 148.
56. Sur les rapports médecin/docteur, cf. *infra*.
57. Cf. *infra*.
58. L'*Universal Vocabulario en latin y en romance* d'Alonso Fernandez de Polencia, Sevilla, 1490, et le *Dictionarium ex hispaniensi in latinum sermonem* d'Antonio de Nebrija, 1495.
59. Cf. COROMINAS (J.) et PASCUAL (J. A.), *Dicionario critico etimologico castellano e hispano*, Gredos, Madrid, 1951, p. 14.
60. Cf. *infra*.
61. Cf. LVOV (A. S.), *Ocerki po leksike pamjatnikov staroslavjanskoj pismemnosti*, Moscou, 1966, p. 39-48.
62. Cf. THORN (Chr.), *op. cit.*, p. 160.
63. Édit. HOLDEN (A. J.), III, 2363 :

   « Fisicien par lur escoles
   En firent lunges granz paroles. »
64. *Recherches sur la France* 8, 26. Le premier livre parut en 1560, l'édition complète (posthume), en 1615.
65. X 6.
66. *Recueil de l'origine de la langue et de la poésie française* I, 1.
67. Édit. BLOMQUIST (A.), Karslhamm, 1951, 6338.
68. Cf. THORN (Chr.), *op. cit.*, p. 162.
69. L'*Alch. à Nat.* 674.
70. W. 1.
71. Cf. Gautier de Coincy, *Les Miracles de Notre Dame* 178, 3.
72. *The Canterbury Tales*, General Prologue, 441-444.
73. Né vers 1220, mort en 1292.
74. Cf. *The New Fowler's Modern English Usage*, Clarendon Press, Oxford, 1998, p. 595.
75. Ou *surgeon* pour le chirurgien. Sur ces mots, cf. *infra*.
76. Cf. THORN (Chr.), *op. cit.*, p. 165-167.
77. Sur la rivalité originelle entre chirurgiens et médecins, voir l'étude de G. Keil dans cet ouvrage. Voir aussi THORN (Chr.), *op. cit.*, p. 257-278.
78. Précisé en différents cas par un déterminant (*eye-surgeon*, « ophtalmologiste », *plastic surgeon*, « chirurgien esthétique »), mais utilisé seul pour identifier un « oto-rhino », le mot a été également appliqué à un médecin militaire, surtout des services de santé navale.
79. Le mot a également une connotation dépréciative, dans les milieux populaires, pour identifier le « guérisseur ».
80. « Si ça vous plait, à vous, de vous faire f… de vous par un médicaillon », *Les Célibataires*, p. 900.
81. Sur ces « professions », cf. THORN (Chr.), *op. cit.*, p. 288-307.
82. Mais en français, à l'instar de « docteur » dans le vocabulaire médical, « maître » s'est, pour sa part, spécialisé dans le vocabulaire juridique, pour s'adresser au spécialiste (avocat, notaire).
83. « Chaque ville d'eaux, écrivait Maupassant, est une Californie du comique. Chaque docteur est un type délicieux, depuis le docteur correct à l'anglaise, en cravate blanche, jusqu'au docteur sceptique, spirituel et malin, qui raconte aux amis ses procédés et ses trucs. Entre ces deux modèles, on rencontre le docteur paternel et bon enfant, le docteur scientifique, le docteur brutal, le docteur à femmes, le docteur à longs cheveux, le docteur élégant et bien d'autres… »

CHAPITRE 2

1. HOMÈRE, *Iliade* 11, 514.
2. CELSE, *De medicina*, préface 6-7.
3. À ce propos, voir MUDRY (Ph.), « Vivre à Rome ou le mal d'être citadin. Réflexions sur la ville antique comme espace pathogène », dans *Nomen Latinum*, Droz, Genève, 1997, p. 97-108.
4. La bibliographie consacrée à Hippocrate est immense. Nous nous bornons ici à signaler le récent et excellent livre de JOUANNA (J.), *Hippocrate*, Paris, 1992.
5. Pour cette citation et la précédente : HIPPOCRATE, *Pronostic* 1 (2, 110 Littré).
6. HIPPOCRATE, *Épidémies* 1, (2, 634-6 Littré).
7. HIPPOCRATE, *De l'Art* 8 (6, 14 Littré).
8. HIPPOCRATE, *Préceptes* 6 (9, 258 Littré).
9. SÉNÈQUE, *Lettres à Lucilius* 47.
10. SCRIBONIUS LARGUS, *Compositiones*, préf. 3-4. Sur toute la question de la déontologie médicale dans l'Antiquité, voir l'ouvrage récent de FLASHAR et JOUANNA (1997).
11. PLATON, *Lois* 4, 720 a-e, 857 c-d. Voir à ce propos, JOLY (R.), « Esclaves et médecins dans la Grèce antique », *Sudhoffs Archiv* 53, 1969, p. 1 *sq.*
12. MARTIAL, *Épigrammes* 9, 5.
13. Papyrus Heidelberg III, 226, vers 220 av. J.-C. « Sosicratès a confié Philon à l'enseignement de Theiodotos pour six ans, afin qu'il lui enseigne l'art de la médecine. »
14. Sur les années d'études et de formation de Galien, voir MORAUX (1985), en part. p. 35-49.
15. GALIEN, *De methodo medendi* 1,1 (10, 2K)
16. HÉRODOTE, *Histoires* 3,131.
17. HIPPOCRATE, *Airs, Eaux, Lieux* 1-2 (2, 12-14 Littré).
18. CELSE, *De medicina*, préface 73.
19. CELSE, *De medicina* 3, 4, 10.
20. Sur la doctrine méthodique, voir l'analyse de PIGEAUD (J.), « Les Fondements du méthodisme », dans MUDRY (1991), p. 9-50. Sur la pratique de ces médecins, voir GOUREVITCH (D.), « La Pratique méthodique », *ibidem*, p. 52-81.
21. Sur cette question du *medicus amicus*, on peut voir MUDRY (Ph.), « *Medicus amicus*. Un trait romain dans la médecine antique », *Gesnerus* 37, 1980, p. 17-20.
22. CATON, *De l'agriculture* 156-157.
23. PLINE L'ANCIEN, *Histoire naturelle* 29, 28.
24. L'idée que les artères contiennent de l'air et non du sang est probablement due à une erreur dans l'interprétation de l'observation anatomique. Le tissu élastique des parois des artères se contracte avec la mort et refoule dans les veines le sang qu'elles contenaient. Les artères peuvent donc paraître vides sous le scalpel de l'anatomiste.
25. Deux auteurs anciens nous renseignent plus particulièrement sur la dispute entre médecins dogmatiques et médecins empiriques : le Romain CELSE, dans la préface de son traité *De medicina*, et GALIEN, dans plusieurs traités parmi lesquels nous citerons le *Peri haireseon tois eisagomenois* (« Sur les sectes à l'intention des débutants »), *Scripta minora* 3, 1-32. Parmi les ouvrages récents consacrés à ce sujet, voir MUDRY (1991), et les contributions de VEGETTI (M.), « Entre le savoir et la pratique : la médecine hellénistique », et de GOUREVITCH (D.), « Les voies de la connaissance : la médecine dans le monde romain », dans GRMEK (1995).
26. SCRIBONIUS LARGUS, *Compositiones* préf. 1-4. Le recours aux médicaments a régulièrement soulevé des réticences auprès d'un certain nombre de médecins anciens qui leur préféraient les prescriptions diététiques. Le principal reproche concernait les préparations à avaler, suspectées d'être nocives pour l'estomac.
27. La meilleure synthèse sur cette question de l'anatomie antique est la récente et excellente étude de ANNONI (J.-M.) et BARRAS (V.), « La découpe du corps humain et ses justifications dans l'Antiquité »,

Bulletin canadien d'Histoire de la médecine 10, 1993, p. 185-227.
28. Cicéron, *Tusculanes* 1, 27.
29. Rufus d'Éphèse, *Peri onomasias* 134, 10 (Darem-berg-Ruelle, 1879). Seule une mince partie de l'œuvre de ce médecin nous est parvenue. Il n'appartenait à aucune école particulière. À côté de thèmes classiques de la réflexion médicale antique, comme l'anatomie, les fièvres ou l'anamnèse, il avait traité de sujets particuliers comme, par exemple, le rôle du médecin dans l'achat des esclaves. Ce traité, qui semble avoir été unique dans la littérature médicale antique, fait partie des ouvrages disparus.
30. Ce médecin, un des plus grands de l'Antiquité, dont les œuvres sont en grande partie perdues, nous est désormais mieux connu grâce au livre de Staden (1989).
31. Galien, *De anatomicis administrationibus* 9, 5 (2, 731 Kühn).
32. Les témoignages sur la réalité de cette pratique ne sont pas nombreux, mais ils existent, notamment ceux de Celse (*De medicina* préf. 23-26 et 40-43) et de Tertullien (*De anima* 10). Malgré les hauts cris de quelques bonnes âmes, il est difficile de les réfuter.
33. Martial, *Épigrammes* 10, 56.
34. Cicéron, *De l'orateur* 3, 132.
35. Galien, *De partibus artis medicativae* (« Sur les parties de la médecine ») 2, *Corpus Medicorum Graecorum, Supplementum orientale* II, 1969.
36. Celse, *De medicina* 7, préf. 5.
37. Celse, *De medicina* 7, préf. 4.
38. Scribonius Largus, *Compositiones*, préf. 6.
39. Augustin, *De la musique* (Migne 32, 1088).
40. *Corpus Inscriptionum Latinarum* 11, 5400. Le terme de *clinicus* (ou *diaeteticus*) désignait le médecin s'occupant plus particulièrement des affections internes.
41. Pline l'Ancien, *Histoire naturelle* 29, 12.
42. Sur la médecine à Rome et les praticiens qui l'exercèrent, voir les récentes et remarquables synthèses qu'en ont données Nutton (V.), « Roman Medicine : Tradition, Confrontation, Assimilation », *Aufstieg und Niedergang der römischen Welt* 37, 1, 1993, p. 47-78, et Jackson (R.), « Roman Medicine : the Practitioners and their Practices », *ibidem*, p. 79-101.
43. Pline l'Ancien, *Histoire naturelle* 29, 1-28.
44. Hippocrate, *Préceptes* 6.
45. Galien, *Quod optimus medicus sit quoque philosophus*, *Scripta minora* 2, p. 4.
46. Suétone, *Vie de Jules César* 42.

CHAPITRE 3.I

1. Sur « les paradoxes de la charité » et l'indétermination de la notion d'*infirmitas*, voir Agrimi (J.) et Crisciani (C.) , «Charité et assistance dans la civilisation chrétienne médiévale», dans Grmek (1993), p. 151-174 et Agrimi et Crisciani (1978).
2. Cf. Cassiodorus Senator, *Variae* 6. 19, *Corpus Christianorum, Series Latina*, 96, p. 248-250 ; Amundsen (D.W.), «Visigothic medical Legislation », *Bulletin of the History of Medicine*, 45 (1971), p. 553-569 ; Fischer Drew (K.), *The Lombard Laws*, Pennsylvania, 1973, Rothari 78, 79, 82-84, 87, 89, 94, 101-103, 106-107, 110-112, 118 (compensations pour blessures occasionnées incluant la rémunération du praticien) ; *Capitulare missorum in Thedonis villa*, éd. Boretius (A.) , *Monumenta Germaniae Historica, Legum*, II. 1, Hanovre, 1883, n° 43.
3. Schipperges (1964) ; *id.*, (1990), p. 175-181 ; Jetter (D.), « Klosterhospitäler : St. Gallen, Cluny, Escorial », *Sudhoffs Archiv für Geschichte der Medizin*, 62 (1978), p. 313-337. Sur Walahfrid Strabo, voir la notice du *Lexikon des Mittelalters*, t. VIII, Munich, 1997, col. 1937-1938.
4. Riché (1979), p. 276-280.
5. Sur les connaissances médicales de Gerbert d'Aurillac, Fulbert de Chartres et Richer, voir : Mc Kinney L.C., « Tenth-century medicine as seen in the *Historia* of Richer of Rheims », *Bulletin of the Institute of the History of Medicine*, 2 (1934), p. 347-375 ; *id.*, « Tenth-century Medicine : classicism and pragmatism », *Medievalia et Humanistica*, 8 (1955), p. 10-13 ; Jacquart (D.) , « La médecine au Xe siècle », dans Charbonnel et Iung (1997), p. 219-231.
6. Richer, *Histoire*, II. 59, éd. Latouche (R.), Paris, 1930, t. I, p. 222-226.
7. *Gesta episcoporum Virdunensium*, *Monumenta Germaniae Historica*, *SS* IV, Hanovre, 1841, p. 47.
8. Cassiodore Senator, *Variae* 6.19, éd. citée à la note 2 ; *Institutiones divinarum et saecularium lectionum* I.31, éd. Mynors R.A.B., Oxford, 1937. La bibliographie sur les traductions du haut Moyen Âge est dispersée et abondante ; on trouvera les références principales dans : Vásquez Buján (M.E.), « La circulation des manuscrits hippocratiques », dans Charbonnel et Iung (1997), p. 233-245.
9. Skinner (1997).
10. Flint (V.J.), « The early medieval *medicus*, the Saint and the Enchanter », *Social History of Medicine*, 2 (1989), p. 127-145 ; *ead.*, 1991.
11. La question de la rétribution financière se substitue peu à peu à celle de la validité d'une approche médicale, cf. Agrimi et Crisciani (1978).
12. Vitry (J. de), 1997, p. 118. La citation scripturaire est celle de Luc 4.23.
13. Maurus de Salerne, commentaire à l'*Isagoge* de Johannitius, manuscrit Paris, Bibliothèque nationale de France, latin 18499, fol. 2v.
14. Beccaria (A.), « Sulle tracce di un antico canone latino di Ippocrate e di Galeno », *Italia medievale e umanistica*, 4 (1961), p. 35-37 ; Vázquez Buján (M.E.), « Notas sobre la naturaleza textual del commentario tardolatino a los *Aforismos* hipocráticos », 1994, p. 409-424 ; Westerink (L.G.) *et al.*, 1981 ; Palmieri (N.), « La théorie de la médecine des Alexandrins aux Arabes », dans Jacquart (1997), p. 33-133.
15. Bloch (H.), *Monte Cassino in the Middle Ages*, Rome, 1986 ; Jacquart et Micheau (1990) ; Burnett et Jacquart (1994).
16. Kristeller (1986) ; Jordan (M.D.), « Medicine as Science in the early Commentaries on *Johannitius* », *Traditio*, 43 (1987), p. 121-145 ; Jacquart (1997).
17. Benson et Constable (1982) ; Dronke P., 1987 ; Verger (1996) ; Siraisi (1987).
18. Sur les méthodes d'enseignement dans les universités médiévales, voir Weijers (1995 et *ead.* 1996) ; Bazàn, Wippel, Fransen et Jacquart (1985) (*Typologie des sources du Moyen Âge occidental*, fasc. 44-45).
19. Présentation générale des enseignements universitaires en médecine médiévaux, par Siraisi (N.G.), «The Faculty of Medicine», dans Ridder-Simoens (1992), p. 360-387 ; Bullough (1966).
20. Siraisi (1981) ; Mc Vaugh (M.R.), « An early Discussion on medicinal Degrees at Montpellier by Henry of Winchester », *Bulletin of the History of Medicine*, 49 (1975), p. 57-71 ; *id.*, « The humidum radicale in thirteenth-century Medicine », *Traditio*, 30 (1974), p. 259-283 ; O'Boyle (1998).
21. Il s'agit d'une classification des sciences ou de la philosophie, conçue comme savoir général, cf. Saint-Victor (1991).
22. Barthélemy de Salerne, commentaire à l'*Isagoge* de Johannitius dans la *reportatio* de Petrus Musandinus, ms Winchester, Winchester College 24, fol. 23v.
23. Mc Vaugh (M.R.), « The Nature and Limits of medical Certitude at early fourteenth-century Montpellier », *Osiris*, 2e sér., 6 (1990), p. 62-84.
24. Sur cette formule et l'impact général de la définition d'Averroès, je renvoie à ma synthèse : Jacquart (1998), p. 304, 415-432.
25. *Cartulaire de l'université de Montpellier*, Montpellier, 1890, I, p. 350, 364.
26. La traduction présentée ici est établie d'après l'édition du texte latin dans Denifle (H.) et Chatelain (E.) (éd.), *Chartularium universitatis Parisiensis*, IV, Paris, 1897, p. 793. Sur la décision prise en 1426, voir *ibid.*, p. 545.
27. Le terme de « médicalisation », pour le Moyen Age, a été introduit par Luis García Ballester, dans son introduction à García-Ballester, French, Arrizabalaga et Cunningham (1994), p. 1-29 et par Mc Vaugh (1995).
28. Sur les mesures conciliaires, voir la mise au point de Amundsen D.W., « Medieval Canon Law on medical and surgical Practice by the Clergy », *Bulletin of the History of Medicine*, 52 (1978), p. 22-44.
29. Voir Paravicini Bagliani (A.), *Le Corps du pape*, Paris, 1997.
30. Sur les biographies d'Arnaud de Villeneuve et de Michel Savonarole, voir Paniagua (1994) ; Pesenti (T.), « Michele Savonarola a Padova : l'ambiente, le opere, la cultura medica », *Quaderni per la storia dell' Università di Padova*, 9-10 (1976-1977), p. 45-102.
31. Gil-Sotres (P.), « Les régimes de santé », dans Grmek (1995), p. 257-281 ; Jacquart (D.), « De l'arabe au latin : l'influence de quelques choix lexicaux (*impressio*, *ingenium*, *intuitio*) », dans Hamesse (1997), p. 165-180 ; Nicoud (M.), « L'adaptation du discours diététique aux pratiques alimentaires : l'exemple »de Reggio (B.), de *Mélanges de l'Ecole française de Rome*, 107 (1995), p. 207-23 . La thèse de doctorat de Marilyn Nicoud (à paraître dans la *Bibliothèque de l'École française de Rome*) constitue une excellente étude sur le sujet des régimes et de la prévention : *Aux origines d'une médecine préventive : les traités de diététique en Italie et en France (XIIIe-XVe siècles)*, Paris, EPHE, IVe Section, 1998.
32. Éclairante mise au point et indication de la bibliographie principale sur le sujet dans : Arrizabalaga (J.), «Facing the Black Death : Perceptions and Reactions of University medical Practitioners», dans García-Ballester *et al.* (1994), p. 237-288.
33. Grmek M.D., « Les débuts de la quarantaine maritime », dans Buchet (1997), p. 39-59.
34. Sur les praticiens au service des villes, voir spécialement : Nutton (V.), « Continuity or Rediscovery ? The City Physician in classical Antiquity and mediaeval Italy », dans Russell (1981), p. 9-46 ; Naso (1982) ; Park (1985), p. 87-99 ; Mc Vaugh (1995), p. 190-200 ; Jacquart (1981), p. 131-137.
35. Sur les médecins dans les hôpitaux médiévaux, outre la mise au point de Agrimi (J.) et Crisciani (C.) (*Charité et assistance*…) citée à la note 1, voir Grmek (M.D.), « Le médecin au service de l'hôpital médiéval en Europe occidentale », *History and Philosophy of the Life Sciences*, 4 (1982), p 25-64 et Touati (1998).
36. Voir Jacquart (1998), p. 88-92, 141, 182, 501-509 ; Wickersheimer (E.), «Les secrets et les conseils de maître Guillaume Boucher et de ses confrères, Contribution à l'histoire de la médecine à Paris vers 1400 », *Bulletin de la Société française d'histoire de la médecine*, 8 (1909), p. 199-305.
37. Voir Agrimi et Crisciani (1994) (*Typologie des sources du Moyen Âge occidental*, fasc. 69).
38. Voir notamment : Nebbiai-Dalla Guarda (D.), « Livres, patrimoines, profession : les bibliothèques de quelques médecins en Italie (XIVe-XVe siecles) », 1997, p. 385-441.
39. Evrart de Conty (1993).
40. Ballade «Et ne voist hors s'il ne fait bel et clerc», cf. Boudet et Millet (1997), p. 280.
41. Wickersheimer (1915).
42. Cf. Park (1985), p. 47-84.
43. En même temps que l'analyse de ces cas, on trouvera une mise au point sur l'histoire des réglementations dans Mc. Vaugh (1995), p. 68-107.
44. Voir Shatzmiller (1994) et *id.* (1989).
45. Cf. Mc Vaugh (1997), p. 272.
46. Cf. Gottfried (1986), p. 9-51.
47. Garrigues L., « Les professions médicales à Paris au début du XVe siècle : praticiens en procès au Parlement », *Bibliothèque de l'École des chartes*, (sous presse).
48. Voir Green (M.), « Women's medical Practice and Health Care in medieval Europe », *Signs*, 14 (1989), p. 434-473 et « Documenting medieval Women's medical Practice », dans García-Ballester *et al.* (1994), p. 322-352.
49. Sur les rapports entre astrologie et médecine, voir : Weill-Parot (N.), « Médecine, Occident médiéval », dans Servier (1988), p. 825-829 ; Jacquart (D.), « Médecine et astrologie dans la première moitié du XIVe siècle », dans Federici-Vescovini et Barocelli (1992), p. 121-134 ; Préaud (1984).
50. Cf. Jacquart (D.), « Theory, everyday Practice, and three fifteenth-century Physicians », *Osiris*, 6 (1990), p. 153. On trouvera une bibliographie sur les rapports entre médecine et alchimie dans la mise au point de N. Weill-Parot citée à la note précédente.
51. Agrimi (J.) Et Crisciani (C.), « Immagini e ruoli della *vetula* fra sapere medico e antropologia religiosa (sec. XIII-XV) », 1992, p. 224-261.
52. Traduction d'après l'édition du texte latin de Pagel J., *Die Chirurgie des Heinrich von Mondeville*, Berlin, 1892, p. 320. Sur les saints guérisseurs, voir la bibliographie donnée dans Laharie (1986), p. 196-199.

CHAPITRE 3.II

1. *Hist.* I, 11.
2. *Gesta danorum*, VI, VII, 14.
3. *Saga Helga d'Olaf*, 234 : Isl. fornr. 27, 392. Biskupa Sögur [1858], I, p. 360 ; II, p. 180.
4. *Biskupa Sögur* I, 377.
5. *Constitutiones de Melfi*, 46.
6. *Assises du Vatican*, Ariano, 1140.
7. *Novae Constitutiones*, Melfi, 1231.
8. L'école de chirurgie de Parme, qui prolongea plus tard l'héritage de littérature spécialisée de Roger et qui acquit une renommée internationale, surtout grâce à Roland de Parme, ne fut vraisemblablement formée qu'au dernier tiers du XIIe siècle.
9. *Chirurgia parva*, XV, 45 *sq.* ; *Chirurgia magna*, V, épilogue.
10. *Chirurgia parva*, XI, 42.
11. Cf. l'épreuve de résonance pour détecter les fractures crâniennes, *Chirurgia parva*, VII, 3.
12. *Chirurgia parva*, IV, 1-5.
13. *Chirurgia magna*, III, 2,5.
14. Titre de la traduction française, par Laurent Joubert, de l'*Inventorium sive Collectorium partis chirurgicalis medicinae*.

15. Benevenuto Grapheo, VL III, 224 *sq*.
16. *Vita S. Meinwerci*, 26.
17. Chap. 143.
18. Roland, *Libellus* III, 25. Théodoric de Bologne, II, 17.

CHAPITRE 4

* Ouvertes sur un paysage médical en transformation profonde, tant dans ses théories que dans sa pratique, mais ne développant que lentement ce processus de rénovation, les deux cents premières années de l'époque moderne nous ont paru devoir être saisies comme éléments continus d'un ensemble, le XVIe siècle prolongeant et confortant le processus initié au XVe siècle, tout en préparant à son tour une mutation forte : celle du siècle des Lumières.

1. Delaunay (1935), p. 291 ; Lopez Piñero (1979), p. 87 ; voir la contribution de Pardo (J.) dans Lopez Piñero dir. (1988), t. I, p. 153 ; Pelling, Webster (1979), p. 225-226 ; Cipolla (1976), chap. 2, et (1985), p. 288-295 ; Brockliss, Jones (1997), chap. 2. À la page 206, les auteurs présentent un tableau indiquant le nombre des médecins diplômés dans quelques-unes des villes européennes les plus peuplées.
2. Cité par Cipolla (1976), p. 85. On trouvera les données sur East-Anglia dans Pelling, Webster (1979), p. 225-226
3. Martinez Gomis (1987). Voir aussi la contribution de Lopez Piñero dans Lopez Piñero dir. (1988-1991), vol. II, p. 18-21 et 23-24.
4. Voir le travail de Nutton (V.), « Humanist Surgery », dans Wear, French, Lonie éds. (1985), p. 75-99 ; voir aussi Bylebil (J. J.), « The School of Padua : humanistic Medicine in the Sixteenth-Century », dans Webster éd. (1979), p. 335-369, mais l'on regrette qu'il ne soit pas fait davantage référence à une bibliographie italienne abondante.
5. Cité par Delaunay (1935), p. 27.
6. Texte cité par Lopez Piñero (1979), p. 142-143. Voir Pardo Tomas (1991).
7. Siriasi (1985) ; Lopez Piñero dir. (1988-1991), t. I, p. 109-142 ; Carlino (1994) ; Brockliss, Jones (1997), ch. 2. Voir l'intéressante contribution de Lonie (I. M.), « The "Paris Hippocratics" : Teaching and Research in Paris in the second half of the Sixteenth Century », dans Wear (A.), French (R. K.), Lonie (I. M.) éds., *Mélanges*, 1985, p. 155-174. Cunningham (1997). Barcia (1994).
8. Brockliss, Jones (1997), p. 212. Un exemple de plan d'études dans Gallego Barnes (1972), Delaunay (1935), ch. I et 2. Sur les jardins botaniques, voir Azzi Visentini (1984), Barthelemy (1979) et Rioux (1994).
9. Cité par Delaunay (1935), p. 27. Sur cette question, cf. *infra*.
10. Pomata (1994), notamment p. 133-134.
11. Granjel (1971), p. 11-48 ; Lopez Piñero (1979), p. 83 ; Rojo Vega (1993).
12. Park (1985), ch. 1-2 ; Cipolla (1976) ; Gentilcore (1994).
13. Voir Clark (1964). Pelling, Webster (1979), p. 163-173 et 190-206. Gelfand (1993). Grell, Cunningham (1996). Maddison, Pelling, Webster (1977) ; notamment la contribution de ce dernier.
14. Brockliss, Jones (1997), p. 225-229 et ch. 3 et 4 ; Delaunay (1935), 4e partie ; Gelfand (1993). En relation avec ces problèmes, voir aussi Rusell (1981).
15. Sur les études concernant le protomédicat, voir López Terrada (1996). Parmi ces études, il convient de distinguer le travail classique de Iborra (1987), et l'étude plus récente de Campos (1996), ainsi que celles de Muñoz Garrido (1967) et Granjel (1974). Sur cette institution dans l'Amérique espagnole, Lanning, Tepaske (1985).
16. Lopez Piñero, Portela Marco (1994), p. 24-29 ; et Puerto Sarmiento (1997). Le prince Maurice de Hesse-Kassel (1572-1632), promoteur enthousiaste de l'expérimentation chimique créa, à sa cour, un laboratoire qui préfigure nettement le laboratoire espagnol. Voir Moran (B.T.), « Prince-practitioning and the Direction of medical Roles at the German-Court : Maurice of Hesse-Kassel and his Physicians », dans Nutton éd. (1990), p. 95-116 ; et Rey Bueno, Alegre Perez (1998), p. 373-375.
17. Pacioli (1509), p. 21-30.
18. Cité par Barcia (1994), p. 217. Voir aussi, p. 71-74 et 215-219.
19. Cette structure ne fut pas toujours identique. C'est ainsi qu'Isabelle de Valois vint en Espagne avec son propre service de santé que dirigeait son premier médecin, Vincent Mugnon, le chirurgien Maximilian Dunoye et l'apothicaire Jacques Bobusse. Rey Bueno, Alegre Perez (1998). On trouve dans ce travail une abondante bibliographie, intéressant notamment des études qui complètent les informations sur ce sujet.
20. Cité par Delaunay (1935), p. 195-196.
21. Stinger (1985). Voir aussi la contribution de Palmer (R.), « Medicine at the Papal Court in the Sixteenth Century », dans Nutton éd. (1990), p. 49-78.
22. Pour le cas français : Brockliss, Jones (1997), p. 238-245 (protection donnée par les rois de France aux médecins) ; Delaunay (1935), ch. 6-7 ; Freeman (1975) ; pour l'espagnol, Rey Bueno, Alegre Perez (1998). Des contributions intéressantes figurent dans Moran éd. (1991), Nutton éd. (1990). Voir aussi l'étude de Baggioli (1993). La publication de livres constituait aussi un instrument publicitaire pour les médecins de villes, ainsi que Park (1985), p. 128-133, l'a signalé pour la Florence de la fin du Moyen Âge.
23. Lopez Piñero dir. (1988-1991), t. II, p. 61. Pour Florence, on peut consulter Park (1985), p. 58-76 et 85-108.
24. Voir Delaunay (1935), ch. 4-5 ; Pelling, Webster (1979), p. 163-173 et 190-206 ; Lebrun (1983) ; Brockliss, Jones (1997), p. 212-214 ; Park (1985), p. 109-117.
25. Gil Vicent, Salavert Fabiani (1997). Sur les activités sanitaires du *mustassaf*, Salavert Fabiani (1987). Sur la stratégie suivie à l'égard de la clientèle dans la Florence de la fin du Moyen Âge, Park (1985), p. 134-142.
26. Voir *supra* note 24. En France, l'organisation était un peu différente, Brockliss, Jones (1997), ch. 12.
27. Garcia Martinez (1971).
28. Textes cités par Lopez Piñero (1979), p. 83, et Delaunay (1935), p. 188. Voir aussi Raach (1962), Granjel (1974), p. 11-86, et Rojo Vega (1993).
29. Voir Grell, Cunningham éd. (1997) et Grell, Cunningham, Arrizabalaga éd. (1998).
30. López Terrada (1986).
31. López Terrada (1986) ; Salavert Fabiani, Navarro (1992), p. 84-87.
32. Cité par Lopez Piñero (1979), p. 156-157. En ce qui concerne l'Angleterre Pelling, Webster (1979), p. 173-177. Voir aussi Nutton (V.), dans Wear, French, Lonie éds. (1985), p. 75-99 ; et Brockliss, Jones (1997), p. 9-10.
33. Muñoz Garrido, Muñiz Fernandez (1969), p. 29-46, font état d'une série de requêtes des états généraux de Castille sur la nécessité d'améliorer la formation des chirurgiens.
34. Voir les contributions intéressantes au volume 4 de Laín Entralgo (P.) dir., 1973, p. 151-171. Cette œuvre constitue aussi une des meilleures synthèses universitaires consacrées à l'histoire de la médecine. Un exposé intéressant sur les interventions a été présenté par Grmeck (M. D.), 1997, p. 243-251. On doit rappeler, d'autre part, la controverse concernant le moment où s'affirma la chirurgie : différentes études le situent au XVIIIe siècle, quand elle reçut un appui officiel et qu'apparurent en Europe les collèges de chirurgiens, proposant un haut niveau de formation. Ramsey (1988), pense que le changement se produisit en 1789 ; Brockliss, Jones (1997), retardent encore plus ce moment, même si Lebrun (1983) ne relève aucune coupure entre le XVIIe et le XVIIIe siècle. Sur l'ensemble des praticiens de Castille, voir Granjel (1974), p. 11-86 et Rojo Vega (1993).
35. Granjel (1974), p. 20. Garcia Ballester (1984), p. 109-111. Cet auteur a revu ces données et a proposé des vues très suggestives dans son travail « Academicism versus Empiricism in practical Medicine in Sixteenth-Century Spain with Regard to Morisco Practitioners », dans Wear, French, Lonie éds. (1985), p. 246-270. Brockliss, Jones (1997), chap. 5.
36. Bonne synthèse dans les contributions de Grmeck et Bernabeo, Grmeck dir. (1997), p. 7-36, surtout p. 23-32.
37. Lebrun (1983). Henry (1994), en vient à affirmer que l'uniformité doctrinale établie entre tous ceux qui se consacraient à la médecine, grâce au galénisme, faisait que la population ne relevait pas de supériorité thérapeutique des médecins diplômés par rapport aux prescriptions des guérisseurs et des chirurgiens dépourvus de formation universitaire. Sur l'importance de la diffusion des livres en langue vernaculaire, voir Slack (1979), Lopez Piñero (1979), p. 128-140. Garcia Ballester (1984), p. 82-83, indique que Maria de Luna, guérisseuse, possédait la traduction espagnole des théories médicales de Laguna.
38. Cité par Granjel (1974), p. 33.
39. Étude stimulante et riche de Brockliss, Jones (1997), ch. 4. Voir aussi Delaunay (1935), 3e partie, Granjel (1974), Pelling, Webster (1979), p. 226-235, Rojo Vega (1993), Pomata (1994).
40. Henry (1994), Gelis (1988 et 1989), Pulz (1996), Brockliss, Jones (1997), p. 263-283.
41. Une mise à jour suggestive et synthétique du processus qui aboutit à cette nouvelle conception peut être trouvée dans les contributions, tant à l'ouvrage dirigé par Laín Entralgo (1973), que dans celles plus récente de Grmeck (1997).
42. Il n'est donc pas étonnant que des controverses se soient développées sur ce sujet, comme l'a souligné Bylebyl (J. J.), « Disputation and Description in the renaissance Pulse Controversy », dans Wear, French, Lonie éd. (1985), p. 223-245.
43. Muñoz Garrido, Muñiz Fernandez (1969), p. 39.
44. Ariès (1975).
45. Voir Pardo Tomas, López Terrada (1993). Un des précurseurs dans l'utilisation de nouveaux médicaments fut le Sévillan Nicolás Bautista Monardes, auteur d'un traité de pharmacologie qui connut un grand succès dès son apparition, en 1565. Voir Lopez Piñero (1990). Sur le quinquina, Lopez Piñero, Calero (1992) ; sur le coca, Brey, Infantes éd. (1996). Sur ces questions voir aussi Ackernecht (1973), chap. 7 et 8 ; Monardes (1536), et la contribution de Porter (R.), « Les stratégies thérapeutiques », dans Grmeck dir. (1997), p. 199-223.
46. Fioravanti (1570), 18 v°-19 r°. Voir l'analyse suggestive faite par Eamon (1994), chap. 5, que nous suivons ici et où figure le fragment reproduit.
47. Siriasi (1997).
48. Bonne synthèse sur ces questions dans Grmeck dir., 1997, p. 243. Un des défenseurs de la position arabe fut le Parisien Pierre Brissot, qui mourut en 1522 exilé au Portugal, voir Ackernecht (1973), p. 62.
49. Debus (A. G.) est l'un des auteurs qui a le mieux étudié le phénomène paracelsiste. Une synthèse récente de son abondante production figure dans sa contribution dans Grmeck dir. (1997), p. 37-59. Intéressant est le point de vue adopté par Trevor-Roper (H.), « The Court Physician and Paracelsianism », dans Nutton éd. (1990), p. 79-94, mais on regrette l'absence d'un appareil critique.
50. Garcia Ballester (1984), p. 112-114.
51. Goodman (1990), p. 283.
52. Voir Parrilla Hermida (1964), ainsi que les différentes études de Parker (1972, 1988 et 1991) ; voir également « La main, instrument de la connaissance et du traitement », dans Grmeck dir. (1997), p. 225-251, Delaunay (1935), p. 271-281 et Pelling, Webster (1979).
53. Cité dans López Terrada (1986), p. 855. L'étude intéresse l'enceinte de la ville et les populations les plus proches de la capitale.
54. Gavalda (1651) : les citations qui suivent sont extraites de son récit. On trouve d'autres récits poignants chez des témoins de la tragédie tels que le Barcelonais Parets (M.) ou dans le *Journal de l'année de la peste* de Londres en 1665 de Defoe, même s'il s'agit d'une relation romancée – Daniel Defoe, alors âgé de cinq ans, n'ayant eu qu'une connaissance indirecte de ces jours terribles. La meilleure étude sur la peste reste celle de Biraben (1975) ; Carreras-Panchón (A.) a consacré d'assez nombreuses études aux soins donnés par les médecins (voir 1991, p. 13-35) ; s'agissant des différents témoignages sur cette tragédie, on s'appuiera sur l'étude introductive minutieuse de Amelang et Torres pour l'édition du récit angoissant de Parets (1989). Il est également nécessaire de consulter les travaux de Cipolla intéressant l'Italie (1985).
55. Laguna (1556). Beaucoup plus frappant fut le chirurgien de Valence Jaime Ferrer (1600 : h. B8 r°), qui affirma nettement : « Le recours le plus sûr et le mieux assuré est de commencer… à invoquer la miséricorde de Dieu, par l'intermédiaire de sa sainte mère et des saints. »
56. Cité dans Peset et *al.* (1974-1975), p. 223. Sur la situation à Florence : Cipolla (1986), p. 187-189. Sur la fermeture des églises : Mérimée (1913), p. 150. Les mesures dont il est rendu compte correspondent, pour l'essentiel, à celles mentionnées dans le *Tractatus de avertenda et profliganda peste politicus-legalis*, édité à Bologne par le cardinal Girolamo Gastaldi (1684), qui rapporte son expérience de la lutte contre la maladie dans les États pontificaux.

CHAPITRE 5

1. Bordeu (1818), t. II, p. 549.
2. L'importance de son anatomie et de son *Traité des Membranes*.

3. La thèse « anti-hippocratique » de Boulet, en 1805, est ressentie par certains comme un sacrilège. On pourra se reporter à mon article « La Figure d'Hippocrate », dans *Entretiens de la Garenne-Lemot III*, 3-5 octobre 1996, p. 333-344.

4. Voir par exemple les *Medicae artis principes* d'ESTIENNE (H).

5. Daniel Sennert, né à Breslau en 1572. Mort en 1637, victime de son dévouement pendant une épidémie de peste. Son livre le plus célèbre est les *Institutiones medicae*..., Wittemberg 1611, 1620, 1624, 1633, 1644, 1667 ; Paris, 1631.

6. Prosper Yvaren, le traducteur des *Épidémies* et *Éphémérides* (Baillière, Paris, 1858), relève le reproche : « Cependant on lit dans ses Œuvres des histoires de maladies, et en assez grand nombre, qui laissent bien peu à désirer, tant sous le rapport de l'exposé dogmatique que sous celui des détails nécropsiques, et qui sont loin de justifier le reproche que leur a adressé Bordeu, lorsqu'il dit, avec plus d'esprit que de justice, que ces petites histoires sur les bourgeois de Paris sont trop étranglées pour être utiles » (p. 37).

7. C'est l'orthographe de Bordeu.

8. Guy de Chauliac, le célèbre chirurgien, mort vers 1380.

9. Il s'agit du médecin plus connu sous son nom latin de Sylvius. Cf. l'édition *Francisci Deleboe, Sylvii, Opera medica*, Amsterdam-Paris, 1679. Il fut nommé professeur de médecine à Leyde, en 1658. Chimiste, il fut accusé d'avoir pillé Van Helmont.

10. 1635-1698. Il fut un des premiers à préconiser le quinquina. Les Anglais le désignent, en effet, comme le rival de Sydenham. *Opera omnia*, Amsterdam, 1696, 2 vol. ; Leyde, 1697 ; Genève, 1727 ; Lyon, 1737.

11. Thomas Willis (1622-1675). Nommé professeur de philosophie naturelle à Oxford en 1660.

12. Pierre Chirac (1650-1732), personnage fort important, fort influent, fort honoré, plus qu'original par sa pensée. Il exerça un temps à Montpellier. Il savait fort bien l'anatomie et avait adopté, justement, les hypothèses willisiennes.

13. BORDEU (TH.), *Recherches sur l'histoire de la médecine, op. cit.*, p. 692. Les points de suspension sont de Bordeu. Pour noter les sauts que j'ai faits moi-même, j'ai utilisé [...]. L'orthographe est conservée.

14. « Au Lecteur », *op. cit.*, p. 78-79.

15. Tournel, Montpellier, 1801 ; nouvelle édition Seguin, Montpellier, 1816. Repris dans *Nouveaux Éléments de la science de l'homme*, 3e éd. augmentée, t. II, Paris, 1858, p. 245-249.

16. GRMEK (M. D.) et RAFFAELE (B.), « La Machine du corps », dans GRMEK, t. II, p. 100, Paris, 1997, p. 18.

17. DURETI (L.), *Interpretationes in magni Hippocratis Coacas Praenotiones*, Lugduni, M. DCC. LXXXIV.

18. RIVERI (L.), *Opera Medica Omnia*, De Tournes, Genève, 1737.

19. GRMEK (1990), p. 235.

20. Pour une biographie exhaustive de Boerhaave, on se reportera aux ouvrages de LINDEBOOM (G. A.) : 1968, 1970 et 1962.

21. *Bibliotheca Medicinae Practicae*, Bâle, 1788, t. IV, p. 142 *sq.*

22. « In nosocomio civili... veram praxin nobis ad ipsos hominum lectos procurabat. »

23. *Institutiones rei medicae in usus annuae exercitationis domesticae*, Leyde, 1708. Rééd. : 1713, 1720, 1727, 1734, 1746 ; Francfort, 1712 ; Paris 1722, 1737, 1747 ; Duisburg, 1756 ; Venise, 1757 ; Londres, 1741 et 1757 ; Édimbourg, 1752 ; Vienne, 1775. L'énumération de toutes ces éditions est éloquente.

24. Paris, 1740, 2 vol. Nouvelle éd. commentée : Paris, 1742-1750, 8 vol.

25. Göttingen, 1739-1744, 7 vol. Leyde, 1758 ; etc.

26. *Aphorismi de cognoscendis et curandis morbis*, Leyde, 1709. Ce livre a aussi connu de très nombreuses éditions.

27. SWIETEN (G. VAN), *Commentaria in Hermanni Boerhaave Aphorismos*..., Paris, 1755.

28. MAZZOLINI (R. G.), « Les Lumières de la raison : des systèmes médicaux à l'organologie naturaliste », dans GRMEK (Paris, 1997), t. II, p. 100.

29. *Boerhaave Orations, op. cit.*, General Introduction, p. 11.

30. *Ibid.*, p. 16.

31. Janvier 1795, « Observations faites dans le département des hôpitaux civils », n° 1, Discours préliminaire, p. 6.

32. Souligné par nous.

33. Les *Primae linae*... ont paru en français dans la traduction de Tarin en 1752 (d'après la première édition) et dans celle de Bordenave en 1768 (d'après l'édition de 1751). Mon édition des *Primae linae*... est celle de Venise, 1754. On pourra se reporter à RUDOLPH (G.), « La Physiologie de Haller », dans *Dix-Huitième Siècle*, n° 23, 1991, p. 75 *sq.*

34. Cité par RICHERAND (A.), *Nouveaux Éléments de physiologie*, 2e éd., Paris, 1802. Richerand, publiant ses *Nouveaux Éléments de physiologie*, salue ce livre et fait remarquer qu'entre la parution des *Primae linae*... de Haller et son propre livre, les sciences physiques se sont perfectionnées et font « pour ainsi dire, de la physiologie une science toute nouvelle ».

35. *Op. cit.*, p. VIII.

36. On pourra se reporter à la traduction par T. Blondin, très critiquée : STAHL (G. E.), Paris, 1859-1964.

37. Dictionnaire de DECHAMBRE. Sur Stahl, on lira aujourd'hui DUCHESNEAU (1982).

38. Dans sa *Zymotechnia fundamentalis* (1697), il développe le concept de « phlogiston ». Voir le chapitre de DEBUS (A. G.), « La Médecine chimique », dans GRMEK (1997), t. II, p. 58.

39. STAHL (1861), 2e éd., t. II, p. 139.

40. Souligné par moi. Naturellement, il faut prendre le terme de physique au sens ancien et large d'étude de la nature.

41. À entendre au sens très général d'études sur la nature.

42. *Coup d'œil sur les révolutions et sur la réforme de la médecine*, Paris, 1804, p. 154.

43. Cf. PAGEL (1982). Cf. aussi HALLEUX (R.), « Van Helmont », dans BLAY, HALLEUX (1998), p. 394.

44. Dans l'ouvrage dont nous allons reparler, p. 259.

45. *Ortus Medicinae, id est, Initia Physicae Inaudita, Progressus medicinae novus, in Morborum Ultionem, ad Vitam Longam, authore Joanne Baptista Van Helmont, edente Authoris filio, Francisco Mercurio Van Helmont... Amsterodami, Apud Ludovicum Elzevirium, 1652* (1648, la première édition). Une traduction française, incomplète mais très intéressante, par Le Conte, parut en 1670.

46. *Op. cit.*, p. 399.

47. Sur sa théorie de la *demens idea*, de la force de la *phantasia*, et la question de la viscéralité, je renvoie à mon article « Les Viscères, ou comment s'en débarrasser », dans *Les Organes, Le Fait de l'analyse* n° 5, 1998, p. 13-40.

48. 1819, t. 35, p. 324.

49. *Ibid.*

50. « Dédié à Son Altesse Royale Monseigneur le Duc d'Orléans, par M. Le François, Docteur en Médecine de la Faculté de Paris », publié à Paris en 1716.

51. *Op. cit.*, p. 3.

52. *Op. cit.*, p. 23.

53. *Op. cit.*, p. 48.

54. *Op. cit.*, p. 49.

55. *Op. cit.*, p. 59. Le François cite Rivière et Lémery, qui eux aussi se plaignent.

57. p. 150-151.

58. Par l'article X des lettres patentes, enregistrées au Parlement le 1er septembre 1778.

59. *Histoire de la Société royale... 1777-1778*, publiée par Didot, à Paris, 1780, p. 10 *sq.*

60. *Nosographie philosophique*, Paris, an VI.

61. Baglivi sera traduit en français : *De l'Accroissement de la médecine pratique*, trad. nouvelle par le Dr. J. Boucher, Paris, 1851.

62. Traduction de Boucher, p. 242.

63. *Op. cit.* p. 91.

64. *Ibid*, p. 98.

65. Cf. DUCHESNEAU (F.), « La Physiologie mécaniste d'Hoffmann », dans *Dix-Huitième Siècle*, n° 23, 1991, p. 9 *sq.*

66. *Commentarius*, § 52, DUCHESNEAU (F.), *op. cit.*, p. 14.

67. On se servira avec profit, sur le iatromécanisme dans les différentes nations, de DAREMBERG (CH.), *Histoire des sciences médicales*, Baillière, Paris, 1870, p. 750-953.

68. L'animisme de Stahl s'oppose à la fois au mécanisme, qui suppose que les lois de la physiologie se réduisent à de la mécanique et de la physique, et au vitalisme, qui suppose un principe de l'action autre que l'âme.

69. On se reportera à GRMEK (1990), p. 115 *sq.*

70. GRMEK (1990), p. 133.

71. Cf. REY (1987), 3 vol. Mais, surtout, on n'omettra pas de lire l'article « Vie » de CANGUILHEM (G.), dans l'*Encyclopedia Universalis*, et, du même, le chapitre « Aspects du vitalisme », dans 1967, p. 83 *sq.*

72. « L'Âme, le corps et le vivant », dans GRMEK (1997), t. 2, p. 118.

73. Comme je l'ai montré ailleurs, il y a un vitalisme hippocratique et un mécanisme asclépiadien ou méthodiste (ou encore érasistratéen) dans l'Antiquité. Cf. 1981-1989. Cf. aussi GRMEK (M. D.), *La Conception mécaniste de la vie*, p. 115 *sq.*

74. BOERHAAVE (A. K.), *Impetum faciens dictum Hippocrati per corpus consentiens, philologice et physiologice illustratum observationibus et experimentis passim firmatum*, in 8°, Amstelodami, 1744.

75. T. I, p. 308.

76. Souligné par nous. Sprengel renvoie à BOERHAAVE (A. K.), *Impetum faciens dictum Hippocrati...*, in 8°, Amstelodami, 1744.

77. *Respiro (?) ... più caldo, più freddo, più spesso, più sottile, più secco, più umido, pieno, minore, maggiore : da che cosa sono determanati, come sono. Quello che trattiene, quello che spinge, quello che è trattenuto...* La traduction est extraite d'*Ippocrate Epidemio*, Libro sesto, a cura di Daniella Manetti e Amneris Roselli, Firenze, Biblioteca di studi superiori, Filosofia antica, vol. LXVI, p. 170.

78. Le passage n'a pas échappé à Roselyne Rey, *loc. cit.*

79. « Analyse médicinale du sang », dans *Recherches sur les maladies chroniques*, Paris, 1775, t. I, p. 454.

80. *Op. cit.*, p. 456.

81. BARTHEZ (P.-J.), *Oratio Academica De Principio Vitali Hominis*, Monspelii, 1773.

82. Laennec écrit, en marge de son exemplaire : « L'ouvrage de Barker est un des meilleurs livres que j'aie lu. La doctrine si importante dans la pratique, de la coction et des crises y est très bien exposée. Il n'a pas donné assez de développement à son plan. Il eût dû comparer un plus grand nombre de médecins et surtout les chefs d'école en divers temps comme Rivière, Fernel, Hoffmann, Ettmuller, etc. Les notes de Lorry sont pour la plupart très bonnes ; il a suppléé à l'oubli que Barker avait fait des médecins français et montré qu'ils ont toujours mieux conservé et plus constamment cultivé la saine doctrine hippocratique. »

83. Note de Lorry (p. 67) : « Consultez avec attention les ouvrages d'Hippocrate... Les commentateurs ont divisé cette doctrine en trop de parcelles. J'en excepte cependant Duret, Cope, Floyer, Glass, Freind, et tout récemment M. Desmars, médecin de Boulogne. »

84. Il y a évidemment le vieux problème posé par Asclépiade, accusant la médecine d'Hippocrate d'être une préoccupation pour la mort (θανάτου μελέτην). Barker prend ses précautions : « Dans chaque cas [Hippocrate] prenait son indication de la nature ; car il nous apprend que, quand la fièvre n'était point réglée, ou qu'elle n'avait pas de forme certaine, sa méthode était de n'y rien faire jusqu'à ce qu'elle devînt régulière, et qu'il pût découvrir de quelle espèce elle était » (117). Note, citation de *Régime des maladies aiguës* (*R.M.A.*, appendice, XX, Joly, p. 78) : Τοὺς δὲ ἀκαταστάτους τῶν πυρεῶν ἐᾶν, μέχρι ἄν στῶσιν. ὁπόταν δὲ στῶσιν, ἀπαντῆσαι διαίτηι καὶ θεραπείηι τῆι προσηκούσηι, κατὰ φύσιν θεωρέων.

La discussion porte sur le ἐᾶν, le laisser-faire. La note de Lorry vaut la peine : « Le mot ἐᾶν qu'Hippocrate emploie, ne signifie pas qu'il faille rester oisif sans modérer les accidents, mais seulement qu'il ne faut pas tenter une méthode d'évacuations dans les maladies épidémiques dont on ne voit encore ni la portée ni la période, ni la route critique. »

85. COPE (H.), BARKER (J.), ... *id°... accessit doctissimi Barkeri Methodus Hippocratis in acutis*..., Gandavi, 1754 ; Jenae, 1772 ; Amstelodami, 1785. *Op. cit.*, p. 67.

86. *Op. cit.*, p. XXXVIII.

87. *Op. cit.*, p. XLI.

88. TEMKIN (O.), 1974.

89. Cf. par exemple mes articles : « L'Hippocratisme de Laennec », dans *B.A.G.B.*, n° 3, 1975, p. 357-363. « L'Hippocrate de Laennec », dans *Revue du Palais de la Découverte*, numéro spécial 22, 1981, p. 232-238.

« Le Style d'Hippocrate ou l'Écriture fondatrice de la médecine », dans DÉTIENNE (1988), p. 306-329.

« La Médecine et ses origines – l'origine de la médecine : un problème historique ou ontologique ? » (Paterson Lecture), dans *Bulletin de la Société canadienne d'Histoire de la médecine*, 1992.

« La Renaissance hippocratique au XVIIIe siècle », dans Actes du VIIIe Colloque international d'Hippocrate, 1993, p. 583-610.

La Figure d'Hippocrate, op. cit. supra, note 3.

90. « Dans le langage hippocratique, écrit M. D. Grmek, la *katastasis* est la constitution climatique et pathologique d'une année en un lieu déterminé. C'est une description synthétique des conditions météorologiques et des particularités épidémiologiques et sémiotiques des maladies observées pendant une année, de l'automne à l'été, dans un territoire délimité » ; GRMEK (M. D.), 1983, p. 415.

91. Épidémie n'est pas, bien sûr, à prendre au sens moderne.

92. Cf. mon article « Le Style d'Hippocrate ou l'Écriture fondatrice de la médecine », *op. cit. supra*.
93. Rey (R.), « Anamorphoses d'Hippocrate au XVIIIe siècle », dans Gourevitch (1992), p. 257 *sq*.
94. Comme nous l'avons montré dans notre article « Le Style d'Hippocrate… ».
95. *Recherches…*, *op. cit.*, p. 89.
96. L'ouvrage connut d'autres éditions : Cope (H.), Barker (J.), … *id°… accessit doctissimi Barkeri, Methodus Hippocratis in acutis…*, Gandavi, 1754 ; Jenae, 1772 ; Amstelodami, 1785.
97. Aubry l'a connu juste avant de publier son œuvre et a failli ne pas le faire. Cf. la préface des *Oracles de Cos*, citée dans le texte *infra*.
98. -D°, n[lle] éd. Didot, 1781 ; -D°, trad. allemande, 1787.
99. Sur cette question, on pourra consulter bientôt la thèse de mon élève Richard (J.), « L'Expérience, l'observation et l'expérimentation dans la littérature médicale en France au XVIIIe siècle » ; soutenance prévue en 1999.
100. Louis Cotte (1740-1815). Cf. maintenant la thèse de Peneau (J.-P.), « Quelques éléments sur l'aérisme et l'ajustement climatique de la ville au siècle des Lumières », Université de Nantes. Soutenue en décembre 1998, cette thèse consacre une monographie à Cotte.
101. Cf. Ramazzini (B.), *Opera omnia*, Genève, 1717, p. 783 *sq*.
102. *Op. cit.*, p. 804 *sq*.
103. À laquelle je consacre un travail parallèle.
104. Cf. *Histoire de la Société royale… 1777-1778*, publiée par Didot, à Paris, 1780, p. 92 *sq.* : « Le R.P. Cotte, si justement estimé par les savants, et qui a bien voulu continuer de rédiger les observations météorologiques que nous avons reçues […]. Ce mémoire est également divisé en trois parties ; dans la première on trouve l'extrait des mémoires de météorologique envoyés à la Société, et de ceux dont il est redevable à sa correspondance ; la seconde partie contient les tables d'observations météorologiques qu'il a dressées pour chaque mois, en y présentant par extrait les résultats des observations faites en différents lieux avec l'état des maladies qui ont régné, et le détail des phénomènes météorologiques qu'il a extraits des papiers publics ; enfin il a réuni dans la troisième partie les résultats généraux qu'il a tirés de la comparaison de toutes ces observations » (p. 93).
105. Cf. Azyr (V. d'), « Notice historique sur les académies », dans *Œuvres de Vicq d'Azyr*, recueillies et publiées avec des notes et un discours sur sa vie et ses ouvrages, par J. Moreau de la Sarthe, Paris, an XIII (1805), t. II, p. 149.
106. *Op. cit.*, p. 325 *sq*.
107. *Œuvres de Vicq d'Azyr*, *op. cit.*, p. 80. Il faut signaler, auparavant, le rôle important du médecin Chirac, qui avait proposé l'établissement d'une académie et d'une correspondance de médecine dont le centre devait être à Paris.
108. Paris, 1800 (an IX), in-8°, 2 vol., 2e éd. sans notes avec la *Loi* et l'opuscule de Galien sur *Les Qualités d'un médecin philosophe*, Paris, 1816.
109. Cf. mon article « Cabanis et les rapports du physique et du moral », *Revue médicale de Suisse romande*, n° 106, 1986, p. 47-59.
110. Cf. Cabanis, dans Cazeneuve et Lehec (1956), t. I, p. 35 *sq*.
111. Cf. Cabanis, dans *op. cit.*, t. II, p. 65 *sq*.
112. *Op. cit.*, p. 282.
113. En 1652, cette épidémie meurtrière atteint seulement les femmes en couches. Il s'agit d'une fièvre accompagnée d'une affection cutanée éruptive caractérisée par de petites vésicules comparées au grain de millet (*milium*). La miliaire fut observée et étudiée ensuite en Allemagne, en Italie, en Angleterre et en France.
114. Voir l'article de Besnier dans le *Dictionnaire de Dechambre*.
115. Cf. Mollaret (H. H.), « Les Grands Fléaux », dans Grmek (1997), t. II, p. 253 *sq*.
116. Sur la peste, cf. le grand travail de Biraben (J. N.), 1975-1976.
117. *Op. cit.*, t. I., p. 230.
118. *Op. cit.*, p. 241.
119. Biraben, *op. cit.*, p. 238.
120. Mollaret, *op. cit.*, p. 258.
121. Darmon (1986).
122. Mollaret, *op. cit.*, p. 259.
123. Première éd., Modène, 1701. Mais la meilleure est celle de Padoue, 1713.
124. Vicq d'Azyr le discute encore : *Œuvres de Vicq d'Azyr*, *op. cit.*
125. *Op. cit.*, p. 5.
126. *Op. cit.*, p. 23.
127. Note très importante, p. 29-30 : « La crainte et l'espérance sont presque les seules ressources efficaces contre les fureurs des maniaques. »
128. Sprengel (K.), *Histoire de la médecine*, trad. Jourdan, Paris, 1815, t. 6, p. 121.
129. Paris, 1751. Sur ce traité, cf. Rey (R.), « La théorie de la sécrétion chez Bordeu, modèle de la physiologie et de la pathologie vitalistes », dans *Dix-Huitième Siècle*, n° 23, 1991, p. 45 *sq*.
130. *Recherches anatomiques…*, *op. cit.*, p. XIV.
131. *Ibid.*, p. XX.
132. Morgagni sera traduit en français par A. Desormaux et J.-P. Destours, Paris, 1820-1824.
133. Grmek (M. D.), « La Réception du *De sedibus* de Morgagni en France au XVIIIe siècle », dans *Dix-Huitième Siècle*, n° 23, 1991, *op. cit.*, p. 9 *sq*.
134. Grmek, *op. cit.*, p. 69.
135. Petite remarque au passage. Elle est d'Ackerknecht et concerne le début du XIXe siècle, mais elle est valable pour toutes les époques : « Pour le bourgeois moyen de l'époque, les "grands praticiens" en vogue comme Bourdois de La Mothe ou Capuron, les professeurs "pleins d'éloquence" comme Fouquier ou Marjolin, les auteurs "élégants" comme Richerand ou Pariset étaient au moins aussi importants qu'un Pinel ou un Piorry » (p. 151).
136. *Coup d'œil sur les révolutions et sur la réforme de la médecine*, Paris, 1804, p. 275.
137. *Ibid.*, p. 383.
138. Ackerknecht (1986), p. 21. « Que la médecine vienne sans le médecin, disait J.-J. Rousseau, et ce mot a été trouvé profond, parce qu'il était piquant… Tâchons seulement que le médecin ne vienne pas sans la médecine. » *Essai de Médecine théorique et pratique, ouvrage périodique dédié aux Amis de l'Humanité, par MM. Morizot, Brion & Dyvoiry, médecins à Lyon*, Genève, 1782. Cité dans le texte, *supra*.
139. Je renvoie à mon article « Aux sources du cas », dans *Histoire de cas, Nouvelle Revue de Psychanalyse*, XLII, 1990, p. 65-81.
140. *Du pronostic de la vie et de la mort des malades*.
141. *Commentaire aux prénotions coaques*.
142. Sur l'aspect hippocratique de la chose, on pourra se reporter à mon article « La maladie a-t-elle un sens chez Hippocrate ? », dans *Actes du VIe Colloque international hippocratique*, Université de Laval, Québec, Canada, 1987, *La Maladie et les maladies dans le Corpus hippocratique*, éd. du Sphinx, Québec, 1990, p. 17-38.
143. Mon édition est celle d'Amsterdam, 1768, 2 vol.
144. Par P. F. Nicolas, Paris, 1771, 3 vol. Mais ma préférée est la *Nosologie méthodique, ou Distribution des maladies en classes, en genres et en espèces suivant l'esprit de Sydenham & la méthode des botanistes*, traduite par M. Gouvion, docteur en médecine, 1772, 9 vol. plus un vol. consacré aux *Genera Morborum* de Linné.
145. Traduction M. Gouvion, t. I, p. 335.
146. Pinel (Ph.), *Nosographie philosophique*, 1re éd., Paris, an VI, *Introduction*, p. IV. Il s'agit de Pitcairn (1652-1713), médecin anglais, dans une lettre à Duverney de 1712.
147. Qui cite les nosographes suivants : Sauvages, Cullen, Sagar, Vogel, Linné, Nietzki, Selle, Van-Denheuvell… (p. V).
148. Le grand médecin anglais (1712-1790) qui simplifia grandement la nosologie. Cf. *Synopsis nosologia methodicae in usum studiorum*, Édimbourg, 1769. Traduits en français la même année, 1785, par Pinel et Bosquillon, ses *Éléments de médecine pratique*.
149. Ce livre parut d'abord en 2 vol. ; il connut quatre nouvelles éditions augmentées en 3 vol.
150. « Catalogue chronologique des médecins qui ont écrit des traités particuliers sur les maladies des femmes… », dans *Traité des maladies des femmes*, t. 4, Paris, 1761, p. 277 *sq.* Comme on le voit, la réflexion dépasse la spécialisation aux maladies des femmes.
151. *Op. cit.*, p. 281-283.
152. *Œuvres de Vicq d'Azyr*, *op. cit.*, p. 56.
153. Cité par Schwilgué (C. J. A.), *Traité de matière médicale*, 2e éd., 1809, t. I, p. XXXIV-XXXXV.
154. Cf. *L'Usage des eaux de Barèges et du mercure pour les écrouelles, ou Dissertation sur les tumeurs scrophuleuses*, Paris, 1767. *Recherches sur les maladies chroniques, leurs rapports avec les maladies aiguës, leurs périodes, leur nature, & sur la manière dont on les traite aux eaux minérales de Barèges, & des autres sources de l'Aquitaine*, Paris, 1775, t. I.
155. *Recherches…*, *op. cit.*, p. 28.
156. *Op. cit.*, p. 284 *sq*.
157. Je retiendrai seulement dans la bibliographie : Lower (R.), « The Success of the Experiment of Transfusing the Blood of an Animal into Another », dans *Philos. Transact.*, 1666, vol. I, n° 19, p. 352 ; et Denis (J.-B.), « Lettre à M. de Montmort touchant deux expériences de la transfusion faite sur les hommes », dans *Journal des Savants*, 1667, p. 44-65.
158. Sur cette question, on se reportera à Moulin (1996).
159. Cf. Timoni (E.), *Historia variolarum quae per incisionem excitantur*, Constance, 1715.
160. On trouvera un bon résumé dans Sprengel (K.), *Histoire de la médecine*, trad. Jourdan, Paris, 1815, t. 6, p. 35-80.
161. Cf. *Dictionnaire de médecine de Béchet*, Paris, 1846 ; à l'article « variole ».
162. *Op. cit.* p. 550.
163. Premier professeur de médecine pratique à l'université de Vienne.
164. Didot, Paris, 1774, t. VIII, p. 317-453.
165. *Questiones saepius motae super methodum inoculandi variolas*, Vienne, 1757. *Quaestiones super methodo inoculandi variolas*, Didot, Paris, 1769. Ces questions étaient au nombre de quatre : « Est-ce que Dieu autorise l'inoculation ? Est-ce que davantage de gens conservent la vie grâce à l'inoculation que par la voie naturelle ? Est-il sûr que tout homme doive souffrir de variole ? Est-il sûr que l'inoculation protège à jamais l'individu de la variole ? »
166. Cf. *Mémoire sur l'inoculation de la petite vérole*, Paris, 1754. 2e *Mémoire…*, Genève, 1759 ; *Lettre à M. Bernouilli*, Paris, 1760, etc.
167. p. 398.
168. Cf. Maitland (H.), *Account of inoculating the Small-Pox*, Londres, 1722.
169. p. 400.
170. p. 417.
171. *Journal de Médecine, Chirurgie, Pharmacie…*, t. LXIV, Didot, Paris, mai 1785, p. 42 *sq*.
172. « La variolisation en Occident », dans Moulin (1996), p. 77. Elle cite Erhard (J.), « Opinions médicales en France au XVIIIe siècle », dans *Annales E.S.C.*, janvier-mars 1957.
173. On se reportera à Bailey (J.), « Edward Jenner, bienfaiteur de l'humanité », dans Moulin (1996), p. 95-105 ; et Baxby (D.), « Edward Jenner et l'introduction du vaccin antivariolique », *ibid.*, p. 106-114.
174. On peut bien écrire tous ces noms pour le souvenir.
175. Pour une bibliographie de la préhistoire et de l'histoire de l'électrothérapie, on se reportera à l'article de Guérard, dans le *Dictionnaire de Béchet*.
176. *Mémoires de la Société royale de Médecine*, 1778, p. 199.
177. Découverte par Santorio, cf. *De statica medicina aphorismi*, Venise, 1614.
178. Le roi a attribué une gratification annuelle à Mauduyt, pour qu'il puisse se consacrer à son travail (trois ans renouvelés pour quatre ans).
179. Année 1777, p. 8. Sur l'aimant, cf. Buffon, « Traité de l'aimant et de ses usages », dans *Histoire naturelle des minéraux*, Paris, 1788, t. IX.
180. *Recherches et doutes sur le magnétisme animal*, Paris, 1784, p. VIII.
181. *Rapport des commissaires chargés par le Roi de l'examen du magnétisme animal*, imprimé par ordre du roi, par l'Imprimerie royale, à Paris, 1784. Bory, étant mort, sera remplacé par Majault.
182. Janvier 1785.
183. Mars 1785.
184. Tenon (1724-1816).
185. Cf. *Extrait des Registres de l'Académie royale des Sciences, du 22 nov. 1786, Rapport des commissaires chargés, par l'Académie, du projet d'un nouvel Hôtel-Dieu*, Paris, 1786.
186. t. LXIV, p. 529-583.
187. Cf. Cabanis, dans Cazeneuve (J.) et Lehec (C.), 1956, t. II, p. 3-63.
188. Cf., par exemple, mon article « L'Éthique médicale : le cas de Rome », dans Flashar et Jouanna (1997), p. 255-296.
189. On se reportera à Peter (1993).
190. Cf. Peter, *op. cit.*, p. 75.
191. *Op. cit.*, p. 105.
192. *Ibid.*, p. 106. La cynoglosse : genre de plante dicotylédone, appartenant à la famille des Borraginées. On lui attribue généralement des propriétés calmantes.
193. *Op. cit.*, p. 67 *sq* : Tranquille Sassard (A.), *Essai et dissertation sur un moyen à employer avant quelques opérations pour en diminuer la douleur*, 1780.
194. *Op. cit.*, p. 72.
195. On pourra se reporter à la traduction française : *Éléments de médecine* de J. Brown, traduits de l'original latin par Fouquier, Paris, 1805.
196. *Op. cit.*, p. 46.
197. Cité par Ackerknecht (E. H.), *op. cit.*, p. 47.
198. Rouxeau (A.), « L'École de médecine de Nantes depuis ses origines jusqu'à nos jours », dans *Souvenir du centenaire, 5 juillet 1809*, Nantes, 1909, p. 31 *sq*.
199. Cf. *Épidémiques d'Hippocrate, traduites du grec ; avec des réflexions sur les constitutions épidémiques suivies des 42 histoires rapportées par cet ancien médecin, et du commentaire de Galien sur ces histoires. On y a joint un mémoire sur la*

mortalité des moutons en Boulonnois, dans les années 1761 et 1762, et une lettre sur la mortalité des chiens, dans l'année 1763, dans laquelle sont développées les vues d'Hippocrate sur les constitutions, La Vve d'Houry, Paris, 1767 (2e éd. 1798).
200. Comme l'appelle le *Dictionnaire de Dechambre*. Je retiens pour mon propos médical, *Mémoire sur les maladies contagieuses du bétail*, Paris, 1775.
201. *Mémoires de la Société royale de Médecine*, années 1777-1778, p. 571-578.
202. Corlieu (A.), *Le Centenaire de la faculté de médecine de Paris (1794-1894)*, Paris, 1896.
203. Ackerknecht, *op. cit.*, p. 151.

CHAPITRE 6.I

1. Essentiellement les travaux de J. Léonard pour la France, C. Huerkamp pour l'Allemagne, I. Loudon pour la Grande-Bretagne. Voir bibliographie sommaire.
2. Loudon (1986).
3. Bueltzingsloewen (1997).
4. Léonard (1981).
5. Ariès (1971).
6. Léonard (1978), vol. 1, chap. IV.
7. Faure (1984), chap. 2.
8. Léonard (1977).
9. Bueltzingsloewen (1997), *op. cit.*
10. Loudon (1986), *op. cit.*
11. Ackerknecht (E. H.), *La Médecine hospitalière à Paris*, Payot, Paris, 1986.
12. Rey (R.), « L'Âme, le corps et le vivant », dans Grmek (1997), t. II, p. 117-156.
13. Riesse (G. B.), « Naturphilosophie and John Brown's System of Medicine », *Bulletin of the History of Medicine*, 1976, p. 321-334.
14. Dinges (1996).
15. Renneville (Paris, 1997).
16. Faure (1993).
17. Waddington (1984).
18. Huerkamp (1985).
19. Bueltzingsloewen, *op. cit.*
20. Faure (1982).
21. Dessertine, Faure (1994).
22. Loudon, *op. cit.*
23. Jewson (N.), « Medical Knowledge and the Patronage in 18. Century England », *Sociology*, 1974, p. 369-385.
24. Kaptchuk (T. J.), « Blind Assesment and Placebo Controls », *Bulletin of the History of Medicine*, 1998, p. 389-433.
25. Articles à paraître de P. Bourdelais et G. Jorland dans Faure (1999).
26. Beauchamp (Ch.), *Calmer les ardeurs du sang : la saignée aux XVIIIe et XIXe siècles*, à paraître en 1999.
27. Warner (1986).
28. Faure (1993), *op. cit.*
29. Darmon (1988).
30. Sur ce thème, voir Léonard pour la France, Loudon et Waddington pour la Grande-Bretagne, Huerkamp et Bueltzingsloewen pour l'Allemagne.
31. Langlois (1985).
32. Faure (O.), « Les Stratégies sanitaires », dans Grmek, *op. cit.*, p. 279-296.
33. Léonard (1981), *op. cit.*
34. Faure (O.), « Physicians in Lyon during the 19. Century: an extraordinary Social Success », dans Branca (1977), p. 243-258.

CHAPITRE 6.II

1. Pinel (an IX), p. 51.
2. Esquirol (1838), t. II, p. 400-407.
3. Falret (1864), introduction, p. II.
4. Swain (1977).
5. *Encyclopédie des sciences philosophiques*, traduction Gaudillac, Gallimard, Paris, 1970, p. 377.
6. Esquirol, *op. cit.*, t. II, p. 527-528.
7. Esquirol, *op. cit.*, t. I, p. 119.
8. Pichot (1983), p. 7.

CHAPITRE 7

1. Cette étude est dédiée à la mémoire de Bianca Scazziga, médecin de notre siècle, singulière au sens le plus noble du terme.
2. Freidson (1984) a réalisé une analyse sociologique pionnière de la profession médicale. Voir également Dingwall et Lewis (1983), ainsi que Burnham (1998), qui donnent une vision complète de ce courant très prolifique en histoire de la médecine. Une vision synthétique de l'histoire de la profession médicale est offerte par Brieger (1995) et Gelfand (1993).
3. Cité par Carage (1965). Voir, au sujet des officiers de santé, Faure (1999).
4. Voir, pour l'histoire des rapports entre État et médecins à la fin du XIXe siècle, Braun (1985), Ellis (1990), Guillaume (1996), Hassenteufel (1997), Huerkamp (1990), Parry (1976) et Ramsey (1984).
5. Ramsey (1999).
6. Pour un tableau comparatif du contrôle de la profession médicale par les différents États à l'époque contemporaine, voir Freddi et Björkman (1989).
7. Cité d'après Guillaume (1996), p. 120.
8. Sur les mécanismes de représentation de la profession médicale à l'échelon politique, voir Hassenteufel (1997), ainsi que Ellis (1990).
9. Cité d'après Darmon (1988).
10. Sur les rapports entre mutualisme et profession médicale, voir notamment Faure et Dessertine (1994), Vergez (1996) et Hassenteufel (1997).
11. Voir au sujet de l'éducation médicale Bonner (1995), Lawrence (1993), O'Malley (1970).
12. Braun (1985), Ramsey (1984).
13. Voir Flexner (1928) et, pour une analyse des conséquences de ce rapport, Barzansky et Gevitz (1992) Une étude historique comparative, extrêmement fouillée, est donnée par Bonner (1992).
14. Les autobiographies et vies romancées de médecins publiées dans la première moitié du XXe siècle font une large place au folklore médical. Voir aussi Darmon (1988) et Vergez (1996), ainsi que l'enquête sociologique de Herzlich et *al.* (1993).
15. L'expression est de Latour (1984).
16. Voir Warner (1985).
17. Voir Pickstone (1993) et Rheinberger (1995).
18. Un tableau récent de la situation du médecin dans la société française se trouve dans les ouvrages de Arliaud (1987) et de Terquem (1992).
19. Cité par Nye (1995).
20. Sur les femmes, le mouvement féministe et la médecine au XXe siècle, voir, au sein d'une abondante production, Aïach et Fassin (1994), Bonner (1992), Bourdillon (1988), Lorber (1984), Morantz-Sanchez (1985), Nye (1995), Roux (1975) et Walsh (1977).
21. Voir Aïach et Fassin (1994).
22. Voir Ramsey (1999).
23. Cité par Arnold (1993). Voir aussi Baer (1997), Cunningham et Andrews (1997).
24. On ne peut que mentionner en passant l'exclusion, de droit ou de fait, de la profession médicale qui a touché plusieurs groupes (Juifs, Noirs...) au long du XXe siècle.
25. Sur la constitution de l'élite des « mandarins » en France, voir Weisz (1995).
26. Voir Weisz (1997).
27. Dr. Fiessinger, *Souvenirs d'un médecin de campagne*, 1933 ; cité par Vergez (1996).
28. Sur l'histoire de la spécialisation comme phénomène général et sur le développement des diverses spécialités médicales au XXe siècle, voir en particulier Bridgman-Perkins (1997), Eulner (1970), Rosenberg (1989), Stevens (1966 et 1998), Weisz (1997).
29. Voir sur le phénomène de la médicalisation Aïach et Delanoë (1998).
30. Sur l'histoire récente de la relation médecin-malade, voir Armstrong (1982).
31. Cité par Nye (1995).
32. Selon l'expression de Ambroselli (1988), p. 85. Un récit détaillé du procès des médecins nazis par un témoin direct est fourni par Bayle (1950) ainsi que Mitscherlich et Mielke (1948). Voir aussi l'évaluation, cinquante ans plus tard, de l'impact du procès sur la médecine contemporaine dans Tröhler et Reiter-Theil (1997), ainsi que Annas et Grodin (1992).
33. Illich (1976). Voir également, pour un bilan de la contestation de la médecine au début des années 1980, Bozzini et *al.* (1981).

Bibliographie

CHAPITRE 2

Flashar H., Jouanna J. (éd.), « Médecine et morale dans l'Antiquité », *Entretiens sur l'Antiquité classique* 43, Fondation Hardt, Vandoeuvres-Genève, 1997.
Gourevitch D., *Le Triangle hippocratique dans le monde gréco-romain. Le malade, sa maladie et son médecin*, École française de Rome, 1984.
Grmek M. D., *Les Maladies à l'aube de la civilisation occidentale*, Payot, Paris, 1983.
Grmek M. D., dir., *Histoire de la pensée médicale en Occident, 1. Antiquité et Moyen Âge*, Seuil, Paris, 1995 (traduction en français de la Ire édition en italien, Bari, 1993).
Jouanna J., *Hippocrate*, Fayard, Paris, 1992.
Koeibing H. M., *Arzt und Patient in der antiken Welt*, Zurich-Munich, 1977.
Kudlien F., *Die Stellung des Arztes in der römischen Gesellschaft*, Stuttgart, 1986.
Lloyd G. E. R., *Magic, Reason and Experience, Studies in the Origins and Development of Greek Science*, Cambridge University Press, 1979.
Longrigg J., *Greek rational Medicine. Philosophy and Medecine from Alcmaeon to the Alexandrians*, Londres-New York, 1993.
Michler M., *Das Spezialisierungsproblem und die antike Chirurgie*, Berne-Stuttgart-Vienne, 1969.
Moraux P., *Galien de Pergame. Souvenirs d'un médecin*, Belles-Lettres, Paris, 1985.
Mudry Ph. éd., *Les Écoles médicales à Rome*, Droz, Genève, 1991.
Nutton V., *The Medical Profession in the Roman Empire, from Augustus to Justinian*, Cambridge (diss.), 1970.
Pigeaud J., *La Maladie de l'âme. Étude sur la relation de l'âme et du corps dans la tradition médico-philosophique antique*, Belles-Lettres, Paris, 1981-1989.
Staden E. von, *Herophilus. The Art of Medecine in Early Alexandria*, Cambridge University Press, 1989.

CHAPITRE 3.I

Agrimi J., Crisciani C., *Edocere medicos. Medicina Scolastica nei secoli XIII-XV*, Guerini e associati, Naples, 1978.
Agrimi J., Crisciani C., *Medicina del corpo e medicina dell'anima. Note sul sapere del medico fino all'inizio del secolo XIII*, Milan, 1978.
Agrimi J., Crisciani C., *I poteri carismatici e informali*, Palerme, 1992.
Agrimi J., Crisciani C., *Les consilia médicaux*, Turnhout, 1994.
Bazàn B. G., Wippel J. W., Fransen G., Jacquart D., *Les questions disputées et les questions quodlibétiques dans les Facultés de théologie, de droit et de médecine*, Turnhout, 1985.
Benson R. L., Constable G., éd., *Renaissance and Renewal in the Twelfth-century*, Cambridge (Mass.), 1982.
Bloch H., *Monte Cassino in the Middle Ages*, Rome, 1986.
Boudet J.-P., Millet H., *Eustache Deschamps en son temps*, Publications de la Sorbonne, Paris, 1997.
Buchet C., éd., *L'homme, la santé et la mer*, Champion, Paris, 1997.
Bullough V. L., *The development of Medicine as a Profession, The Contribution of the medieval University to modern Medicine*, S. Karger, Bâle-New York, 1966.
Burnett C., Jacquart D., éd., *Constantine the African and 'Alī ibn al-'Abbæs al-Mafi°sî, The Pantegni and related Texts*, Leyde-New York-Cologne, 1994.
Charbonnel N., Iung J.-E., éd., *Gerbert l'Européen*, Aurillac, 1997 (Société des lettres, sciences et arts « La Haute-Auvergne », *Mémoires*, 3).
Demaitre L., *Doctor Bernard de Gordon : Professor and Practitioner*, Pontifical Institute of Mediaeval Studies, Toronto, 1980.
Dronke P., éd., *A History of Twelfth-century Western Philosophy*, Cambridge, 1987.
Evrart de Conty, *Le livre des eschez amou-*

reux moralisés, éd. Guichard-Tesson F. et Roy B., Montréal, 1993.
Federici-Vescovini G., Barocelli F., éd., *Filosofia, scienza e astrologia nel Trecento europeo*, Padoue, 1992.
Flint V. J., *The Rise of Magic in early medieval Europe*, Princeton University Press, Princeton, 1991.
Garcia-Ballester L., French R., Arrizabalaga J., Cunningham A., *Practical Medicine from Salerno to the Black Death*, Cambridge University Press, Cambridge, 1994.
Gottfried R. S., *Doctors and Medicine in medieval England, 1340-1530*, Princeton University Press, Princeton, 1986.
Grmek M. D., dir., *Histoire de la pensée médicale en Occident, 1. Antiquité et Moyen Âge*, Paris, 1995 (traduction en français de la 1re édition en italien, Bari, 1993).
Hamesse J., éd., *Aux origines du lexique philosophique européen, L'influence de la « Latinitas »*, Louvain-la-Neuve, 1997.
Jacquart D., *Le Milieu médical en France du XIIe au XVe siècle*, Droz, Genève, 1981.
Jacquart D., Micheau F., *La Médecine arabe et l'Occident médiéval*, Paris, 1990 (2e éd., Maisonneuve et Larose, 1996).
Jacquart D., éd., *Les Voies de la science grecque, Études sur la transmission des textes de l'Antiquité au dix-neuvième siècle*, Droz, Genève, 1997.
Jacquart D., *La Science médicale occidentale entre deux renaissances (XIIe-XVe siècles)*, Aldershot, 1997 (*Varorium Reprints*).
Jacquart D., *La Médecine médiévale dans le cadre parisien, XIVe-XVe siècles*, Fayard, Paris, 1998.
Kristeller P. O., *Studi sulla Scuola medica salernitana*, Naples, 1986.
Laharie M., *La Folie au Moyen Âge, XIe-XIIIe siècles*, Paris, 1986.
Mc Vaugh M. R., *Medicine before the Plague, Practitioners and their Patients in the Crown of Aragon, 1285-1345*, Cambridge University Press, Cambridge, 1995.
Mc Vaugh M. R., *Guidonis de Caulhiaco [Guy de Chauliac] Inventarium sive Chirurgia Magna*, Leyde, 1997.
Naso I., *Medici e strutture sanitarie nella società tardo-médievale : Il Piemonte dei secoli XIV e XV*, Milan, 1982.
Nebbiai-Dalla Guarda D., *Les élites urbaines au Moyen Âge*, Paris-Rome, 1997.
O'Boyle C., *The Art of Medicine Medical Teaching at the University of Paris, 1250-1400*, Leyde, 1998.
Panaguia J. A., *Studia Arnaldiana, Trabajos en torno a la obra médica de Arnau de Vilanova, c. 1240-1311*, Barcelone, 1994.
Park K., *Doctors and Medicine in Early Renaissance Florence*, Princeton University Press, Princeton, 1985.
Pesenti T., *Professori e Promotori di Medicina nello Studio di Padova dal 1405 al 1509, Repertorio bio-bibliographico*, Padoue, 1984.
Preaud M., *Les Astrologues à la fin du Moyen Âge*, Lattès, Paris, 1984.
Riche P., *Écoles et enseignement dans le Haut Moyen Âge*, Paris, 1979.
Ridder-Simoens de H., éd., *A History of the University in Europe, 1. Universities in the Middle Ages*, Cambridge, 1992.
Russel A.W., *The Town and State Physician in Europe from the Middle Ages to the Enlightenment*, Wolfenbüttel, 1981.
Saint-Victor de H., *Didascalicon (de studio legendi)*, traduction française par M. Lemoine, Le Cerf, Paris, 1991.
Schipprges H., *Die Benedikter in der Medizin des frühen Mittelalters*, Leipzig, 1964.
Schipprges H., *Die Kranhen im Mittelalter*, Munich, 1990.
Servier J., dir., *Dictionnaire critique de l'ésotérisme*, PUF, Paris, 1998.
Shatzmiller J., *Médecine et Justice en Provence médiévale : Documents de Manosque, 1262-1348*, Aix-en-Provence, 1989.
Shatzmiller J., *Jews, Medicine and Medieval Society*, University of California Press, Berkeley-Los Angeles-Londres, 1994.
Siraisi N. G., *Taddeo Alderotti and his Pupils, Two Generations of Italian medical Learning*, Princeton, 1981.
Siraisi N. G., *Avicenna in Renaissance Italy, The Canon and Medical Teaching in Italian Universities after 1500*, Princeton University Press, Princeton, 1987.
Siraisi N. G., *Medieval and Early Renaissance Medicine, An Introduction to Knowledge and Practice*, The University of Chicago Press, Chicago-Londres, 1990.
Skinner P., *Health and Medicine in early medieval Southern Italy*, Leyde-New York-Cologne, 1997.
Talbot C. H. et Hammond F. A., *The Medical Practitioners in medieval England, A biographical Register*, Wellcome Historical Medical Library, Londres, 1965.
Touati F.-O., *Maladie et société au Moyen Âge, La lèpre, les lépreux et les léproseries dans la province ecclésiastique de Sens juqu'au milieu du XIVe siècle*, Université de Boeck, Paris-Bruxelles, 1998.
Vasquez Bujan M. E., *Comprendre et maîtriser la nature au Moyen Âge, Mélanges d'histoire des sciences offerts à Guy Beaujouan*, Genève, 1994.
Verger J., *La Renaissance au XIIe siècle*, Le Cerf, Paris, 1996.
Vitry de J., « Histoire occidentale », *Historia occidentalis (Tableau de l'Occident au XIIIe siècle)*, trad. G. Duchet-Suchaux, Le Cerf, Paris, 1997.
Weijers O., *La « Disputatio » à la Faculté des arts de Paris (1200-1350 environ)*, Turnhout, 1995.
Weijers O., *Le maniement du savoir, Pratiques intellectuelles à l'époque des premières universités (XIIIe-XIVe siècles)*, Turnhout, 1996.
Westerink L. G. et *al.*, *Agnellus of Ravenna, Lectures on Galien's « De sectis »*, University of New York at Buffalo, 1981 (Seminar Classics 609, Arethusa Monographs VIII).
Wickersheimer E., *Commentaires de la Faculté de médecine de l'université de Paris (1395-1516)*, Paris, 1915 (*Collection des documents inédits sur l'histoire de France*).
Wickersheimer E., *Dictionnaire biographique des médecins en France et au Moyen Âge* (réimp. de l'éd. de 1936) et *Supplément* par Jacquart D., Droz, Genève, 1979.

CHAPITRE 3.II

Baader G., *Die Anfänge medizinischer Ausbildung im Abendland bis 1100*, 1972, 669-742.
Baader G., « Die Entwicklung der medizinischen Fachsprache in der Antike und im frühen Mittelalter », *Medizin im mittelalterlichen Abendland*, dir. G. Baader, G. Keil (Wege der Forschung 363), Darmstadt, 1982, p. 417-552.
Czarnetzki A., Uhlig Ch., Wolf R., *Menschen des frühen Mittelalters im Spiegel der Anthropologie und Medizin*, Stuttgart, 1982.
Dulieu L., *La Chirurgie à Montpellier*. Tome 1 : « Le Moyen Âge », Presses universelles, Avignon, 1975.
Groß D., « Die Aufhebung des Wundarztberufs – Ursachen, Begleitumstände und Auswirkungen am Beispiel des Königreichs Württemberg » [1806-1918], *Sudhoffs Archiv, Beihefte* 41, Stuttgart, 1999.
Jansen-Sieben R., Keil G., « Eine chirurgische Glossensammlung des frühen 14. Jahrhunderts », *Zeitschrift der deutschen Wortforschung* 27, 1971, p. 129-146.
Keil G., « Zur Geschichte der plastichen Chirurgie », *Laryngologie, Rhinologie, Otologie* 57, 1978, p. 581-591.
Keil G., « Chirurg, Chirurgie » (Wundarzt, Wundarznei), *Lexikon des Mittelalters*, vol. II, 1980, p. 1845-1859.
Keil G., « Lanfrank von Mailand, Peter von Ulm, Roger Frugardi », *Die deutsche Literatur des Mittelalters*. Verfasserlexikon, 2, dir. par G. Keil, K. Ruh, [jusqu'au t. VIII, 1992], W. Schröder, B. Wachinger [depuis le t. IX, 1995] et F. J. Worstbrock, Berlin-New York, V, 1985, p. 560-572 ; VII, 1988, p. 458-463 ; VIII, 1990, p. 140-153.
Lenhardt F., « Blutschau. Untersuchungen zur Entwicklung der Hämatoskopie », *Würzburger medizinhistorische Forschung* 22, Pattensen-Hanovre, 1986.
Löffler L., *Der Ersatz für die obere Extremität : Die Entwicklung von den ersten Zeugnissen bis heute*, Würzburg 1982, Stuttgart 1984.
Moulin D. de, *De heelkunde in de vroege middeleeuwen*, Leyde, 1964.
Müller R., Keil G., « Vorläufiges zu Jan Bertrand », *Fachprosa-Studien. Beiträge zur mittelalterlichen Wissenschafts- und Geistesgeschichte*, dir. G. Keil, P. Assion, W. F. Daemes et H.-U. Roehl, Berlin 1982, p. 331-345.
Rohland I., « Das " Buch von alten Schäden " », vol. II : Kommentar und Wörterverzeichnis *Würzburger medizinhistorische Forschungen* 23, Pattensen-Hanovre, 1982.
Schipperges H., « Die Assimilation der arabischen Medizin durch das lateinische Mittelalter », *Sudhoffs Archiv, Beihefte* 3, Wiesbaden, 1964.
Steudel J., « Zur Geschichte des erstarrenden Verbandes », *Deutsche Medizinische Wochenschrift* 72, 1947, p. 646-649.
Steudel J., *Der Verbandsstoff in der Geschichte der Medizin*, Düren, 1964.
Stromayr C., « " Practica copiosa ". Kommentar zur Faksimile-Ausgabe unter besonderer Berücksichtigung der Paracelsus-Rezeption und der Kommunikationsstruktur », in *Chirurgischen Geheimbüchern der frühen Neuzeit*, dir. G. Keil - P. Proff, Darmstadt, 1994.
Sudhoff K., « Beiträge zur Geschichte der Chirurgie im Mittelalter », I-II, *Studien zur Geschichte der Medizin* 10-12, Leipzig, 1914-1918.
Talbot Ch. H., Hammond E. A., *Medical Practitioners in medieval England*, Londres, 1965.
Wickersheimer E., « Le tableau des sutures chirurgicales du Musée alsacien de Strasbourg », *Strasb. Méd.* 1927, p. CI-CLI.
Zimmerman L. M., Veith I., *Great Ideas in the History of Surgery*, New York, 1967.

CHAPITRE 4

Ackernecht E., *Therapeutics from the Primitives to the Twentieth Century*, Hafner Press, New York-Londres, 1973.
Ariès P., *Essais sur l'histoire de la mort en Occident : du Moyen Âge à nos jours*, Le Seuil, Paris, 1975 (éd. consultée : Taurus, Madrid, 1987).
Azzi Visentini M., *L'orto botanico di Padova e il giardino del Rinascimento*, Il Polifilo, Milan, 1984.
Baggioli M., *Galileo, Courtier. The Practice of Science in the Culture of Absolutism*, Chicago University Press, Chicago, 1993.
Barcia J. J., *El mito de Vesalio*, Real Academia de Medicina, Universitat de Valencia, Valence, 1994.
Barthelemy G., *Les Jardiniers du roy : petite histoire du Jardin des Plantes de Paris*, Pelican, Paris, 1979.
Biraben J. N., *Les Hommes et la peste en France et dans les pays méditerranéens*, 2 vol., Mouton, Paris-La Haye, 1975.
Brey M., Infantes V. ed., *Relación de la coca y de su origen y principio y por qué es tan usada y apetecida de los indios naturales deste Reyno del Pirú*, Instituto Caro y Cuervo, Santafé de Bogotá, 1996.
Brockliss L., Jones C., *The Medical World of Early Modern France*, Clarendon Press, Oxford, 1997.
Campos Diez M. S., *El Real Tribunal del Protomedicato castellano (s. XV-XIX)*, thèse de doctorat, Universidad de Castilla-La Mancha, 1996.
Carlino A., *La fabbrica del corpo. Libri e dissezione nel Rinascimento*, Einaudi, Turin, 1994.
Carreras Panchon A., *Miasmas y retrovirus. Cuatro capítulos de la historia de las enfermedades transmisibles*, Fundación Uriach 1838, Barcelone, 1991.
Cipolla C. M., *Public Health and the Medical Profession in the Renaissance*, Cambridge University Press, Cambridge, 1976.
Cipolla C. M., *Fighting the Plague in Seventeenth-Century Italy*, The University of Wisconsin Press, Madison, 1981.
Cipolla C. M., *Contra un nemico invisible. Epidemia e strutture sanitarie nell'Italia del Rinascimento*, Il Mulino, Bologne, 1986.
Cipolla C. M., *Miasma ed umori. Ecologia e condizioni sanitarie in Toscana nel Seicento*, Il Mulino, Bologne, 1989.
Clark G., *A History of the Royal College of Physicians of London*, 2 vol., Oxford, 1964.
Cunningham A., *The Anatomical Renaissance : The Resurrection of the Anatomical Projects of the Ancients*, Scolar Press, Aldeshort, 1997.
Defoe D., *A Journal of the Plague Year being observations or memorials of the most remarkable ocurrences as well public as private, wich happened in London during the last great visitation in 1667...*, E. Nutt, Londres, 1722 ; trad. fr. *Journal de l'année de la peste*, Gallimard, Paris, 1982.
Delaunay P., *La Vie médicale aux XVIe, XVIIe et XVIIIe siècles*, Hippocrate, Paris, 1935.
Eamon W., *Science and the Secrets of Nature. Books of secrets in mediaeval and early modern culture*, Princeton University Press, 1994.
Ferrer J., *Libro en el cual se trata del verdadero conocimiento de la peste, y sus remedios, para qualquier calidad de personas*, Juan Crisóstomo Gárriz, Valence, 1600.
Fioravanti L., *Il tesoro della vita humana...*, Gli heredi di Melchior Sessa, Vinegia, 1570.
Freeman J. F., « Physicians and Humanists in the world of Francis I », *Journal of the History of Medicine and allied sciences*, 30 (2), 1975, p. 124-135.
Gallego Barnes A., « La Constitución de 1561. Contribución a la historia del Studi General de Valencia », *Estudis*, 1, 1972, p. 43-84.
Garcia Ballester L., *Los moriscos y la medicina. Un capítulo de la medicina y la ciencia marginadas en la España del siglo XVI*, Labor, Barcelone, 1984.
Garcia Martinez S., « Un intento de seguro médico en Valencia (1684) », *Actas del III Congreso Nacional de Historia de la Medicina*, Sociedad Española de Historia de la Medicina, Valence, 1971, p. 187-191.
Gavalda F., *Memoria de los sucesos particulares de Valencia, y su Reino en los años mil seiscientos quarenta y siete, y quarenta y ocho, tiempo de peste*, Silvestre Esparsa, Valence, 1651.
Gelfand T., « The History of the medical

Profession », dans BYNUM W. F., PORTER R. éd., *Companion Encyclopedia of the History of Medicine*, Routledge, Londres-New York, 1993, vol. II, p. 1119-1150.
GELIS J., *La Sage-Femme ou le Médecin. Une nouvelle conception de la vie*, Fayard, Paris, 1988.
GELIS J., *Accoucheur de campagne sous le Roi-Soleil. Le traité des accouchements de G. Mauquest de la Motte*, Imago, Paris, 1989.
GENTILCORE D., « All that Pertains to Medicine : Protomedici and Protomedicati in Early Modern Italy », *Medical History*, 35, p. 121-142.
GIL VICENT V., SALAVERT FABIANI V. L., « El médico castellonense Bertomeu Giner (1588-1630). Acercamiento a la actividad médica en la sociedad rural del siglo XVII », *Medicina e historia*, 1997, p. 5-28.
GOODMAN D., *Poder y penuria. Gobierno, tecnología y ciencia en la España de Felipe II*, Alianza editorial, Madrid, 1990.
GRANJEL L. S., *El ejercicio médico y otros capítulos de la medicina española*, Universidad de Salamanca, Salamanque, 1974.
GRAULLERA SANZ V., SALAVERT FABIANI V. L., *Professió, ciència i societat a la Valencia del segle XVI*, Curial, Barcelone, 1990.
GRELL O. P., CUNNINGHAM A., *Religio Medici : Medicine and Religion in Seventeenth-Century England*, Scolar Press, Aldeshort, 1996.
GRELL O. P., CUNNINGHAM A. éd., *Health Care and poor Relief in Protestant Europe, 1500-1700*, Routledge, Londres, 1997.
GRELL O. P., CUNNINGHAM A., ARRIZABALAGA J. éd., *Health Care and Poor Relief in Counter-Reformation Europe*, Routledge, Londres, 1998.
GRMECK M. D., dir., *Histoire de la pensée médicale en Occident. 2. De la Renaissance aux Lumières*, Le Seuil, Paris, 1997 (1re éd. en italien : Laterza, Rome, 1996).
HENRY J., « Doctors and Healers : Popular Culture and the medical Profession », *Science, Culture and Popular Belief in Renaissance Europe*, Manchester University Press, Manchester, 1994, p. 191-248.
IBORRA P., *Historia del protomedicato en España. Edición, introducción e índice de Juan Riera y Juan Granda-Juesas*, Secretariado de Publicaciones de la Universidad de Valladolid, Valladolid, 1987.
KINZELBACH A., « Wahnsinnige Weyber betriegen den unverstendigen Poeffel : Anerkennung und Diffamierung heilkundiger Frauen und Manner, 1450 bis 1700 », *Medizinhistorisches Journal*, 32 (1), 1997, p. 29-56.
LAGUNA A., *Discurso breve, sobre la cura y preservación de la pestilencia*..., Christoval Plantin, Anvers, 1556.
LAIN ENTRALGO P. dir., *Historia Universal de la Medicina*, 7 vol., Salvat, Barcelone, 1973.
LANNING J. T., TEPASKE J. J., *The Royal Protomedicato. The Regulation of Medical Professions in the Spanish Empire*, Duke University Press, Durham, 1985.
LEBRUN F., *Se soigner autrefois. Médecins, saints et sorciers aux XVIIe et XVIIIe siècles*, Temps actuels, Paris, 1983 (2e éd. : Paris, 1995).
LOPEZ PIÑERO J. M., *Ciencia y técnica en la sociedad española de los siglos XVI y XVII*, Labor, Barcelone, 1979.
LOPEZ PIÑERO J. M., « Las nuevas medicinas americanas en la obra (1565-1574) de Nicolás Monardes », *Asclepio*, 42, 1990, p. 3-68.
LOPEZ PIÑERO J. M. dir., *Historia de la medicina valenciana*, Vicent García, Valencia, 1988-1991, vol. I-II.
LOPEZ PIÑERO J. M., CALERO F., « *De pulvere febrifugo Occidentalis Indiae (1663)* » *de Gaspar Caldera de Heredia y la introducción de la quina en Europa*, I.E.D.H.C., Valence, 1992.
LOPEZ PIÑERO J. M., PORTELA MARCO E., « Estudio introductorio », dans SANTIAGO D. de, *Arte separatoria (Sevilla, 1598)*, Instituto Juan Gil-Albert, Alicante, 1994, p. 11-50.
LÓPEZ TERRADA M. L., *El Hospital General de Valencia en el siglo XVI (1512-1600)*, Universidad de Valencia, Valence, 1987.
LÓPEZ TERRADA M. L., « Los estudios históricomedicos sobre el Tribunal del Real Protomedicato y las profesiones y ocupaciones sanitaria en la Monarquía Hispánica durante los siglos XVI al XVIII », *Dynamis*, 16 1996, p. 21-42.
MADDISON F., PELLING M., WEBSTER C. éd., *Essays on the Life and Work of Thomas Linacre*, Clarendon Press, Oxford, 1977.
MARTINEZ GOMIS M., *La Universidad de Orihuela (1610-1807). Un centro de estudios superiores entre el Barroco y la Ilustración*, 2 vol., Instituto Juan Gil-Albert, Alicante, 1987.
MERIMÉE H., *L'Art dramatique à Valence, depuis les origines jusqu'au commencement du XVIIIe siècle*, Privat, Toulouse, 1913 (éd. consultée, trad. en espagnol par O. Pellissa : IVEI, Valence, 1985).
MONARDES N., *Diálogo llamado Pharmacodilosis o declaración medicinal*, Séville, 1536 (éd. consultée, avec préface de V. Infantes, édition de N. Baranda, notes de N. Baranda et B. Gutiérrez-Colomer, traduction de F. Calero : Smithkline Beecham, Madrid, 1992).
MORAN B. T. éd., *Patronage and Institutions : Science, Technology and Medicine at the European Court, 1500-1750*, Boydell Press, Bury St. Edmunds, 1991.
MUÑOZ GARRIDO R., *Ejercicio legal de la Medicina en España (siglos XV al XVIII)*, Ediciones del Seminario de Historia de la Medicina Española, Salamanque, 1967.
MUÑOZ GARRIDO R., MUÑIZ FERNANDEZ C., *Fuentes legales de la medicina española (siglos XIII-XIX)*, Instituto de Historia de la Medicina Española, Salamanque, 1969.
NUTTON V. éd., *Medicine at the Courts of Europe, 1500-1837*, Routledge, Londres, 1990.
PACIOLI L., *De divina proportione*, Paganino Paganini, Vinegia, 1509 (éd. consultée : *La Divina Proporción*, introd. de Antonio M. González, trad. de Juan de Calatrava, Akal, Madrid, 1987).
PARETS M., *Dietari d'un any de pesta. Barcelona, 1651. Edició i estudi de J. S. Amelang IX. Torres*, EUMO, Barcelone, 1989.
PARDO TOMAS J., *Ciencia y censura. La Inquisición española y los libros científicos de los siglos XVI y XVII*, CSIC, Madrid, 1991.
PARDO TOMAS J., LÓPEZ TERRADA M. L., *Las primeras noticias sobre plantas americanas en las Relaciones de viajes y Crónicas de Indias (1493-1553)*, I.E.D.H.C., Valence, 1993.
PARK K., *Doctors and Medicine in Early Renaissance Florence*, Princeton University Press, Princeton, 1985.
PARKER G., *The Army of Flanders and the Spanish Road, 1567-1659 : the Logistics of Spanish Victory and Defeat in the Low Countrie's Wars*, Cambridge University Press, Cambridge, 1972 (éd. consultée : Alianza, Madrid, 1991, 3e éd).
PARKER G., *The Military Revolution : Military Innovations and the Rise of the West, 1500-1800*, Cambridge University Press, Cambridge, 1988 (éd. consultée : Crítica, Barcelone, 1990 ; trad. fr. : Gallimard, Paris, 1993).
PARKER G., « Il soldato », dans : VILLARI (R.) *et al.*, *L'Uomo baroco*, Laterza, Roma, 1991 (édition consultée : Alianza, Madrid, 1991, p. 49-80).
PARRILLA HERMIDA M., *El hospital militar español de Malinas en los siglos XVI y XVII*, Servicio Geográfico del Ejército, Madrid, 1964.
PELLING M., WEBSTER C., « Medical practitioners », dans : WEBSTER C. éd., *Health, Medicine and Mortality in Sixteenth Century*, Cambridge University Press, Cambridge, 1979, p. 165-235.
PESET M. et *al.*, « La demografía de la peste de Valencia de 1647-1648 », *Asclepio*, 26-27, 1974-1975, p. 197-232.
POMATA G., *La promessa del guarigione : malati e curatori in antico regime Bologna, XVI-XVIII secolo*, Laterza, Rome, 1994.
PUERTO SARMIENTO F. J., « La panacea áurea. Alquimia y destilación en la corte de Felipe II (1527-1598) », *Dynamis. Acta Hispanica ad Medicina Scientiarumque Historiam Illustrandam*, 17, 1997, p. 107-140.
PULZ W., « Aux origines de l'obstétrique moderne en Allemagne (XVIe-XVIIIe siècles) : accoucheurs contre matrones ? », *Revue d'Histoire moderne et contemporaine*, 43 (4), 1996, p. 593-617.
RAACH J. H., *A Directory of English Country Physicians, 1603-1643*, Dawsons, Londres, 1962.
RAMSEY M., *Professional and Popular Medicine in France, 1770-1830. The Social World of Medical Practice*, Cambridge University Press, Cambridge, 1988.
REY BUENO M. M., ALEGRE PEREZ M. E., « La ordenación normativa de la asistencia sanitaria en la corte de los Habsburgo españoles (1515-1700) », *Dynamis. Acta Hispanica ad Medicina Scientiarumque Historiam Illustrandam*, 18, 1998, p. 341-375.
RIOUX J.-A. dir., *Le Jardin des Plantes de Montpellier : quatre siècles d'histoire*, préface de MONOD Th., éditions Odyssée, Graulhet, 1994.
ROJO VEGA A., *Enfermos y sanadores en la Castilla del siglo XVI*, Universidad de Valladolid, Valladolid, 1993.
RUSELL A. W. éd., *The Town and State Physician in Europe from the Middle Age to the Enlightemment*, Herzog August Bibliothek, Wolffenbüttel, 1981.
SALAVERT FABIANI V. L., « Notes sobre la sanitat pública municipal a la Valencia dels segles XVI i XVII : les competències del mustassaf en matèria de mercats i conservació de carrers », *Afers*, 5-6, 1987, p. 223-271.
SALAVERT FABIANI V. L., NAVARRO J., *La sanitat municipal a Valencia (segles XIII-XX)*, Alfons el Magnànim, Valence, 1992.
SIRIASI N. G., « The Changing Fortunes of a Traditional Text : Goals and Strategies in sixteenth-century latin Editions of the *Canon* of Avicenna », dans WEAR A., FRENCH R. K., LONIE I. M. eds., *The Medical Renaissance of the Sixteenth Century*, Cambridge University Press, Cambridge, 1985, p. 16-41.
SIRIASI N. G., *The Clok and the Mirror : Girolamo Cardano and Renaissance Medicina*, Princeton University Press, Princeton, 1997.
SLACK P., « Mirrors of Health and Treasures of poor Men. The Uses of vernacular medical Litterature of Tudor England », dans WEBSTER C. éd., *Health, Medicine and Mortality in the Sixteenth Century*, Cambridge University Press, Cambridge, 1979, p. 237-273.
STINGER C. L., *The Renaissance in Rome*, Indiana University Press, Bloomington, 1985.
WEAR A., FRENCH R. K., LONIE I. M., éd., *The Medical Renaissance of the Sixteenth Century*, Cambridge University Press, Cambridge, 1985.
WEBSTER C. éd., *Health, Medicine and Mortality in Sixteenth Century*, Cambridge University Press, Cambridge, 1979.

CHAPITRE 5

ACKERKNECHT E. H., *La médecine hospitalière à Paris (1794-1848)*, Payot, Paris, 1986.
BIRABEN J. N., *Les Hommes et la peste dans les pays européens et méditerranéens*, E.H.E.S.S., Paris-La Haye, 2 vol., 1975-1976.
BORDEU TH., *Recherches sur l'histoire de la médecine*, dans *Œuvres complètes*, éditées par Richerand, Paris, 1818, t. II, p. 549.
BLAY M., HALLEUX R., « La Science classique, XVe-XVIIIe siècles », *Dictionnaire critique*, Flammarion, Paris, 1998.
CANGUILHEM G., *La Connaissance de la vie*, Vrin, Paris, 1967.
CAZENEUVE J., LEHEC C., éd., *Corpus général des philosophes français*, PUF, Paris, 1956.
DARMON P., *La Longue Traque de la variole. Les Pionniers de la médecine préventive*, Paris, 1986.
DETIENNE M., *Les Savoirs de l'écriture en Grèce ancienne*, Presses Universitaires de Lille, 1988.
DUCHESNEAU F., *La Physiologie des Lumières*, La Haye, 1982.
FLASHAR H., JOUANNA J., éd., *Médecine et morale dans l'Antiquité*, Entretiens sur l'Antiquité classique 43, Fondation Hardt, Vandœuvres-Genève, 1997.
GRMEK M. D., *Les Maladies à l'aube de la civilisation occidentale*, Payot, Paris, 1983.
GRMEK M. D., *La Première Révolution biologique*, Payot, Paris, 1990.
GRMEK M. D., dir., *Histoire de la pensée médicale en Occident, 2. De la Renaissance aux Lumières*, Seuil, Paris, 1997.
GOUREVITCH D., éd., *Maladie et maladies – Histoire et conceptualisation, mélanges en l'honneur de M.D. Grmek*, Droz, Genève, 1992.
LINDEBOOM G. A., éd., *Boerhaave's Correspondance*, Leyde, 1962.
LINDEBOOM G. A., *Hermann Boerhaave, the Man and his Work*, London, 1968.
LINDEBOOM G. A., *Boerhaave and his Time*, Leyde, 1970.
MOULIN A.-M., dir., *L'Avenir de la vaccination*, Fayard, Paris, 1996.
PAGEL W., *Joan Baptista Von Helmont*, Cambridge Monographs on the History of Medicine, Cambridge University Press, 1982.
PETER J. P., éd., *De la douleur, observations sur les attitudes de la médecine prémoderne envers la douleur, suivies des traités de A. Sassard, M.A. Petit*, Quai Voltaire, Paris, 1993.
PIGEAUD J., *La Maladie de l'âme. Étude sur la relation de l'âme et du corps dans la tradition médico-philosophique antique*, Belles-Lettres, Paris, 1981.
REY R., *Naissance et développement du vitalisme en France, de la deuxième moitié du XVIIIe siècle à la fin du Premier Empire*, Université de Paris I, 1987, 3 vol.
STAHL G. E., *Œuvres médico-philosophiques et pratiques*, 6 vol., traduites et commentées par T. Blondin, Paris, 1859-1964.
TEMKIN O., *Galenism. Rise and Decline of a Medical Philosophy*, Cornell University Press, Ithaca and London, 1974 (2e éd.).
Dix-Huitième siècle, n° 23, Physiologie et Médecine, PUF, Paris, 1991.
Hippokratische Medizin und antike Philosophie, actes du VIIIe Colloque international d'Hippocrate, 1993, Olms-Weidmann, Hildesheim, 1996.
Actes du XVe Colloque international hippocratique, Université de Laval, Québec, 1987.
Le culte des grands hommes au XVIIIe siècle, Entretiens de la Garenne-Lemot III, 3-5 octobre 1996, 1998.

CHAPITRE 6.1

ACKERKNECHT E. H., *La Médecine hospitalière à Paris (1794-1848)*, Payot, Paris, 1986, édition américaine, 1966.
ARIÈS P., *Histoire des populations françaises*, Seuil, Paris, 1971 (1re édition 1948).
BUELTZINGSLOEWEN I. von, *Machines à instruire*,

machines à guérir : les hôpitaux universitaires et la médicalisation de la société allemande 1730-1850*, Presses universitaires de Lyon, Lyon, 1997.

BRANCA P., *The Medicine Show : Patients, Physicians and the Perplexities of the Health Revolution in Modern Society*, Science History Publications, New York, 1977.

DARMON P., *La Longue Traque de la variole*, Perrin, Paris, 1988.

DINGES M., *Weltgeschichte der Homöopathie*, Beck, Munich, 1996.

FAURE O., *Genèse de l'hôpital moderne*, CNRS/PUL, Lyon-Paris, 1982.

FAURE O., *Les Français et leur médecine*, Belin, Paris, 1993.

FAURE O., *Histoire sociale de la médecine. XVIIIe-XXe siècles*, Anthropos-Economica, Paris, 1994.

FAURE O., DESSERTINE D., *La Maladie entre libéralisme et solidarités 1850-1940*, Racines mutualistes, Paris, 1994.

FAURE O. dir., *Les Thérapeutiques : savoirs et usages*, Fondation Mérieux, Lyon, 1999.

GRMEK M. D. dir., *Histoire de la pensée médicale en Occident, 2. De la Renaissance aux Lumières* , Seuil, Paris, 1997.

HUERKAMP Cl., *Der Aufstieg der Ärzte im 19. Jahrhundert*, Göttingen, Vandenheck und Ruprecht, 1985.

LANGLOIS Cl., *Le Catholicisme au féminin : les congrégrations à supérieure générale en France au XIXe siècle*, Le Cerf, Paris, 1985.

LÉONARD J., *Les Médecins de l'Ouest au XIXe siècle*, Atelier de reproduction des thèses, Lille, 1978, 3 vol.

LÉONARD J., *La Vie quotidienne du médecin de province au XIXe siècle*, Hachette, Paris, 1977.

LÉONARD J., *La France médicale au XIXe siècle*, Gallimard-Juillard, Paris, 1978.

LÉONARD J., *La Médecine entre les savoirs et les pouvoirs : histoire intellectuelle et politique de la médecine française au XIXe siècle*, Aubier, Paris, 1981.

LÉONARD J., *Médecins, malades et société dans la France du XIXe siècle*, Science en situation, Paris, 1992 (recueil d'articles).

LOUDON I., *Medical Care and the General Practitioner 1750-1850*, Oxford, Clarendon Press, 1986.

RENNEVILLE M., *La Médecine du crime : essai sur l'émergence d'un regard médical sur la criminalité en France 1780-1885*, Septentrion, Paris, 1997, 2 vol.

WADDINGTON I., *The Medical Profession in the Industrial Revolution*, Gill and Macmillan, Dublin, 1984.

WARNER J. H., *The Therapeutic Perspective : Medical Practice, Knowledge and Identity in America, 1820-1885*, Harvard University Press, 1986.

CHAPITRE 6.II

ESQUIROL E., *Des maladies mentales considérées sous les rapports médical, hygiénique et médico-légal*, 2 vol., J.-B. Baillière, Paris, 1838.

FALRET J.P., *Des maladies mentales et des asiles d'aliénés*, 1 vol., J.-B. Baillière, Paris, 1864.

FODERE F.E., *Traité du délire appliqué à la médecine, à la morale et à la législation*, 2 vol., 1817.

LEURET F., *Du traitement moral de la folie*, J.-B. Baillière, Paris, 1840.

MOREL P. et QUETEL Cl., *Les Médecines de la folie*, Hachette (Pluriel), Paris, 1985.

MOREL P., *Dictionnaire biographique de la psychiatrie*, Synthélabo, coll. « Les Empêcheurs de penser en rond », 1996.

PICHOT P., *Un siècle de psychiatrie*, Roche, Neuilly-sur-Seine, 1983.

PINEL Ph., *Traité médico-philosophique sur l'aliénation mentale ou la Manie*, Richard, Caillé et Ravier, Paris, an IX (1re édition).

POSTEL J., *Genèse de la psychiatrie. Les premiers écrits de Philippe Pinel*, Le Sycomore, 1981.

POSTEL J. et QUETEL Cl. (dir.), *Nouvelle histoire de la psychiatrie*, Dunod, Paris, 1994.

SWAIN G., *Le Sujet de la folie. Naissance de la psychiatrie*, Privat, coll. « Rhadamanthe », Toulouse, 1977.

CHAPITRE 7

AÏACH P et DELANOË D., *L'Ère de la médicalisation. Ecce homo sanitas*, Anthropos-Economica, Paris, 1998.

AÏACH P. et FASSIN D., *Les Métiers de la santé. Enjeux de pouvoir et quête de légitimité*, Anthropos-Economica, Paris, 1994.

AMBROSELLI C., *L'Éthique médicale*, coll. « Que sais-je ? », Presses universitaires de France, Paris, 1988.

ARMSTRONG D., « The Doctor-Patient Relationship : 1930-1980 », dans WRIGHT P. et TREACHER A. éd., *The Problem of Medical Knowledge*, Edinburgh University Press, Édimbourg, 1982, p. 109-122.

ANNAS G. J. et GRODIN M. A. éd., *The Nazi Doctors and the Nuremberg Code. Human Rights in Human Experimentation*, Oxford University Press, Oxford, 1992.

ARNOLD D., « Medicine and Colonialism », dans BYNUM W. F. et PORTER R. éd., *Companion Encyclopedia of the History of Medicine*, Routledge, Londres, 1993, p. 1393-1416.

BAER H.A., SINGER M., SUSSER I., *Medical Anthropology and the World System. A Critical Perspective*, Bergin and Garvey, Westport (Conn.), 1997.

BARZANSKY B. et GEVITZ N. éd., *Beyond Flexner. Medical Education in the Twentieth Century*, Greenwood Press, New York, 1992.

BAYLE F., *Croix gammée contre caducée. Les Expériences humaines en Allemagne pendant la Deuxième Guerre mondiale*, Commission scientifique française des crimes de guerre, Neustadt (Palatinat), 1950.

BONNER T. N., *To the Ends of the Earth. Women's Search for Education in Medicine*, Harvard University Press, Cambridge (Ma), 1992.

BONNER T. N., *Becoming a Physician. Medical Education in Great Britain, France, Germany, and the United States 1750-1945*, Oxford University Press, Oxford, 1995.

BOURDILLON H., *Women as Healers, A History of Women and Medicine*, Cambridge University Press, Cambridge, 1988.

BOZZINI L., RENAUD M., GAUCHER D., LLAMBIAS-WOLFF J., *Médecine et Société dans les années 1980*, éditions Saint-Martin, Montréal, 1981.

BRAUN R., « Zur Professionalisierung des Ärztesstandes in der Schweiz », dans CONZE W. et KOCKA J. éd., *Bildungsbürgertum im 19. Jahrhundert. Teil I. Bildungssystem und Professionalisierung in internationalen Vergleichen*, Klett-Cotta, Stuttgart, 1985, p. 332-357.

BRIEGER G., « Medicine as a Profession », dans REICH W. Th. éd., *Encyclopedia of Bioethics*, vol. 3, Simon & Schuster MacMillan, Londres, 1995, p. 1688-1697.

BRIDGMAN-PERKINS B., « Shaping Institutions-Based Specialism : Early Twentieth-Century Economic Organization of Medicine », *Social History of Medicine*, 10, 1997, p. 419-435.

BURNHAM J. C., *How the Idea of Profession Changed the Writing of Medical History*, Wellcome Institute for the History of Medicine, Londres, 1998 (*Medical History*, Supplement n° 18).

CARIAGE J.-L., *L'Exercice de la médecine en France à la fin du XIXe siècle et au début du XXe siècle (honoraires, syndicats, éthique médicale)*, Besançon, 1965.

CUNNINGHAM A. et ANDREWS B. éd., *Western Medicine as Contested Knowledge*, Manchester University Press, Manchester, 1997.

DARMON P., *La Vie quotidienne du médecin parisien en 1900*, Hachette, Paris, 1988.

DESSERTINE D. et FAURE O., *La Maladie entre libéralisme et solidarités (1850-1940)*, Racines mutualistes, Paris, 1994.

DINGWALL R. et LEWIS Ph. éd., *The Sociology of the Professions. Lawyers, Doctors and Others*, Macmillan Press, Londres, 1983.

ELLIS J.D., *The Physicians-Legislators of France : Medicine and Politics in the Third Republic, 1870-1914*, Cambridge University Press, Cambridge, 1990.

EULNER H.-H., *Die Entwicklung der medizinischen Spezialfächer an den Universitäten des deutschen Sprachgebietes*, Enke, Stuttgart, 1970.

FAURE O., « Cours pratiques et écoles secondaires de médecine en France au début du XIXe siècle : une expérience révolutionnaire étranglée ? », *Bulletin du Centre Pierre-Léon d'histoire économique et sociale*, 1-2, 1998, p. 9-27.

FLEXNER A., *La Formation du médecin en Europe et aux États-Unis*, Masson, Paris, 1927.

FREDDI G. et BJÖRKMAN J. W., *Controlling Medical Professionals. The Comparative Politics of Health Governance*, Sage Publications, Londres, 1989.

FREIDSON E., *La Profession médicale*, Payot, Paris, 1984 (1re parution en anglais sous le titre *Profession of Medicine* en 1970).

GELFAND T., « The History of the Medical Profession », dans BYNUM W. F. et PORTER R. éd., *Companion Encyclopedia of the History of Medicine*, Routledge, Londres, 1993, p. 1119-1150.

GUILLAUME P., *Le Rôle social du médecin depuis deux siècles (1800-1945)*, Association pour l'étude de l'histoire de la sécurité sociale, Paris, 1996.

HASSENTEUFEL P., *Les Médecins face à l'État*, Presses de Sciences-Po, Paris, 1997.

HERZLICH C., BUNGENER M., PAICHELER G., ROUSSIN Ph., ZUBER M.-C., *Cinquante ans d'exercice de la médecine en France. Carrières et pratiques des médecins français, 1930-1980*, éditions Inserm-Doin, Paris, 1993.

HUERKAMP C., « The Making of the Modern Medical Profession, 1800-1914 : Prussian Doctors in the Nineteenth Century », dans COCKS G. et JARAUSCH K. H. éd., *German Professions, 1800-1950*, Oxford University Press, Oxford, 1990, p. 66-84.

ILLICH I., *Némésis médicale : l'expropriation de la santé*, Le Seuil, Paris, 1976 (première parution en anglais sous le titre *Medical Nemesis – The Expropriation of Health*, en 1975).

LATOUR B., *Les Microbes : guerre et paix*, Métaillé, Paris, 1984.

LAWRENCE S., « Medical Education », dans BYNUM W. F. et PORTER R. éd., *Companion Encyclopedia of the History of Medicine*, Routledge, Londres, 1993, p. 1151-1179.

LORBER J., *Women Physicians : Careers, Status, and Power*, Tavistock, New York, 1984.

LÖWY I., AMSTERDAMSKA O., PICKSTONE J., PINELL P., éd., *L'Innovation en médecine : études historiques et sociologiques*, éditions Inserm-John Libbey, Paris-Londres, 1993.

MCKEOWN Th., *The Role of Medicine*, Blackwell, Oxford, 1979 (1RE éd., 1976).

O'MALLEY C. D. éd., *The History of Medical Education*, University of California Press, Berkeley, 1970.

MITSCHERLICH A. et Mielke F., *Medizin ohne Menschlichkeit*, Fischer, Francfort, 1960 (1re éd., 1948).

NYE R., « Honor Codes and Medical Ethics in Modern France », *Bulletin for the History of Medicine*, 69, 1995, p. 91-111.

MORANTZ-SANCHEZ R., *Sympathy and Science : Women Physicians in American Medicine*, Oxford University Press, Oxford, 1985.

PARRY N. et PARRY J., *The Rise of the Medical Profession. A Study of Collective Social Mobility*, Croom Helm, Londres, 1976.

PICKSTONE J., « Ways of Knowing : Towards ad Historical Sociology of Science, Technology and Medicine », *British Journal for the History of Science*, 26, 1993, p. 407-432.

PINELL P., « L'Émergence des spécialités médicales en France au XIXe siècle », dans *L'Exercice médical dans la société : hier, aujourd'hui, demain*, Masson, Paris, 1996, p. 63-70.

RAMSEY M., « The Politics of Professional Monopoly in Nineteenth Century Medicine : The French Model and Its Rivals », dans GEISON G. L. éd., *Professions and the French State*, University of Pennsylvania Press, Philadelphie, 1984.

RAMSEY M., « Alternative Medicine in Modern France », *Medical History*, 43, 1999, p. 286-322.

RHEINBERGER H.-J., « Beyond Nature and Culture : A Note on Medicine in the Age of Molecular Biology », *Science in Context*, 8, 1995, p. 249-263.

ROSENBERG Ch. éd., *The Origins of Specialization in American Medicine. An Anthology of Sources*, Garland, New York, 1989.

ROTH-WALSH M., *« Doctors Wanted ; No Women Need Apply » : Sexual Barriers in the Medical Professions*, Yale University Press, New Haven, 1977.

ROUX A., *Contribution à l'étude de la féminisation de la profession médicale*, Masson, Paris, 1975.

STEVENS R., *Medical Practice in Modern England and the Impact of Specialization and State Medicine*, Yale University Press, New Haven, 1966.

STEVENS R., *American Medicine and the Public Interest*, 2e éd., University of California Press, Berkeley, 1998.

TERQUEM J., *Les Médecins dans la société française*, Economica, Paris, 1992.

TRÖHLER U. et REITER-THEIL S. éd., *Ethik und Medizin 1947-1997*, Wallstein, Göttingen, 1997.

VERGEZ B., *Le Monde des médecins au XXe siècle*, Complexe, Bruxelles, 1996.

WARNER (John Harley), « Science in Medicine », *Osiris*, 10, 1985, p. 37-58.

WEISZ G., *The Medical Mandarins. The French Academy of Medicine in the Nineteenth and Early Twentieth Centuries*, Oxford University Press, Oxford, 1995.

WEISZ G., « Medical Directories and Medical Specialization in France, Britain and the United States », *Bulletin for the History of Medicine*, 71, 1997, p. 23-68.

Index

Abano, Pietro d', 76, 85
Abbās, 'Ali ibn al-Abbās al Magusī, 66
Abū Mansur Muwaffaq, 102
Abūl-Qāzim, 94
Achille, 26
Acquapendente, Fabrici d', 119
Adalbéron de Laon, 62, 63
Agramont, Jacme d', 75
Agüero, Hidalgo de, 144
Alcméon de Crotone, 27, 28, 56
Alcuin, Albinus Flaccus, 62
Alderete, Lorenzo, 143
Alderotti, Thaddeo, 68, 78, 106
Alexandre de Tralles, 202
Alexandre le Grand, 44
Alexandre Sévère, 26
Alpin, Prosper, 191
Andromaque, dit l'Ancien, 12
Andry, Nicolas, 187, 197
Antiochus, 12
Antonin le Pieux, 56
Apelle, 56
Apollon, 22-23, 36, 84
Arcayna, Vicente, 162
Arcet, Johann d', 198
Archagatus, 54, 56
Arctinos, 26, 27
Arezzo, Guittone d', 15, 94
Argellata, Pietro d', 102
Aristophane, 40
Aristote, 17, 38, 46, 50, 68, 70, 71, 80, 84
Arnaud de Villeneuve, 70, 72
Arnold d'Aix la Chapelle
Asclépiade de Pruse, 45, 55
Asclépiades, les, 36, 180
Asclépios, 24, 25, 27, 28, 30, 56, 57, 154
Astruc, Jean, 185, 192, 194
Athenaios, 45
Atossa, 39
Aubry, Jean, 182
Auenbrugger, Léopold, 216
Auguste, 56
Augustin, 54
Averroès, 70, 118
Avesta, 10
Avicenne, 58, 67, 68, 70, 71, 85, 118, 168
Bacon, Roger, 17
Baglivi, Giorgio, 117, 166, 176, 177, 178, 179
Baierland, Ortolf von, 91, 99, 101, 108
Baillarger, Jules-Gabriel-François, 256, 258
Baillou, Guillaume de, 118, 168, 169, 181
Bailly, Jean Sylvain, 198
Balzac, Honoré de, 222
Banting, Frederick, 282
Barker, Jean, 172, 180
Barthélémy de Salerne, 66, 69
Barthélémy l'Anglais, 96, 97
Barthez, Paul-Joseph, 169, 179, 218
Bartolomeo, Magi, 144
Bastardo, Lope, 156
Battie, William, 245
Bayle, Antoine-Laurent, 168, 256, 257
Bekhterev, Vladimir, 259
Belhomme, Jacques, 245, 256
Bellini, Laurent, 181
Benoît, saint (règle de), 61
Benoît de Nursie, saint, 101
Bernard, Claude, 209, 282, 304
Bernheim, Hippolyte, 265, 266
Bertarius, abbé, 64
Best, Charles, 282
Bichat, Xavier, 166, 205, 216, 218
Blackwell, Élizabeth, 287
Blanche de Navarre, 80
Blanche, Émile, 262
Blanche, Père et fils, 251, 252
Bleuler, Eugen, 258
Bodenstein, Adam von, 155
Boerhaave, Hermann, 165, 168, 170, 171, 181
Boerhaave, Kaauw, 179
Boissier de Sauvages, 190, 192
Bologne, école de, 94, 95
Bonacosa, 70
Bonaparte, Lucien, 260
Boniface VIII, 42
Bordeu, Théophile de, 165, 167, 168, 179, 181, 188, 190, 190, 194, 196, 218
Borelli, Giovanni Alfonso, 179, 181
Borgognoni, Hugo dei, 94, 95
Borgognoni, Théodorico dei, 94, 95
Borie, Petrus, 198
Bory, de, 198
Bourbons, Monarchie des, 126
Bourgelat, Claude, 207
Bourgeois, Louise, 149
Bourneville, Désiré-Magloire, 260, 265
Bradwardine, William of, 106
Branca, Antonio, 106
Branca (famille), 143
Brandt, 303
Brigham, Amariah, 259
Brion, 184
Broussais, François, 209, 218, 220, 231
Brown, John, 203
Brunet Latin, 17
Burgundio de Pise, 68
Cabanis, Georges, 172, 185, 190, 191, 202
Caligula, 55
Calmeil, Juste-Louis-Florent, 256, 262
Calvin, 117
Cardano, Girolamo, 153, 154, 154
Carlos, don, 145
Carrel, Alexis (Dr), 285
Cartier, 215
Cassiodore, 61, 63
Catherine de Médicis, 132
Caton, 42, 44, 55
Cazauvieilh, Jean-Baptiste, 252
Celse, 7, 10, 24, 28, 31, 41, 42, 52, 54, 62, 118
César, 56
Chacón, Denys Daza, 121, 130, 142, 143, 144, 145, 157
Chadwick, sir Edwin, 240
Charcot, Jean-Martin, 263, 265
Charlemagne, 61
Charles Ier d'Angleterre, 157
Charles II, 139, 145
Charles IV, 76
Charles V, 12, 80, 117
Charles VI, 12
Charles IX, 132
Charles X, 223
Charles-Quint, 116, 121, 130, 131, 142, 157
Charlesworth, Edward, 254
Charmis, 55
Chaucer, Geoffrey, 17, 80
Chauliac, Guy de, 67, 83, 84, 96, 98, 99, 101, 102, 106, 168
Chiarugi, Vicenzo, 245
Chirac, Pierre, 156, 168
Chiron, 22-23, 28
Chorinski, comte, 262
Chrétien, Gervais, 12
Christine de Suède, 135
Cicéron, 45, 46, 51
Cisneros, Cardinal, 115
Citois, François, 159
Claude, 46, 55
Clava, Francisco de, 116
Clemenceau, Georges, 285
Codure, Pedro de, 138
Colbert, Jean-Baptiste, 159
Colombier, Jean, 246
Conolly, John, 254
Conrad, cardinal, 68
Constantin l'Africain, 12, 66, 69, 94
Conty, Evrard de, 80, 81
Cope, Henry, 181
Coray, 185
Corneille, Pierre, 168
Corvisart, Jean-Nicolas, 204, 216
Cosme, saint, 105
Cosme, le de Médicis, 124
Cotte, (Père) Louis, 184
Crinas, 55
Crucé, Émery, 162
Cullen, William, 192, 255
Curie, Marie, 288
Cyrano de Bergerac, 135
Damien, saint, 105
Daquin, Joseph, 245
Darius, 39
Darwin, Charles-Robert, 256
Daubenton, Louis-Jean-Marie d'Aubenton, dit, 207
Daudet, Léon, 18
Delasiauve, Louis, 256, 260
Deleboé, François, 168
Démocède, 39, 40
Dérolde, 63
Desault, Pierre-Joseph, 102, 204, 215
Desbois de Rochefort, Louis, 204, 215
Descartes, René, 178
Deschamps, Eustache, 14, 81
Desmars, 181, 182, 206
Devoiry, 184
Diáz, Francisco, 143
Diderot, Denis, 12
Didier (abbé), 66
Dioscoride d'Anazarba, 46, 118, 168
Dompremi, Jean de, 84
Donolo, Shabetai, 64
Doublet, François, 246
Doye, Jean-Baptiste, 174
Drelincourt, Charles, 170
Dubuisson, Jacquelin, 245
Duchesse d'Orléans, 194
Duc de Parme, 158
Duchesne, Joseph, 155
Dulaurens, André, 168
Dupuytren, Guillaume, 218, 223, 238, 238
Duret, Louis, 118, 168, 169, 192
Éloi, saint, 86
Elssholtz, Johann-Sigismund, 156
Empédocle, 27, 29, 31, 56
Énée, 20
Erasistrate, 45, 48, 50
Esculape, 26, 36, 81, 84
Esquirol, Jean-Étienne-Dominique, 243, 246, 248, 250, 250, 252, 255, 256, 261, 262
Este, d' (famille), 72
Estouteville, cardinal d', 71, 72
Falret, Jean-Pierre, 247, 250, 252, 256, 260
Falret, Jules, 252
Fauchet Claude, 17
Felde, Richard, 106
Felipe, Maese, 143
Ferdinand II de Médicis, 124
Fernel, Jean, 127, 132, 135, 138, 168, 169, 181
Ferri, Alfonson, 143, 144
Ferrus, Guillaume-Marie-André, 250
Fichte, Johann Gottlieb, 218
Fioravanti, Leonardo, 143, 153, 154, 155
Fischer, 303
Fizes, Antoine, 179
Flechsig, Paul, 257
Fleming, Alexander (Dr), 305
Flexner, Abraham, 279
Floyer, Sir John (chevalier Floyer), 182
Fludd, Robert, 155
Fodéré, François-Emmanuel, 250
Forel, Auguste, 265, 266
Foucault, Michel, 305
Fourcroy, Antoine-François, comte de, 194, 204
Foville, Achille-Louis, 256
Fracastori, Giralamo, 159
François Ier, 130
François II, 131
Frank, John Peter, 240
Franklin, 198
Frédéric II, 68, 82, 91
Freind, John, 182
Fréron, Régnault, 12, 81
Freud, Sigmund, 265, 266, 266
Frugardi, Roger, 93, 94, 95, 98, 102
Fulbert de Chartres, 62
Gace de la Buigne, 17
Galien de Pergame, 10, 11, 17, 22, 30, 38, 39, 42, 47, 48, 51, 55, 62, 65, 66, 67, 68, 70, 71, 85, 115, 118, 120, 125, 168, 179, 180, 181, 182, 202, 204
Gall, Franz-Joseph, 220, 263
Gasparin, Valérie de, 290
Gaub, Jerôme-David, 181
Gavaldá, Francisco, 160
Gebhardt, 303
Gentile da Foligno, 75
Georget, Étienne, 256
Gérard de Crémone, 62, 68
Gerbert d'Aurillac, 62, 63
Giner, Bertomeu, 136, 138, 141
Gordon, Bernard de (professeur), 67, 90-91
Gozbert, abbé, 61
Grand Turc, 1311
Griesinger, Wilhelm, 254, 257
Guaineri, Antonio, 86
Gudden, Bernhard von, 265
Guillaume l'Anglais, 86
Guillotin, Joseph Ignace, 198
Guise, Duc de, 131
Guislain, Joseph, 249
Guyon, Loys, 13, 231
Hadrien, 56
Haën, Antoine de, 171, 196
Hahnemann, Samuel, Chrétien, Frédéric, 220
Hallé, Jean-Noël, 240
Haller, Albert de, 170, 188
Harvey, William, 156, 157, 181
Heberden, William, 117, 187
Hector, 26
Hegel, Georg Wilhelm Friedrich, 218, 248
Heinroth, Johann, 257
Helmont, Jan Baptista van, 155, 168, 172, 178, 180, 181
Hénon, Jacques-Louis, 241
Henri II, 101, 127, 131, 132, 132-133
Henri IV, 158
Henri VIII, 136
Héraclide de Tarente, 46
Héribrand, 63
Hérodote, 10, 39
Héron, 54
Hérophile, 46, 48, 50
Hildegarde de Bingen, 85
Hill, Gardiner, 254
Hincmar de Reims, 62
Hippocrate, 7, 11, 21, 21, 22, 22-23, 29, 32, 33, 35, 36, 39, 41, 45, 51, 55, 56, 63, 65, 66, 67, 69, 84, 118, 120, 167, 168, 169, 170, 172, 175, 179, 180, 181, 182, 185, 191, 194, 202, 204, 228, 240, 303
Hoffmann, Frédéric, 166, 178, 202
Hohenheim, Philippe Aureolus Theophrastus Bombastus von, voir Paracelse

Homère, 24, 26, 84
Hopkins, Johns, 278-279
Houllier, Jacques, 118
Huchard, Henri (Dr), 277
Huygens, Christian, 171
Hygie, 36, 57
Ideler, Karl, 257
Illich, Ivan, 305, 306
Isidore de Séville, 62
Itard, Jean Marc, 260
Jacques II d'Aragon, 72
Jamot, Eugène (Dr), 292
Janet, Pierre, 265, 266
Jaspers, Karl, 294
Jean de Dompremi
Jenner, Edward, 195, 197, 214, 232
Jérome, saint, 12
Johannitius (Hunain ibn Ishāq, dit), 66
Joly, Abraham, 246
Jamot (Dr), 292
Jover, Jerónimo, 155
Jules II, 144
Kahlbaum, Karl, 258
Kant, Emmanuel, 191
Kneipp, Sébastien, 236
Koch, Robert, 209, 282, 282
Kraepelin, Emil, 258
Kraft-Ebing, Richard von, 257
Kratéros, 12
Laborde (Dr), 260
La Condamine, Charles-Marie de, 196
Lady Montagu, Mary Worley, 196
La Mettrie, Julien Offroy de, 170
Laennec, René-Théophile-Hyacinthe, 180, 190, 204, 216, 216, 218, 238
Laguna, Andrés, 117, 143, 154, 161
Lanfranc de Milan, 95, 96, 98, 99, 102
Larrey, Dominique, 213
Lassonne, Joseph-Marie de, 12
Lavoisier, Antoine Laurent de, 198, 228
Le Boë (Sylvius), Franciscus, 138, 155
Le François, Alexandre, 168, 172, 173, 178
Legrand du Saule, Henri, 256
Lélut, Louis-François, 262
Lemonnier, Louis-Guillaume, 12
Léopold, Grand Duc, 245
Le Roy, 198
L'Escluse, Charles de, 117
Leuret, François, 248, 253, 256, 262
Liébeault, Ambroise-Auguste, 265, 266
Lieutaud, Joseph, 12
Linacre, Thomas, 125, 125
Loazes, Fernando de, 114
Lombroso, Cesare, 262
Longoburgo, Bruno dei, 94
Lorry, Anne-Charles, 180, 185
Loudon, Irvine, 238
Louis, Pierre-Charles-Alexandre, 230
Louis II de Bavière, 265
Louis XIII, 126, 131
Louis XIV, 12, 131, 134, 135, 145
Louis XVI, 12, 200
Lucas, Prosper, 256
Lucilius, 10
Lucrèce, 9
Lusitano, Amato, 143
Lyautey, Hubert, 292
Machaon, 24, 26, 27
Magatis, Cesare, 99
Magnan, Valentin, 258
Maitland, Guillaume, 196
Malpighi, Marcello, 181
Manen, 185
Marandon de Montyel, Évariste, 254
Marc, Charles Chrétien, 261, 262
Marcellus Empiricus, 62
Marie de France, 13
Marie de Médicis, 132
Marot, 13
Martial, 38, 51
Martin, les frères, 62
Martin, saint, 12
Mason Cox, Joseph, 249
Mauduyt, Jean-Claude, 197
Mauquest de la Motte, Guillaume, 150
Maurus de Salerne, 65, 66
Mazarin, Jules, 132, 134
McKeown, Thomas, 304
Medina Sidonia, Duc de, 130
Mégès, 54
Ménage, Gilles, 13
Ménodote, 55
Merula d'Assise, 54
Mesmer, Frédéric, Antoine, 198, 198, 199, 265
Mesué, Abou-Zakaria yahiah ben-Masouïah, dit Jean, 168
Metrodorus, Claudius, 19
Meynert, Théodor, 257
Mirabeau, Honoré-Gabriel-Victor Riqueti, comte de, 244
Mithridate, 12
Molière, Jean-Baptiste Poquelin, dit, 7, 121, 152, 154, 168, 244
Mondeville, Henri de, 78, 86, 98, 99
Montaigne, Michel Eyquem de, 168, 172
Monte, Giambattista da, 117
Montherlant, Henry Millon de, 18
Moreau, Jean Nicolas, 207
Moreau de Tours, Jacques-Joseph, 248, 256, 260
Morel, Bénedict Augustin, 256, 258, 262
Morgagni, Jean-Baptiste, 166, 190
Morin, Jean-Baptiste, 131
Morizot, 184
Morton, Richard, 168
Mrugowsky, 303
Münsinger, Heinrich, 109
Napoléon, 208, 272
Nelmes, Sarah, 197
Néron, 12, 46, 203
Newton, Isaac, 171
Nicolas de Salerne, 66
Nightingale, Florence, 287, 290
Noailles, maréchal de, 156
Oribase, 62, 168
Pachet, Hérónimo, 145, 146
Pacioli, Luca fra, 129
Panacée, 36
Panckouke, 167, 172
Papias, 12
Paracelse, 101, 120, 126, 139, 152, 1253, 154, 155, 156, 168, 180
Parchappe, Jean-Baptiste, 251
Pardule (évêque), 62
Paré, Ambroise, 6, 11, 96, 131, 132-133, 142, 142, 143, 144, 156, 168
Parenty, Enguerrand de, 76
Paris, école de, 95, 96, 98
Parme, école de, 94
Parménide, 27
Pascal, Blaise, 144
Pasquier, Étienne, 16
Passavant, Jean, 95
Pasteur, Louis, 209, 281, 282
Patin, Gui, 135, 168, 170, 170, 172
Paul d'Égine, 93, 94, 118
Pétrone, 21
Peramato, Pedro de, 130
Pérez de Herrera, Cristobal, 156
Pérez del Pulgard, Hernán, 157
Pergame, école de, 38
Perna, Peter, 155
Perrault, Claude, 181
Peter von Ulm, 109
Petit, Marc-Antoine, 202, 215
Pétrarque, Francesco, 80
Pétron d'Égine, 28
Petrus Musandinus, 66
Pflazpaint, Heinrich von, 92, 106
Phidias, 56
Philalhète, Démosthène, 62
Philaret, 66
Philinos de Cos, 45
Philippe II, 116, 128, 129, 139, 145, 146, 151
Philippe III, 145
Philippe VI, 75, 80
Phipps, James, 197
Pichot, Pierre, 267
Pierre III d'Aragon, 82
Pilarino, Giacomo, 196
Pinel, Philippe, 166, 167, 172, 175, 190, 191, 192, 202, 245, 246, 247, 247, 248, 250, 255, 266
Pinel, Scipion, 247, 252
Pinterete, 145
Planche, Louis Regnier, seigneur de la Planche, 131
Platon, 35, 38, 112
Plaute, 9
Pline, 10, 44, 54, 55, 56, 194
Plutarque, 168, 172
Podalirios, 24, 26, 27
Polycrate, 39
Portal, Antoine, Baron du, 190, 207
Poyet, Bernard, 200
Prunelle, 241
Ptolémées, les, 44, 47, 50
Pussin, Jean-Baptiste, 246, 248
Pyrrhus, 56
Pythagore, 27, 56
Quiroga, Gaspar de, 116
Raban Maur, 62
Rabelais, François, 117, 168, 172
Ramazzini, Bernardino, 184, 187, 206
Ranchin, François, 168
Rapatto, Batista da, 143
Récamier, Joseph, 218
Regnault, Élias, 261
Reil, Johann Christian, 243, 249, 257
Rey, Roselyne, 179, 181
Rhazès (Abū Bakr Muhammad ibn Zakariyyā al-Rāzī), 118, 168
Ribera, Juan de, 135
Ricary, M., 196
Richard, David, 252
Richelieu, Armand, Jean du Plessis, duc de, 132
Richer de Reims, 62, 63, 89
Riolan, Jean, 168
Rivière de Montpellier, 168
Rivière, Lazare, 169, 170
Roch, saint, 162
Roger de Salerne, 88
Roger II de Sicile, 91
Roland de Parme, 94
Rondelet, Guillaume, 168
Ronsard, Pierre de, 14
Röntgen, William, 282, 283
Rousseau, Jean-Jacques, 191
Rüdiger zur Dijck, 102
Rueff, Jakob, 99
Rufus d'Éphèse, 48
Rush, Benjamin, 249
Saint-Gall (abbaye de), 61
Saint-Victor, Hugues de, 69
Salerne, école de, 16, 46, 66, 68, 91, 92, 93, 94, 286
Saliceto, Guillaume de, 95, 98
Sallin, 198
Sanctis, Sante de, 261
Sassard, Ambroise-Tranquille, 203
Savonarole, Jérôme, 72
Savonarole, Michel, 72
Schedel, Hermann, 109
Schelling, Thomas (van Tienen te Namen), 91, 98, 218
Schenk, Johann, 92
Schuppach, Michel, 167
Schweitzer, Albert, 292, 292
Schyul, Florent, 179
Scot, Jean, 62
Scribonius Largus, 35, 46, 54
Seguin, Édouard, 260
Seiff, Hans, 104
Sénèque, 35
Sennert, Daniel, 168
Servet, Miguel, 117
Severinus, Petrus, 155
Sforza, Ludovic, 129
Siegemund, Justina, 149
Silénos, 182
Soran d'Éphèse, 42, 55
Sostrate, 54
Sprengel, Polycarpe Joachim, 179, 188, 198
Stahl, Geirges-Ernest, 165, 166, 168, 171, 172, 178, 218, 257
Stertinios, 55
Stertinios Xénophon, 55
Strabo, Walahfrid, 61
Stromayr, Caspar, 99
Struthius, Joseph, 131
Stuttgart, Andreas von, 106
Suétone, 56
Sully (Maximilien de Béthune, baron de Rosny, duc de), 158
Swieten, Gérard, baron van, 170, 171
Sydenham, Thomas, 162, 168, 169, 169, 170, 180, 187, 191, 202
Sylvestre II, 62
Sylvius : cf. Le Boë, Franciscus
Symmaque, 38
Tagliacozzi, Gaspare, 143
Tardieu, Auguste-Ambroise, 256, 262
Tenon, Jacques-René, 200, 245
Terme, 241
Thémison de Laodicée, 42, 55
Théodore de Cervia, 83
Théodoric le Grand, 61, 63
Théodoric de Bologne, 91
Théophile (protospathaire), 66
Thessalus, 203
Thivet, 265
Thomson, Thomas, 271
Thouret, Michel-Augustin, 197, 198, 204
Tienen te Namen, van : cf. Schelling, Thomas
Timoni, E, 196
Tissot, Simon-André, 196
Torrigiano, Pietro, 71
Trélat, Ulysse, 256
Tronchin, Théodore, 169
Trota, 85
Trotula, 85
Trousseau, Armand, 217, 217
Trutmann, Anton, 91
Tryphon, 54
Tuke, William, 246
Urfé, Honoré d', 14
Valdes, Daza, 156
Valescus de Tarente
Vallant, Noël, 140
Valles, Francisco, 156
Valsalva, Antonio, 102
Valdés, Fernando de, 116
Vautier, François, 131
Velpeau, Alfred, 217
Vésale, cf. Vesalio
Vesalio, Andreas, 116, 117, 118, 130, 171
Vespasien, 56
Vianeo (famille des), 143
Vicq d'Azyr, Félix, 171, 185, 194, 204, 206
Victor (« l'enfant sauvage »), 260
Vigo, Giovanni da, 143, 144
Villeneuve, Arnaud de, 70, 72
Vinci, Léonard de, 129
Virchow, Rodolphe, 239, 282, 304
Virgile, 61, 168
Visconti, Mathieu, 95
Vitry, Jacques de, 64
Vives, Luis, 140
Voisin, Félix, 252, 256, 260
Voulonne, M., 187
Waltharis, 104
Wegnitz, 257
Weser, chirurgien de la, 91
Willis, Thomas, 155, 168
Wolsey, Thomas, cardinal, 125
Yperman, Jean, 98, 101, 102

Crédits photographiques

AGENCE PHOTOGRAPHIQUE DE LA RÉUNION DES MUSÉES NATIONAUX : p. 19, 110, 152

AKG : p. 21, 31, 44, 57 et couverture (m), 64, 78, 107, 124, 239, 271

ARCHIVES FLAMMARION : p. 2, 20, 24, 28, 33, 38, 39, 41, 50, 58, 60, 65, 67, 70, 71, 72, 83, 85, 87, 93, 96, 97, 98, 100, 105, 112, 116, 118, 130, 136, 137, 142, 143, 147, 150, 157, 177, 200, 220, 222, 227, 228, 248, 250, 262, 263, 266, 267, 278, 281, 287g., 292d., 305g

BIBLIOTHÈQUE NATIONALE DE FRANCE : p. 123, 141, 153, 154, 169, 170, 190b., 91, 192, 207, 241

BRIDGMAN ART LIBRARY : p. 122

JEAN-LOUP CHARMET : p. 34, 74, 79, 90, 114, 125, 127, 133, 134, 151, 155, 163 et couverture (b), 175, 189, 195, 198, 199, 203, 213, 217, 219, 225, 231, 233, 235, 237, 238, 274

COLLECTION DE L'AUTEUR : 257, 264

COSMOS : p. 282 / Science photo Library : p. 253, 296, 305d / E.Young : p. 291h./ P. Biddle et T. Malyon : p. 291b./ S. Fraser : p. 301

DAGLI-ORTI : p. 23, 25, 26, 30, 37, 42, 48 et couverture (4e), 49, 62, 69, 80, 103, 113, 115, 164, 173, 176, 183, 185, 205, 211, 215, 230

GIRAUDON : p. 84, 148, 162, 190h., 208, 247, 289

ILLUSTRATION / SYGMA / KEYSTONE : p. 249, 255, 258, 283, 284, 285, 288, 292g., 302

LA SELVA : p. 144 et couverture (fond), 216, 234, 260

KIPA : p. 300

MAGNUM / M. Franck : p. 293 / Abbas : p. 295 / I. Berry : p. 306

MARY EVANS PICTURE : p. 252, 286

ROGER-VIOLLET : p. 52, 53, 89, 95, 96, 108, 119, 120, 135, 145, 146, 158, 161, 166, 167, 174, 186, 193, 201, 202, 206, 212, 221, 223, 226, 229, 243, 244, 251, 268, 270, 272, 273, 276, 277, 280 et couverture (h), 287d., 294, 297

SCALA : p. 47

SIPA : p. 77, 88, 102, 139, 149, 194, 214, 240, 242, 261

ONT COLLABORÉ À CET OUVRAGE :

LOUIS CALLEBAT, Professeur à l'Université de Caen,
Directeur de l'École Doctorale *Littératures, Cultures et Sciences Sociales*

VINCENT BARRAS, Professeur
à l'Université de Médecine de Lausanne

OLIVIER FAURE, Professeur
à l'Université Jean Moulin, Lyon III

DANIELLE JACQUART, Professeur à l'École Pratique des Hautes Études,
Paris, Section d'Histoire des Sciences

GUNDOLF KEIL, Professeur de médecine,
Institut pour l'Histoire de la Médecine de l'Université de Würzburg

MARÍA LUZ LÓPEZ TERRADA, Ingénieur de recherche au Conseil Supérieur de la Recherche Scientifique,
Institut des Etudes documentaires et historiques sur la science,
Faculté de Médecine, Université de Valence, Espagne

PIERRE MOREL, Professeur émérite des Universités,
Faculté de Médecine de Caen (psychiatrie)

PHILIPPE MUDRY, Professeur à l'Université de Lausanne
Section des Sciences de l'Antiquité

JACKIE PIGEAUD, Professeur à l'Université de Nantes,
Membre de l'Institut Universitaire de France

VICENTE LUIS SALAVERT FABIANI, Professeur titulaire d'Histoire des Sciences
Faculté de médecine, Université de Valence, Espagne

TRADUCTION DE L'ESPAGNOL : Louis Callebat

TRADUCTION DE L'ALLEMAND : Véronique Emprin

CONCEPTION GRAPHIQUE
ET MISE EN PAGE : Sylvie Creuze, studio création Flammarion

ICONOGRAPHIE : Juliette Barjon

CORRECTIONS : Catherine Bray

ISBN : 2-08-012247-9
N° d'édition : FA 224701
Imprimé en Italie par G. Canale & C. S.p.A. - Borgaro T.se (TO)